PEDIATRIC NUTRITION CORE CURRICULUM

儿童营养核心教程

主 编 洪 莉

副主编 冯 一 李晓南 付四毛 沈南平

人民卫生出版社

·北京·

图书在版编目（CIP）数据

儿童营养核心教程 / 洪莉主编 . —北京：人民卫
生出版社，2024.5
ISBN 978-7-117-35801-9

Ⅰ.①儿… Ⅱ.①洪… Ⅲ.①儿童－营养学－教材
Ⅳ.①R153.2

中国国家版本馆 CIP 数据核字（2024）第 018273 号

| 人卫智网 | www.ipmph.com | 医学教育、学术、考试、健康，购书智慧智能综合服务平台 |
| 人卫官网 | www.pmph.com | 人卫官方资讯发布平台 |

儿童营养核心教程
Ertong Yingyang Hexin Jiaocheng

主　　编：洪　莉
出版发行：人民卫生出版社（中继线 010-59780011）
地　　址：北京市朝阳区潘家园南里 19 号
邮　　编：100021
E - mail：pmph @ pmph.com
购书热线：010-59787592　010-59787584　010-65264830
印　　刷：天津市光明印务有限公司
经　　销：新华书店
开　　本：889×1194　1/16　印张：27
字　　数：744 千字
版　　次：2024 年 5 月第 1 版
印　　次：2024 年 5 月第 1 次印刷
标准书号：ISBN 978-7-117-35801-9
定　　价：168.00 元

打击盗版举报电话：010-59787491　E-mail：WQ @ pmph.com
质量问题联系电话：010-59787234　E-mail：zhiliang @ pmph.com
数字融合服务电话：4001118166　E-mail：zengzhi @ pmph.com

主编简介

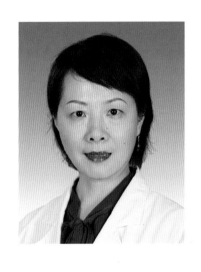

洪 莉 教授

医学博士,主任医师,博士研究生导师。国家儿童医学中心上海交通大学医学院附属上海儿童医学中心副院长,国家临床重点专科(临床营养)学科带头人。

目前担任中国妇幼保健协会儿童营养专业委员会主任委员、上海市医师协会儿科医师分会副会长、中华医学会肠外肠内营养学分会儿科学组委员、中华医学会儿科学分会临床营养学组委员、中国营养学会医用食品与营养支持分会委员、上海市医学会肠外肠内营养学专科委员会委员、福建省医院协会儿科专业管理分会主任委员、《临床儿科杂志》编委、《临床小儿外科杂志》编委等。

具有丰富的儿科营养相关临床、教学、科研工作经验,获得国家级、省部级科研奖项 12 项,负责国家级、省部级科研项目 10 余项,主编教材 1 部,副主编及参编专著 8 部。发表 SCI 论文 30 余篇、中文核心期刊论文 50 余篇。

编者名单 （按姓氏汉语拼音排序）

白海涛　厦门大学附属第一医院

陈玉云　福建省儿童医院

邓　沁　重庆医科大学附属儿童医院

邓亚萍　重庆医科大学附属儿童医院

冯　一　上海交通大学医学院附属新华医院

付欢欢　上海交通大学医学院附属上海儿童医学中心

付四毛　中山市人民医院

顾莹芬　上海交通大学医学院附属上海儿童医学中心

管　萍　上海交通大学医学院附属上海儿童医学中心

洪　莉　上海交通大学医学院附属上海儿童医学中心

贾雪琦　上海交通大学医学院附属上海儿童医学中心

孔　粼　重庆医科大学附属儿童医院

李　荣　南京医科大学附属儿童医院

李晓南　南京医科大学附属儿童医院

刘永芳　重庆医科大学附属儿童医院

陆大江　上海体育大学

潘莉雅　上海交通大学医学院附属上海儿童医学中心

钱　甜　复旦大学附属儿科医院

沈　淳　复旦大学附属儿科医院

沈南平　上海交通大学医学院附属上海儿童医学中心

沈振宇　中山大学附属第一医院

史晓燕　苏州大学附属儿童医院

王慧慧　深圳市儿童医院

王念蓉　重庆医科大学附属妇女儿童医院

王世平　电子科技大学医学院附属成都市妇女儿童
　　　　中心医院

魏菊荣　深圳市儿童医院

吴怡蓓　上海交通大学医学院附属上海儿童医学中心

肖丽萍　上海市闵行区妇幼保健院

许培斌　青岛大学附属妇女儿童医院

张　玲　电子科技大学医学院附属成都市妇女儿童
　　　　中心医院

张　娜　中山大学附属第一医院

张泉山　深圳市宝安区妇幼保健院

张雯澜　上海交通大学医学院附属上海儿童医学中心

张旭光　首都医科大学附属北京儿童医院黑龙江医院
　　　　（哈尔滨医科大学附属第六医院）

周　涛　深圳市宝安区妇幼保健院

周晓艳　上海市闵行区妇幼保健院

前　言

为推进我国妇幼医疗卫生工作科学化、规范化、标准化的进程,促进妇幼医疗机构高质量发展,为妇幼人群提供更优质健康服务,在国家卫生健康委员会妇幼健康服务司指导下,中国妇幼保健协会组织专家编写出版系列围绕妇幼健康发展的继续教育培训教材。此系列教材以科学性、权威性、指导性、可操作性为主旨要求,由中国妇幼保健协会继教部组织全国临床领域和妇幼保健领域知名医学专家编写,反映妇幼健康领域最新学术成果和研究进展,集权威性、先进性、实用性为一体,对妇幼健康从业人员的临床实践及教学科研具有较强的指导性和参考价值。中国妇幼保健协会儿童营养专业委员会承接了《儿童营养核心教程》的编写工作,组织全国儿童营养领域相关专家,参考国内外最新指南,并结合中国国情和中国儿童的特点,以及妇儿营养领域的临床实践经验和研究进展,克服新型冠状病毒感染疫情的困难,最终完成了该教程的编写工作。

本书编写的目的是指导妇儿医疗机构儿童营养专业相关人员提升儿童营养领域核心专业能力,规范儿童营养专业操作流程与操作技术。本教材分四大部分,共三十四章。第一部分为营养学基础,包括营养学基本概念、宏量营养素、矿物质、水和电解质、维生素、食物咀嚼与进食、营养诊疗,旨在让读者掌握营养学基本概念,并掌握营养诊疗从“营养风险筛查—营养评估—营养治疗—营养随访”的规范流程。第二部分为儿童生长发育与营养,主要介绍不同年龄阶段儿童的生长发育与营养特点,为理解与实践个体化营养诊疗方案筑牢基础。第三部分为儿科疾病营养,对儿科常见的营养不良及相关疾病进行介绍,旨在让读者掌握对具体的儿童营养相关问题进行合理有效的营养诊疗。第四部分为儿科营养管理与实施,对营养评估规范,肠内、肠外营养支持管理规范,以及营养支持相关药物使用规范进行介绍,以使读者掌握营养诊疗的实施标准与规范。本教程的编写注重理论和实践相结合,深入浅出,每个章节前对相应的学习内容作出了“掌握”“熟悉”和“了解”三个不同层次的学习要求,便于读者明确学习目的;每个章节结尾设立思考题,并附有参考文献,以便于读者进一步延展阅读,掌握最新进展。

本书由中国妇幼保健协会儿童营养专业委员会的部分专家委员、国家儿童医学中心上海交通大学医学院附属上海儿童医学中心临床营养科全体成员参与编写完成。编者涵盖儿童营养、儿童消化、儿童保健等相关专业领域,具有丰富的临床、教学和实践经验。在编写过程中克服重重困难,完成了编写工作。上海交通大学医学院附属新华医院临床营养科汤庆娅教授和王莹教授、重庆医科大学附属儿童医院儿童保健科胡燕教授和上海交通大学医学院营养系沈秀华教授作为审稿专家在百忙之中审阅了本书全稿,她们结合自己丰富的临床及教学经验提出了许多宝贵的修改意见和建议,提高了本书的整体质量。在此向各位编者和审稿专家致以衷心的感谢!

"营养强、儿童强、中国强",儿童营养与健康是国之根本。期待本书的出版能够对儿科临床营养的学科发展、专业人员能力提升起到积极的推动作用,从而为健康中国建设做出儿科营养人的贡献。

本书出版之际,恳切希望广大读者在阅读过程中不吝赐教,欢迎发送邮件至邮箱 renweifuer@pmph.com,或扫描下面二维码,关注"人卫儿科学",对我们的工作予以批评指正,以期再版修订时进一步完善,更好地为大家服务。

洪　莉

2024 年 3 月

目　录

PEDIATRIC
NUTRITION
CORE CURRICULUM

第一部分　营养学基础

第二部分　儿童生长发育与营养

第三部分　儿科疾病营养

第四部分　儿科营养管理与实施

第一部分

营养学基础

第一章　营养学基本概念

> 【学习目标】
>
> 掌握：营养、营养素和营养学的概念。
> 熟悉：膳食营养素参考摄入量的内容。
> 了解：制订膳食指南的意义。

营养是机体摄取食物,经过消化、吸收、代谢和排泄,利用食物中的营养素和其他对身体有益的成分构建组织器官、调节各种生理功能,维持正常生长、发育和防病保健的过程。

营养素是机体为了维持生存、生长发育、生理功能、体力活动和健康以食物的形式摄入的一些需要的物质。人体所需的营养素有蛋白质、脂类、碳水化合物、矿物质、维生素和水,共六大类。这些营养素中一部分不能在体内合成,必须从食物中获得,称为"必需营养素";另一部分可以在体内由其他食物成分转换生成,不一定需要由食物中获得,称为"非必需营养素"。

蛋白质、脂类、碳水化合物因为需要量多,在膳食中所占的比重大,称为宏量营养素;矿物质和维生素需要量较少,在膳食中所占比重也小,称为微量营养素。矿物质中又分常量元素和微量元素,常量元素在人体内含量相对较多,微量元素在人体内含量很少。

除了营养素外,食物中还含有许多其他成分。例如膳食纤维和若干生物活性物质。这些成分也都有重要的生理功能或一定的保健作用。

营养学是研究膳食、营养素及其他食物成分对健康影响的科学。研究内容包括:营养素及其他食物成分在人体中消化、吸收、利用与排泄的过程及其对人体健康、疾病的作用;营养素之间的相互作用和平衡;营养素需要量和膳食营养素参考摄入量;营养缺乏病和营养相关慢性病的预防和营养治疗;特殊人群和特殊环境下的营养;食物的营养素保存和营养素强化;植物化学物与保健食品;社区营养管理和营养教育;食物营养政策和营养法规等。

营养学属于自然科学范畴,是预防医学的组成部分,具有很强的实践性。从理论上讲,营养学与生物化学、生理学、病理学、临床医学、食品科学、农业科学等学科,都有密切联系。从应用方面来看,它可以指导群众或个体合理安排饮食,防病保健;有助于制定国家的食物生产、分配及食品加工政策,改善国民体质,促进社会经济发展。

人体需要的各种营养素都需要从每天的饮食中获得,因此必须科学地安排每日膳食以提供数量及质量适宜的营养素。为了帮助个体和人群安全地摄入各种营养素,避免可能产生的营养不足或营养过多的危害,营养学家根据有关营养素需要量的知识,提出了适用于各年龄、性别、劳动及生理状态人群的膳食营养素参考摄入量,并对如何使用这些参考值来评价膳食质量和发展膳食计划提出了建议。

膳食营养素参考摄入量(dietary reference intake,DRI)是一组每日平均膳食营养素摄入量的参考值,是在推荐的营养素供给量(recommended dietary allowance,RDA)基础上发展起来的,包括四项内容,即平均需要量(estimated average requirement,EAR)、推荐摄入量(reference nutrient intake,RNI)、适宜摄入量(adequate intake,AI)和可耐受最高摄入量(tolerable upper intake level,UL)。2013年修订版《中国居民膳食营养素参考摄入量》,在上述四项内容基础上,新增了宏量营养素可接受范围(acceptable macronutrient distribution range,AMDR)、预防非传染性慢性病建议摄入量(proposed intakes for preventing non-communicable chronic disease,PI-NCD)和某些膳食成分的特定建议值(specific proposed level,SPL)。

一、平均需要量

平均需要量(EAR)是群体中各个体需要量的平均值,是根据个体需要量的研究资料计算得到的。EAR是可以满足某一特定性别、年龄及生理状况群体中半数个体的需要量的摄入水平。这一摄入水平能够满足该群体50%的成员的需要,不能满足另外50%的个体对该营养素的需要。

二、推荐摄入量

推荐摄入量(RNI)相当于传统使用的膳食营养素参考摄入量(RDA),是可以满足某一特定性别、年龄及生理状况群体中绝大多数个体需要的摄入水平。长期摄入RNI水平,可以保证组织中有适当的储备。一个群体的平均摄入量达到RNI水平时,人群中有缺乏可能的个体仅占2%~3%,也就是绝大多数的个体都没有发生缺乏症的危险,所以也把RNI称为"安全摄入量"。摄入量超过"安全摄入量"并不表示有什么风险。

三、适宜摄入量

当某种营养素的个体需要量研究资料不足,没有办法计算出EAR,因而不能求得RNI时,可设定适宜摄入量(AI)来代替RNI。AI是通过观察或实验获得的健康人群某种营养素的摄入量。例如纯母乳喂养的足月产健康儿,从出生到4~6个月,他们的营养素全部来自母乳。母乳中供给的各种营养素就是他们的AI值。AI与RNI都用作个体摄入量的目标,能满足目标人群中几乎所有个体的需要。但AI的准确性远不如RNI。

四、可耐受最高摄入量

可耐受最高摄入量(UL)是平均每日可以摄入该营养素的最高量。这一摄入水平对一般人群中的几乎所有个体来说都不至于损害健康,但并不表示可能是有益的。对大多数营养素而言,健康个体摄入量超过RNI或AI水平,不会有更多的益处。UL并不是一个建议的摄入水平。当摄入量超过UL而进一步增加时,损害健康的危险性随之增大。对许多营养素来说,当前还没有足够的资料来制订其UL值,所以没有UL值并不意味着过多摄入这些营养素没有潜在的危险。

膳食指南(dietary guideline,DG)是根据营养学原则,结合本国国情,教育人民群众采用平衡膳食,以达到"合理营养促进健康"目的的指导性文件。中国、美国、欧洲各国、日本等许多国家都制定了本国的膳食指南,并根据本国居民食物供给和营养状况的变化,以及营养科学的发展,经常修订和补充膳食指南。

？【思考题】

1. 下列属于宏量营养素的有:
A. 脂肪　　　　B. 碳水化合物
C. 蛋白　　　　D. 维生素

2. 关于"推荐摄入量"的说法正确的是:
A. 是群体中各个体需要量的平均值
B. 相当于传统使用的膳食营养素参考摄入量
C. 这一摄入水平能满足该群体50%成员的需要
D. 一个群体平均摄入量达到推荐摄入时,绝大多数的个体没有发生缺乏症的危险

参考答案:1. ABC;2. BD。

参考文献

［1］杨月欣, 葛可佑. 中国营养科学全书. 2 版. 北京: 人民卫生出版社, 2020.

［2］中国营养学会. 中国居民膳食指南. 北京: 人民卫生出版社, 2022.

（冯　一）

第二章　宏量营养素

一般根据人体需要量或体内含量的多少，可将营养素分为宏量营养素和微量营养素。宏量营养素包括碳水化合物、脂类和蛋白质，这三种营养素经体内氧化分解（或在体外燃烧）时可以释放能量，又称为产能营养素。

第一节　能　量

一切生物都需要能量（energy）来维持生命活动。人体的能量主要来源于食物中的产能营养素，包括蛋白质、糖类（主要为碳水化合物）和脂类。这些物质通过被氧化释放能量，以维持机体代谢、神经传导、呼吸、循环及肌肉收缩等功能，同时在产能过程中释放热量以维持体温。人体能量代谢的最佳状态是达到能量消耗与能量摄入的平衡，能量缺乏和过剩都对身体健康不利。儿童总能量消耗包括基础代谢率、食物的热效应、生长、活动和排泄5个方面。国际通用的能量单位是焦耳（joule，J）、千焦耳（kilojoule，kJ）。在营养领域，常用的能量单位是卡（calorie，cal）和千卡（kilocalorie，kcal），1kcal=4.184kJ，1kJ=0.239kcal。每克蛋白质、碳水化合物和脂肪产生能量分别为16.81kJ（4kcal）、16.81kJ（4kcal）和37.56kJ（9kcal）。

一、基础代谢率

基础代谢率（basal metabolism rate，BMR）是指在20℃（18~25℃）室温下，餐后10~14小时，清醒、安静状态下测量维持机体基本生命活动所需的最低能量，一般认为占人体总能量消耗的50%。BMR与年龄、性别、环境温度、健康情况、肌肉组织多少、营养状况等因素有关。婴儿重要器官的代谢率与其重量成比例。新生儿期用于脑发育的能量占基础代谢的70%，1岁内为60%~65%。儿童基础代谢的能量需要较成人高，并随年龄增长、体表面积的增加而逐渐减少。

二、食物热效应

食物热效应（thermic effect of food，TEF），也称食物特殊动力作用（specific dynamic action，SDA）。为人体摄食过程中引起的额外能量消耗，是人体在摄食后对营养素的一系列消化、吸收、合成、代谢转化过程中消耗的能量。TEF与食物成分有关，一般碳水化合物为本身产生能量的7%，脂肪

2%~4%,蛋白质最高,为 25%。婴儿食物含蛋白质多,TEF 占总能量的 7%~8%。

三、活动消耗

活动消耗(physical activity):儿童活动所需能量与身体大小、活动强度、活动持续时间、活动类型有关。儿童活动所需能量对儿童生长发育的意义是可调节部分能量,如当能量摄入不足时儿童表现为活动减少,以此节省能量,保证机体基本功能和满足重要脏器的代谢。

四、排泄消耗

排泄消耗(excreta):正常情况下未经消化吸收的食物的排泄消耗约占总能量的 10%,腹泻时增加。

五、生长所需

生长所需(growth):组织生长合成消耗能量为儿童所特有,生长所需能量与儿童生长的速度成正比,随年龄增长而逐渐减少。生后 3 个月约占总能量需要量的 35%,在 12 个月时迅速降到总能量的 5%,出生后第 2 年约为总能量的 3%。

以上 5 部分的总和就是儿童能量的需要量。在胎儿期母亲每日至少应增加 100~300kcal 热量,热量的主要来源为谷类食物,占 65%,其余 35%来自食用油、动物性食品、蔬菜和水果。中国营养学会规定的婴儿能量平均需要量为 80~90kcal/(kg·d),1 岁以后以每日计算(表 2-1-1)。

表 2-1-1　中国居民膳食能量需要量(EER,2013)

人群	能量 /(kcal·d^{-1})					
	男			女		
	身体活动	身体活动	身体活动	身体活动	身体活动	身体活动
	(轻)	(中)	(重)	(轻)	(中)	(重)
0~0.5 岁	90kcal/(kg·d)			90kcal/(kg·d)		
>0.5~1 岁	80kcal/(kg·d)			80kcal/(kg·d)		
>1~2 岁	900			800		
>2~3 岁	1 100			1 000		
>3~4 岁	1 250			1 200		
>4~5 岁	1 300			1 250		
>5~6 岁	1 400			1 300		
>6~7 岁	1 400	1 600	1 800	1 250	1 450	1 650
>7~8 岁	1 500	1 700	1 900	1 350	1 550	1 750
>8~9 岁	1 650	1 850	2 100	1 450	1 700	1 900
>9~10 岁	1 750	2 000	2 250	1 550	1 800	2 000
>10~11 岁	1 800	2 050	2 300	1 650	1 900	2 150
>11~13 岁	2 050	2 350	2 600	1 800	2 050	2 300
>14~18 岁	2 500	2 850	3 200	2 000	2 300	2 550
>18~50 岁	2 250	2 600	3 000	1 800	2 100	2 400
>50~65 岁	2 100	2 450	2 800	1 750	2 050	2 350
>65~80 岁	2 050	2 350	—	1 700	1 950	—
>80 岁	1 900	2 200	—	1 500	1 750	—

注:"—"表示未制订参考值。

第二节 蛋 白 质

蛋白质是细胞、组织中 5 大类生物大分子之一,是生命的物质基础,也是最重要的营养素。蛋白质是由氨基酸以肽键连接而成的大分子有机物(多肽)。各种各样的蛋白质、氨基酸和小分子肽类(寡肽/低聚肽)在人体内都有重要的生理作用。

一、蛋白质的氨基酸组成与分类

蛋白质含碳 50%~55%,氢 6%~8%,氧 20%~30%,氮 15%~18%,硫 0~4%,磷 0~3%,以及微量的锌、铁、铜、锰、碘、钴等。平均含氮量为 16%。自然界的氨基酸有 170 余种,但只有 20 种左右氨基酸可通过同源 tRNA 的转运和随后的 mRNA 密码子的识别而参与蛋白质的合成。氨基酸通常分为 3 组:必需氨基酸(Essential amino acid,EAA),非必需氨基酸,条件必需氨基酸。

1. 必需氨基酸 人体不能合成或合成量不能满足需要,故必须由膳食提供的氨基酸。目前已知的有 9 种,即亮氨酸(leucine,Leu)、异亮氨酸(isoleucine,Ile)、缬氨酸(valine,Val)、苏氨酸(threonine,Thr)、蛋氨酸(methionine,Met)、苯丙氨酸(phenylalanine,Phe)、色氨酸(tryptophan,Trp)、赖氨酸(lysine,Lys)和组氨酸(histidine,His)。组氨酸为婴儿的必需氨基酸,成人需要较少。

2. 非必需氨基酸 指可以在体内从其他氨基酸或含氮分子来合成的氨基酸。如丙氨酸(alanine,Ala)、谷氨酸(glutamic acid,Glu)、谷氨酰胺(glutamine,Gln)、天门冬氨酸(aspartic acid,Asp)和天门冬酰胺(asparagine,Asn)。

3. 条件必需氨基酸 某些氨基酸在特殊条件下可成为必需氨基酸。它的模式根据年龄和遗传性,或获得性疾病情况而变化。对于所有人类,丙氨酸、天冬氨酸、天冬酰胺、丝氨酸和谷氨酸,被分类为非必需氨基酸。精氨酸、谷氨酰胺、脯氨酸、甘氨酸、半胱氨酸和酪氨酸被划为条件必需氨基酸。对于早产儿来说,由于体内酶活性的不成熟,无法

由前体合成相应的氨基酸,所以半胱氨酸、酪氨酸和精氨酸必须由外界提供。而对于足月儿,体内已经形成由氨基酸前体合成相应氨基酸的酶活性体系,这些氨基酸就变得不再是必需氨基酸。甘氨酸在合成肌酸、卟啉、谷胱甘肽、核苷酸和胆汁盐的过程中必需,因此,在快速生长阶段该氨基酸的需求是比较高的。牛奶中甘氨酸的量对早产和新生婴儿来说是相对比较少的,它可能是一个条件必需氨基酸。

二、蛋白质的消化、吸收和代谢

1. 蛋白质的消化 人和哺乳动物体内消化蛋白质的酶主要有胃蛋白酶、凝乳酶、胰蛋白酶、胰凝乳蛋白酶(糜蛋白酶)、羧肽酶和弹性蛋白酶(表 2-2-1),这些酶多以无活性的酶原(酶前体)的形式合成和分泌,这可以防止它们对有关器官的伤害,以保护其合成及分泌器官。胰液中还存在多种天然的蛋白酶抑制剂,通过抑制蛋白酶活性,进一步保护器官,使其免于因活性蛋白酶造成的自我伤害。通过有限水解酶原分子内的某些肽键后,酶原即可转变为具有活性的酶。

表 2-2-1 人和哺乳动物消化液中的主要酶原和酶

酶原及其分子质量	活性酶及其分子质量	合成部位
胃蛋白酶原(42 000)	胃蛋白酶(35 500)	胃
胰蛋白酶原(23 800)	胰蛋白酶(23 100)	胰
胰凝乳蛋白酶原(26 000)	胰凝乳蛋白酶(25 000)	胰
羧肽酶原(70 000)	羧肽酶(34 500)	胰
凝乳酶原(36 500)	凝乳酶(30 700)	胃(小牛)

蛋白质的消化首先从胃内开始,胃酸在胃内形成酸性环境,使蛋白质变性。胃蛋白酶在胃酸环境中迅速将大分子蛋白质水解成较小的多肽片段。胃内蛋白质消化产生的氨基酸可刺激胆囊收缩素(cholecystokinin,CCK)和肠促胰素的分

泌。胆囊收缩素可刺激胰腺消化酶的释放和胆囊收缩,并松弛奥迪(Oddi)括约肌,协助蛋白质的消化,还刺激胰腺分泌 HCO$_3^-$ 达到合适的酸碱度。胰腺消化酶以酶原形式释放,不具有活性。胰腺分泌的内切酶有胰蛋白酶原、糜蛋白酶原和弹性蛋白酶原,外切酶有羧肽酶原 A 和 B,这些酶均释放进入近端小肠,活化后切断肽链,生成短肽和游离氨基酸。胆盐和胰蛋白酶原共同作用,释放肠激酶,将胰蛋白酶原活化为胰蛋白酶。随后胰蛋白酶活化其他各种胰腺消化酶原(糜蛋白酶、弹性蛋白酶、羧肽酶 A 和 B),并刺激更多的胰蛋白酶原活化为胰蛋白酶。最后蛋白质被消化为 70% 寡肽和 30% 游离氨基酸。肠激酶和胰蛋白酶分别在孕 26 和 28 周时可被检测到。肠激酶出生时约为成人期的 10%,少数先天性肠激酶缺乏的患儿血中浓度较低。十二指肠液中胰蛋白酶浓度在早产儿中较正常足月儿稍低,但给予喂养后可迅速增加。新生儿十二指肠液中胰蛋白酶活性较年长儿为低。在生后前 4 个月内随着蛋白质的摄入增加,胰蛋白酶活性也增加。足月儿对蛋白质的消化吸收率可达 80%~85%,成人为 95%~98%。

2. 蛋白质的吸收　人类小肠上皮细胞表面存在至少 4 种类型的载体,分别参与不同氨基酸的吸收(表 2-2-2)。其转运机制与糖的吸收相似,主要通过主动转运方式,需要与 Na$^+$-K$^+$-ATP 酶系统(即钠 - 钾泵)相耦联。

表 2-2-2   转运氨基酸的四种载体

载体类型	被转运的氨基酸	转运速度
中性氨基酸载体	侧链上不带电荷的氨基酸和组氨酸	转运速度快,是最主要的转运载体
碱性氨基酸载体	赖氨酸、精氨酸、鸟氨酸	转运速度仅为中性氨基酸转运速度的 10%
酸性氨基酸载体	谷氨酸、天冬氨酸	转运速度最慢
亚氨基酸及甘氨酸载体	脯氨酸、羟脯氨酸、甘氨酸	转运速度最慢

正常的蛋白质吸收包括腔内水解,吸收入肠黏膜,最后进入循环转运。肠细胞刷状缘上有不同种类的肽酶如寡肽酶等,可以进一步将蛋白质水解为氨基酸、二肽和三肽。蛋白质进入肠细胞可通过钠依赖性或钠非依赖性转运途径。钠依赖性氨基酸转运体受到细胞内钠离子低浓度和负电位驱动,而 Na$^+$-K$^+$-ATP 酶是造成这一浓度电位差的关键。蛋白水解物进入细胞后由胞内的肽酶如二肽酶和三肽酶等进一步水解为游离氨基酸。绝大部分氨基酸转运入血,剩余 10% 如谷氨酰胺和谷氨酸等直接被细胞所利用。所以单纯给予肠外营养而无肠内营养会导致黏膜萎缩。一些非钠依赖性氨基酸转运体分布于肠细胞基底膜外侧,将游离氨基酸转运入门静脉。部分二肽和三肽也能通过正常的转运途径进入血液循环。研究表明婴幼儿小肠较成人的吸收能力更强。因此如果为易感儿童提供抗原性强的食物可能会增加他们过敏的风险。由于刷状缘的酶均为双肽酶或三肽酶,因此氨基酸转运障碍造成的临床症状并不常见。两种常见的遗传性蛋白质吸收不良性疾病,为色氨酸加氧酶缺乏症(Hartnup syndrome)和胱氨酸尿症。色氨酸代谢异常综合征时中性氨基酸转运障碍,患者表现为糙皮病样皮肤。胱氨酸尿症时胱氨酸重吸收障碍,尿中胱氨酸水平增加,形成结石。后天获得性蛋白质吸收不良性疾病中,胰腺外分泌功能障碍和胃肠炎所致的暂时性刷状缘酶缺乏较为常见。

各种疾病状态也可能干扰氨基酸的合成。精氨酸是尿素循环缺陷患者必不可少的;半胱氨酸可能对肝脏疾病或胱氨酸尿症患者至关重要;酪氨酸是苯丙酮尿症患者必不可少的,可能也是肝脏疾病患者所必需的;谷氨酰胺是快速分裂的细胞如肠上皮细胞和淋巴细胞的最优来源。因此,在紧急应激情况下,如外科手术、非手术创伤或败血症,或有胃肠道黏膜损伤的患者中,大量的谷氨酰胺由骨骼肌合成,来自骨骼肌蛋白的氨基酸。在这些情况下,补充谷氨酰胺的益处目前是有争议的。牛磺酸和肉碱是在细胞中发挥重要功能但不合成蛋白质的氨基酸,在体内它们可以由半胱氨酸和赖氨酸分别合成,存在于含有动物源性蛋白的混合饮食中。全肠外营养或由缺乏牛磺酸和肉碱的配方奶喂养的婴儿,可能需要另外从膳食中补充这些氨基酸来满足他们的日常需要。几乎所有的婴幼儿配方奶都含有添加牛磺酸。

　许多食物蛋白,如肉、蛋和植物中的蛋白质等,遇热可导致变性。变性后蛋白质分子内部的某些氨基酸残基被暴露于表面,可有利于酶的分解。此外,谷物和豆类的烹调加工常可使此类食物中存在的多种天然蛋白酶抑制剂变性,使其对蛋白酶的抑制作用降低或完全消失,从而间接地提高蛋白质的消化吸收率。

　3. 氨基酸的代谢　肝脏具有多种重要功能,如合成转运蛋白和其他功能性的蛋白质,参与氨基酸的代谢,参与糖异生,生成尿素。血清内主要蛋白质如白蛋白、甲状腺素转运蛋白(前白蛋白)、视黄醇结合蛋白都在肝脏生成。绝大多数肝脏生成的蛋白质在早产儿含量均较低,生后由于摄入的脂肪量增加,脂蛋白合成迅速增加,生后1个月时白蛋白、甲状腺素转运蛋白浓度可达成人水平。急性时相反应蛋白,如C反应蛋白(C-reactive protein,CRP)在早产儿中也可表达,可用于感染时或应激状态时的炎症反应。早产儿内脏蛋白表达量低,可监测白蛋白、甲状腺素转运蛋白(前白蛋白)、视黄醇结合蛋白的量判断蛋白和能量摄入是否合理。谷胱甘肽主要在肝脏合成,亦可由其他组织合成。谷胱甘肽的还原作用可保护细胞不受氧自由基的损伤。谷胱甘肽来源于谷氨酸盐、半胱氨酸和甘氨酸,其中半胱氨酸是谷胱甘肽合成过程中的限速底物,是通过肝脏内的转硫作用将半胱氨酸转化为谷胱甘肽。另外,谷胱甘肽对于氨基酸的转运和生成白三烯也有重要作用,其中生成白三烯是由γ-谷氨酰转肽酶介导的。

　氨基酸的代谢是肝脏重要功能之一,其中涉及几种酶的系统,如转硫作用和苯丙氨酸羟化酶,分别对于甲硫氨酸和苯丙氨酸的代谢起重要作用。早产儿和早期新生儿的肝酶活性低,导致甲硫氨酸和苯丙氨酸成为条件必需氨基酸。经门脉系统进入肝脏的氨基酸有1/3左右均是用于合成蛋白质,剩余部分用于提供能量或进行糖异生,仅余1/3左右氨基酸进入外周血。正因为如此,进餐后血清氨基酸水平变化并不大。肝脏释放进入外周血的氨基酸的重要组分是支链氨基酸,包括亮氨酸、异亮氨酸和缬氨酸。支链氨基酸首先在外周代谢,因其可刺激胰岛素的释放和肌肉蛋白质的合成。禁食状态时血中胰岛素浓度下降,肌肉即向肝脏提供糖异生的底物丙氨酸,供肝脏生成葡萄糖。行肠外营养支持的新生儿和婴幼儿,尽管其肌肉含量相对低,但是对支链氨基酸的需求却有所增加。可能是因为在这些幼儿中氨基酸在外周和肝脏间的转运增加,同时蛋白质合成对氨基酸和能量的需求亦增加。蛋白质和氨基酸的分解代谢生成氨,鸟氨酸循环是氨清除的基本机制。肝脏在精氨酸酶的作用下可水解精氨酸形成尿素和鸟氨酸,随后尿素转运至肾脏排出体外。新生儿和婴幼儿体内氨基酸的鸟氨酸循环较弱,可能是因为生长发育需要大量氨基酸底物,因此尿素氮水平较低。

　肾脏在氨基酸和蛋白质代谢中的作用较肝脏为弱。90%的饮食中摄入的氮都用于组织合成,几乎不生成尿素。早产儿和新生儿生后最初几个月内氮的排出受限,肾小管对氨基酸的重吸收作用低,所以需要提供更多的氨基酸。

三、氨基酸和蛋白质的功能

　蛋白质对于维持细胞结构、成熟、重塑和生长都具有重要作用。因此除了提供能量之外,氨基酸和蛋白质还是很多生理过程中的重要前体。蛋白质可在消化道内水解为氨基酸,进入细胞内,随后进入血液循环。氨基酸在细胞内可由肽键连接为短肽(如谷胱甘肽)以作为蛋白质合成的底物,或以游离氨基酸形式进入鸟氨酸循环。某些特殊氨基酸的作用包括提供底物、调节子、转运子、神经递质和激素的前体等。蛋白质在细胞中可提供能量或储存起来。蛋白质的分解持续存在。氨基酸的碳链可用于提供能量,游离氨基酸可重新释放入血,维持血清氨基酸浓度。蛋白质在细胞内合成,释放入血清中,其中三种主要血清蛋白分别为白蛋白、球蛋白和纤维蛋白原。白蛋白主要作用是维持血清正常渗透压,球蛋白主要作用是具有酶活性,并且对免疫功能具有关键作用。纤维蛋白原对于凝血和血管壁的损伤后修复有重要作用。表2-2-3对部分氨基酸和蛋白质的功能进行了阐述。

表 2-2-3   部分氨基酸和蛋白质的功能

功能	实例
氨基酸	
为蛋白质合成提供底物	密码氨基酸
调节蛋白质代谢	亮氨酸,精氨酸
调节酶的活性(变构)	精氨酸和 N-乙酰谷氨酸合成酶,激活苯丙氨酸和苯丙氨酸羧化酶
信号转导	精氨酸(可转化为一氧化氮)
甲基化作用	甲硫氨酸
神经递质	色氨酸,谷氨酸,甘氨酸,γ-氨基丁酸
离子通道	牛磺酸,谷氨酸盐
生理分子的前体	精氨酸,谷氨酸盐
氮转运体	丙氨酸,谷氨酸盐
氧化还原	胱氨酸,谷胱甘肽
条件必需氨基酸的前体	甲硫氨酸,苯丙氨酸
生成糖原的底物和原料	丙氨酸,丝氨酸,谷氨酸盐
蛋白质	
酶促作用	支链 2-氧代酸脱氢酶复合物
转运子	维生素 B_{12} 结合蛋白,血清铜蓝蛋白,载脂蛋白
信号转导	胰岛素,生长激素
运动	驱动蛋白,肌动蛋白
结构	胶原,弹力蛋白
储存/隔离	铁蛋白,金属硫蛋白
免疫	抗体,肿瘤坏死因子,白介素
生长、分化、基因表达	表皮生长因子,胰岛素样生长因子,转录因子

四、蛋白质的评价

1. 氮平衡　除了内脏蛋白质如白蛋白、甲状腺素转运蛋白(transthyretin, TTR)和急性时相反应蛋白 CRP 等,氮平衡也是监测蛋白质摄入和丢失情况的良好指标,尤其是在进行营养支持的患儿中应用更佳。氮平衡的计算是通过氮的摄入减去氮的排出,成人氮平衡可用公式计算:

[尿的尿素氮(g/L)×1.2]×尿量(L/d)+2~4。

其中"尿的尿素氮(g/L)(urine urea nitrogen, UUN)×1.2"为尿氮总量(total urine nitrogen, TUN),"2~4"为未测得的氮的丢失。

儿科患者中氮平衡测定方法有所不同。新生儿和婴幼儿中收集尿液比较困难,可以使用尿袋或尿布收集婴幼儿的尿液和大便。标准氮平衡的测定需要收集 24 小时尿液,但是研究表明儿科患者也可收集 6 小时尿液。有学者对重症儿童的氮丢失做了调查,发现尿素含氮量为 40%~60%,远低于成人的 80%。因此建议将尿氮总量作为氮丢失的依据。

2. 血清中氨基酸水平的监测　已有大量研究报道了儿科患者血清氨基酸的浓度变化。许多研究认为维持血清正常氨基酸水平可以促进生长,维持氮平衡,增加钙和磷的吸收,保护肝脏。血清氨基酸水平还是衡量儿童用氨基酸制剂有效性的标准。但是由于检测技术复杂、昂贵,血清氨基酸的测定用于临床儿科患者的评价受到了限制。

五、蛋白质的参考摄入量

组成蛋白质的氨基酸模与人体蛋白质氨基酸模式接近的食物,其生物利用率高,称为优质蛋白质,其来源主要为动物和大豆,而其他植物蛋白属于非优质蛋白质。某些蛋白质的一种或几种必需氨基酸含量相对较低,使其他的必需氨基酸在体内不能被充分利用,造成其蛋白生物学利用价值降低,称为限制性氨基酸(limiting amino acid)。因此,不同食物的合理搭配可相互补充必需氨基酸的不足,提高蛋白质的生物价值,即蛋白质的互补作用。如米、麦、玉米中的蛋白质缺乏赖氨酸,配以富含赖氨酸的豆类,可大大提高蛋白质的利用率。人乳和婴儿配方乳含有所有必需氨基酸,包括半胱氨酸、酪氨酸和精氨酸,4~6 月龄婴儿在乳量充足的情况下不必增加蛋白质的摄入。儿童及青少年生长发育旺盛,应保证营养全面均衡,包括充足的蛋白质供给。

食物中的蛋白质主要用于机体的生长发育和组织的修复,由于饮食中可利用的蛋白质质量的差异及其他因素,如年龄、性别、活动水平和方法学的限制,蛋白质推荐量按生命阶段及性别分类。极低出生体重儿对蛋白质需求量大,达到 3~4g/(kg·d),早期提供蛋白质对极低出生体重儿有益。正常新生儿为 2~2.5g/(kg·d),随着年龄增大,逐渐减少。蛋白质在生长发育迅速时需求量增加,生长发育速度缓慢时需求量减少。婴幼儿日常蛋白质摄入的55%用于生长,剩余45%用于维持机体平衡。这一比例随着年龄增加逐渐降低,到4岁时仅10%用于生长,剩余90%用于维持机体平衡。蛋白质长期摄入不足或过多均可影响碳水化合物、脂肪代谢,导致生长发育迟滞、组织功能异常,甚至威胁生命。不同年龄婴幼儿对蛋白质的参考摄入量具体见表2-2-4。大量研究表明,对于早产儿和疾病状态下儿童维持营养状况和生长发育而言,提供足够的蛋白质比能量更重要。在危重症患者、烧伤患者和追赶性生长患者,蛋白质的需要量可以增加20%~50%。

蛋白质是维持生命不可缺少的营养素,与生命的功能和活动紧密相关。蛋白质是构成人体组织、细胞的基本物质,也是体液、酶和激素的重要组成部分。食物中的蛋白质主要用于机体的生长发育和组织的修复。儿童生长发育迅速,所需蛋白质也相对较多,新生儿期蛋白质需要量最高,以后随年龄增长逐步下降。蛋白质长期摄入不足或过多均可影响碳水化合物、脂肪代谢,导致生长发育迟滞、组织功能异常,甚至威胁生命。

表 2-2-4　蛋白质推荐参考摄入量

	蛋白质 /g·(kg·d)$^{-1}$	
	ESPGHAN	中国
早产儿	2.5~3.5	3.5~4.0
足月儿	1.5~3.0	1.5~3.0
0~1 岁	1.0~2.5	2.0~3.0 或(9~20g/d)
>1~3 岁	1.0~2.0	1.5~2.5 或(25~30g/d)
>3~6 岁	1.0~2.0	1.0~2.0 或(30~35g/d)
>6~18 岁	1.0~2.0	1.0~2.0 或(40~75g/d)

第三节　碳水化合物

碳水化合物广泛存在于动植物中,是一大类有机化合物的总称,由碳、氢、氧三种元素构成,其中氢和氧的比例为2:1。除在膳食中提供能量以外,碳水化合物还具有一些特殊的生理活性。一些其他的碳水化合物如醋酸($C_2H_4O_2$)等也恰好具有相同的化学构成及比例。因此,国际化学名词委员会在1927年建议用"糖"一词来替代碳水化合物。但由于习惯等原因,"碳水化合物"目前仍被大众所广泛使用。

一、碳水化合物的分类

根据联合国粮食及农业组织(Food and Agriculture Organization of the United Nations,FAO)/世界卫生组织(World Health Organization,WHO)的分类,碳水化合物分为糖(1~2 个单糖)、寡糖(3~9 个单糖)和多糖(≥10 个单糖),其中糖可分为单糖、双糖和糖醇 3 个亚组;寡糖分为异麦芽低聚寡糖和其他寡糖 2 个亚组;多糖可分为淀粉和非淀粉多糖 2 个亚组。

1. 糖　单糖是不能被水解的最简单碳水化合物。按照碳原子数目,单糖命名为乙糖、丙糖、丁糖

等,当单糖中的碳原子数目≥3时碳原子在结构中的位置不对称,会出现"D-"和"L-"两种结构。食物中最常见的单糖是葡萄糖和果糖。

双糖主要来源于甘蔗和甜菜。蔗糖由一分子的葡萄糖和一分子的果糖组合而成。乳糖仅存在于乳品中,由葡萄糖和β半乳糖结合而成,麦芽糖由两分子的葡萄糖脱水缩合而成。

糖醇是单糖还原后的产物。常见的糖醇包括木糖醇和乳糖醇等。

2. 寡糖　寡糖又被称为低聚糖。常见的寡糖有异麦芽低聚糖、低聚果糖和低聚木糖等。多数寡糖不能被人体肠道吸收,或仅能被部分吸收,但能被肠道微生物利用,也被称为益生元。

3. 多糖　多糖是 10 个或以上的单糖通过 1,4- 或 1,6- 糖苷键相连而成的聚合物,一般不溶于水,无甜味。其中淀粉存在于谷类和根茎类植物中,由葡萄糖聚合而成,分为直链和支链淀粉。

二、碳水化合物的消化、吸收、代谢和功能

单糖可在小肠内被消化并吸收,双糖经过酶

水解后被小肠吸收；一部分寡糖和多糖可水解为葡萄糖被小肠吸收，不能被小肠消化的部分会在结肠中被肠道微生物发酵后被吸收。

1. 碳水化合物的消化　碳水化合物的消化从口腔开始。口腔中的 α- 淀粉酶可将碳水化合物部分水解。胃液不含任何碳水化合物的消化酶，对碳水化合物几乎不消化。碳水化合物的主要消化部位在小肠，肠腔内来自胰腺分泌的胰淀粉酶可水解 α-1,4- 糖苷键使淀粉变成麦芽糖和异麦芽糖等；小肠黏膜上皮细胞刷状缘含有 α 糊精酶、糖淀粉酶、麦芽糖酶、蔗糖酶和乳糖酶，上述酶可将多糖及寡糖完全水解为葡萄糖及少量果糖和半乳糖，进而被小肠细胞或通过细胞间隙直接吸收；不能被消化的碳水化合物进入结肠后，被肠道微生物分解产生氢气、甲烷气、二氧化碳和短链脂肪酸等。

2. 碳水化合物的吸收　碳水化合物吸收的形式为单糖，主要部位在空肠，分为主动、被动和细胞间隙吸收三种途径，其中主动吸收是碳水化合物最主要的吸收途径，通过肠黏膜上皮刷状缘上的运糖载体蛋白通过耗能吸收来完成。不同载体蛋白对单糖的结合能力不同，导致了各种单糖在吸收速率上的差异。葡萄糖和半乳糖吸收速度最快，其次为果糖，甘露糖最慢。

3. 糖代谢　在氧充足的情况下，葡萄糖通过有氧氧化生成 CO_2 和 H_2O；在缺氧或无氧情况下，葡萄糖分解为乳酸，同时产生少量 ATP。在剧烈运动、饥饿等特殊状态下，体内的非糖物质会通过糖异生途径转化为葡萄糖进行供能。

（1）糖的无氧氧化：糖的无氧氧化从葡萄糖开始，在第 1 阶段分解变为丙酮酸，第 2 阶段由丙酮酸变为乳酸，整个过程包括 10 步酶催化反应，没有氧的参与，包括 3 个关键 / 限速酶 [己糖激酶（葡萄糖激酶）、6- 磷酸果糖激酶 -1 和丙酮酸激酶]。1 分子葡萄糖在糖酵解中净生成 2 分子 ATP，2 分子 $NADH^+$ 和 2 分子水。个体在进行剧烈 / 长时间运动时对能量的需求增加，呼吸和循环的加快仍不能满足能量需要时，须通过糖酵解进行额外的供能。此外，成熟红细胞内无线粒体，糖酵解是其获得能量的唯一方式；神经、白细胞、骨髓等组织等代谢活跃，在有氧情况下也常从糖酵解中获得部分能量。

（2）糖的有氧氧化：葡萄糖的有氧氧化分为 3 个阶段：第 1 阶段为葡萄糖分解为丙酮酸，第 2 阶段为丙酮酸进入线粒体内生成乙酰 CoA，第 3 阶段为三羧酸循环和氧化磷酸化。每分子葡萄糖经有氧氧化生成 H_2O 和 CO_2 时，可净产生 32 分子或 30 分子 ATP。有氧氧化是糖的主要代谢方式，绝大多数细胞都通过该途径来获得能量。目前研究表明肿瘤细胞可在糖酵解和氧化磷酸化之间互相转化来获得能量，以适应外界环境的变化。此外，越来越多的证据表明，三羧酸循环的代谢产物参与了个体免疫反应的调节。

（3）糖异生：糖异生是体内的非糖物质（乳酸、甘油、生糖氨基酸等）转化成糖（葡萄糖或糖原）的过程。肝脏和肾脏是发生糖异生的器官。糖异生过程从两分子丙酮酸开始，最终合成 1 分子葡萄糖，需要消耗 6 分子 ATP，包括 4 个关键酶：丙酮酸羧化酶、磷酸烯醇式丙酮酸羧化酶、果糖二磷酸酶和葡萄糖磷酸酶。糖异生的作用为在饥饿状态下维持血糖稳定；在剧烈运动状态下使乳酸转化为葡萄糖以防止乳酸中毒；恢复肝脏的糖原储备。

4. 碳水化合物的功能　机体中碳水化合物的存在形式主要有葡萄糖、糖原和糖复合物，其生理功能与其摄入食物的碳水化合物种类和在机体内存在的形式有关。

（1）提供能量：膳食来源的碳水化合物是人类最主要的能量来源，占人体日常所需能量来源的 50% 以上。葡萄糖供能速度快，是神经系统、心肌和运动时肌肉所需能量的主要来源，1g 葡萄糖可提供 16.7kJ（4kcal）的能量。糖原是肌肉和肝脏内碳水化合物的主要形式，肝脏储存了机体内 1/3 的糖原。一旦机体需要，肝糖原可分解为葡萄糖提供能量。1g 膳食中可被消化的碳水化合物提供的能量为 0~3kcal。

（2）构成组织结构和生理活性物质：碳水化合物是参与机体构成的主要成分，并参与细胞的组成和多种活动。一些糖结合物如糖脂、糖蛋白和蛋白多糖等分布在细胞膜、细胞器膜、细胞质和细胞间基质中。一些糖结合蛋白不但参与了软骨、骨骼、角膜等重要组织的构成，还参与了人体内白细胞和血小板的黏附、信号通路传导、肿瘤发生和转移等；病原体的糖蛋白具有抗原性，有助于机体免疫系统对其进行生物识别。碳水化合物经过糖醛酸途径代谢生成的葡糖醛酸是人体内一种重要的结合解毒剂,可在肝脏中通过结合作用来降低酒精、细菌毒素等物质的毒性和生物活性。

(3)血糖调节作用:食物对于个体血糖的调节作用主要在于碳水化合物的含量、类型和摄入量,对血糖的影响可通过食物血糖生成指数(glycemic index,GI)来进行量化。

GI= 食用某食物 2 小时的血糖曲线下面积 / 相等含量的葡萄糖在食用后 2 小时血糖曲线下面积 ×100%。

一般 GI>75 为高 GI 食物,75~55 为中 GI 食物,≤55 为低 GI 食物,可作为糖尿病等特殊人群选择食物的参考依据。食物中消化速度较快的淀粉、糖等成分的 GI 较高,如馒头的 GI 为 88.1;而抗性淀粉、膳食纤维的 GI 则相对较低,如荞麦的 GI 为 54.0、香蕉的 GI 为 52.0。此外,食物的 GI 还取决于加工方式,如煮 1 分钟的即食大米 GI 为 46.0,煮 6 分钟后 GI 变为 87.0。然而大量研究发现 GI 的发生机制十分复杂,相同食物对不同个体血糖的影响不同。因此在特殊人群选择食物的原则上,限制总碳水化合物的摄入量最为重要,实时监测血糖是关键。

(4)节约蛋白质作用:当个体碳水化合物摄入不足时,机体为了满足自身对葡萄糖的需求会通过糖异生途径将体内的蛋白质转化为葡萄糖来供能。当个体摄入了充足的碳水化合物时,能够避免蛋白质供能,故碳水化合物具有节约蛋白质作用。此外,在充足的碳水化合物供能时,还有利于氨基酸的主动吸收。

(5)抗生酮作用:当机体不能摄入充足的碳水化合物时,会将脂肪分解为脂肪酸来进行供能。当大量脂肪酸超过肝脏的代谢负荷时会产生过多的酮体,后者的蓄积可导致酮血症和酮尿症。因此,摄入充足的碳水化合物可防上述反应的发生,称为抗生酮作用。

三、碳水化合物的参考摄入量

根据《中国居民膳食营养素参考摄入量》2013修订版,不同年龄/生理阶段人群每日总碳水化合物的 EAR 见表 2-3-1。然而,在相同/不同疾病状态下个体对某种营养素的需求量未必完全一致。例如,美国糖尿病学会在 2019 年的糖尿病诊疗标准中强调:糖尿病饮食没有适用于所有人的碳水化合物、脂肪和蛋白质的推荐指标,饮食结构应因人而异。因此,营养师应当根据个体的疾病状态、并发症、饮食习惯等设计个体化的饮食方案,根据随诊时病情、生化指标的变化进行适时调整。

表 2-3-1 中国居民膳食碳水化合物参考摄入量

年龄/生理阶段	碳水化合物 EAR/$(g \cdot d^{-1})$
0~0.5 岁	60(AI)
>0.5~1 岁	85(AI)
>1~4 岁	120
>4~7 岁	120
>7~11 岁	120
>11~14 岁	150
>14~17 岁	150

注:6 岁以上儿童均为轻体力劳动者。

四、摄取过量

当机体摄入过量的碳水化合物时,只有少部分血糖会直接被机体组织利用,产生热量供身体需要,多余的血糖会以脂肪的形式储存起来。因此,长期过多的摄入碳水化合物会导致肥胖。在长期使用静脉高营养的患者中,注射用葡萄糖也可能会引起急性脂肪肝,故需要定期监测肝功能。

五、代糖

代糖也被称为甜味剂,分为天然代糖、糖醇和人工造代糖。由于代糖在人体代谢过程中不需要胰岛素,因此常被用于糖尿病和肥胖患者的膳食中。我国儿童青少年糖尿病营养治疗专家共识提出:糖尿病儿童可以选择添加甜味剂的低糖或无糖食品来改善甜度和口感,但需要注意辨别甜味剂的种类和含量。即便如此,关于代糖的使用是否会对健康构成威胁仍存在争论,例如一些代糖的甜度非常高,人体在长期摄入高甜度代糖后,会让自身对高甜味产生依赖性,从而进食更多的糖,即"糖瘾症";基于 2019 年以前 39 篇队列研究的荟萃分析发现:代糖摄入增加与肥胖、2 型糖尿病、高血压和全因死亡率均呈正相关；动物实验表明长期摄入甜味剂会减少肠道内菌群的数量和多样性，其中益生菌受到的影响更大。因此，代糖不一定是完全安全的，应在营养师的指导下使用。

第四节　脂　　类

脂类分为脂肪和类脂，类脂又包括磷脂和固醇类。食物中的脂类，95% 是脂肪。适当的脂肪摄入对婴幼儿的生长发育至关重要。膳食中脂肪除了提供能量，还是脂溶性维生素和必需脂肪酸的来源。不同的膳食脂肪组成通过影响脂肪吸收、代谢和组织沉积，从而影响生长和身体组成。大多数膳食脂肪是三种脂肪酸酯化为甘油主链形成的甘油三酯。通常人们认为肥胖是饮食中脂肪摄入过多造成，但实际问题不在于脂肪含量过高，而是能量过高或是脂肪酸类型不恰当。

一、脂肪的消化

膳食中的脂类是人体脂肪的主要来源，根据其来源将脂肪分为动物性脂肪和植物性脂肪。动物性脂肪又可分为两大类：一类来源鱼、虾等海产品，其中的脂肪酸大部分是不饱和脂肪酸；另一类是动物脂肪，其中含有大量饱和脂肪酸和少量不饱和脂肪酸。植物性脂肪多来源于豆油、棉籽油、花生油、菜籽油、橄榄油等，其脂肪中多数主要含有多不饱和脂肪酸，橄榄油为单不饱和脂肪酸，椰子油则主要为饱和脂肪酸。

脂肪的消化吸收从胃开始，主要在小肠中进行。约 10%~30% 的脂肪在胃中被水解，胃脂肪酶对三酰甘油的 sn-3 酯键具有特殊消化功能，产生游离脂肪酸和 sn-1,2- 二甘油酯。游离脂肪酸又可诱导大肠杆菌酶 - 脂肪酶复合物与脂肪球相结合，产生 sn-2- 单甘油酯和游离脂肪酸。单甘油酯和游离脂肪酸进入十二指肠内刺激胆囊收缩素释放，从而刺激胆囊收缩释放胆汁酸盐和胰腺分泌释放消化酶。

胰腺分泌的脂质消化酶包括胰脂酶、辅脂酶、磷脂酶 A2 和胆固醇酯酶。但脂类不溶于水，不能与消化酶充分接触。胆汁酸盐具有较强的乳化作用，能降低脂 - 水之间的界面张力，将脂质乳化成细小微团，使脂质消化酶吸附在乳化微团的脂 - 水界面，极大地增加了消化酶与脂质的接触面积，促进消化道内脂质的消化。由于含胆汁酸的胆汁、含脂质消化酶的胰液分泌后直接进入十二指肠，所以十二指肠下段及空场上段是脂质消化和吸收的主要场所。

胃对脂肪的部分水解作用能提高胰腺脂肪酶的效率；更多的脂肪主要在十二指肠被水解，其水解速率受胃中初始脂肪乳化微粒大小的影响。与粗大乳化微粒相比，细小乳化微粒的脂肪溶解程度更高。因此，在消化功能正常的机体，胃对脂肪水解作用影响不大，但对胰腺外分泌功能不全的机体，它在脂肪消化吸收中发挥重要作用。胃脂肪酶需要最佳的酸性环境发挥作用，当接触到胰蛋白酶（胰蛋白酶、糜蛋白酶）时，它会迅速失活。然而对于胰腺功能不全的机体，如囊性纤维化患者，十二指肠内较低的胰蛋白酶浓度和酸性环境更有利于其发挥功能。

分泌到肠腔的脂肪酶水平会随着年龄增长发生变化。据估计，成人体内分泌的大肠杆菌酶依赖性脂肪酶水平是水解每日摄入膳食脂肪所需水平的 1 000 倍。然而，新生儿由于胰腺还未发育完善，其餐后肠腔内大肠杆菌酶依赖性胰腺脂肪酶水平要低得多，除此之外，新生儿肠腔内的胆盐浓度同样较低，均不利于新生儿对脂肪的消化吸收。

二、脂肪的吸收

食物脂质中含有的短链和中链脂肪酸构成的三酰甘油，它们经胆汁酸盐乳化后可直接被肠黏膜细胞摄取，继而在细胞内脂肪酶作用下，分解为脂肪酸及甘油，通过门静脉进入血液循环。脂质消化产生的长链脂肪酸、L- 单酰甘油、胆固醇和溶血磷脂等，在小肠进入肠黏膜细胞。长链脂肪酸在小肠黏膜细胞首先被转化成脂酰 CoA，再在滑面内质网脂酰 CoA 转移酶催化下,被转移至 2- 单酰甘油的羟基上,重新合成三酰甘油。后者再与糙面内质网上合成的载脂蛋白及磷脂、胆固醇共同组装成乳糜微粒,被肠黏膜细胞分泌,经淋巴系统进入血液循环,完成脂质的吸收。中、短链三酰甘油水解产生的脂肪酸和单酰甘油,在小肠上皮细胞中不再变化,它们是水溶性的,可以直接进入门静脉而不进入淋巴循环。由于动植物中含有 15 个以上碳原子的长链脂肪酸很多,所以脂肪的吸收途径仍以淋巴系统为主。

脂肪酸的链长和不饱和程度对脂肪的吸收有调节作用。不饱和脂肪酸比饱和脂肪酸更容易被吸收。饱和脂肪酸肉豆蔻酸(14∶0)、棕榈酸(16∶0)和硬脂酸(18∶0)吸收较低,随着脂肪酸链长度的增加吸收减少。饱和脂肪酸的吸收取决于脂肪酸在三酰甘油分子中的位置。母乳中的棕榈酸是主要的饱和脂肪酸。大多数母乳棕榈酸都在三酰甘油分子 sn-2 位置酯化。配方奶中棕榈酸的含量比母乳少,但来源植物油的饱和脂肪酸大部分在 sn-1,3 外部位置酯化。sn-2 单甘油酯棕榈酸容易被吸收,但含 sn-1 和 sn-3 位置单甘油酯的棕榈酸却不容易被吸收。因此,含棕榈酸配方奶喂养的婴儿比母乳喂养婴儿可能更容易通过大便排泄出皂类,大便性状更硬。皂类是由 sn-1 和 sn-3 位置的甘油三酯分解释放的游离脂肪酸和钙结合而成,导致脂肪和矿物质吸收减少。然而,婴儿可通过调节每天摄入奶量来弥补脂肪吸收的差异。小肠对脂质消化、吸收能力具有很大可塑性。脂质本身会刺激小肠增强脂质消化吸收的能力,这不仅能促进摄入增多时脂质的消化吸收,保障体内能量、必需脂肪酸、脂溶性维生素供应,也能增强机体对食物缺乏环境的适应能力。小肠脂质消化吸收能力调节的分子机制可能与小肠特殊的分泌物质或特异的基因表达产物相关,这是目前的研究热点。

中链甘油三酯(medium-chain triglyceride,MCT)主要是含有 6~10 个碳原子的饱和脂肪酸。MCT 具有很高的水溶性,能被脂肪酶迅速分解,即使管腔内仅有少量胆汁盐和胰腺脂肪酶的情况下 MCT 也能很容易地被吸收。MCT 用于低出生体重婴儿配方食品中,以增加脂肪吸收。美国和欧洲的早产儿配方奶粉中,MCT 的总脂肪含量分别高达 50%

和 40%。与低出生体重婴儿配方食品中长链甘油三酯(long-chain triglyceride,LCT)相比,MCT 的优势包括白蛋白结合中链脂肪酸(medium-chain fatty acid,MCFA)快速经门静脉转运至肝脏,以及随后比长链脂肪酸更快的氧化过程。然而,MCT 提供的能量比 LCT 低约 16%。因此 MCT 适用于脂肪吸收不良的患儿,例如严重胆汁淤积的儿童。事实上,Cochrane 的一项综述证实高 MCT(40% 或更多)的早产儿配方奶与低 MCT(20% 或更少)的配方奶相比,在体重增加方面并不具有优势。MCT 可用于短肠综合征患儿来改善脂肪吸收。

三、婴儿膳食脂肪总摄入量

膳食脂肪对生长发育至关重要。它提供能量用于满足婴儿生长发育过程中能量消耗、脂肪氧化和脂肪沉积的需要。但关于婴儿膳食脂肪摄入量的推荐范围目前证据有限。健康婴儿体内脂肪的沉积非常高。在生命的前 6 个月,大约 90% 的总能量以脂肪的形式储存在组织中。

欧洲儿科胃肠病、肝病和营养学会(The European Society for Paediatric Gastroenterology Hepatology and Nutrition,ESPGHAN)营养委员会建议,婴幼儿的总脂肪摄入量约为总能量摄入量的 40%~50%。同样,最近的全球专家委员会得出结论,婴儿的脂肪供应应在 4.4~6.0g/100kcal 的范围内,相当于大约 40%~54% 的能量含量,并且与母乳脂肪提供量相似。联合国粮食及农业组织和世界卫生组织认为这是婴儿配方食品的全球标准。在生后第一年的下半年,较低的膳食脂肪摄入量可以满足生长需要。在芬兰的一项随机干预研究中,从 6 个月大开始,平均膳食脂肪摄入量约为能量 28% 的婴儿表现出正常生长和发育。

四、儿童膳食脂肪摄入量

与婴儿相似,儿童也没有确凿的证据可以确定适当的脂肪摄入量的下限和上限。摄入脂质的过量和不足都可能产生不良反应。在儿童和青少年人群中,肥胖的患病率随着饮食中脂肪摄入量的增加而增加。与富含碳水化合物的食物相比,高脂肪含量食物的能量密度(kcal/g)更高,较高的膳食能量密度与较高的总能量摄入有关。

因此,在成人和儿童中,控制膳食脂肪总摄入量是预防肥胖的重要策略。此外,血浆总脂蛋白和低密度脂蛋白(low density lipoprotein,LDL)的浓度随着饱和,以及反式不饱和脂肪酸摄入的增加而增加,并被认为是血管脂质沉积和早期血管病变发生的危险因素。因此,建议减少服用饱和及反式不饱和脂肪酸,以降低心脏病的长期风险。一些专家建议,饱和及反式脂肪酸的摄入量不应超过能量的 10% 及 1%。一些人担心,显著降低脂肪摄入量,例如作为高胆固醇血症饮食治疗的一部分,可能会对儿童生长造成不利影响,但观察性研究没有报告低脂肪饮食对生长和发育有不利影响。一项对 663 名高胆固醇血症儿童进行的研究显示,干预组脂肪摄入量减少(28.6% vs. 33% 在常规治疗组),饮食能量摄入量与体重、身高、体重的百分比没有相关性。然而,其他研究报告低脂肪饮食治疗的高胆固醇血症儿童生长受损。故对于儿童重在改变饮食中脂肪摄入的质,而不是减少脂肪摄入量。

目前尚不清楚在脂肪摄入减少的研究中观察到的对生长和体重增加的不利影响,是否归因于低能量摄入而不是低脂肪摄入本身。低脂肪饮食往往具有较低的能量密度,这可能会减少总能量摄入,从而减少体重增加,最终影响身高。同时,低脂饮食可能造成脂溶性维生素和微量营养素摄入量的减少,对此目前存在一定争议。

美国儿科学会和 ESPGHAN 建议儿童平均脂肪摄入量约为总能量的 30%,保证儿童健康的生长发育,并有助于降低超重和血脂异常。

五、脂肪酸的定义

脂肪酸是具有长碳氢链和一个羧基末端的有机化合物的总称,酯化为脂类的脂肪酸是饮食和身体中脂肪的主要成分,在调节脂类的理化、代谢和功能特性方面起着关键作用。自然界有 40 多种不同的脂肪酸,它们是脂类的关键成分。许多脂类的物理特性取决于脂肪酸的饱和程度和碳链长度,其中能为人体吸收、利用的只有偶数碳原子的脂肪酸。

六、脂肪酸的分类

脂肪酸根据其碳链长度、碳氢链饱和与不饱

和状况,以及营养角度进行不同的分类。脂肪酸按碳链长分三类。分别为短链脂肪酸,其碳链上的碳原子数为 4~6,也称作挥发性脂肪酸;中链脂肪酸,其碳链上碳原子数为 8~12,主要成分是辛酸(C8)和癸酸(C10);长链脂肪酸,其碳链上碳原子数大于 12,通常长链脂肪酸含 14~18 个碳原子,也有含 20 个或更多碳原子的超长链脂肪酸。

按照饱和度分类:脂肪酸根据其碳氢饱和与不饱和的不同可分为三类:饱和脂肪酸,碳氢上没有不饱和键。单不饱和脂肪酸,其碳氢链有 1 个不饱和键。多不饱和脂肪,其碳氢链有 2 个或 2 个以上不饱和键。富含单不饱和脂肪酸和多不饱和脂肪酸组成的脂肪在室温下呈液态,大多为植物油,如花生油、玉米油、豆油、坚果油、菜籽油等。以饱和脂肪酸为主组成的脂肪在室温下呈固态,多为动物脂肪,如牛油、羊油、猪油等。但也有例外,如深海鱼油虽然是动物脂肪,但它富含多不饱和脂肪酸,如二十碳五烯酸(eicosapentaenoic acid,EPA)和二十二碳六烯酸(docosahexenoic acid,DHA),因而在室温下呈液态。

按营养角度分类:按照对机体的需求角度脂肪酸可分为必需脂肪酸(essential fatty acid,EFA)和非必需脂肪酸(non-essential fatty acid,NEFA)两类,EFA 是指人体健康和生命所必需的,机体自身不能合成。

七、必需脂肪酸

有两种不同的方法描述脂肪酸的碳原子数。一种是从羧基端的碳原子开始,一种是从甲基端的碳原子或 ω 碳原子开始,两者恰好方向相反。用 ω 法描述则 ω-3 脂肪酸的第一个双键在 C3 与 C4 之间,ω-6 脂肪酸的第一个双键在 C6 与 C7 之间,ω-9 脂肪酸的第一个双键在 C9 与 C10 之间。人类不能合成 ω-3 和 ω-6 脂肪酸,但有很多生理过程需要这些脂肪酸及其代谢产物的参与,因此必须从饮食中获得,称为必需脂肪酸(essential fatty acid,EFA)。

亚油酸(linoleic acid,LA)是最简单的 ω-6 脂肪酸,可在人体内转化为花生四烯酸(arachidonic acid,ARA)。α- 亚 麻 酸(α-linolenic acid,α-LA)是最简单的 ω-3 脂肪酸,可在人体内转化为二十碳五烯酸(eicosapentaenoic acid,EPA),随后缓慢水解为二十二碳六烯酸(docosahexaenoic acid,DHA)。LA与α-LA共用代谢酶池,优先代谢浓度高的脂肪酸。因此饮食中如ω-6脂肪酸含量过高就会抑制ω-3脂肪酸的代谢。ARA和EPA可从细胞膜上释放入血,进一步代谢为二十烷类衍生物。目前认为ω-6脂肪酸具有促炎作用而ω-3脂肪酸则具有抑炎作用。DHA的代谢产物亦具有抑炎作用。脂肪酸和花生酸(二十烷酸)可改变转录因子而调节基因表达。因此饮食中脂肪酸的结构影响细胞膜结构,从而影响促炎或抗炎介质的产生。现在可通过测定红细胞和其他两种参数诊断。脂代谢组学法可以检测样本中所有的不同种类的脂肪酸,用于营养领域可改善方法学以检测特定的EFA水平。

亚油酸的饮食供给不足会导致一种特定的缺乏症状,包括皮肤干燥、鳞状皮炎和各种其他体征和症状。亚油酸缺乏主要见于婴儿和一些成人患者,他们采用葡萄糖为基础的无脂肠外营养。由于婴儿生长速度快,对多不饱和脂肪酸的需求量大,身体储备非常有限,因此婴儿患缺乏的风险要高得多。据研究显示,长期缺乏足够的n-3多不饱和脂肪酸会导致视觉和神经功能的改变。

随着西方社会的工业化,饮食中的EFA构成发生了变化,谷物渐少,精粮渐多,脂肪含量增加,LA增加,饮食中的LA:α-LA的比率已达14:1,远大于以往所建议的(2:1)~(1:12)。与之对应,儿童炎症性肠病的发生率也有相应增加。

八、婴儿对长链多不饱和脂肪酸的需求

婴儿通过母乳喂养得到了长链多不饱和脂肪酸(long-chain polyunsaturated fatty acid,LCPUFA)如AA和DHA的饮食来源。对婴儿配方食品中添加LCPUFA对婴儿体重增加的影响进行了系

统回顾,结果表明在婴儿配方食品中添加DHA和AA有助于婴儿的生长。根据现在的研究证据国际专家建议婴儿配方食品中同时添加DHA和AA是有益的。婴儿配方食品中的DHA含量应至少达到脂肪酸的0.2%,因为较低的含量并未显示出有益的效果;也不应超过脂肪酸的0.5%,因为较高的含量尚未经过系统评估。添加的AA量应达到至少等于添加的DHA,并且EPA的添加量不应超过添加的DHA的量。建议在生命最初6个月后也提供富含LCPUFA的饮食来源,因为较大婴儿和儿童中已经证明了LCPUFA含量对神经功能指标的影响,但尚未确定最佳摄入量。

大量证据表明,膳食脂肪摄入的量和质对儿童的生长发育和长期健康至关重要,它参与调节肥胖、2型糖尿病、心血管疾病、视觉、认知和神经运动发育。目前随着研究方法学快速进展,未来的研究能够进一步探索脂质摄入和代谢及其在分子水平上的作用,并确定个体间遗传差异对脂肪摄入与健康结果之间关系的影响。最后,新的科学研究结果将引导我们更好地为儿童提供健康和疾病方面的最佳脂质摄入建议。

九、小结

人体通过摄取食物中的产能营养素(蛋白质、碳水化合物、脂类)来获取能量,以维持机体各种生理功能和生命活动。为满足儿童生长发育的需求,应首先保证能量供给,其次是蛋白质。蛋白质是生命活动的物质基础,它的重要性在于它在体内表现出的多种多样的生理功能。脂类作为能量来源和储备,以及身体重要的组成成分,儿童的不同时期有不同的需求,与成人差异较大,特别是婴儿期。碳水化合物是重要的能量来源,其生理功能及营养学意义与其摄入食物的碳水化合物种类和在机体内存在的形式有关。

【思考题】

1. 下列哪个氨基酸为儿童必需氨基酸:
A. 谷氨酸   B. 胱氨酸
C. 酪氨酸   D. 组氨酸

2. 每克碳水化物在体内可提供能量为:
A. 4.184kJ   B. 16.7kJ
C. 29.3kJ   D. 37.7kJ

3. 下列物质中属于多糖的是：

A. 糖原　　　　　B. 蔗糖

C. 麦芽糖　　　　D. 葡萄糖

4. 在以下食物中饱和脂肪酸含量最低的油脂是：

A. 鱼油　　　　　B. 猪油

C. 牛油　　　　　D. 羊油

5. 下列氨基酸中,哪些不属于必需氨基酸：

A. 异亮氨酸、亮氨酸

B. 缬氨酸、组氨酸

C. 色氨酸、蛋氨酸

D. 甘氨酸、丝氨酸

参考答案：1. D; 2. B; 3. A; 4. A; 5. D。

参考文献

[1] DAVIS T A, FIOROTTO M L. Regulation of muscle growth in neonates. Curr Opin Clin Nutr Metab Care, 2009, 12 (1): 78-85.

[2] DENNE S C, KALHAN S C. Leucine metabolism in human newborns. Am J Physiol, 1987, 253 (6Pt 1): e608-e615.

[3] DENNE S C, ROSSI E M, KALHAN S C. Leucine kinetics during feeding in normal newborns. Pediatr Res, 1991, 30 (1): 23-27.

[4] KALHAN S C, BIER D M. Protein and amino acid metabolism in the human newborn. Annu Rev Nutr, 2008, 28: 389-410.

[5] LOURENCO R, CAMILO M E. Taurine: a conditionally essential amino acid in humans？ An overview in health and disease. Nutr Hosp, 2002, 17 (6): 262-270.

[6] BORUM P R. Carnitine in neonatal nutrition. J Child Neurol, 1995, 10 (Suppl 2): S25-S31.

[7] 中国营养学会. 中国居民膳食营养素参考摄入量. 北京: 科学出版社, 2018.

[8] 申昆玲. 儿童营养学. 7 版. 北京: 人民军医出版社, 2015.

（孔　粼　刘永芳　钱　甜　张旭光）

第三章　矿物质

人体含有的 60 多种元素中，有 20 多种是维持机体正常生物功能所必需的，除了碳、氢、氧、氮外，其余各元素均称为矿物质。矿物质中，人体含量大于体重 0.01%，每人每日膳食需要量大于 100mg 的各种元素，称为常量元素，如钙、磷、镁、钾、钠、氯、硫 7 种；反之，低于上述标准的称为微量元素。

矿物质在体内的生理作用剂量带与毒副作用剂量带的距离较小，所以摄入量应该很谨慎。当矿物质的摄入量在推荐摄入量（RNI）或适宜摄入量（AI）与可耐受最高摄入量（UL）之间时，就在安全摄入剂量范围；当摄入量超过可耐受最高摄入量（UL）时，产生毒副作用的可能性就随之增加，可导致不同的、急性或慢性的毒性反应，危害人体健康。

第一节　常量元素

一、钙

钙（calcium）是人体中含量最丰富的矿物质。正常人体内含有 1 000~1 200g 的钙，占人体重的 1.5%~2.0%。其中 99.3% 集中于骨、牙组织，剩余大约 1% 在血液、肌肉和其他组织中，遍布全身。

1. 生理功能

（1）构成机体的骨骼和牙齿：钙是构成骨骼的重要组分，骨骼既有明显的支柱作用又是钙的储存库；牙本质是牙的主体，但没有细胞、血管、神经，因此牙齿中的矿物质没有类似于骨的更新转换过程。

（2）离子钙的生理功能：Ca^{2+} 参与调节神经肌肉的兴奋性，并介导和调节肌肉，以及细胞内微丝、微管的收缩。当血钙过低时，神经肌肉兴奋性增强，可引起手足抽搐；而浓度过高，则损害肌肉收缩功能,引起心脏和呼吸衰竭。细胞内的 Ca^{2+} 作为细胞内的第二信使,介导激素的调节作用,直接参与脂肪酶、ATP 酶等的活性调节,还能激活多种酶的调节代谢过程及一系列细胞内的生命活动。同时,Ca^{2+} 与细胞的吞噬、分泌、分裂等活动密切相关。Ca^{2+} 也是血液凝固过程所必需的凝血因子。

2. 吸收与代谢

(1)钙的吸收:人体摄入的钙,大约90%通过小肠吸收,<10%通过大肠吸收。影响钙吸收的因素很多,其中包括:①机体因素:年龄平均每增加10 年,钙的吸收率减少 5%~10%;磷缺乏可提高钙吸收;胃酸降低会影响钙吸收;种族因素也会影响钙代谢;体力活动可促进钙吸收。②膳食因素:膳食中钙的摄入量高,吸收量相应也高,但吸收率相对降低;膳食中维生素 D、乳糖、适量的蛋白质和一些氨基酸,如赖氨酸、精氨酸、色氨酸等有利于钙吸收;低磷膳食可提高钙的吸收率,但一些食物中的碱性磷酸盐可与钙形成不溶解的钙盐而影响钙吸收;膳食中的植酸、草酸,以及过多的脂肪也影响钙吸收。此外,一些药物如青霉素和新霉素能增加钙吸收,一些碱性药物如抗酸药、四环素等可以使胃肠道 pH 升高而干扰钙吸收。

(2)钙的排泄:钙通过粪便,尿液和汗液排出体外。影响体内钙平衡最主要的途径是肾脏对钙的排泄,钠摄入高时会减少对钙的重吸收,而增加尿钙的排泄。

3. 缺乏与过量

(1)钙缺乏:钙缺乏主要表现为骨骼的病变。如长期摄入钙不足,并伴随蛋白质和维生素 D 缺乏,可引起生长迟缓、新骨结构异常、骨钙化不良,发生佝偻病。钙缺乏的风险因素包括需求增加,例如婴儿快速增长;或存在影响钙消化、吸收或代谢的疾病状态,身体活跃的女性,特别是患有继发性月经失调的女性,可能具有较低的钙吸收率;此外,长期肠外营养未及时补充钙或使用对矿物质代谢不利药物(如利尿药)的早产儿,也可能有钙缺乏的风险。

(2)钙过量:钙过量的危害包括增加肾结石的危险性、乳碱综合征(表现为高血钙、碱中毒和肾功能障碍,严重者可导致永久性功能丧失或死亡),以及对其他矿物质的干扰作用,影响例如铁、锌、镁、磷等必需矿物质的生物利用率。

4. 食物来源　奶和奶制品、豆类、硬果类,可带壳吃的小鱼小虾及一些绿色蔬菜都是钙的较好来源。

二、磷

磷(phosphorus)在人体的含量稍次于钙,正常成人体内约含 600~900g 的磷,占人体重的 1%。总磷量的 85.7% 以无机磷酸盐的形式存在于骨、牙组织;其余 14% 分布于全身软组织细胞、组织间液中。

1. 生理功能

(1)构成骨骼和牙齿:磷在骨及牙齿中的存在形式主要是无机磷酸盐,它不仅起到机体支架和承担负重的作用,同时也是磷的储存库,重要性与骨、牙中钙盐的作用相同。

(2)磷酸是组成生命的重要物质:它是核酸、磷蛋白、磷脂、酶、细胞内重要第二信使等的组分。

(3)参与代谢过程:糖类、脂肪的吸收与代谢都需要先经过磷酸化才能继续进行反应;B 族维生素只有经过磷酸化才具有活性而发挥辅酶作用;体内磷以磷酸根的形式参与机体能量代谢作用,对有效的利用、储存、转运能量起重要作用。

(4)参与酸碱平衡的调节:磷以不同量或不同形式的磷酸盐从尿中排除,从而调节液体的酸碱平衡。

2. 吸收　磷的吸收部位在小肠,其中以十二指肠及空肠部位吸收最快,回肠较差。乳类食品含较多无机磷酸盐,其中酸性无机磷酸盐溶解度最高,故易于吸收。

3. 缺乏与过量

(1)磷缺乏:严重的低磷血症可表现为厌食、贫血、肌无力、骨痛、佝偻病、骨软化、传染病易感性增加、感觉异常、共济失调、精神错乱甚至死亡。一般不会由于膳食原因引起营养性磷缺乏,但也有例外,例如早产儿仅母乳喂养,因人乳含磷量较低,不足以满足早产儿骨磷沉积的需要,可能发生磷缺乏;过度使用肠外营养而未补充磷的患者也可发生磷缺乏;还有肾脏损耗性的范科尼(Fanconi)综合征、糖尿病酮症酸中毒、低磷酸盐血症性佝偻病可发生磷缺乏。

(2)磷过量与毒性:磷过量可能并发低钙血症,引起异位钙化,比如肾脏的钙化,以及可能减少铁、锌和铜的肠道吸收;磷的毒性主要为急性毒性,可引起肝组织坏死和脂肪肝,高磷血症通常发生在肾病中,故建议慢性肾脏疾病患者早期就开始低磷膳食。

4. 食物来源　磷是与蛋白质并存的,瘦肉、蛋、奶、动物的肝、肾含量很高,海带、紫菜、芝麻酱、花生、干果类、坚果、粗粮含磷也较丰富。但粮谷类食物中的磷为植酸磷,不经过加工处理,吸收利用率低。

三、镁

镁(magnesium)是体内第4丰富的阳离子,是第2丰富的细胞内阳离子,总体镁含量为约25g(1 000mmol),其中约60%存在于骨中,其余的镁在肌肉和器官等软组织中,约1%在细胞外液中。

1. 生理功能

(1)激活多种酶的活性:镁作为多种酶的激活剂,参与300多种酶促反应。胞浆游离镁具有调节心肌细胞的重要功能,镁可以称为心血管系统的保护因子。

(2)参与骨骼和牙齿构成:镁与钙、磷一起构成骨骼和牙齿的成分,镁与钙既有协同作用又有拮抗作用。

(3)对神经肌肉的作用:血中镁过低,神经肌肉的兴奋性增高;反之则有镇静作用。

(4)维护胃肠道功能:低张硫酸镁溶液经十二指肠时,可使奥狄括约肌松弛,具有利胆作用。碱性镁盐可以中和胃酸。镁离子在肠道中吸收缓慢,促使水分滞留,具有导泻作用。低浓度的镁可减少肠壁张力和蠕动,有解痉作用。

(5)对激素的作用:在正常情况下,血浆镁增加时可以抑制甲状旁腺激素(parathyroid hormone,PTH)的分泌,甲状腺素可以提高镁的需要量,故可引起相对缺镁,因此对甲亢患者必须补给镁盐。

(6)镁是细胞内液的主要阳离子之一,与钙、钾、钠一起和相应的负离子协同维持体内酸碱平衡。

2. 吸收　膳食中促进镁吸收的成分有氨基酸、乳糖等;抑制镁吸收的主要成分有过多的磷、草酸、植酸和膳食纤维。另外,饮水量多时对镁离子的吸收有明显的促进作用。由于镁与钙的吸收途径相同,所以二者在肠道竞争吸收,相互干扰。

3. 缺乏与过量

(1)镁缺乏:引起镁缺乏的原因主要有镁摄入不足(如饥饿)、吸收障碍(慢性消化道疾病)、丢失过多(肾小管、内分泌等疾病)及长期缺镁的肠外营养治疗。低镁血症患者可有房、室性期前收缩、房颤、室性心动过速、室颤等,半数有血压升高。镁缺乏能直接影响骨细胞的功能,以及羟磷灰石晶体的形成与增大,还可能是绝经后骨质疏松的一种危险因素。少数研究表明,镁耗竭可以导致胰岛素抵抗及胰岛素分泌损害。镁缺乏还可导致低钙血症和低钾血症,引起神经肌肉兴奋性亢进,如肌肉震颤、手足抽搐、共济失调、精神错乱、昏迷等。

(2)镁过量与中毒:主要与摄入过多有关,可见于肾功能不全接受镁剂治疗时、糖尿病酮症的早期、肾上腺皮质功能不全、黏液水肿、骨髓瘤、草酸中毒、肺部疾病及关节炎等疾病时,此外孕妇用镁剂治疗时,可导致胎儿因血镁突然升高而死亡。镁中毒可有消化系统(腹泻、恶心、胃肠痉挛)、神经肌肉系统(嗜睡、肌无力、肌麻痹、膝腱反射减弱)、心血管系统(低血压、心脏传导阻滞或心搏停止)、低钙血症、骨异常、凝血障碍等表现。

4. 食物来源　绿色蔬菜、糙粮、坚果含有丰富的镁,而肉类、淀粉类食物及牛奶中的镁含量属于中等,精制食品的镁含量一般很低。

四、钾

钾(potassium)是人体的主要阳离子之一。成人体内含钾总量约为50mmol/kg,儿童约4.0mmol/kg。体内钾主要存于细胞内,约占总量的98%,其他存在于细胞外。

1. 生理功能

(1)维持碳水化合物、蛋白质的正常代谢:葡萄糖和氨基酸经过细胞膜进入细胞合成糖原和蛋白质时,必须有适量的钾离子参与。

(2)维持细胞内正常渗透压:由于钾是细胞内的主要阳离子,因此钾在细胞内渗透压的维持中起重要作用。

(3)维持神经肌肉的应激性和正常功能:细胞

内的钾离子和细胞外的钠离子联合作用,可激活 Na^+-K^+-ATP 酶,产生能量,维持细胞内外钾钠离子浓度梯度,发生膜电位。

(4)维持心肌的正常功能:心肌细胞内外的钾浓度与心肌的自律性、传导性和兴奋性有密切关系。若缺钾或钾过多,均可引起心脏功能严重受损。

(5)维持细胞内外酸碱平衡和电解质平衡:当细胞失钾时,引起细胞内酸中毒和细胞外碱中毒;反之,可引起细胞内碱中毒和细胞外酸中毒。

(6)降低血压:多项研究表明,血压与膳食钾、尿钾、总体钾或血清钾呈负相关,补钾对高血压及正常血压者有降压作用。

2. 吸收与代谢　进入人体的钾大部分自小肠吸收,吸收率约 90% 左右;正常情况下,人体内的钾 80% 以上经肾排出,其余由汗液排出。因此,为了避免血钾过高,对肠外营养的患者,应根据血钾水平适宜补钾。

3. 缺乏与过量

(1)钾缺乏:钾缺乏可引起神经肌肉、消化、心血管、泌尿、中枢神经等系统发生功能性或病理性改变。钾摄入不足(长期禁食或少食,而静脉补液中少钾或无钾时)或丢失过多(经消化道损失,如呕吐、腹泻、胃肠引流、长期用缓泻剂或轻泻剂等;经肾损失,如各种肾小管功能障碍为主的肾脏疾病;经汗丢失,常见于高温作业或重体力劳动者)是体内缺钾的主要原因。当钾缺乏超过 10% 时,神经肌肉应激性降低,主要表现在肌无力及瘫痪,同时也可出现横纹肌肉裂解症及肾功能障碍等,长期缺钾可出现肾功能障碍。血钾低于 3.5mmol/L 属于低钾血症,可出现倦怠、精神萎靡、烦躁不安。低于 2.7mmol/L 时,可发生心律失常、腱反射消失或减弱、腹水,甚至肠梗阻、呼吸麻痹、循环衰竭、四肢瘫痪、严重时意识模糊甚至死亡。

(2)钾过量:血钾浓度高于 5.5mmol/L 时,可出现高钾血症。表现为极度疲乏软弱,四肢无力,下肢为重。主要见于输入过量含钾药物或口服过量钾制剂时,此外酸中毒、缺氧、大量溶血、严重组织创伤、中毒反应等可使细胞内钾外移引起高钾血症。

4. 食物来源　蔬菜和水果是钾最好的来源,

每 100g 食物含量高于 800mg 以上的食物有紫菜、黄豆、冬菇、赤豆等。

五、钠

钠(sodium)是人体中一种重要的无机元素,成人体内钠含量大约 6 200~6 900mg 或 95~106mg/kg,占体重的 0.1%~0.15%,体内钠主要存在于细胞外液,占总钠量的 44%~50%,骨骼中含量高达 40%~47%。正常人血浆钠浓度为 135~140mmol/L。

1. 生理功能

(1)维持正常渗透压和调节体内水平衡:钠主要存在于细胞外液,占阳离子总量的 90% 左右,与对应的阴离子构成晶体渗透压,调节与维持体内水平衡。

(2)维持酸碱平衡:钠在肾小管重吸收时,与 H^+ 交换,清除体内酸性代谢产物(如 CO_2),保持体液的酸碱平衡。

(3)钠泵的构成成分:钠对 ATP 的生成和利用、肌肉运动、心血管功能、能量代谢都有作用,钠不足均可影响其作用。此外糖代谢、氧的利用也需要钠的参与。

(4)维持血压正常:人群调查与干预研究证实,膳食钠摄入与血压有关。为防止高血压,WHO 建议每日钠的摄入量小于 2.3g,约相当于食盐 6g。

(5)增强神经肌肉兴奋性:钠、钾、钙、镁等离子的浓度平衡对于维护神经肌肉的应激性都是必需的。

2. 缺乏与过量

(1)钠缺乏:钠缺乏在早期症状不明显,血钠过低时,则渗透压下降,细胞肿胀,可出现疲倦、眩晕、直立时可发生昏厥、恶心、呕吐、视力模糊、心率加速、脉搏细弱、血压下降,严重可致反射消失、淡漠、昏迷、休克、急性肾功能衰竭而死亡。一般情况下,人体不易缺乏钠,但在禁食、少食、膳食钠限制过严、摄入量非常低时会发生缺钠;高温、重体力劳动、过量出汗、胃肠疾病、反复呕吐、腹泻(泻剂应用)等使钠过量排出或丢失时;肠外营养缺钠或低钠时、利尿剂使钠丢失而又未补钠时,均可引起钠的缺乏。血浆钠低于 135mmol/L 时,即为低钠血症。

(2)钠过量:由于摄入过多影响肾功能而易发

生钠过多,可引致毒性作用。血浆钠>150mmol/L时称为高钠血症。血钠过高可出现口渴、面部潮红、软弱无力、烦躁不安、精神恍惚、瞻望、昏迷,严重者可致死亡。长期高盐饮食,可增加高血压、心血管疾病发生的危险,也有可能增加胃癌发生的风险。

3. 食物来源 各种食物中普遍存在钠,一般动物性食物钠含量高于植物性食物,但人体内钠的主要来源是饮食中食盐及加工食物过程中加入的钠或含钠化合物,以及酱油、味精、发酵豆制品等。

六、总结

中国居民膳食矿物质的推荐量或适宜摄入量(常量元素)见表3-1-1。

表 3-1-1 中国居民膳食矿物质的推荐量(RNI)或适宜摄入量(AI)(常量元素) 单位: mg/d

人群	钙	磷	钾	钠	镁
	RNI	RNI	AI	AI	RNI
0~0.5 岁	200(AI)	100(AI)	350	170	20(AI)
>0.5~1 岁	250(AI)	180(AI)	550	350	65(AI)
>1~4 岁	600	300	900	700	140
>4~7 岁	800	350	1 200	900	160
>7~11 岁	1 000	470	1 500	1 200	220
>11~14 岁	1 200	640	1 900	1 400	300
>14~17 岁	1 000	710	2 200	1 600	320

摘自:中国营养学会.中国居民膳食营养素参考摄入量.北京:科学出版社,2013.

第二节 微量元素

一、铁

铁(iron)是人体重要的必需微量元素之一。人体内铁总量约为3~5g,平均4.5g左右,包括功能性铁和储存铁两种存在形式。总铁量的60%~75%存在于血红蛋白,3%在肌红蛋白,1%在含铁酶类、辅助因子及运铁载体中,以功能性铁的形式存在;剩余总铁量的25%~30%为储存铁。

1. 生理功能

(1)参与体内氧的转运和组织呼吸过程:铁是血红蛋白、肌红蛋白、细胞色素、细胞色素氧化酶及触媒的组成成分,也参与激活乙酰辅酶 A、琥珀酸脱氢酶、黄嘌呤氧化酶等酶的活性。

(2)维持机体正常的造血功能:人体中大部分铁存在于红细胞中,缺铁可影响红细胞中血红蛋白的合成,甚至影响 DNA 的合成及幼红细胞的增殖。

(3)参与其他重要功能:铁参与维持机体正常的免疫功能;可催化 β- 胡萝卜素转化为维生素 A、嘌呤和胶原的合成、抗体的生成;参与脂类在血液中转运以及药物在肝脏解毒等;此外,有研究发现,铁是某些酶的组成成分,参与神经递质的合成和分解,对神经系统也有重要的作用。

2. 铁的吸收

食物中的铁主要在十二指肠和空肠上端黏膜吸收,胃和小肠的其余部分也吸收少量铁。影响铁吸收的因素:

(1)机体的状况:缺铁性贫血、生长发育期、孕期等铁的需要量增加;月经过多、胃肠吸收不良综合征、长期病理性失血(上消化道出血、钩虫病等)、疟疾、血吸虫病等造成铁丢失增加,都促进机体对铁的吸收。当食物通过肠道的时间太短、胃酸缺乏时,会影响铁离子的释放。

(2)膳食铁的存在形式：血红素铁的生物利用高，有效吸收率接近40%。而非血红素铁需先还原为二价铁才能被吸收，且受很多膳食因素的影响，其有效吸收率仅为5%~10%。

(3)膳食成分的作用：组氨酸、赖氨酸、胱氨酸等氨基酸可提高铁的吸收；维生素 C 是铁吸收的有效促进因子；维生素 B_2、维生素 A、胡萝卜素、叶酸、维生素 B_{12} 等营养素及一些有机酸如枸橼酸、乳酸、丙酮酸等可促进铁的吸收。植酸盐、草酸盐、多酚类化合物(咖啡、茶等含有)、铅、锌、钙等摄入过多及金属络合物乙二胺四乙酸(ethylene diamine tetraacetic acid, EDTA)等的存在阻碍铁的吸收。

3. 铁的缺乏与过量　　长期膳食铁摄入不足，可引起体内铁缺乏甚至导致缺铁性贫血，缺铁性贫血表现为皮肤黏膜苍白、头晕、倦怠乏力、注意力难集中、记忆力减退、免疫力下降、烦躁、智能较同龄儿低等；常有食欲减退等症状，少数有异食癖，如喜吃泥土、煤渣等。严重缺乏者会出现口腔炎、反甲、舌乳头萎缩、吸收不良综合征及贫血性心脏病等症状。患儿易患呼吸道感染、中耳炎等。

铁过量大部分是因为病理过程造成铁在体内的蓄积，如遗传性血色素沉积症，极少数是正常个体摄入过量铁，如过量服用铁剂所致。铁过量损伤的主要靶器官是肝脏，可引起肝纤维化和肝细胞肿瘤，也会增加动脉粥样硬化和心血管疾病的风险。急性铁中毒，多发生在儿童，因误服铁剂造成，导致呕吐、腹泻、黑便等，病死率可高达20%左右。

4. 铁的营养状况评价　　血清铁蛋白、血清运铁蛋白受体、红细胞游离原卟啉、血红蛋白、血清铁等常用于评估铁营养状况。

5. 食物来源　　动物性食物含有丰富且吸收率高的血红素铁，如动物肝脏、动物全血、鸡胗、牛肾、瘦肉、猪肾、羊肾等。植物性食物蔬菜和水果含铁量低且生物利用率不高。牛奶及奶制品是贫铁食物，且吸收率不高。蛋类铁的吸收率也较低。

二、锌

锌(zinc)广泛分布于人体组织器官、体液及分泌物中，尤以视网膜、胰腺、前列腺含量为高。成人体内含锌量约2.0~3.0g，其中60%存在于肌肉中，30%存在于骨骼中。

1. 生理功能

(1)酶的组成成分或酶激活剂：在体内，锌参与约200多种酶的合成。主要有超氧化物歧化酶、苹果酸脱氢酶、碱性磷酸酶、乳酸脱氢酶等，这些酶在组织呼吸、能量代谢及抗氧化功能等方面发挥着重要作用。

(2)促进生长发育和组织再生：锌参与蛋白质合成，以及细胞生长、分裂和分化等过程，促黄体激素、促卵泡激素、促性腺激素等内分泌激素的代谢，对胎儿的生长发育、性器官和性机能的发育和成熟、成年男性性功能具有重要的调节作用。

(3)增强机体的免疫功能：锌能促进淋巴细胞有丝分裂，增加 T 细胞的数量和活力。

(4)维持细胞结构和功能的稳定性：锌与细胞膜上的含硫、氮、氧的配基结合，形成稳定的化合物，增强膜的稳定性和抗氧自由基的能力。

(5)其他：锌与口腔唾液蛋白结合生成味觉素可增进食欲，锌对皮肤和视力具有保护作用。

2. 影响锌吸收的因素　　高蛋白、维生素 D_3、葡萄糖、有机酸(苹果酸、柠檬酸等)、中等含量磷酸等促进机体对锌的吸收；植物性食物中含有的植酸、鞣酸及纤维素等阻碍锌的吸收；铜、二价铁、钙可抑制锌的吸收。某些药物如碘喹啉、苯妥英钠等能促进锌的吸收。母乳中锌的吸收率比配方牛奶和牛奶中的吸收率都高。这是因为母乳中锌与柠檬酸和血清白蛋白结合得较为疏松，而牛奶和配方牛奶中的锌与酪蛋白结合得较为紧密。

3. 锌的缺乏与中毒　　锌的缺乏可导致食欲减退、视力减退、生长发育迟缓、免疫力降低而易感染、性发育障碍、性功能低下及精子数减少、皮肤粗糙和上皮角化、伤口经久不愈、胎儿畸形等。其原因包括：①膳食锌长期摄入不足，如偏食等不良饮食习惯。②机体吸收利用率降低，如患胃肠性疾病、慢性肝肾疾病等；饮食结构不合理，如摄入过高的钙、铁，偏食植物性食物等影响。③特殊生理阶段需要量增加，如孕期、哺乳期。④锌的丢失增加，如长期慢性腹泻、肾病、急性感染、糖尿病及某些利尿药物使用。此外，产后6个月，母乳锌的含量大约降至0.5mg/L，且辅食中植酸降低了母乳中锌的生物利用度，所以这时对婴儿进行锌补充也会有益处。在早产儿中，由于乳汁中锌含量低造成的锌缺乏可以迅速发生。乳汁中锌含量低的女性可能存在 *ZnT-2* 基因缺陷。在有关锌代谢的常染色体隐性遗传病肠病性肢端皮炎（acrodermatitis enteropathica，AE）中，由于锌的细胞滞留减少导致严重缺锌，口腔黏膜的损伤、腹泻、对感染的易感性的增加、免疫功能障碍、青春期发育迟缓、身材矮小和生长缓慢等临床症状便会出现。对于罹患 AE 的婴儿和儿童来说，每日补充 20~30mg 的锌，能够满足机体的需求。

成人摄入 2g 以上锌可发生中毒，出现急性腹痛、腹泻、恶心、呕吐等症状。

4. 锌的营养状况评价　目前对锌营养状况的评价主要通过生化指标结合膳食状况调查进行判定。

（1）生化指标：可以通过检测血清锌、白细胞锌、红细胞锌、发锌和唾液锌等进行锌营养状况的评价，但都只能作为参考；此外，血浆碱性磷酸酶是评价锌营养状况最常用的指标，在监测肠外营养者的锌营养状况时，此酶可能有一定的价值。

（2）膳食调查：通过科学、合理的膳食营养调查，可以了解膳食锌摄入情况，有助于对人体锌营养状况的评价。

5. 锌的食物来源　动物性食物含锌量高于植物性食物且生物利用率更高。贝壳类海产品、红肉类、动物内脏、蛋类、豆类、谷类胚芽、硬果类、芝麻、花生等是锌的良好来源。蔬菜和水果的含锌量则较低。

三、硒

1973 年世界卫生组织（World Health Organization，WHO）确认了硒（selenium）是人类生命必需的微量元素之一。硒在人体的总量约 14~20mg，分布于所有细胞和组织器官，在肝、肾、心、脾、牙釉质和指甲中浓度较高，肌肉、骨骼和血液次之，脂肪组织最低。

1. 吸收与代谢

（1）硒的吸收：硒的主要吸收部位在小肠。人体对膳食中的硒吸收良好，溶解度大及有机形式的硒更易吸收，如硒蛋氨酸较无机形式硒更易吸收。

（2）硒的排泄：体内硒经代谢后大部分经尿排出，少量由肠道排出。此外，少量硒也可经汗液、毛发排出。

2. 硒的生理功能

（1）是构成含硒蛋白和含硒酶的成分，具有抗氧化、维持维生素 C 及其他分子呈还原态和调节甲状腺素代谢等作用。

（2）抗氧化作用：含硒蛋白参与清除体内的活性氧自由基及其衍生物，从而保护细胞膜及组织免受过氧化物损伤。

（3）保护心血管和心肌的健康。

（4）增强免疫力：硒可促进免疫球蛋白及抗体的产生及应答，提高机体的免疫功能。

（5）解毒作用：与重金属如汞、镉、铅等结合成金属 - 硒 - 蛋白质复合物，起到中和解毒的作用。

（6）其他：硒还具有促进生长和抗肿瘤的作用；硒具有提高视力，保护视神经的作用，由白内障和糖尿病引起的失明经补硒可改善视觉功能。

3. 硒的缺乏与过量　硒缺乏与人群生存的地理环境中含硒量偏低及膳食硒摄入不足有关。我国科学家首次证实缺硒是发生克山病的重要原因。另外，大骨节病的发生也被确证与硒的缺乏有关。缺硒还可影响机体免疫功能，包括细胞免疫和体液免疫。

硒过量致硒中毒的症状有：恶心、呕吐、头发脱落、指甲变形脱落、皮肤损伤、神经系统异常及肢端麻木，严重者可致死亡。补硒过量可能得"碱土病""晕倒症"，导致细胞氧化过程的障碍。

4. 硒的营养状况评价

（1）生化检测：通过测定全血、血浆、红细胞、发、尿、指 / 趾甲等组织的硒含量，评价硒的营养状况。红细胞硒、血浆硒、血小板硒可分别反映远期、近期、最近期膳食硒的摄入情况。

（2）谷胱甘肽过氧化物酶（glutathione peroxidase，GPX）活性的测定，但以 GPX 活性作为评价指标时，仅适用于低于正常硒水平的人群。

（3）其他：实验研究提示，血浆硒蛋白 -P（selenoprotein P，Sel-P）、红细胞谷胱甘肽过氧化物酶（GPX1）的 mRNA，以及某些组织中硫氧还蛋白还原酶（Thioredoxin Reductase，TR）活性和硒蛋白 -W（selenoprotein W，Sel-W）可作为硒的营养评价指标。

5. 硒的食物来源　海产品和动物内脏是硒的良好来源，如鱼子酱、海参、牡蛎、蛤蜊和猪肾等。

四、碘

碘（iodine）是人体必需的微量元素，在自然界中以海水中碘量最为丰富和稳定，而陆地含碘量少且不均匀。健康成年人体内含碘量 15~20mg，其中 70%~80% 存在甲状腺内，其余分布在骨骼肌、肺、卵巢、肾、淋巴结、肝、睾丸及脑组织中。

1. 碘的吸收与代谢　人体的碘 80%~90% 来自食物，10%~20% 来自饮水，不足 5% 来自空气。无机碘（碘化物）在胃和小肠几乎 100% 被迅速吸收；有机碘先在消化道内被还原成碘离子后，以无机碘形式被吸收。体内的碘主要经肾脏排出，其次经肠道，约 90% 随尿排出，约 10% 由粪便排出，极少量经肺与皮肤排出。此外，哺乳期的妇女也可通过乳汁排出一定量的碘。

2. 碘的生理功能　碘在体内主要参与甲状腺素的合成，甲状腺素的生理作用主要包括：

（1）参与能量代谢。

（2）促进生长发育和智力发育，促进蛋白质的合成和神经系统发育。

（3）促进糖和脂肪的代谢。

（4）激活机体内众多重要的酶，参与机体生化反应，维持机体生命活动。

（5）调节组织中的水盐代谢，使之保持平衡。

（6）促进包括促进维生素 B_3 的吸收利用及胡萝卜素向维生素 A 的转化。

3. 碘的缺乏与过量　机体的碘缺乏与生存的地理环境缺碘造成食物及饮水缺碘有关。长期碘摄入不足或长期摄入含抗甲状腺素因子的食物，如十字花科植物中的甘蓝、花菜、萝卜中含有 β- 硫代葡萄糖苷等，干扰甲状腺对碘的吸收利用，因而引起碘的缺乏。成人碘缺乏的典型症状为甲状腺肿大，如果碘缺乏严重，或机体无法代偿，甲状腺的功能就会减退。孕产妇缺碘会影响胎儿的神经系统、肌肉组织发育，引起流产、胎儿畸形和死亡。婴幼儿缺碘可引起生长发育迟缓、智力低下、严重者发生克汀病。碘强化措施是防治碘缺乏的重要途径，如最常见的食盐加碘、食用油加碘及自来水加碘等。

长期摄入过多的碘同样会导致甲状腺肿大，即高碘性甲状腺肿。过量碘摄入除引起甲状腺肿大外，还可致碘致性甲状腺功能亢进症、碘致性甲状腺功能减退症、桥本甲状腺炎、甲状腺癌、碘过敏等。

4. 碘的营养状况评价　可通过垂体 - 甲状腺轴系激素、尿碘、儿童甲状腺肿大率评估碘的营养状况，此外，通过观察儿童的生长发育指标如身高、体重、性发育、骨龄等，可反映过去和现在的甲状腺功能。

5. 碘的食物来源　海产品的碘量丰富且稳定，如海带、紫菜、蛤贝、干贝、淡菜、虾皮、海参等是良好来源。而陆地食物含碘量少，其中蛋、奶的碘量相对较高。

五、总结

中国居民膳食矿物质的推荐量或适宜摄入量（微量元素）见表 3-2-1。

表 3-2-1　中国居民膳食矿物质的推荐量（RNI）或适宜摄入量（AI）（微量元素）

人群	铁 /(mg·d⁻¹)		碘 /(μg·d⁻¹)	锌 /(mg·d⁻¹)		硒 /(μg·d⁻¹)
	RNI		RNI	RNI		RNI
	男	女		男	女	
0~0.5 岁	0.3（AI）		85（AI）	2.0（AI）		15（AI）
>0.5~1 岁	10		115（AI）	3.5		20（AI）
>1~4 岁	9		90	4.0		25
>4~7 岁	10		90	5.5		30
>7~11 岁	13		90	7.0		40
>11~14 岁	15	18	110	10	9.0	55
>14	16	18	120	11.5	8.5	60

摘自：中国营养学会 . 中国居民膳食营养素参考摄入量 . 北京：科学出版社，2013.

（因篇幅有限，部分矿物质未在此部分阐述）

【思考题】

1. 下列元素中属于微量元素的是:

A. 铁 　　　　　 B. 硫

C. 镁 　　　　　 D. 钠

2. 成年人缺碘会发生:

A. 克汀病

B. 甲状腺肿

C. 夜盲症

D. 脊柱裂

3. 以下属于优质铁食物来源的是:

A. 牛奶 　　　　 B. 大米

C. 菠菜 　　　　 D. 瘦肉

4. 孕妇出现巨幼红细胞贫血,主要是由于缺乏:

A. 铁 　　　　　 B. 蛋白质

C. 叶酸 　　　　 D. 以上都是

参考答案: 1. A; 2. B; 3. D; 4. C。

【参考文献】

[1] KLEINMAN RE, GREER FR. 儿童营养学. 8 版. 申昆玲, 译. 北京: 科学出版社, 2022.

[2] 中国营养学会. 中国居民膳食指南 (2022). 北京: 人民卫生出版社, 2018.

[3] 张立实, 吕晓华. 基础营养学. 北京: 科学出版社, 2018.

(孔 粼　邓亚萍)

第四章 水和电解质

📝【学习目标】

掌握：脱水和电解质紊乱的治疗方法。

熟悉：不同年龄段生理需要量。

了解：高钠血症、高钾血症、高钙血症、高镁血症的处理方法。

第一节 生理需要量

水的生理需要量源自基础代谢，营养物质代谢所产生的热量和溶质均需要被清除以维持机体稳态。热量经不显性失水散热所需水分及溶质经尿液排出所需水分，各占生理需要量的50%。对无尿的肾衰患儿，仅需补充散热所需的不显性失水。

一、健康儿童水和电解质的生理需要量

1. 基础卡路里计算法 适用于所有年龄、体质和临床状态的患儿。该法将儿童标准基础卡路里（standard basal calorie，SBC）消耗近似等同于静息能量消耗（resting energy expenditure，REE），每代谢100卡路里热量需消耗水100~120ml、钠2~4mmol和钾2~3mmol。生理维持液的配制如下：0.2%氯化钠加入5%~10%葡萄糖（根据需要）+

20mmol/L氯化钾。

2. Holliday-Segar法 该法利用固定的体重分级估算热量消耗（表4-1-1、表4-1-2）。假定每代谢100卡路里热量需水100ml，其中50ml用以皮肤、呼吸道和粪便的水分丢失，剩余55~65ml供肾脏产生300mOsm/L的血浆超滤液，而不使尿液浓缩。应注意，该法不适用于14天以内的新生儿，容易高估液量。

3. 体表面积法（body surface area，BSA）该方法基于热量消耗与体表面积相关的假设。计算方法如下：水1 500ml/(m^2·d)；钠30~50mmol(m^2·d)；钾20~40mmol/(m^2·d)。此法不适用于体重10kg以内的儿童。

4. 年龄段推荐量法 2016版欧洲儿科肠外营养指南各年龄段液体和电解质推荐量（表4-1-3）。

表 4-1-1 Holliday-Segar 法

体重	需要量/[ml·(kg·d)$^{-1}$]	需要量/[ml·(kg·h)$^{-1}$]
第 1 个 10kg	100	4
>10~20kg	+50	+2
20kg 以上	+25	+1

表 4-1-2　Holliday-Segar 法举例（32kg 儿童）

体重	需要量 /［ml·(kg·d)⁻¹］	需要量 /［ml·(kg·h)⁻¹］
第 1 个 10kg	100ml/(kg·d) × 10kg=1 000ml/d	4ml/(kg·h) × 10kg=40ml/h
>10~20kg	50ml/(kg·d) × 10kg=500ml/d	2ml/(kg·h) × 10kg=20ml/h
20kg 以上	25ml/(kg·d) × 12kg=300ml/d	1ml/(kg·h) × 12kg=12ml/h
32kg 儿童总液量	1 000ml/d+500ml/d+300ml/d=1 800ml/d	40ml/h+20ml/h+12ml/h=72ml/h

表 4-1-3　儿童每日液体及电解质推荐量

年龄	液体量 /［ml·(kg·d)⁻¹］	钠 /［mmol·(kg·d)⁻¹］	钾 /［mmol·(kg·d)⁻¹］	氯 /［mmol·(kg·d)⁻¹］
1 月 ~1 岁	120~150	2~3	1~3	2~4
>1~2 岁	80~120	1~3	1~3	2~4
3~5 岁	80~100	1~3	1~3	2~4
6~12 岁	60~80	1~3	1~3	2~4
13~18 岁	50~70	1~3	1~3	2~4

二、新生儿时期液体及电解质的需求

1. 新生儿的分期

（1）阶段 1（过渡期）：该阶段从生后直至体重下降到最低值。水和电解质补充目标为：①允许细胞外液减少，出现水钠负平衡，但不应影响血管内容量和心血管功能，同时维持血电解质水平正常；②确保充足尿量，少尿［0.5~1ml/(kg·h)］时长不应超过 12 小时；③补充水分满足体温调节所需的水分蒸发。

（2）阶段 2（中间期）：此阶段对应的是体重下降的最低值至体重恢复到出生值。该阶段的时间长短因人而异，母乳喂养婴儿通常在生后 7~10 天体重恢复至出生值。

（3）阶段 3（稳定增长期）：以体重稳定增长为特点，液体和电解质呈正平衡状态。

2. 2016 版欧洲儿科肠外营养指南关于新生儿各期液体与电解质的推荐量（表 4-1-4~ 表 4-1-6）。

3. 欧洲儿科肠外营养指南（2016 版）关于液体与电解质的推荐意见归纳如表 4-1-7。

表 4-1-4　新生儿期（阶段 1）每天液体和电解质推荐量

生后天数	第 1 天	第 2 天	第 3 天	第 4 天	第 5 天
液体 /［ml·(kg·d)⁻¹］					
足月儿	40~60	50~70	60~80	60~100	100~140
早产儿>1 500g	60~80	80~100	100~120	120~140	140~160
早产儿 1 000~1 500g	70~90	90~110	110~130	130~150	160~180
早产儿<1 000g	80~100	100~120	120~140	140~160	160~180
钠 /［mmol·(kg·d)⁻¹］					
足月儿	0~2	0~2	0~2	1~3	1~3
早产儿≥1 500g	0~2(3)	0~2(3)	0~3	2~5	2~5
早产儿<1 500g	0~2(3)	0~2(3)	0~5(7)	2~5(7)	2~5(7)
钾 /［mmol·(kg·d)⁻¹］	0~3	0~3	0~3	2~3	2~3
氯 /［mmol·(kg·d)⁻¹］	0~3	0~3	0~3	2~5	2~5

表 4-1-5　新生儿期(阶段 2)每天液体及电解质推荐量

	液体量 /[ml·(kg·d)$^{-1}$]	钠 /[mmol·(kg·d)$^{-1}$]	钾 /[mmol·(kg·d)$^{-1}$]	氯 /[mmol·(kg·d)$^{-1}$]
足月儿	140~170	2~3	1~3	2~3
早产儿≥1 500g	140~160	2~5	1~3	2~5
早产儿<1 500 g	140~160	2~5(7)	1~3	2~5

表 4-1-6　新生儿期(阶段 3)每日液体及电解质推荐量

	液体量 /[ml·(kg·d)$^{-1}$]	钠 /[mmol·(kg·d)$^{-1}$]	钾 [mmol·(kg·d)$^{-1}$]	氯 [mmol·(kg·d)$^{-1}$]
足月儿	140~160	2~3	1.5~3	2~3
早产儿≥1 500g	140~160	3~5	2~3	3~5
早产儿<1 500g	140~160	3~5(7)	2~5	3~5

表 4-1-7　液体和电解质的推荐意见

分期	推荐意见
新生儿过渡期(阶段 1)	1. 足月新生儿生后 2~5 天体重下降不应超过生后体重的 10%。 2. 对超低出生体重儿(extremely low birth weight,ELBW)、极低出生体重(very low birth weight,VLBW)早产儿,鉴于其较高的体内含水量,以及液体过载相关并发症(动脉导管未闭、新生儿坏死性小肠结肠炎、支气管肺发育不良),能接受的体重下降为出生体重的 7%~10%。 3. 推荐逐渐增加早产和足月新生儿的生后液体摄入量。 4. 在过渡期即应补充电解质钠、氯、钾(细胞外液减少、体重降低)。 5. 氯的补充量应略低于钠和钾补充量之和[钠 + 钾 – 氯 =1~2mmol/(kg·d)],以避免氯摄入过多,增加医源性代谢性酸中毒风险。 6. 对 ELBW、VLBW 早产儿给予高推荐量的氨基酸和能量时,应从生后第 1 天即补充钠、钾。前提是确认有尿并关注非少尿性高钾血症的风险。 7. 应注意个体化液体需求会因某些临床情况而严重偏离正常推荐量,如液体滞留、脱水或水分过度丢失等
新生儿中间期(阶段 2)	经历生后最初的体重下降后,体重应在生后 7~10 天前恢复至出生值
新生儿稳定增长期(阶段 3)	体重稳定增长期间,应维持液体和电解质稳态
新生儿期以外婴儿和儿童	1. 接受肠外营养婴幼儿和儿童的液体和电解质的需求推荐主要基于经验性的证据,见表 4-1-3。 2. 使用 Holliday-Segar 法计算新生儿期外婴幼儿、儿童的液体需要量,仍适用于临床。 3. 对患病儿童推荐使用等张液体作为"维持输液"的液体种类,尤其在最初 24 小时内。有肠外营养适应证时,不应使用维持输液而延误肠外营养的使用。 4. 应注意个体化液体需求会因某些临床情况而严重偏离正常推荐量,如液体滞留、脱水或水分过度丢失等

第二节　水、电解质紊乱的治疗

一、脱水的评估

1. 病史　所有脱水患儿均应询问发病前体重或体重下降情况,以判断脱水严重程度。询问最后一次排尿时间、尿的颜色和气味。深色浓茶样尿提示中到重度脱水。

2. 体格检查　检查生命体征,观察直立位血压变化(从卧位到直立位血压下降 15mmHg 以上为异常)和心率变化(心率增快>20 次/min 为异常)。直立位血压和心率变化并非绝对可靠且难于对 5 岁以下患儿进行检查。应注意前囟张力、皮肤弹性和黏膜的湿润程度,包括有无眼泪等。

3. 检查　一般来说,实验室检查对轻、中度脱水的诊断帮助不大。对于严重脱水或易于发生电

解质紊乱的疾病,应采血测电解质、血糖、尿素氮(blood urea nitrogen,BUN);留取尿液测尿比重(比重≤1.015 表明肾脏浓缩功能障碍)和尿 pH(碱性尿提示肾小管性酸中毒)。

4. 脱水程度的评价　可直接由体重丢失判断,也可通过临床表现间接判断。脱水严重程度分类如下:

(1)计算法评价:评估液体丢失最为精确的方法是以患病前体重为基础,脱水 %=(患病前体重 − 患病时体重)/ 患病前体重 ×100%。若无法使用计算法,则可使用以下临床评估法。

(2)临床评估法:见表 4-2-1。

5. 脱水类型(渗透压)　按血钠浓度可将脱水分为低渗性、等渗性和高渗性脱水。

表 4-2-1　脱水的临床观察

分类	轻度	中度	重度
失水量	婴儿 50ml/kg 年长儿 30ml/kg	婴儿 50~100ml/kg 年长儿 60ml/kg	婴儿 100~120ml/kg 年长儿 90ml/kg
体重下降	婴儿 5% 年长儿 3%	婴儿 5%~10% 年长儿 6%	婴儿>10% 年长儿 9%
皮肤弹性	正常	稍差	无弹性
皮肤触诊	正常	干燥	湿冷
颊黏膜 / 唇	湿润	干燥	极干燥 / 皲裂
眼睛	正常	凹陷	深陷
眼泪	有	减少	无泪
囟门	平坦	柔软	深陷
中枢神经系统	可抚慰	易激惹	嗜睡 / 迟钝
脉率	正常	轻微加快	加快
脉搏状况	可触及	可触及(减弱)	微弱 / 无法触及
血压	正常	直立性低血压	低血压
毛细血管充盈时间	正常	<2 秒	>3 秒
尿量	正常	减少	无尿

(1) 等渗性脱水：血钠浓度 130~150mmol/L。大多数脱水都属等渗性脱水。大约 65% 的腹泻和呕吐引起的脱水都可归于此类，等渗性脱水没有水平衡的异常。

(2) 高渗性脱水：血钠浓度>150mmol/L。高渗性脱水有自由水的缺失。约 25% 的脱水为高渗性脱水，在严重脱水之前低血容量表现可不明显。患儿皮肤或舌头可有特征性的面团样手感。

(3) 低渗性脱水：血钠浓度<130mmol/L。低渗性脱水中自由水过多，约 5%~10% 的脱水属低渗性脱水。首先出现细胞外液丢失，可较早出现循环血容量不足。

二、脱水的计算法则

细胞外液约占体重的 20%（新生儿约为 40%），按 1:3 分配到血管（体重的 5%）和间质液（体重的 15%）。

1. 正常细胞内液和细胞外液的电解质组成见表 4-2-2。

表 4-2-2   细胞内液和细胞外液的电解质组成

单位：mEq/L

	细胞内液	细胞外液
Na^+	20	133~145
K^+	150	3~5
Cl^-	——	98~110
HCO_3^-	10	20~25
PO_4^{3-}	110~115	5
蛋白质	75	10

2. 电解质丢失量的计算   脱水时，从细胞外液和细胞内液丢失电解质的百分比，随病程的长短而改变（表 4-2-3）。

(1) Na^+ 丢失量：指脱水期间从细胞外液丢失的 Na^+ 量（因细胞内液 Na^+ 含量很低，总体可忽略）。计算公式：Na^+ 丢失量（mmol）= 脱水量（L）×

从细胞外液丢失的百分比（表 4-2-3）× 细胞外液 Na^+ 浓度（mmol/L）。

(2) K^+ 丢失量：指脱水期间从细胞内液丢失的 K^+ 量（因细胞外液的 K^+ 含量很低，总体可忽略）。计算公式：K^+ 丢失量（mmol）= 脱水量（L）× 从细胞内液丢失的百分比（表 4-2-3）× 细胞内液 K^+ 浓度（mmol/L）。

表 4-2-3   从细胞外液和细胞内液丢失电解质的百分比

病程	从细胞外液丢失	从细胞内液丢失
<3 天	80%	20%
≥3 天	60%	40%

(3) 电解质的额外丢失量：指细胞内、外液中比正常检测值额外丢失的电解质量。计算公式如下：电解质额外丢失量（mmol）=（CD−CP）× fD × wt（病前体重，单位 kg）。CD = 所需修复到的电解质浓度（mmol/L），CP = 现有电解质浓度（mmol/L），fD = 体重分配系数（L/kg），各电解质的体重分配系数如下：HCO_3^- 0.4~0.5；Cl^- 0.2~0.3；Na^+ 0.6~0.7。

(4) 自由水损失（free water deficit，FWD）估计：纠正高血钠所需自由水因血钠的水平而变。血钠<170mmol/L 时，每降低 1mmol/L 血钠需 4ml/kg 自由水；血钠>170mmol/L，则需 3ml/kg。故 FWD =（4ml/kg 或 3ml/kg）× 体重 ×（现有的 Na^+ 浓度 − 所需的 Na^+ 浓度）。

三、脱水的治疗

脱水治疗的主要目标是通过补充丢失的水和电解质治疗和预防循环衰竭。补液时应包括累计丢失量、生理维持量和继续丢失量。

1. 脱水的补液流程   见图 4-2-1 和图 4-2-2。

2. 继续丢失量   该丢失量依原发病而异，每日可有变化，应根据实际丢失量补充类似的溶液。各种液体丢失的性质见表 4-2-4。

3. 脱水的补液示例   见表 4-2-5、表 4-2-6、表 4-2-7。

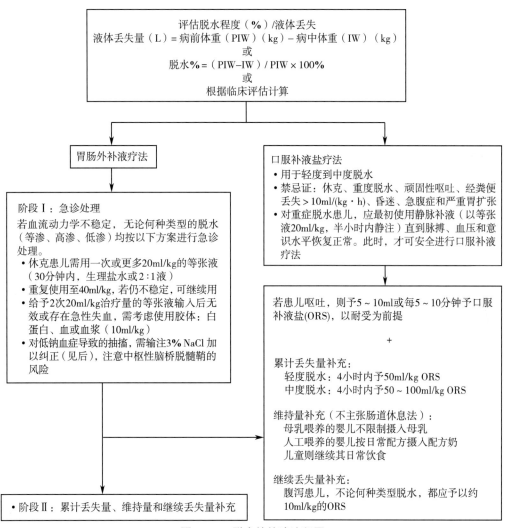

图 4-2-1 脱水的补液流程图

$$\boxed{\text{阶段 II：补充累计丢失量、继续丢失量、维持量}}$$

低渗性脱水：提示额外Na⁺丢失（Na⁺<130mEq/L）	等渗性脱水：提示Na⁺和自由水（free water, FW）成比例的丢失（Na⁺ 130~149mEq/L）	高渗性脱水：提示自由水过多丢失。注意：患儿皮肤可显得粗糙而苍白，弹性正常，体检时过度易激惹（Na⁺≥150mEq/L）
一、累计丢失量补充： 1. 液体丢失（L）= 脱水% ×体重（kg）或按临床评估计算脱水量 2. Na⁺丢失（mEq/L）= [液体丢失（L）]×[从细胞外液中丢失Na⁺的百分比]×[细胞外液Na⁺的浓度（mEq/L）] 3. Na⁺的额外丢失量=(CD−CP)×fD ×wt（即病前体重，单位kg） CD=所需Na⁺浓度（mEq/L） CP=现有Na⁺浓度（mEq/L） fD=相当于体重一部分的分配系数（L/kg）。 例如：Na⁺ 0.6 ~ 0.7 4. K⁺丢失（mEq/L）= [液体损失（L）]×[从细胞内液中丢失K⁺的百分比]×[细胞内液中K⁺的浓度(mEq/L)] **二、维持量：**使用Holiday-Segar法计算 **三、补液方案：**累计损失量的补充：第一个8h内补充一半，另一半在接下来的16h内补充。维持量在24h内均匀补充 **四、继续丢失量：**使用表4-2-4估计不同体液中电解质的继续丢失量。明显的丢失应该计量且每6~8h需要补充1次（可另开一条静脉通路补充） **五、注意事项：**低钠血症的快速纠正可能会合并中枢性脑桥脱髓鞘。因此，快速提高血清Na⁺仅用于有症状的患儿。对无症状的患儿，血清Na⁺水平的提高速度不应超过每4h 2~4mEq/L，或24h内不超过10 ~ 15mEq/L	**一、累计丢失量的补充：** 1. 液体丢失（L）=脱水% ×体重（kg）或按临床评估计算脱水量 2. Na⁺丢失（mEq/L）= [液体丢失（L）]×[从细胞外液中丢失Na⁺的百分比]×[细胞外液中Na⁺的浓度（mEq/L）] 3. K⁺丢失=[液体丢失（L）]×[从细胞内液中丢失K⁺的百分比]×[细胞内液中K⁺的浓度（mEq/L）] **二、维持量：**使用Holiday-Segar法计算 **三、补液方案：**累计损失量的补充：第一个8h内补充一半，另一半在接下来的16h内补充。维持量在24h内均匀补充。 **四、继续丢失量：**使用表4-2-4估计不同体液中电解质的继续丢失量。明显的丢失应该计量且每6~8小时需要补充1次（可另开一条静脉通路补充）	**一、累计丢失量补充：** 1. 总液体丢失按体重下降或临床评估计算，分为两部分，即自由水和含电解质液体丢失。 2. 自由水丢失（FWD）估计：FWD= [4ml/kg或3ml/kg]×体重×[现有的Na⁺浓度−所需的Na⁺浓度] 3. 含电解质液体丢失（solute fluid deficit, SFD）（L）=总液体损失（L）−FWD（L） 4. 溶质Na⁺丢失= SFD×[从细胞外中丢失Na⁺的百分比]×[细胞外液中Na⁺的浓度（mEq/L）] 5. 溶质K⁺丢失= SFD×[从细胞内中丢失K⁺的百分比]×[细胞内液中K⁺的浓度（mEq/L）] **二、维持量：**使用Holiday-Segar法计算 **三、补液方案：**第1个24h补偿半量的自由水丢失、全量的溶质丢失以及全天的维持量。第2个24h补充余量的自由水丢失和维持量 **四、继续丢失量：**使用表4-2-4估计不同体液中电解质的继续丢失量。明显的丢失应该计量且每6~8小时需要补充1次（另开一条静脉通路补充） **五、注意事项：**避免血清Na⁺每24h降低超过15mEq/L，以将脑水肿的危险降到最低，因此，若总计纠正Na⁺>30mmol/L（即血清Na⁺>175mmol/L），自由水损失的补充应分配在48h以上的时间内，避免24h内血钠下降>15mmol/L。最初至少每4h测1次血清Na⁺

图 4-2-2   脱水的补液流程图(续)

表 4-2-4   不同体液中的电解质成分   单位：mmol/L

体液	Na⁺	K⁺	Cl⁻
胃	20~80	5~20	100~150
胰腺	120~140	5~15	90~120
小肠	100~140	5~15	90~130
胆汁	120~140	5~15	80~120
回肠造瘘术	45~135	3~15	20~115

续表

体液	Na⁺	K⁺	Cl⁻
腹泻	10~90	10~80	10~110
烧伤	140	5	110
正常汗液	10~30	3~10	10~35
囊肿性纤维化汗液	50~130	5~25	50~110
烫伤	140	5	110

表 4-2-5　等渗性脱水示例

为一个病程 ≥3 天临床表现脱水 10% 的 7kg（病前体重）婴儿制订一份恰当的补液时间表。目前体重 6.3kg。血清 Na^+=137mmol/L。已建立一条静脉通路，尚未进行静脉补液。

累计丢失量补充		H_2O/ml	Na⁺/mmol	K⁺/mmol
液体丢失：脱水 %× 体重（kg）=10%×7kg×（1 000ml/kg）		700		
Na⁺ 损失：0.7×0.6×145=			61	
K⁺ 损失：0.7×0.4×150=				42
维持量				
水：7kg×100ml/（kg·d）=		700		
Na⁺：700ml/d×3mmol/100ml=			21	
K⁺：700ml/d×2mmol/100ml=				14
24 小时总计		1 400	82	56
补液时间表				
第一个 8 小时	1/3 维持量	233	7	5
	+1/2 损失量	350	31	21
第一个 8 小时总计		583	38	26
接下来的 16 小时	2/3 维持量	467	14	9
	+1/2 损失量	350	30	21
接下来的 16 小时总计		817	44	30

补液方案：

第一个 8 小时：
速度：583ml/8h=73ml/h
Na⁺：38mmol/0.583L=65mmol/L
K⁺：26mmol/0.583L=45mmol/L
5% 葡萄糖 1/2 张液体 +40mmol/L KCl
75ml/h×8h

接下来的 16 小时：
速度：817ml/16h=51ml/h
Na⁺：44mmol/0.817L=54mmol/L
K⁺：30mmol/0.817L=37mmol/L
5% 葡萄糖 1/3 张液体 +40mmol/L KCl
50ml/h×16h

说明：

(1)液体张力的计算：因为生理盐水 Na⁺ 浓度为 153mmol/L，故第一个 8 小时液体张力为 65/153=0.42（约等于 1/2 张），剩余 16 小时液体张力为 54/153=0.35（约等于 1/3 张）。

(2)举例液体配制：如需配制 Na⁺ 65mmol/L 的液体 100ml，可先计算需 10% 氯化钠多少毫升。因为 10% 氯化钠 1ml 含钠 1.7mmol，故 1L 前述浓度液体需 10% 氯化钠 65/1.7=38ml。故将 10% 氯化钠 3.8ml 加入 5% 生理盐水 100ml 即可配制成 Na⁺ 浓度 65mmol/L。

(3)因为 1ml 10% KCl 溶液含钾 1.33mmol，故 40mmol/L KCl 溶液相当于 0.3% 的氯化钾，即 100ml 液体加 10% 氯化钾 3ml。

(4)补钾：若不存在低钾血症，则可予 20~30mmol/L 的钾较为合适；钾的输注速度不宜超过 0.5mmol/（kg·h）；见尿补钾。

(5)若存在容量复苏过程，应将此过程使用的生理盐水量计算在累计丢失量中，调整后续补液的张力和液速。

(6)除上述液体之外，应补充继续丢失量。应使用与丢失液相匹配的液体，与累计丢失量和维持量同时补充（可开通另外一条静脉通路）。

表 4-2-6   低渗性脱水示例

为一个病程 ≥3 天临床表现脱水 10% 的 7kg（病前体重）婴儿制订一份恰当的补液时间表。目前体重 6.3kg。血清 Na^+=115mmol/L。已建立一条静脉通路,尚未进行静脉补液。

累计丢失量补充	H_2O/ml	Na^+/mmol	K^+/mmol
液体丢失:脱水 %× 体重(kg)=10%×7kg×(1 000ml/kg)	700		
Na^+ 损失:$0.7 \times 0.6 \times 145=$		61	
Na^+ 的额外丢失:$(135-115) \times 0.6 \times 7=$		84	
K^+ 损失:$0.7 \times 0.4 \times 150=$			42

维持量			
水:$7kg \times 100ml/(kg·d)=$	700		
Na^+:700ml/d $\times$ 3mmol/100ml=		21	
K^+:700ml/d $\times$ 2mmol/100ml=			14
24 小时总计	1 400	166	56

补液时间表		H_2O/ml	Na^+/mmol	K^+/mmol
第一个 8 小时	1/3 维持量	233	7	5
	+1/2 损失量	350	73	21
第一个 8 小时总计		583	80	26
接下来的 16 小时	2/3 维持量	467	14	9
	+1/2 损失量	350	72	21
接下来的 16 小时总计		817	86	30

补液方案:

第一个 8 小时:
速度:583ml/8h=73ml/h
Na^+:80mmol/0.583L=137mmol/L
K^+:26mmol/0.583L=45mmol/L
5% 葡萄糖等张液体 +40mmol/L KCl
75ml/h × 8h

接下来的 16 小时:
速度:817ml/16h=51ml/h
Na^+:86mmol/0.817L=105mmol/L
K^+:30mmol/0.817L=37mmol/L
5% 葡萄糖 2/3 张液体 +40mmol/L KCl
50ml/h × 16h

解释:

(1)液体张力的计算:因为生理盐水 Na^+ 浓度为 153mmol/L,故上述液体张力分别约等于等张和 2/3 张。

(2)举例液体配制:例如需配制 Na^+ 137mmol/L 的液体 100ml,可先计算需 10% 氯化钠多少毫升。因为 10% 氯化钠 1ml 含钠 1.7mmol,故 1L 前述浓度液体需 10% 氯化钠 137/1.7=80ml。故将 10% 氯化钠 8ml 加入 5% 生理盐水 100ml 即可配制成 Na^+ 137mmol/L。

(3)关于血钠的纠正速度,对有症状的严重低钠血症患儿(<120mmol/L)可给予 3% 氯化钠按 1~2mmol/h 将血钠纠正至 120mmol/L 以上。对无症状患儿,血钠上升速度不宜超过 0.5~1mmol/h,24 小时内不超过 10~15mmol/L。

(4)补钾和继续丢失量补充原则同前。

(5)若存在容量复苏过程,应将此过程使用的生理盐水量计算在累计丢失量中,调整后续补液张力和液速。

表 4-2-7   高渗性脱水示例

为一个病程 ≥3 天临床表现脱水 10%~15% 的 7kg（病前体重）婴儿制订一份恰当的补液时间表。目前体重 6.1kg。血清 Na^+=160mmol/L。

累计丢失量补充	H_2O/ml	Na^+/mmol	K^+/mmol
总液体丢失 =12.9%×7kg×(1 000ml/kg)=	900		
自由水(FWD)丢失:$4ml/kg \times 7kg \times (160-145)=$	420		
含电解质液体(SFD)=900~420	480		
溶质 Na^+ 损失:$0.48 \times 0.6 \times 145=$		42	
溶质 K^+ 损失:$0.48 \times 0.4 \times 150=$			29

续表

累计丢失量补充		H_2O/ml	Na^+/mmol	K^+/mmol
维持量				
水：$7kg \times 100ml/(kg \cdot d)=$		700		
Na^+：700ml/d $\times$ 3mmol/100ml=			21	
K^+：700ml/d $\times$ 2mmol/100ml=				14
补液时间表				
第一个 24 小时	24 小时维持量	700	21	14
	+1/2FWD	210		
	溶液和电解质损失	480	42	29
第一个 24 小时总计		1 390	63	43
第二个 24 小时	24 小时维持量	700	21	14
	+1/2FWD	210		
第二个 24 小时总计		910	21	14

补液方案：

第一个 24 小时：

速度：1 390ml/24h=58ml/h

Na^+：63mmol/1.39L=45mmol/L

K^+：43mmol/1.39L=31mmol/L

5% 葡萄糖 1/4 张液体 +30mmol/L KCl

58ml/h $\times$ 24h

第二个 24 小时：

速度：910ml/24h=38ml/h

Na^+：21mmol/0.91L=23mmol/L

K^+：14mmol/0.91L=15mmol/L

5% 葡萄糖 1/7 张液体 +10mmol/L KCl

38ml/h $\times$ 24h

解释：

(1)张力的计算：因为生理盐水 Na^+ 浓度为 153mmol/L，故上述液体张力的计算分别约等于 1/4 和 1/7 张。

(2)举例液体配制：例如需配制 Na^+ 45mmol/L 的液体 100ml，可先计算需 10% 氯化钠多少毫升。因为 10% 氯化钠 1ml 含钠 1.7mmol，故 1L 前述浓度液体需 10% 氯化钠 45/1.7=26ml。故将 10% 氯化钠 2.6ml 加入 5% 生理盐水 100ml 即可配制成 Na^+ 45mmol/L。

(3)血钠下降的速度：每 4 小时监测血钠，随时调整补液的成分和速度，避免 24 小时内血钠下降>15mmol/L，引发脑水肿。若血钠>175mmol/L，自由水丢失可分 3~4 天进行补充，以避免血钠下降过快。特别说明，重度高渗性脱水应充分考量容量复苏过程中使用生理盐水的量，调整后续液体的张力和液速，以避免脑水肿的发生。

(4)补钾和补充继续丢失量的原则同前。

四、电解质紊乱

1. 低钾血症(血钾<3.5mmol/L)

(1)病因：见表 4-2-8。

(2)病因分析流程：见图 4-2-3。

(3)临床表现：一般来说，低钾血症的临床表现较隐匿，包括麻痹性肠梗阻引起的腹胀、肌肉无力和肌肉痛性痉挛、反射减弱。严重低钾血症可导致房性或室性心律失常、手足抽搐和脑病表现。心电图改变包括 T 波低平、U 波和 QT 间期延长。家族性低钾性周期性麻痹表现缓慢发生的肌无力，持续 48~72 小时，与体育锻炼和大量进食有关。

(4)实验室检查：①血液：血气分析、电解质、血糖、BUN/Cr、肌酸激酶、肾素、血管紧张素、醛固酮、皮质醇；②尿液：尿电解质、渗透压和 17- 酮类固醇；③心电图。应强调，低钾血症的同时查尿钾对病因分析极为重要，尿钾>20mmol/L 提示肾性失钾。

(5)治疗：①多数肾脏功能完好的低钾血症患儿仅需保守治疗，应保证足够口服或静脉摄钾。每日生理需要液量中含钾 20~40mEq/L(0.15%~0.3% 氯化钾)即可满足大多数病例的需要。②严重低钾血症伴心律失常或手足抽搐，可以 0.5mEq/(kg·h)的速度静脉点滴含钾液。注意只有在 ICU 心电监护的情况下才能这样补钾。10% 氯化钾 1ml 含 1.33mmol 钾。高浓度补钾仅在液体空间受限时使用，外周静脉耐受的最高钾浓度为 0.9% 氯化钾，一般多使用 0.6% 氯化钾。③家族性周期性麻痹可通过补钾进行治疗，口服 2~6mEq/(kg·d)，在 12~24 小时内必须监测血钾浓度。

表 4-2-8   低钾血症的病因及尿 K⁺ 变化

高血压、储备减少	正常血压、储备减少		正常储备
	肾脏因素	肾外因素	
肾血管疾病	肾小管酸中毒	皮肤丢失	代谢性碱中毒
肾素过多	范科尼综合征	胃肠道丢失	胰岛素增多
盐皮质激素过多	巴特（Bartter）综合征 糖尿病酮症酸中毒 抗生素 利尿剂 两性霉素 B	高碳水化合物饮食 滥用灌肠剂 滥用缓泻剂 神经性厌食 营养不良	白血病 β₂ 儿茶酚胺 家族性周期性低钾血症性麻痹
实验室检查 尿 K⁺ 升高	尿 K⁺ 升高	尿 K⁺ 降低	尿 K⁺ 升高

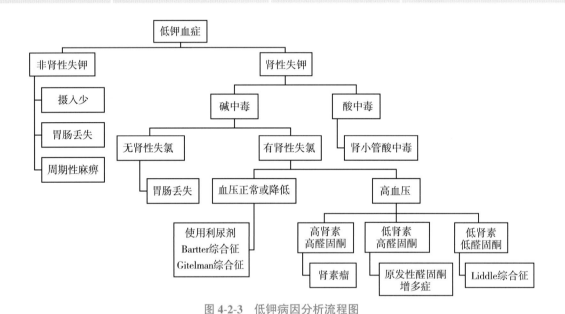

图 4-2-3   低钾病因分析流程图

2. 高钾血症（血钾 ≥ 5.5mmol/L）

（1）病因：见表 4-2-9。

（2）临床表现：见表 4-2-10。

（3）治疗目标有二：①防止致死性心律失常；②去除体内过多的钾。具体见图 4-2-4。

表 4-2-9   高钾血症的病因

储备增加		储备正常
尿 K⁺ 增多	尿 K⁺ 减少	
输入储存血 外源性 K⁺（如食盐替代物） Spitzer 综合征	肾功能衰竭 低醛固酮症 醛固酮不敏感 胰岛素下降 保钾利尿剂 先天性肾上腺增生症	细胞溶解综合征 白细胞增多症（＞10 万） 血小板增多症（＞75 万） 代谢性酸中毒* 样本溶血 Ⅵ型肾小管酸中毒 横纹肌溶解 / 碾压伤 恶性高热 茶碱中毒

注：*pH 每下降 0.1，血钾上升 0.2~0.4mmol/L。

表 4-2-10 血钾紊乱的临床表现

血清 K$^+$/(mmol·L^{-1})	心电图改变	其他症状
<2.5	房室传导阻滞,U 波突出,室性心律失常,ST 段下降	淡漠、无力、皮肤感觉异常
2.5~7.5	T 波高尖	无力,皮肤感觉异常
>7.5~8.0	P 波消失,QRS 波增宽	
>8.0~9.0	ST 段下降,QRS 波进一步增宽	手足搐搦
>9.0~10	心动过缓,无 QRS-T 波,I 度房室传导阻滞,室性心律失常,心搏骤停	

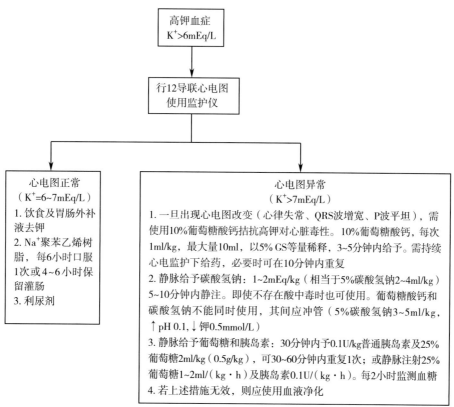

图 4-2-4 高钾血症治疗流程图

3. 高钠血症(血钠 ≥ 150mmol/L)

(1)病因:见表 4-2-11。

表 4-2-11 高钠血症的病因

类型	病因
钠过多	胃肠炎时输入高渗性液体
	使用碳酸氢钠
	海水淹溺
	醛固酮增多症
	盐皮质激素过量
水丢失	不显性失水增加
	出汗
	过度通气
	尿崩症

(2)临床表现:此类患儿易出现神经系统症状,如嗜睡、易激惹、反射亢进、肌张力增高、肌肉颤动和惊厥。其他症状还可有发热和皮肤揉面感。循环功能尚能维持,除非发生严重体液丢失,届时患儿状况会突然恶化并进入休克。当血钠浓度高于 160mmol/L(160mEq/L)时,病死率很高。高钠血症时可同时伴有低钙血症和高血糖。

(3)治疗:若脱水严重,无论血钠浓度多高,都必须首先补充血容量。较适宜的液体为生理盐水和乳酸林格液。当灌注正常后,输入半张生理盐水直至患儿有尿。后续治疗按前述补液方案计算自由水丢失,根据血钠值,分 2~4 天补充,调整输液速度和张力使血清钠浓度稳步下降(最快每日下降 10~15mmol)以防出现脑水肿。每隔 4 小时应测血钠 1 次。极为严重的病例可能需透析治疗。尿崩患儿需使用垂体后叶素。伴水肿和体重增加的高钠血症需使用排钠利尿剂。

4. 低钠血症(血钠<130mmol/L)

(1)病因:少数情况下可因高血糖、高蛋白血症或高脂血症导致假性低钠血症。具体估测公式如下:高脂血症:钠降低 =0.002× 脂质(mg/dl);高蛋白血症:钠减低 =0.25×[蛋白质(g/dl)−8];高血糖:血糖每升高 100mg/dl,则钠降低 1.6mmol/L。具体病因见表 4-2-12。

表 4-2-12   低钠血症病因和实验室检查

体重下降		体重增加或正常
肾性丢失	肾外丢失	
病因		
失 Na⁺ 的肾病	胃肠道丢失	肾病综合征
使用利尿剂	皮肤丢失	充血性心功能不全
肾上腺功能不全	第三间隙	抗利尿激素分泌异常综合征
脑性耗盐综合征	胰腺囊肿性纤维化	急 / 慢性肾功能不全
		水中毒
		肝硬化
		静脉注射过多无盐液
实验室检查		
尿 Na⁺ 增加 *	尿 Na⁺ 减少	尿 Na⁺ 减少
尿量增加	尿量减少	尿量减少
尿比重增加	尿比重增加	尿比重增加
尿渗透压增加	尿渗透压增加	尿渗透压增加

注: * 低钠血症时,尿钠>20mmol/L,可认为尿钠增加。

(2)临床表现:严重低钠血症引起嗜睡、思维混乱、恶心、肌肉痛性痉挛、低体温、昏迷、惊厥和死亡。除非血钠浓度低于 120mmol/L 或下降过快,一般不致引起昏迷或惊厥。

(3)治疗:依低钠血症病因和患儿临床状况不同而异。有急性血容量不足表现的患儿,应静脉输入生理盐水 20ml/kg,必要时可重复使用直至患儿稳定;血钠低于 120mmol/L,且出现急性神经系统症状(头痛、嗜睡、昏迷和惊厥)的患儿,应静脉输入高渗性(3%)盐水,按 1~2mEq/h 速度提高血

钠浓度至 120mmol/L 以上[3% 氯化钠 12ml/kg 可提升血钠 10mmol/L,故按 2.5ml/(kg·h)静脉输注 3% 氯化钠可每小时提升血钠 2mmol]。对无急性神经系统症状的脱水患儿,按前述方案计算额外丢失量,调整补液速度和张力进行纠正;输液时应密切监测血钠浓度,24 小时内血钠上升不超过 10~15mmol/L;无明显血容量不足表现患儿,将液量限制在生理需要量的 50%,并给生理需要量的钠[1~3mEq/(kg·d)]直至诊断明确。

5. 低钙血症   血清钙<2.1mmol/L 称为低钙血症;低于 1.75~1.8mmol/L 或离子钙<1.0mmol/L 可引发惊厥和手足搐搦。

(1)病因:甲状旁腺功能减退[甲状旁腺素(parathyroid hormone,PTH)水平下降或对 PTH 无效反应];维生素 D 缺乏或激活的维生素 D 不足;高磷酸盐血症(继发于过量磷酸钠灌肠);胰腺炎;吸收障碍(营养不良);药物(抗惊厥药物、西咪替丁、氨基糖苷和钙通道阻滞剂);低镁血症或高镁血症;新生儿母亲患甲状旁腺功能亢进;肿瘤溶解综合征;摄取乙烯乙二醇。

(2)临床表现:搐搦、神经肌肉易激惹并无力、感觉过敏、疲乏、抽筋、精神状态警醒、惊厥、喉痉挛和心律失常、心电图改变(QT 间期延长)、低钙束臂征(Trousseau sign):阻断一支肢端动脉 3 分钟后引起腕足痉挛,低钙击面征(Chvostek sign):叩击面神经时肌肉抽搐。

(3)实验室检查:见表 4-2-13。

表 4-2-13   低钙血症实验室检查

血	尿	其他
钙(总钙和离子钙)	Ca²⁺	胸片[胸腺迪格奥尔格综合征(DiGeorge syndrome)]
磷酸盐	磷酸盐	
碱性磷酸酶	肌酐	踝和腕 X 线片(评估佝偻病)
Mg²⁺		心电图
总蛋白		
白蛋白(白蛋白改变 10g/L,血钙将同向改变 0.2mmol/L)		
尿素氮、肌酐		
PTH		
pH(酸中毒使离子钙增加)		
25-(OH)D		

(4)治疗:如果低钙血症有临床症状表现,应建立静脉通道,对患儿行心电监护并给予10%葡萄糖酸钙1ml/kg,静脉注射,>30分钟推注。若同时伴低血镁,应在静脉推注钙剂之前进行纠正。所有病例都应请内分泌科专家会诊。慢性症状可口服补钙治疗。

6.高钙血症(血钙>2.63mmol/L,游离钙>1.25mmol/L)

(1)病因:甲状旁腺功能亢进;维生素D中毒;过量的外源性钙;恶性疾病;长期固定不动;利尿剂(噻嗪类);威廉姆斯综合征(Williams syndrome);肉芽肿性疾病(肉瘤);甲状腺功能亢进;乳碱综合征。

(2)临床表现:无力、易激惹、嗜睡、惊厥、昏迷、肠痉挛、厌食、恶心、呕吐、多尿、烦渴、肾结石、胰腺炎、心电图改变(QT间期缩短)。

(3)实验室检查:见表4-2-14。

表 4-2-14　高钙血症实验室检查

血	尿	其他
钙(总钙和离子钙) 磷酸盐 碱性磷酸酶 总蛋白 白蛋白 尿素氮、肌酐 PTH 25-(OH)D	Ca^{2+} 磷酸盐 肌酐	心电图 肾、输尿管及膀胱 (kidney ureter bladder position,KUB position) X线片 肾超声(肾结石)

(4)治疗:主要为对因治疗。①补液增加尿量和Ca^{2+}的排出,若肾小球滤过率和血压稳定,可以维持量速度予生理盐水和生理维持量K^+2~3次,直至Ca^{2+}恢复正常;②给予呋塞米利尿;③对严重或难治患儿可考虑使用血液透析;④对恶性疾病、肉芽肿性疾病和维生素D中毒,可使用激素,以减少维生素D和Ca^{2+}的吸收;⑤对严重或持续的Ca^{2+}升高,请内分泌专家会诊给予降钙素或磷酸二酯。

7.低镁血症(血清镁低于0.74mmol/L)

(1)病因:见表4-2-15。

(2)临床表现:厌食、恶心、乏力、不适、抑郁、非特异性精神症状、反射亢进、腕踝痉挛、阵挛、搐搦。心电图改变:房室异位和尖端扭转性室性心动过速。

(3)实验室检查:血清镁、钙(总钙和离子钙)和其他评估肾脏或胃肠道丢失或内分泌因素。

(4)治疗:①有手足搐搦者可立即肌内注射25%硫酸镁0.2~0.4ml/kg,或静脉注射2.5%硫酸镁2~4ml/kg,以每分钟不超过1ml的速度缓慢注入,每8~12h重复1次,早产儿不肌内注射;②惊厥控制后可将上述剂量加入10%葡萄糖液中静脉滴注或改口服10%硫酸镁每次1~2ml/kg,每天2~3次,总疗程以7~10天为宜;③治疗过程中应检测血镁浓度;④静脉给药时若出现肌张力低下、腱反射消失或呼吸抑制等血镁过高的表现,可静脉注射10%葡萄糖酸钙1ml/kg。

8.高镁血症(血镁>1.03mmol/L)

(1)病因:肾功能衰竭、应用过量(如:惊厥/惊厥前状态、哮喘、泻剂、灌肠剂和肾衰时使用镁结合磷酸盐)。

(2)临床表现:与血镁升高程度密切相关,血镁1.2~1.6mmol/L时肌张力减弱,胃肠蠕动减慢;1.6~2.4mmol/L时可有血压下降、尿潴留;2.4L~3.2mmol/L时表现为中枢抑制、嗜睡、呼吸功能障碍;至4.8mmol/L时出现呼吸肌麻痹、呼吸深度抑制、昏迷。

(3)实验室检查:血清镁、钙(总钙和离子钙)、尿素氮和肌酐。

(4)治疗:停用镁补充剂。急性镁中毒时,可予10%葡萄糖酸钙1ml/kg。呼吸抑制时考虑气管插管、机械通气。保证充足水分情况下适当使用利尿剂,必要时行血液净化治疗。

表 4-2-15　低镁血症病因

病因	常见情况
泌尿系统丢失增加	使用利尿剂、肾小管酸中毒、高钙血症、长效肾上腺素能兴奋剂和化疗
胃肠道丢失增加	吸收障碍综合征、严重营养不良、腹泻、呕吐、短肠综合征和肠瘘
内分泌因素	糖尿病、PTH紊乱和高醛固酮状态
摄入减少	应用不含镁的溶液进行胃肠外液体疗法时间过长

需要量计算方法有基础热卡计算法、Holliday-Segar 法、体表面积法和年龄段推荐量法，可以根据临床需要选用不同的方法计算。新生儿时期液体及电解质的需求参考欧洲儿科肠外营养指南（2016 版）关于新生儿各期液体与电解质的推荐量。脱水的评估和治疗要考虑分度和脱水性质，出现电解质紊乱时要积极寻找病因，结合临床表现和实验室检查进行治疗，当全肠外营养时，电解质水平的波动也应引起重视，当波动较大时，要及时调整电解质用量。

⑦【思考题】

1. 使用 Holliday-Segar 法计算 23kg 儿童生理需要量为：

A. 2 150ml，86ml/h

B. 1 650ml，66ml/h

C. 1 575ml，63ml/h

D. 1 840ml，69ml/h

2. 6 个月龄儿童每日液体需要量为：

A. 150~170ml/（kg·d）

B. 120~150ml/（kg·d）

C. 100~150ml/（kg·d）

D. 80~120ml/（kg·d）

3. 重度脱水的失水量为：

A. 婴儿 50~60ml/kg，年长儿 30ml/kg

B. 婴儿 60~80ml/kg，年长儿 50ml/kg

C. 婴儿 80~100ml/kg，年长儿 70ml/kg

D. 婴儿 100~120ml/kg，年长儿 90ml/kg

4. 提升血钠 10mmol/L 需要 3% 氯化钠：

A. 12ml/kg

B. 10ml/kg

C. 8ml/kg

D. 6ml/kg

5. 低钙血症出现搐搦时正确的补钙方法为：

A. 10% 葡萄糖酸钙 1ml/kg，i.v.，>30 分钟推注

B. 口服维生素 D 800IU/d

C. 口服葡萄糖酸钙口服液 10ml，b.i.d.

D. 口服钙尔奇 1 粒

参考答案：1. C；2. B；3. D；4. A；5. A

【参考文献】

［1］王天有, 申昆玲, 沈颖. 诸福棠实用儿科学. 9 版. 北京: 人民卫生出版社, 2022.

［2］中国营养学会. 中国居民膳食营养素参考摄入量. 北京: 人民卫生出版社, 2023.

［3］FJOCHUM F, MOLTU S J, SENTERRE T, et al. ESPGHAN/ESPEN/ESPR guidelines on pediatric parenteral nutrition: Fluid and electrolytes. Clinical Nutrition, 2018, 37 (6Pt B): 2344-2353.

［4］钱素云. 儿童重症营养治疗. 北京: 科学出版社, 2017.

（张泉山　周　涛）

第五章　维生素

维生素是维持人体正常生理功能所必需的一类低分子有机化合物，在体内不能合成或合成量极微，必须由食物供给。维生素既不构成机体的组成成分，也非供能物质，然而在孕育生命及生长发育、调节人体物质代谢、维持正常生理功能、防治疾病等方面却发挥着极其重要的作用。维生素是结构上互不相关的一组有机化合物，按其溶解性质不同，可分为脂溶性维生素和水溶性维生素两大类。脂溶性维生素包括维生素 A、维生素 D、维生素 E、维生素 K，共 4 种；水溶性维生素包括维生素 C、维生素 B$_1$、维生素 B$_2$、烟酸、维生素 B$_6$、泛酸、叶酸、维生素 B$_{12}$ 和生物素，共 9 种。

第一节　维生素的需要量、缺乏及过量

《中国居民膳食营养素参考摄入量（2023 版）》中水溶性和脂溶性维生素的膳食推荐摄入量见表 5-1-1，维生素缺乏的高危因素、症状和疾病、诊断性测试和治疗剂量见表 5-1-2。维生素最大耐受量，不良反应/过量症状，引起过量的危险因素和药物相互作用见表 5-1-3。

表 5-1-1　维生素每日推荐摄入量

维生素	0~6 个月	7~12 个月	1~4 岁（女）	>4~7 岁（女）	>7~9 岁（女）	>9~12 岁（女）	>12~15 岁（女）	>15~18 岁（女）
维生素 A（μgRAE）	300（AI）	350（AI） 10（AI）	340（330）	390（380）	430（390）	560（540）	780（730）	810（670）
维生素 D（μg）	10（AI）	4	10	10	10	10	10	10
维生素 E（mgα-TE）	3	10	6	7	9	11	13	14
维生素 K（μg）	2	0.3（AI）	30	40	50	60	70	75
维生素 B$_1$（mg）	0.1（AI）	0.6（AI）	0.6	0.9	1.0（0.9）	1.1（1.0）	1.4（1.2）	1.6（1.3）
维生素 B$_2$（mg）	0.4（AI）	2（AI）	0.7（0.6）	0.9（0.8）	1.0（0.9）	1.1（1.0）	1.4（1.2）	1.6（1.2）

续表

维生素	0~6个月	7~12个月	1~4岁（女）	>4~7岁（女）	>7~9岁（女）	>9~12岁（女）	>12~15岁（女）	>15~18岁（女）
烟酸（mg）	1（AI）	2.0（AI）	6（5）	7（6）	9（8）	10（10）	13（12）	15（12）
泛酸（mg）	1.7	1.9	2.1	2.5	3.1	3.8	4.9	5.0
维生素 B$_6$（mg）	0.1（AI）	0.3（AI）	0.6	0.7	0.8	1.0	1.3	1.4
生物素（μg）	5	10	17	20	25	30	35	40
叶酸（μg）	65（AI）	100（AI）	160	190	240	290	370	400
维生素 B$_{12}$（μg）	0.3（AI）	0.6（AI）	1.0	1.2	1.4	1.8	2.0	2.5
维生素 C（mg）	40（AI）	40（AI）	40	50	60	75	95	100

表 5-1-2   维生素缺乏疾病、症状、危险因素、诊断性测试和治疗剂量

（摘自申昆玲主译《儿童营养学》）

维生素	生理功能	缺乏症状	缺乏危险因素	诊断性测试	食物来源	推荐治疗剂量
维生素 A	视觉功能,维持皮肤黏膜完整性,维持和促进免疫功能,促进生长发育	夜盲、干眼症、毛囊增厚、易感染、角膜软化	脂肪吸收不良	血清视黄醇,血清视黄醇结合蛋白,结膜印迹细胞学检查	动物肝、胡萝卜、甘薯、绿芥菜、菠菜、鸡心	100 000~200 000IU,口服
维生素 D	维持血液钙磷稳定,参与某些蛋白质转录的调节,发挥激素样作用参与免疫调节	佝偻病、低钙血症、手足搐搦、软骨症、低磷血症	日光照射不足,脂肪吸收不良	X 线,血清 25-(OH)D,PTH,骨密度	海鱼、动物肝脏、蛋黄、奶油	2 000~5 000IU/d
维生素 E	抗氧化作用,维持免疫功能	神经系统障碍、溶血性贫血、囊性纤维变性	脂肪吸收不良	血清 α 生育酚,红细胞溶血试验	种子和植物油	脂肪吸收不良:25IU/（kg·d）
维生素 K	参与凝血和骨代谢	出血、贫血	脂肪吸收不良,母乳喂养	凝血功能,PIVKA-II,尿 γ- 谷氨酸	绿色蔬菜、豆类、麦麸、肝脏、鱼	新生儿 1mg 肌内注射
维生素 B$_1$	活性形式为 TPP,参与能量代谢,维持神经、肌肉特别是心肌的正常功能	脚气病、对称性外周神经病、水肿、韦尼克病、眼肌麻痹、眼球震颤、共济失调	HIV、酒精滥用、透析、胃肠道病、TPN、厌食症、使用呋塞米、PICU 炎症反应	红细胞转酮醇酶活性测试,基线和 TPP 干预后,或焦磷酸维生素 B$_1$ 水平,血液或尿中总维生素 B$_1$ 水平	全谷类、豆类和坚果类,动物内脏、猪肉、蛋类、乳制品	重度:胃肠外途径每次 50~100mg, 接着每次 10~25mg,1 周 2 次,然后口服 5~10mg/d,用 1 个月轻度:10mg/d,口服,直到恢复
维生素 B$_2$	参与体内生物氧化、能量生成和药物代谢,维持黏膜结构和功能,参与暗适应过程	疲倦、乏力、口腔疼痛、唇炎、口角炎、舌炎、皮炎及血管角膜增生	缺乏母乳喂养,酒精中毒,光疗,囊性纤维化,营养不良,甲状腺功能减退症,肾上腺功能减退症	血清游离维生素 B$_2$ 水平,红细胞或全血谷胱甘肽还原酶活性,尿或红细胞维生素 B$_2$ 类物质含量	谷类、蔬菜、牛奶、奶酪、鸡蛋、肝脏、瘦肉、水果	婴儿:每次 0.5mg,口服,每周 2 次;儿童:每次 1~3mg,口服,每天 3 次,直到缓解

续表

维生素	生理功能	缺乏症状	缺乏危险因素	诊断性测试	食物来源	推荐治疗剂量
烟酸(B₃)	参与能量代谢,参与葡萄糖和氨基酸代谢,参与蛋白质的转化	糙皮病,早期食欲减退、乏力、体重下降、腹痛、消化不良、注意力不集中、失眠等,后期典型症状包括腹泻、皮炎、血管性痴呆	克罗恩病、神经性厌食症、遗传性烟酸缺乏症、类癌综合征、抗惊厥药、抗抑郁药、氟尿嘧啶、巯嘌呤、氯霉素、磺胺	24h 烟酸和 N- 甲基烟酰胺或红细胞 NAD,NADP 烟酸	肉类、肝、肾、鱼、坚果	每天 10~50mg,4 次 /d,口服数周
泛酸(B₅)	参与脂质、碳水化合物和蛋白质代谢	十分罕见		24h 泛酸	肝脏、肾、蛋黄、肉类和全谷类	
维生素 B₆	参与氨基酸、糖原和脂肪代谢,参与某些微量营养素的转化和吸收,调节神经递质的合成和代谢	脂溢性皮炎:舌炎、唇干裂和口腔炎;神经精神症状:抑郁、激惹、人格行为改变;免疫功能降低和消化功能紊乱	慢性肾衰竭、白血病、维生素 B₆ 依赖性癫痫、酒精中毒、肼苯屈嗪、异烟肼、青霉素、茶碱	血浆 5- 磷酸吡哆醛,24h 尿 4-吡哆酸	干果、鱼肉、禽肉、豆类、肝脏	无神经病变:5~25mg/d 口服 3 周。有神经病变:10~50mg/d,口服 3 周,然后 1.5mg/d 口服。癫痫发作:50~100mg静脉注射或肌内注射
生物素(B₇)	维持正常皮肤黏膜和毛发,参与营养代谢,维持正常心理功能	毛发变细、失去光泽甚至脱发,婴儿可表现为躁狂、嗜睡和发育迟缓	TPN 无生物素、摄入大量未煮熟鸡蛋、羧化酶合成缺乏、生物素酶不足、生物素转运缺陷、抗惊厥药	尿生物素或尿酸,丙酰辅酶 A,羧化酶浓度,白细胞 LSC19A3 转运蛋白	谷类、坚果、蛋黄、酵母、豆类、甜菜、西红柿、生菜、胡萝卜	获得性缺乏 150μg/d
叶酸(B₉)	参与核酸和蛋白质合成、DNA 甲基化和同型半胱氨酸代谢	巨幼细胞性贫血,孕期缺乏致胎儿流产、神经管缺陷、唇腭裂	饮用碳酸饮料、水果和糖类,克罗恩病、腹泻、HIV、甲氨蝶呤药物、甲氧苄啶、乙胺嘧啶、苯巴比妥、苯妥英钠	血浆或血清叶酸(急性缺乏),红细胞叶酸(慢性缺乏),5- 甲基四氢叶酸或尿总叶酸	绿色蔬菜、水果、豆类、坚果、酵母、肝	婴儿:15mg/(kg·d)口服或肌内注射儿童:1mg/d,口服或肌内注射,接着0.1mg/d 直到恢复
维生素 B₁₂	参与蛋氨酸、胸腺嘧啶的体内合成,参与甲基丙二酸 -琥珀酸异构化过程	巨幼红细胞性贫血,神经系统损害(斑状或弥漫性的神经脱髓鞘),高同型半胱氨酸血症	母乳喂养的素食者、减肥术后或胃肠切除术后、恶性贫血、肠道细菌过度生长、苯丙酮尿症、惠普尔病、卓 - 艾综合征、腹腔疾病、H₂药物阻滞药	血清维生素 B₁₂浓度,苯丙酮尿症患者血浆同型半胱氨酸或甲基丙二酸	肉类、鱼、内脏、禽类、贝类、蛋类、奶酪	儿童:30~100mg/d,肌内注射,32 周后,每月 100mg 肌注或1mg/d 口服

续表

维生素	生理功能	缺乏症状	缺乏危险因素	诊断性测试	食物来源	推荐治疗剂量
维生素C	抗氧化作用,参与羟化反应(胶原蛋白合成、胆固醇向胆汁酸转化、合成5-羟色胺及去甲肾上腺素),参与解毒,提高免疫力	渗透性腹泻、牙龈出血、关节病、毛囊周围出血	食物过度烹调,少量水果蔬菜摄入,神经性厌食,孤独症,溃疡性结肠炎、惠普尔病、透析、酗酒、香烟、TPN无维生素C	血浆或白细胞维生素C含量,尿负荷试验	新鲜蔬菜、水果	儿童25~100mg,口服、肌内注射或静脉注射,3次/d,用1周,然后100mg/d口服

表 5-1-3　维生素最大耐受量、不良反应/过量症状和药物相互作用

(摘自申昆玲主译《儿童营养学》)

维生素	最大耐受量	不良反应/过量症状	药物相互作用
维生素A	依据年龄2 000~10 000IU	厌食症、颅内压增高、疼痛的骨骼病、肝毒性	铁、维A酸、药物肝毒性、四环素、华法林
维生素D	依据年龄1 000~40 000IU	高钙血症	铝、卡泊三醇、地高辛、镁、噻嗪类、维拉帕米
维生素E	0~12个月:未建立 1~3岁:200mg/d 4~8岁:300mg/d 9~13岁:600mg/d 14~18岁:800mg/d	毒性反应罕见	阿司匹林、萘普生、布洛芬、华法林、铁剂、化疗
维生素B₁	未建立	毒性反应罕见	华法林
硫氨酸(B₁)	未建立,胃肠外剂量时可有症状发生	胃肠外可引起皮炎、过敏、压痛、刺痛、痒、疼痛、虚弱、出汗、恶心、胃肠道不适、烦躁不安、呼吸窘迫、肺水肿、血管崩溃、嗜酸性胸膜心包积液	大剂量(>10mg/d)与泛酸联合用药持续2个月,化疗药物
维生素B₂	未建立,但建议>400mg/d	腹泻、多尿、橙色尿	磺胺甲噁唑
烟酸(B₃)	0~12个月:未建立 1~3岁:未知 4~8岁:15mg/d 9~13岁:20mg/d 14~18岁:30mg/d	脸红(烟酸性脸红)、瘙痒、头疼、恶心、呕吐、腹胀、腹泻、厌食、消化性溃疡、糖调节受损、尿酸排泄受损、罕见的肝毒性	布洛芬、阿司匹林、华法林、非类固醇类抗炎药、胰岛素、口服糖尿病药物、卡马西平、丙戊酸、扑米酮、氯巴占、可乐定、他汀类药物
泛酸(B₅)	未建立	腹泻、周围感觉神经病变和感觉异常,引起维生素B₂过量、嗜酸性胸膜心包积液	高剂量>10mg/d,用2个月时与维生素B₂、他汀类、烟酸
维生素B₆	0~12个月:未知 1~3岁:30mg/d 4~8岁:40mg/d 9~13岁:60mg/d 14~18岁:80mg/d	外周感觉神经病,恶心、呕吐、嗜睡、过敏,乳腺疼痛和增生,溃疡性结肠炎,与维生素B₁₂联合增加酒渣鼻发病	高剂量时联合维生素B₁₂,糖皮质激素、苯巴比妥、苯妥英钠、左旋多巴
生物素(B₇)	未知	大剂量联合泛酸用药,嗜酸性胸膜心包积液	大剂量联合泛酸用药

续表

维生素	最大耐受量	不良反应 / 过量症状	药物相互作用
叶酸（B₉）	1~3 岁：300mg/d 4~8 岁：400mg/d 9~13 岁：600mg/d 14~18 岁：800mg/d	腹部痉挛、腹泻、皮疹，高剂量引起睡眠模式改变、易怒、精神错乱、发作性癫痫、胀气、恶心、维生素 B_{12} 缺乏、冠状动脉风险增加	糖皮质激素、非类固醇类抗炎药、阿司匹林、甲氨蝶呤、苯巴比妥、苯妥英钠、扑米酮、乙胺嘧啶、酒精、口服避孕药、甲氧苄啶
维生素 B_{12}	未知	腹泻、外周血栓形成、瘙痒、荨麻疹、过敏，20mg/d 联合 80mg/d 吡哆醛可能引起酒渣鼻、丘疹、脓包、结节，含鳄梨油的皮肤霜会引起瘙痒	与大剂量吡哆醛联用、糖皮质激素、抗反转录病毒药物、布洛芬、H_2 受体阻滞剂、质子泵抑制剂
维生素 C	儿童未知 成人 2g/d	恶心、呕吐、食管炎、胃灼热、腹痛、胃肠道梗阻、疲劳、脸红、头疼、失眠、嗜睡、腹泻、尿道结石、冠状动脉风险增加	对乙酰氨基酚、阿司匹林、华法林、氢氧化铝、受体阻滞剂、化疗、雌激素、奋乃静、蛋白酶抑制药、抗病毒药、铁剂

第二节　肠外营养时维生素补充建议

《中国儿科肠内肠外营养支持临床应用指南》和《中国新生儿营养支持临床应用指南》推荐在新生儿和儿科患者进行肠外营养支持时，应同时补充13 种维生素，包括 4 种脂溶性维生素和 9 种水溶性维生素，其中必须同时补充含有维生素 K 的专用型多种维生素制剂（表 5-2-1）。目前国内有专用的儿童多种维生素注射液。

表 5-2-1　儿童肠外营养维生素每日推荐摄入量

维生素	新生儿肠外营养推荐摄入量 [d]	婴儿肠外营养推荐摄入量 [d]	儿童肠外营养推荐摄入量 [e]
维生素 A [mcg（IU）] [a]	150~300（500~1 000）	150~300（500~1 000）	150（500）
维生素 D [mcg（IU）] [b]	0.8（32）	0.8（32）	10（400）
维生素 E（mg）	2.8~3.5	2.8~3.5	7
维生素 K（mcg）	10	10	200
维生素 C（mg） [c]	15~25	15~25	80
维生素 B_1（mg）	0.35~0.5	0.35~0.5	1.2
维生素 B_2（mg）	0.15~0.2	0.15~0.2	1.4
维生素 PP（mg）	4.0~6.8	4.0~6.8	17
维生素 B_6（mg）	0.15~0.2	0.15~0.2	1
维生素 B_{12}（mg）	0.3	0.3	1
泛酸（mg）	1.0~2.0	1.0~2.0	5
生物素（mcg）	5.0~8.0	5.0~8.0	20
叶酸（mcg）	56	56	140

注：[a] 1mcg 视黄醇当量（RE）=1mcg 视黄醇 =3.33IU 维生素 A；[b] 10mcg 维生素 D=400IU；[c] 2.8mg α- 生育酚 =2.8IU 维生素 E；[d] 每天每千克体重用量；[e] 每天用量。

2016 版欧洲《儿科肠外营养指南》关于肠外营养时维生素补充方面推荐意见如下：①婴幼儿使用肠外营养时应添加维生素，并尽可能将水溶性、脂溶性维生素添加至脂肪乳剂或含有脂肪乳剂的混合液中以增加维生素的稳定性。因水溶液会造成维生素 A 的大量丢失，故脂溶性维生素应尽可能与脂肪乳一起配制使用。②不推荐常规监测除维生素 D 外的其他维生素浓度；对长期肠外营养（数周）患儿，根据临床需要进行监测；对于 25-（OH）D 血清浓度<50nmol/L 患儿，需额外补充维生素 D；对部分肠外营养及逐渐撤离肠外营养期间的患儿，应考虑口服补充维生素 D。③建议采用血清维生素 E 与总血脂的比值来正确评估维生素 E 状况；可使用凝血功能间接评估低风险婴儿的维生素 K 状况，对于有风险的患儿，有条件的医院应当检测异常凝血酶原（PIVKA-Ⅱ），作为亚临床维生素 K 缺乏的生物标志物。对无法口服维生素 K 或母亲服用维生素 K 代谢干扰药物的新生儿，应根据当地规范使用特定的补充方案。

维生素在孕育生命及生长发育、调节人体物质代谢、维持正常生理功能、防治疾病等方面发挥着极其重要的作用。维生素的膳食参考摄入量和肠外营养推荐摄入量参考膳食指南和儿科肠外营养指南。维生素缺乏时建议增加含维生素丰富食物，必要时补充维生素治疗。临床补充维生素时需注意维生素最大耐受量，不良反应 / 过量症状，引起过量的危险因素和药物相互作用。

【思考题】

1. 1~3 岁儿童维生素 A 每日推荐摄入量为：
A. 800IU
B. 1 000IU
C. 1 500IU
D. 2 000IU

2. 维生素 A 治疗夜盲症用量为：
A. 1 000~2 000IU
B. 10 000~20 000IU
C. 50 000~100 000IU
D. 100 000~200 000IU

3. 维生素 B₁ 主要食物来源除外：
A. 全谷类、豆类、核桃
B. 鸡蛋、牛奶、肝脏、猪肉
C. 动物脂肪、植物油
D. 蔬菜、水果

4. 维生素 D 最大耐受量为：
A. 1 000~4 000IU
B. 5 000~10 000IU
C. 10 000~40 000IU
D. 40 000~50 000IU

5. 婴儿维生素 E 肠外营养每日推荐摄入量为：
A. 1.4~2.8mg
B. 2.8~3.5mg
C. 3.5~7.0mg
D. 2.8~7.0mg

参考答案：1. B；2. D；3. C；4. C；5. B。

【参考文献】

［1］中国营养学会. 中国居民膳食营养素参考摄入量. 北京: 人民卫生出版社, 2023.
［2］申昆玲. 儿童营养学. 8 版. 北京: 科学出版社, 2022.
［3］王天有, 申昆玲, 沈颖. 诸福棠实用儿科学. 9 版. 北京: 人民卫生出版社, 2022.
［4］BRONSKY J, CAMPOY C, BRAEGGER C. ESPGHAN/ESPEN/ESPR guidelines on pediatric parenteral nutrition: Vitamins. Clinical Nutrition, 2018, 37 (6Pt B): 2344-2353.
［5］钱素云. 儿童重症营养治疗. 北京: 科学出版社, 2017.

（张泉山   周 涛）

第六章 食物咀嚼与进食

一、概述

婴儿接触新的口味有几个关键的时期。基因可以决定味觉的敏感性，包括对酸、甜、苦、咸的反应强度。研究表明母乳喂养的婴儿更愿意尝试新的口味，可能是因为母乳包含丰富的口味。早期接触新口味可以在婴儿对新事物产生畏惧之心之前决定他们的口味和食物偏好。婴幼儿在 18 个月~2 岁之间会经历新事物畏惧阶段，在此阶段他们会拒绝尝试新的食物。孩子接触越多的口味越有机会成为他们偏好的口味。研究表明，孩子们要接受一种口味可能需要尝试 5~10 次才行。同时，在婴幼儿 10 个月之前是他们开始接触固体辅食的关键时期。Northstone 等，研究了与食物种类与口味相关的长期喂养相关的问题，发现有 9 360 对父母表示他们的孩子有喂养困难，而这些孩子都是在 10 个月以后才添加的固体辅食。

孩子们在模仿父母和周围人群的同时改变了他们的生理学行为。与他人一同进食可以影响孩子们最终的口味和偏好。

食欲控制中枢位于下丘脑，整合来自多方面的信息。食欲受到激素和瘦素的影响，其中瘦素是由机体脂肪组织产生的。肝脏亦可通过肝细胞内的糖、脂肪和 ATP 量的变化向大脑发送信号影响食欲。胰腺组织产生的影响血糖水平的胰岛素也

能影响食欲。瘦素和胰岛素抑制因子通过下丘脑抑制食欲。

食欲的第一步是脑相，是对食物暗示的生理反应。首先提出这一概念的是 Ivan Pavlov。Ivan Pavlov 发现当他将铃声与食物建立联系后，可以令狗听到铃声就分泌唾液。大量研究表明，视觉、嗅觉、味觉、触觉和听觉可以刺激唾液腺、消化道、胰腺、心血管和肾脏系统，产生迅速的反应，为可能到来的进食做好消化和吸收的准备。胃和小肠的反应能降低食欲。

经过脑相以后，食欲水平受到肠内神经系统（即消化道的化学受体）、激素和代谢信号的调节。胃相时大脑接收的信号是关于食物的量以及营养成分的。胃的内分泌细胞分泌饥饿激素刺激食欲。当胃排空后饥饿激素（gherlin）水平就升高，进食后即降低。胃排空还通过胃的张力信号刺激迷走神经而降低食欲。

小肠相时可以根据摄取的营养素按比例分泌多种信号肽至循环以降低食欲。如多肽 -YY、胰高血糖素样肽 -1、胃泌酸调节素、胆囊收缩素、胰多肽。还有许多可影响食欲的多肽有待进一步的研究。

下丘脑整合所有信号，调节食欲。婴幼儿因生长发育的需要而食欲增加，但具体机制迄今未明，可能与下丘脑本身有关，或可能与生长发育的

能量需要增加有关。

二、咀嚼与齿列

消化的一个重要部分是在口腔内将其一致化。咀嚼即是牙齿将食物变为一体。人类出生时并无牙齿，必须喂以液体食物。咀嚼肌包括颞肌、咬肌，以及中组和后组翼状肌。三叉神经是控制咀嚼的最重要神经(primary nerve)。咀嚼需要动用两列牙齿，前列(门牙和犬齿)和后列(前臼齿和臼齿)。门牙和犬齿位于口腔前部，具有单个尖端，其解剖结构决定了它们可以撕碎食物。前臼齿和臼齿位于口腔后部，具有多个尖端，其解剖结构决定了它们可以咀嚼食物，以便吞咽。

乳牙共 20 颗，在胎儿期 13~20 周时即开始发育。出牙可以造成婴幼儿不适，伴有流涎增加和胃肠道变化，但不会出现发热。6~10 个月大时，婴儿可能长出第 1 对牙，即下颚的前门牙，8~12 个月时长出上颚的前门牙。2 岁左右乳牙出齐(表 6-0-1)。

表 6-0-1　乳牙出现时间

乳牙	出现年龄
下前门牙	6~10 个月
上前门牙	8~12 个月
上侧门牙	9~13 个月
下侧门牙	10~16 个月
上第一乳磨牙	13~19 个月
下第一乳磨牙	14~18 个月
上犬齿	16~22 个月
下犬齿	17~23 个月
第二乳磨牙	2~3 岁

5~7 岁时乳牙开始脱落，恒牙开始出现。恒牙根部是骨质，恒牙齿冠的出现可以吸收乳牙的根部，随后乳牙的齿冠脱落，恒牙出现。最先出现的恒牙是下前门牙和上下前磨牙，于 6~7 岁时出现。生后不久恒牙即开始发育。恒牙的发育详见表 6-0-2。

第三恒磨牙，又称智齿，常常终生不萌出，如果出现，通常在 17~21 岁时出现。

表 6-0-2　恒牙出现时间

乳牙	出现年龄
下前门牙	6~7 岁
下前磨牙	6~7 岁
上前磨牙	6~7 岁
上前门牙	7~8 岁
下侧门牙	7~8 岁
上侧门牙	8~9 岁
下犬齿	9~10 岁
上前白齿	10~11 岁
下前白齿	10~12 岁
上第二白齿	10~12 岁
下第二白齿	11~12 岁
上犬齿	11~12 岁

三、消化道结构和功能的发育

(一) 消化道解剖结构发育

人类肠道在胎儿期经历快速生长发育的过程。从胎龄第 5 周到足月 40 周肠道延长 1 000 倍。在妊娠最后 15 周，肠道长度增加了 1 倍，出生时平均长度为 275cm。小肠的指状突起即绒毛，在怀孕 16 周时已经形成。结肠的绒毛在妊娠 29 周左右部分退化。微绒毛覆盖在小肠上皮的顶端表面，到成年时，肠道表面提供了人体内部环境和外部环境之间最大的接触面积(大约 2 000 000cm^2，相当于一个网球场面积)。

小肠由不同类型细胞组成。这些细胞包括肠吸收上皮细胞、Paneth 细胞(参与防御素和其他与先天免疫有关的肽类分泌)、杯状细胞(参与肠黏膜的分泌)和其他参与肠神经内分泌和免疫系统的细胞。肠上皮细胞在隐窝进行有丝分裂后，向绒毛顶端迁移，分化成吸收细胞，凋亡后脱落入肠腔。

经口摄食是早产儿发育的一个重要里程碑。胃肠道的机械功能在食物摄入过程中起重要作用。胃肠道的机械功能是一个连续过程，包括协调的吞咽、胃食管括约肌张力、胃排空和肠道动力，其将食物推进到各消化、吸收区域。同时消化道的蠕动受肠内神经系统(ENS)调节。ENS 由两个神经丛组成：肠肌神经丛(Auerbach's plexus)和黏膜下神经丛(Meissner's plexus)。肠肌神经丛位于外部纵行肌与内部环形肌之间,是调节消化道正常动力的关键神经丛。黏膜下神经丛位于黏膜肌层与环形肌之间,影响肠道的吸收、分泌和血流量。ENS 输入神经来源于副交感神经系统(迷走神经)和交感神经系统。ENS 还有多种参与信号转运的神经转运子,如乙酰胆碱、去甲肾上腺素、血清胺、血管活性肠肽、一氧化氮、生长抑素和速激肽类。

Cajal 小肠细胞(ICC),又称肠道起搏细胞,位于肠肌神经丛间,可产生和传播慢波,辅助胃肠道的蠕动。ICC 在神经纤维和平滑肌细胞间起着连接作用。不同部位胃肠道的起搏频率不同,胃的起搏频率是每分钟 3 个循环,近端小肠的起搏频率是每分钟 11~12 个循环,至远端回肠则降至每分钟 7~9 个循环。起搏波虽不能产生收缩,但是可以控制收缩频率。

(二)胃食管交界与胃食管反流

胎龄 5 周时食管出现神经节,并在胎龄 24 周时完成向直肠的迁移。尽管如此,早产儿食管的传播速度和收缩持续时间较足月儿慢。胎龄约 28 周时,食管下括约肌静息压力仅为 4mmHg,但到足月时已增至成人值(18mmHg)。胃食管反流好发于早产儿,如慢性肺病、呼吸暂停和心动过缓等。目前尚不清楚这些疾病之间是否存在因果关系。胃食管反流病的发病率仍然有争议的问题。目前多数诊断反流的检查技术都依赖于酸测定,但非酸性反流也可引起反射性呼吸暂停。呼吸暂停是新生儿重症监护病房(NICU)面临的一个主要临床问题,如果两者存在因果关系,那么药物(抗反流药物)或喂养方式(奶液增厚、体位、奶嘴类型)治疗措施可能对呼吸暂停和心动过缓的预防和治疗产生重大影响。关于非酸性反流测量的新型反流测量技术相关研究(例如阻抗测量),可能会在这一领域起到重要作用。目前儿科医师更多关注胃食管反流近期临床结局,而忽略胃食管反流的远期临床结局。最近的一项研究发现,低出生体重儿早期的胃食管反流可能和他们到成年晚期发生食管腺癌有相关性。

(三)胃排空

胃底位于胃的最高点,用于储存食物。食物进入小肠前,在胃窦和胃体部部分消化。进食后,迷走神经控制胃底部松弛,食物进入胃,近端胃进一步扩张以储存食物,此时胃容积扩大而胃张力并不增加。随后胃进行强直性收缩将胃内容物挤至胃窦部,食物被推至胃窦部后,胃窦部的扩张又导致胃底部松弛,随后食物反流至胃体部。胃每分钟进行 3 次松弛和收缩循环,将食物磨碎。研磨过程中,食物与胃酸和胃蛋白酶结合,开始食物的化学消化。直至食物被研磨成 1~2mm 大小的食糜,将从幽门部转移至十二指肠。食物的混合与食糜的形成是胃排空的限速步骤。

食物形成食糜后经过松弛的幽门进入十二指肠是胃排空相第二部分或称线性部分,其时限虽可变,但一般为 4 小时。下文将详细讨论其影响因素。

早产儿胃肠动力不成熟,影响胃排空和小肠功能,导致喂养不耐受。胃每分钟产生 3 个循环的正常电活动频率,这种电活动于胎龄 32 周时开始发育,35 周成熟。因此早产儿胃排空较正常足月儿慢,导致胃残留量增多,胃排空与胃食管反流问题密切相关。胎龄 32 周至 39 周出生的婴儿,如果奶液能量密度逐渐增加,则胃排空率会降低。相同能量的配方奶液渗透压在 279~448mosm/kg 之间变化,不会显著改变胃排空。胎儿在妊娠晚期吞咽大量低能量密度羊水(高达 450ml/d),但早产儿出生后难以耐受高能量密度配方奶甚至母乳。酸性物质、脂肪、碳水化合物、色氨酸或渗透压上调通过刺激十二指肠受体降低胃排空率。关于胎龄 25~32 周的极低出生体重儿胃排空率受十二指肠反馈调控研究很少。研究表明,提高儿童和成人胃排空率的治疗措施对早产儿也有效。随机对照研究结果显示红霉素能改善早产儿喂养耐受性,无明显并发症。一项小样本的研究显示西沙必利并未提高早产儿的胃排空率,且考虑到药物具有心律失常的副作用,因此这种药物使用的有效性和安全性还需要更大样本量的随机对照研究去证实。目前在美国市场没有西沙比利。临床上常通过跨幽门喂养,以期降低反流相关的肺吸入和呼吸暂停,但实际上缺少相应的研究支持。

(四)肠道动力

小肠动力具有许多重要功能,如将食糜与小肠液混合以进一步消化;加强肠内容物与肠粘膜粘附以加强吸收;将食物向远端输送。另外,小肠的反向性强有力收缩可以清洁肠道。

空腹时移动性运动复合波（migrating motor complex, MMC）呈三相：第一相是静止期；第二相是间歇期，表现为不规律收缩；第三相是收缩期，表现为逐渐增强的全小肠收缩，几乎与胃和十二指肠收缩同步。小肠运动中最重要的转运物质时期即为收缩期，其间歇不规律，间隔18~145min，平均80min收缩1次，持续时间2~14min。

进食后肠内容物会进行混合和向前输送。小肠近端和远端肠管的不协调收缩，则肠内容物逆流，完成有效混合；小肠近端和远端肠管的协调收缩，则完成肠管内食物向前输送。

胎龄28周前小肠动力发育不良。早产儿的胃肠道运输时间为8~96h，而成人为4~12h。Berseth等人对小肠动力的研究显示，胎龄27~30周时，小肠的运动模式逐渐发展更成熟，因此胎龄33~34周时出现移动性运动复合波。早产儿在胎龄32周前不存在胃动素受体，也不存在胃动素的周期性释放。尽管如此几项关于胃动素激动剂红霉素的研究显示可改善早产儿喂养耐受性。红霉素是否可能通过与胃动素激动剂无关的机制发挥作用目前仍然未知。少量的肠内喂养也会增加肠道动力。

（五）进食对肠动力的影响

胃排空受到很多因素的影响，包括摄入物质的种类和其在消化道的输送速度。因此，胃排空的时间为1~4h不等。研究表明，食物构成对胃动力的影响大于对肠动力的影响。

1. 浓度　液体物质的排空快于固体物质，液体内溶质浓度越低，排空越快，不含营养物质的液体排空速度最快，20min内即可完全排空。同时物质的黏滞度也影响排空速度，黏度越低排空越快。膳食纤维（可溶或不可溶的纤维）会减慢胃排空的速度。

2. 营养素组成　不同食物组成在体内的反应过程十分复杂，不尽相同。神经系统和激素同时参与调节胃肠道动力，激活后的神经系统调节消化道激素的释放。食糜通过幽门时激活十二指肠上的传入型迷走神经受体，反馈调节胃排空。这些受体包括脂肪、氨基酸、葡萄糖、酸碱度和渗透压，可以调节胃泌素、胆囊收缩素、胰多肽、胰高糖素样多肽-1和多肽-YY。已经发现碳水化合物的胃排空速度最快，蛋白质次之，脂肪最慢。脂肪和复杂碳水化合物输送至回肠末端时能抑制胃排空和小肠动力，被称为回肠制动（ileal brake）。酸碱度亦可影响物质的胃排空速度，物质酸性越强排空越慢。

3. 能量密度　能量密度越大的食物胃排空越慢，小肠内消化越慢，输送时间越长。

4. 渗透压　渗透压越高的食物胃排空越慢。

以上因素均可影响婴儿、儿童和成人的胃排空，但是在早产儿中情况有所不同。一项研究表明，对于25~30周胎龄的婴儿而言，单独改变食物的渗透压、能量密度甚至喂养量并不影响胃排空速度。但是如果增加喂养量并同时降低渗透压，可以显著增加胃排空速度。

（六）天然防御与屏障功能发展

胃肠道是人体暴露于抗原和微生物最大表面积的脏器。因此肠道不仅能允许营养物质和其他有益分子进入，而且能防止潜在有害微生物和其他有害因子进入体内。人类出生后不久，肠道菌群的建立对于维持正常的体内平衡非常重要。新生儿重症监护室的极低出生体重儿面临着特殊挑战。多种因素如留置胃管或肠管、常规使用广谱抗生素、NICU中定植的耐药病原体、婴儿胃肠道固有免疫不成熟以及缺乏肠内营养等，导致胃肠道环境恶劣，使早产儿容易患病。临床上，全肠外营养（TPN）、肠内营养不足以及将致病菌引入未成熟的早产儿胃肠道，为引发与肠源性炎症相关的各种形式疾病提供了一个肥沃的环境，引起影响终生的病理免疫反应。

（七）消化道吸收功能的发育

1. 吞咽　吞咽过程可分为3个独立的生理相：口相、咽相和食管相。正确的解剖结构和肌肉的神经生理及合理的呼吸影响各相的正常发展。

口相是食物的准备相，并将食物转运至口腔后部。婴儿以液体食物为主，入口时即位于舌的后1/3。当其口腔前部（舌、腭和唇）功能发展和牙齿长出后这种情况即有所改变。舌头可将液体和固体食物运送至口腔后部。随着婴儿的发育，唇在口相中起辅助进食的作用。6月龄以上婴幼儿能用汤匙吃饭、用杯子喝水。

咽相时液体和食物咽至口腔的后部，然后至

咽部,然后吞咽。软腭和悬雍垂抬高防止液体和食物进入鼻咽部。咽部肌肉收缩和会厌下移使咽部闭合。吞咽导致呼吸暂停,食物吞下后恢复呼吸,先呼后吸。婴儿时期的吞咽在呼吸的任何时相均可出现,并且多变。

食管相早期食管上段括约肌放松,食物进入食管。食管末端的环咽肌放松,食物蠕动而进入胃。成功的吞咽有赖于以上所有的功能、肌肉、神经和呼吸系统的协同作用,这一过程耗时仅以毫秒计。这些系统的解剖学或生理学功能异常会影响进食的效率与有效性。

2. 1 岁内婴儿的进食功能的发育　正常新生儿在出生后很短的时间内即可进食。觅食反射可令婴儿张嘴、转向食物、锁定,然后开始吸吮。新生儿可以有节奏地进行吸吮、吞咽和呼吸循环。这个模式的建立是在早期反射和行为的帮助下建立的,而早期反射和行为在宫内发育,生后第 3 天更有发展。其中最重要的是非条件反射,食物轻微碰触口角即可诱发此反射。一旦接触到乳头,婴幼儿的舌和腭即共同作用于乳头,吸吮母乳。婴儿的喂养模式是脉冲式的,喂养期为吮吸 - 吞咽 - 呼吸循环,间歇期是短而规律的休息期。正常新生儿常见 8 个月或以上的喂养期。婴儿可以通过调整对乳头的压力来控制母乳的流量。婴儿早期随着年龄的增长,母乳流量亦随之增长。有人研究了每次吸乳量的变化,发现其范围波动于 0.26~0.4ml 之间。正常新生儿一个规律的吸吮 - 吞咽 - 呼吸循环约耗时 1s。婴幼儿年龄越大口腔功能越发展,进食的控制力和效率越高,越能在更短的时间内获得更多的母乳。

安慰吮吸(无营养素的吮吸)与进食不同,其速度是有营养素的吮吸的 20 倍。其仅包含口相,吞咽和呼吸相都没有,这就是为什么好多进食障碍的婴幼儿可有安慰吮吸,但是当给予液体时即有吮吸困难。

大脑的发育和神经系统通路的成熟支持大量口腔运动的发育。舌头不再是前后活动。婴幼儿的舌头可以停留在口腔内,不能伸出口外,根据刺激而四处活动(如含住自己的手指或者手)。其反应不再是简单的吸吮 - 吞咽或光吞不咽。正常婴幼儿 5~6 个月大时能坐起,希望能坐着进食。婴

幼儿对进食可有条件反射,看见汤匙会张开嘴巴,然后唇会并拢将食物转入口腔,在口腔内四处运动,而非仅停留在舌的中央然后吞咽。舌与腭不再单独活动。

6~7 个月大的婴幼儿开始能拿起物体,通常都会将它们往嘴里塞。此时婴幼儿的舌头可以往各个方向运动,父母可以给他们提供一些易融化的但是比较大块的食物。在婴幼儿年龄更大一些时,他们开始学会咀嚼,下巴能够上下活动,随着年龄增大而功能完善。此时可以给孩子们提供些软的小块的固体食物,让他们含在嘴里并最终吞下。这个过程与吸奶相比,节律性没那么强,是有意识的过程,而非反射。早期反射在 4~8 个月时逐渐减弱,有意识的过程和构音功能逐渐加强。9 个月大时,随着婴幼儿抓放功能的完善,他们可以自己进食了。此时婴幼儿具有凝视功能,并能根据喜好选择食物。在父母的引导下,婴幼儿可以跟父母学会用杯子和吸管喝水。在这个年龄段,婴幼儿逐渐用杯子喝水,用汤匙或手获得固体食物,母乳喂养和人工奶粉喂养逐渐减少。

3. 婴幼儿进食功能障碍　婴幼儿进食功能障碍可能与解剖结构、神经系统发育和呼吸系统发育异常有关。头颈部的先天性解剖结构异常,常常影响进食肌肉的发育及进食的生物钟和有效性,导致进食障碍,甚至吞咽困难。脑神经异常通常会导致吞咽困难,常因伴有舌肌震颤和特殊的进食姿势而早期发现。神经系统发育异常如舌肌功能异常,早期反射持续存在,口腔反射异常等均可导致吞咽困难。有肌张力低下的婴幼儿如唐氏综合征患儿可伴有显著的构音功能异常,吞咽困难和误吸。即使是发育正常的婴幼儿,如果有呼吸功能异常或胃食管反射异常,也会导致进食功能障碍,可能出现易疲劳而限制进食,也可能有吸吮 - 吞咽 - 呼吸循环障碍甚至误吸。

早产儿常因呼吸问题或神经系统发育问题而致进食困难。他们的构音功能常发育不良。早产儿生长发育不良会造成神经系统发育不良。许多早产儿的功能并不能达到他们的胎龄校正值,会有严重的进食功能障碍。早产儿如果伴有支气管发育异常,其吮吸功能也发育不良。部分重症或呼吸功能不良的患儿口服功能受限,可能不愿尝试经口

进食。还有些婴幼儿持续存在呼吸过速而会影响有效进食节律的产生。

医护人员、职业治疗师、语言治疗师可通过了解儿童的喂养情况评估喂养困难的婴幼儿的情况。评估内容包括用药史、发育史、神经系统检查情况和口腔运动功能检查（包括进食或进食倾向）。进行这类评价需要多学科方法，需要胃肠学专家、神经系统专家、康复学专家、发育学专家等多学科专家共同参与。评估手段包括影像学如进食实验、食道造影、胃食管反流实验和胃排空实验等。神经系统发育异常的诊断必须依赖于中枢神经系统检查。呼吸功能检查和足量通气可改善进食。评估进食的安全性，确保婴幼儿不产生误吸非常重要。

喂养困难的病因有时并不能完全明确，即使将器官性的原因解决，也不能改变已经产生的行为。一旦发现喂养困难，必须立即制订一个喂养计划以提供婴幼儿生长发育和生命安全所必需的食物，可以通过鼻胃管或鼻肠管供给。父母和医护人员均应参与此计划。

4. 2岁时的进食功能的发育　正常幼儿需要学会自己进食包括咬和咀嚼。因为他们要学着独立和做出选择，并对周围环境有所影响，所以这一过程并不简单。1~3岁的幼儿从"餐桌食物"开始自己进食。1岁生日的时候他们会与家人一起进食。因为他们的口腔功能尚不完善，幼儿的食物通常需要切成小块，直到他们可以将嘴里的食物咬碎而不用担心被噎住。3岁时幼儿的咀嚼功能由上下咀嚼发展为可以旋转咀嚼，可以磨碎肉类纤维，到5岁时功能完善。父母可以逐渐为幼儿添加小块的食物，以不可融化的食物代替可融化的食物，刺激幼儿咀嚼，丰富幼儿的食谱，逐渐达到学龄前儿童的标准。

幼儿会由父母协助逐渐过渡到自己进食，到18个月时会坚持自主进食。15个月大时开始他们会学着使用器具，但需要一定时间才能完全掌握。开始时添加糊状的食物有助于幼儿自主进食，并逐渐学习使用叉子。学龄前儿童可能还会用手协助器具进食，并且可以用开放的杯子饮水。

进食时的行为可以改变，因为幼儿会努力适应进食环境。父母的示范和对正确行为的强调可以对孩子们吃饭和睡觉的习惯有正确的引导，并能

与孩子有互动。父母与孩子一起吃饭和吃零食的时间是最好的教导孩子养成良好餐桌习惯的时间。随着孩子们理解力的增加，父母可以在吃饭的时候不断地给他们灌输正确的行为理念，并对他们与家人一起进食的行为加以表扬。孩子们的行为往往具有重要的提示作用，如果他们扔东西或把玩食物，说明他们已经饱了。在所有的行为中，规律而一贯的就餐习惯对容易顺从和喜欢抗拒的小孩都有效果。

5. 幼儿时期的喂养障碍　影响婴儿时期的喂养的问题通常在幼儿时期还会持续存在。解剖学异常、神经发育异常或心肺功能异常需要持续的医疗干预。另外，有些婴儿期进食功能正常的孩子可能会有新的影响进食的行为，可能会厌恶新的味道或食材。一项流行病学调查显示，20%的幼儿有喂养困难。有时候可能发现一些体征如"扁桃体增大影响进食"，有时候表现为挑食。这个年龄段的孩子还可能有以下突出的行为问题如注意力不集中、叛逆或学习能力低下等。此时即使能够消除喂养困难的病因，这些不当的进食行为将持续存在。

要评价幼儿的进食情况，必须了解其完整的喂养史：谁喂其进食？都吃些什么？什么时候进食？在何地进食？怎么进食？进食量为多少？根据喂养史可以制订初步的干预计划。生长发育监测数值的回顾可以评价患儿生长发育障碍，体检可以确定是否需要进一步的心血管、呼吸和消化系统的评估。神经系统和生长发育的检查可以决定是否需要做进食实验或进一步的心理、生长发育评估。

基本的治疗方案应包括规律化的进食和规范父母及照护人的进食行为。给孩子增加营养丰富的食物作为主食和辅食可以增加孩子的进食乐趣，减轻挑食。确定孩子的构音功能，运动神经和认知功能的发育情况以决定从何级别开始。制订治疗方案还应了解父母的喂养期望值。对于体重不增、进食问题进行性加剧、有明显家庭压力的幼儿，可以由喂养小组进行喂养，给予行为和膳食指导甚至治疗，喂养小组应包括：心理医师、职业治疗师、语言治疗师，营养师。

6. 吞咽困难　运动神经发育异常也可造成吞

咽困难。婴幼儿时期的正常进食和进食异常均应考虑神经系统发育情况。诊断神经系统异常需要病史、神经系统体检，以及进食的评价。进食实验是给予孩子荧光标记的食物，以明确运动神经发育异常如鼻咽反流或误吸。吞咽 / 喂养实验是给予孩子含钡的液体或固体食物。脉氧的测定可以评价呼吸功能，排除由缺氧造成的吞咽困难。各项实验皆可实时成像，然后由影像学家分析。如果发现孩子有误吸现象或风险，喂养计划中应避免液体。医师应进一步对产生吞咽困难的病因进行评估。

医疗干预包括：医护人员进行技能指导；调整食物制剂；调整喂养所用的杯子或器具；调整喂养姿势；调整饮食以达到所需热量和液体量；通过胃造口进行营养支持；诊断并治疗胃食管反流；用药纠正舌肌功能和姿势；重复进行进食训练。

治疗的目的在于纠正舌肌功能和姿势，尤其是进食时头部姿势的控制和保持坐姿。次要目的在于根据孩子的目前状况循序渐进地培养他们的进食功能，保证喂养的安全性。例如，一个脑膜炎脑损害的婴儿可能有吞咽困难，需要使用肌松剂以减轻肌张力，并提供一个进食座位以保持正常的进食姿势，由于液体可能导致误吸，所以只能给予水；管饲者可提高能量密度以减少液体量，如果不能耐受大剂量的喂养，可分次小剂量给予。同样的，吞咽困难的婴幼儿也需要喂养小组的支持。

7. 喂养小组　喂养小组是由儿科专家组成的。一般情况下，喂养小组应包括以下成员：孩子和父母；一名有经验的儿科医生、胃肠病专家、儿内科医生或儿科理疗专家；一名协调员，如社工、心理学家或护士；一名儿童心理学家；一名语言学家和 / 或职业治疗师；一名营养师；一名社工。

为了确保治疗有效，父母应该清楚他们的治疗目的，有改变的意愿，并与小组成员通力协作。每一位专业成员亦应与组员共同协作，在治疗过程中为孩子和父母提供支持。在小组的治疗过程中应设立明确的目标并经常进行评估。

例如，儿童小明因为早产导致的严重的呼吸问题而产生进食障碍，目前呼吸功能已显著改善，仅偶尔需要支气管扩张药物。他目前的喂养方式是经胃造口给予营养支持，并且对喂养速度非常敏感。一旦小明的母亲停止了对他的喂养，他就停止了生长发育。喂养小组有很多目标：父母希望减少经胃营养支持时间，增加经口摄入量，最终停止经胃造口的喂养。这个目标虽然合理，但是需要长期努力。父母需要在喂养小组的协助下每天制订喂养计划，医师和营养师的短期目标是增加小明的体重，缩短营养支持时间。开始时需要训练他在就餐时间在餐桌旁待着并与食物接触。营养师和治疗师可以利用"链"的技术，从他喜欢的食物开始逐渐扩展他的食谱。在随访的过程中会根据患儿的进展重新评估和调整治疗计划。通常是患儿的首诊医生建议其接受喂养小组的治疗，并由协调员评估该小组是否合适。

【思考题】

1. 食欲的抑制因素是：
A. 进食前刺激感受器
B. 胃分泌的饥饿激素
C. 小肠分泌的胰高血糖素样肽 -1
D. 低瘦素水平

2. 异常吞咽包括：
A. 软腭和悬雍垂的提升
B. 持续呼吸

C. 会厌关闭
D. 上食道括约肌的开放

3. 何种咀嚼能满足更高硬度的食物的需要：
A. 旋转式的咀嚼
B. 前后运动
C. 吸吮 - 吞咽 - 呼吸循环
D. 下颌的上下运动

参考答案：1. C；2. B；3. A。

【参考文献】

［1］PERETTI S, MARIANO M, MAZZOCCHETTI C, et al. Diet: the keystone of autism spectrum disorder ? . Nutr Neurosci, 2019, 22 (12): 825-839.

［2］VENTURA A K, WOROBEY J. Early influences on the development of food preferences. Curr Biol, 2013, 23 (9): R401-R408.

［3］FRY VENNERØD FF, NICKLAUS S, LIEN N, et al. The development of basic taste sensitivity and preferences in children. Appetite, 2018, 127: 130-137.

（潘莉雅　洪　莉　钱　甜　沈　淳）

第七章 营养诊疗

第一节 营 养 评 估

儿科患者的营养状态与疾病的发展和预后密切相关。营养评估是通过人体测量、体格评价、膳食调查及评估、实验室检查等方法来了解儿童营养素摄入与需求间的平衡关系，为营养干预提供依据。

一、人体测量

人体测量是将儿童的不同生长指标与同年龄、性别儿童的参考值进行比较，从而评价儿童营养状态的一种方法。了解儿童各指标在不同年龄阶段的生长发育规律有助于快速判断儿童的营养状态。但在遗传、环境等因素的共同作用下，个体生长的过程和结局均存在较大差异。因此，评估者应综合使用人体测量指标来判断儿童的营养情况，避免将"正常值"作为评价的单一标准。此外，在体格生长指标的测量过程中，测量者应经过正规培训，并使用统一且准确的测量工具和方法来保证数值的准确性。

1. 体重的生长规律 体重是身体各组织、器官、系统及体液的总重量，在体格评价指标中最易获得，是反映儿童生长与近期营养状态的重要指标。婴儿期和青春期分别是儿童的两个生长高峰。

建议采用我国 0~18 岁儿童体格生长标准评价各年龄段儿童体重，在无法获得儿童体重时，可参照以下公式进行推算：

1 个月 ~ 6 个月体重(kg) = 出生体重(kg) + 月龄 × 0.7(kg)。

7 个月 ~ 12 个月体重(kg) = 出生体重(kg) + 月龄 × 0.7(kg) + (月龄 -6) × 0.3(kg)。

2 岁 ~ 青春期(kg) = 年龄(岁) × 2(kg) + 8(kg)。

2. 体重的测量方法 应在进食前、排便后、裸体或穿单衣单裤情况下进行体重测量。婴儿取仰卧位，幼儿可取坐位，3 岁以上儿童取站立位测量，身体避免接触其他物体。称重前将体重秤校正至 0 点，以 kg 为读数，记录至小数点后 1 位。

儿童体重易受营养状态、疾病等多因素影响，例如水肿、腹水、积液等可能掩盖体重的丢失；利尿剂的使用可能造成体重丢失的假象；住院患儿每日的体重波动较大时，往往是每日液体出入量不等的结果。此外，在评价儿童营养状态时，应尽可能获得多时间点的体重数据，有助于发现营养状态异常出现的时间和原因。

3. 身长 / 身高的生长规律 身长 / 身高是指头部、脊柱及下肢长度的总和。3 岁以下小儿在测量时需取仰卧位,故称身长;3岁以上儿童测量时取站立位,故称身高。身长/身高是反映儿童长期营养状态和骨骼发育程度的重要指标。新生儿平均身长为 50cm(46~53cm),前3个月增长程度与后9个月基本相等,在1岁时身长增长约 25cm,以后逐渐趋于稳定,在青春期时出现第2个增长高峰期。儿童的终身高与性别、遗传、营养、内分泌等因素密切相关,短期的疾病因素对其影响不大。建议采用我国 0~18 岁儿童体格生长标准评价各年龄段儿童身长、身高。若无法获得参照标准,简单的推算公式为:

身长/身高(cm)= 年龄(岁)×7+75。

4. 身长/身高的测量方法　3 岁以下小儿与年长但不能站立的儿童可以使用量床测身长。脱去衣帽鞋袜后使儿童仰卧于量床中央,扶正头部并触及头板,按住儿童双膝使腿部伸直,移动足板接触双足根部记录数值。3 岁以上儿童测量身高取站立姿势,目视前方,挺胸、双臂自然下垂,脚跟并拢,脚尖分开约 60°,使肩胛、臀部、足跟 3 个点同时靠着立柱,量板接触头部记录数值。

5. 身体质量指数　身体质量指数(body mass index,BMI)是评价人体匀称度的常用指标之一,与上臂围、皮褶厚度等具有较高相关性。计算公式为:

身体质量指数 = 体重(kg)/[身高(m)]^2。

6. 皮下脂肪的测量　皮下脂肪厚度又称为皮褶厚度,是反映儿童体内脂肪含量的重要指标。测量皮下脂肪时采用皮褶卡钳,右手握钳,左手用示、拇指捏起测量部位的皮肤和皮下脂肪,两指间距为 3cm,将皮下脂肪与肌肉分开后进行测量,测量读数至 0.5mm。常用测量部位有:①肩胛下角部:测量点位于左肩胛骨下角稍偏外侧处,皮褶方向为自下侧至中上方向;②三头肌部:上肢自然下垂,测量点在肩峰与鹰嘴连线中点处,皮褶方向与上臂长轴平行;③腹部:测量点在锁骨中线上平脐处,皮褶方向与躯干长轴平行。

7. 上臂围和上臂肌围　上臂围是指上臂中部由肱骨、肌肉、皮下脂肪和皮肤共同组成区域的周长,测量要求儿童的上臂自然下垂,采用肩峰到鹰嘴连线的中点作为测量点,使用软尺测量周长。上臂肌围是反映儿童肌肉蛋白储存情况的良好指标,

能较快速的反映儿童营养状态的好转及恶化,计算公式为:

上臂肌围(mm)= 上臂围(mm)-0.314× 三头肌皮褶厚度(mm)。

8. 腰围和臀围　腰围是指腰部的周长,是评价腹部脂肪蓄积程度的良好指标。单纯的腰围增加也是多种不良结局的独立危险因素。测量方法是让儿童自然取站立位,在呼气末、吸气未开始时用软尺在肋最低点与髂嵴上缘两水平线间中点测量围长,读数精确至 1mm。

臀围是臀部的最大周径,测量方法为让儿童自然取站立位,臀部放松,用软尺在臀部后最凸出的位置水平面测量围度,读数精确至 1mm。

腰臀比是评价中心性肥胖的重要指标之一。

二、体格生长评价

体格评价是了解儿童某生长指标在同年龄、性别人群分布中所在的相对位置,用以评估儿童生长发育现状,以及偏离正常生长规律程度的方法。体格发育的评价通常包括两方面:①横断面评价;②纵向评价。评价可采用百分位、标准差、生长发育曲线图、标准分数等标准。

1. 横断面评价　横断面评价即评价儿童目前的生长水平,是儿童在就诊时的某生长指标与相同年龄和性别人群的参考值相比所达到的程度。

(1)均值离差法:以均值($\bar{x}$)作为标准值,以标准差(s)为离散程度,通常以 $\bar{x}±1s$ 为正常范围,$\bar{x}+(1~2s)$ 为中上,$\bar{x}-(1~2s)$ 为中下,$>\bar{x}+2s$ 为上,$<\bar{x}-2s$ 为下。

(2)百分位法:以某一年龄正常人群的第 3、10、25、50、75、90、97 百分位对生长水平进行等级划分,其中第 3 百分位(P_3)约等于均值离差法的 $\bar{x}-2s$,P_{97} 约等于 $\bar{x}+2s$。

2. 纵向评价　纵向评价即对儿童的生长速度进行评价,需要通过定期、连续的生长指标与同年龄群体的参考值进行比较。

(1)百分位法:评价某儿童在不同年龄阶段的生长指标所在的百分位数,通过百分位数的增加或减少来判断儿童营养状况的改善或恶化。

(2)生长发育曲线图:目前临床使用的生长发育曲线图有根据我国 2005 年九市城区数据

制作的曲线图和世界卫生组织（World Health Organization，WHO）提供的曲线图两种，均有不同性别版本。将某儿童在不同年龄阶段的身高、体重标记于曲线图上来评价其生长程度。除按正常标准评价外，在临床工作中还应当注意家长及大年龄儿童自身对终身高的期望值并给出适当的调整策略，对特殊儿童还应完善骨龄检查来明确其成熟程度。

（3）标准分数：WHO 在 1997—2003 年在世界范围进行了多中心生长参数调查，将母乳喂养的婴儿作为生长的标准模型，根据研究结果制作的生长曲线作为评价全世界范围内儿童生长发育情况的"最佳"标准。标准分数也称为 Z 评分，是通过评价儿童的某一生长指标在同年龄及性别人群整体分布中的相对位置，可横向及纵向评价儿童的生长发育情况，计算公式为：

标准分数 =（实测指标 – 整体均值）/ 标准差。

研究人员可登录 WHO 网站下载人体测量计算器。当年龄别体重<−2SD 时提示存在能量 / 营养素供给不良；年龄别身长 / 身高<−2SD 时提示儿童为矮身材；对 5 岁以下儿童，超重为年龄别 BMI>2SD，肥胖为年龄别 BMI>3SD；对于 5~19 岁儿童，超重为年龄别 BMI>1SD，肥胖为年龄别 BMI>2SD；中度营养不良为年龄别 BMI<−2SD；重度营养不良为年龄别 BMI<−3SD。

三、膳食调查

膳食调查是评价儿童营养的基础，可以了解儿童膳食营养素摄入情况，判断摄入满足儿童营养需求的程度。膳食调查方法包括称重法、记账法、膳食回顾法、化学分析法和食物频率法等。每种膳食调查方法都存在优点及不足，在实际操作中可根据需求将不同的调查方法联合使用。

1. 称重法　在调查期间使用称重工具对儿童每日消费的食物进行称重并记录，从而了解儿童的营养摄入情况。该方法不仅能掌握儿童单日能量及营养素的摄入情况，还可用于分析随生长发育 / 疾病进展和治疗过程中患儿能量摄入的变化情况，测量结果准确，但费时费力，并不适用于大规模调查。

2. 记账法　适用于有详细账目的集体单位或

个人，例如通过查阅某幼儿园在调查前库存的食物，记录每日各种食物的消耗及废弃总量，在调查结束后记录库存剩余食物，再根据进餐人数算出平均每人每日的食物消耗量，再根据食物成分表计算出每人平均能量及各营养素的摄入量。该方法相对简单，且节省人力及物力，适用于群体的大样本调查，但不适合用于分析个体的膳食摄入情况。

3. 膳食回顾法　又称 24 小时膳食回顾法，调查时需要监护人思路清晰，借助膳食模型询问儿童连续 3 天各种食物的食用量，并根据食物成分表计算并得出儿童每日能量及各营养素的摄入量。该方法简单易行，但存在主观的回忆偏倚。

4. 食物频率法　让监护人估计儿童在一段时间内（如每周）食用食物的名称、频率及份额大小的方法，结果可反映儿童长期摄入能量及营养素的情况，常用于慢性营养相关性病的调查。定性食物频率法只记录食物名称及频率，不收集食物份额大小；定量食物频率法需要借助食物交换份模型让家长估计儿童摄入食物的份额。调查结果既可了解儿童的能量、营养素摄入情况，也可以了解儿童的膳食习惯和既往膳食模式中存在的缺点，有助于个体化膳食方案的制订及宣教工作的开展，但该方法同样存在回忆偏倚。

5. 化学分析法　收集儿童一日膳食中所有摄入的食物（双份饭菜法是最准确的收集方法），通过实验室检测分析所有食物的营养素含量。该方法能够准确分析出儿童的全天摄入的能量及营养素情况，但调查成本高，且费时费力。

四、儿童的合理营养

合理营养是指每日从食物中获得的能量和营养素含量及比例能够满足不同生长发育阶段儿童的生理需要，并使其身体处于健康状态。营养失衡是指由不同原因引起的单一或多种营养素的缺乏或过量而导致的亚健康或疾病状态，包括营养缺乏和营养过量两种表现。

在综合分析了我国不同年龄阶段儿童的营养和健康状况后，我国营养学专家们探究了合理膳食、饮食行为与儿童健康的关系，更加全面、详细地为各年龄阶段儿童提出了膳食方面的建议。包括 7~24 月龄婴幼儿平衡膳食宝塔、学龄前儿童平衡膳食宝塔等图片工具,均可在中国营养学会的官方网站中下载,它们是中国营养科技工作发展进程的重要标志,也是指导性最强的参考资料。各位儿科营养工作者可将上述图片工具制作成展板挂在诊室内,作为健康宣教的手段之一。

五、实验室指标

一些实验室指标有助于判断儿童的营养状态。例如:血清白蛋白的半衰期较长(18~20 天),持续的低蛋白血症是诊断营养不良的可靠指标之一;前白蛋白和视黄醇结合蛋白的半衰期(分别为2~3 天和 0.5 天)均较短,对蛋白质的储存情况敏感度更高,是动态观察儿童营养状态的良好指标;血脂测定(总胆固醇、甘油三酯、高密度脂蛋白及低密度脂蛋白)是评价儿童脂代谢情况的良好指标;血清钙、铁、锌、铜、镁、维生素 A、维生素 E 及 25-(OH)D 等指标有助于判断矿物质及维生素的营养状态。

除上述指标外,体脂百分比、脂肪质量指数和瘦体重指数也是评价儿童营养状况的常用实验室指标,已有研究为非西班牙裔黑人、非西班牙裔白人和美籍墨西哥人制订了上述指标的参考百分位数,但还没有可用于中国儿童的参考值。

第二节　营养诊疗流程

合理的营养支持可帮助存在营养风险的儿童改善临床结局。对于不存在营养风险的儿童,滥用营养支持无法使其获得收益,还会增加不良临床结局的发生风险。因此,营养诊疗流程首先是对门诊/住院儿童筛查营养风险,对存在风险的儿童进行综合评估(病史、查体、辅助检查结果、膳食评估数据等信息),制订个体化的营养支持方案,最后审核营养支持效果。营养诊疗的目标是优化儿童的营养状况、维持/改善疾病期的生长发育和机体功能、改善临床结局。

一、营养风险筛查

营养风险是指营养因素导致患者发生不良临床结局的风险,有必要对每个门诊/住院患儿均定期筛查营养风险。目前可用于儿科患者的营养筛查工具种类较少,且没有对最佳的方法达成共识,在应用过程中需要根据实际情况选择工具,并需要制订统一的操作流程和标准。

1. 儿科营养不良筛查工具　儿科营养不良筛查工具(Screening Tool for the Assessment of Malnutrition in Paediatrics,STAMP)的评价指标包括对疾病的营养风险(0 分、2 分、3 分),营养摄入情况(0 分、2 分、3 分)和人体测量数据(0 分、1 分、3 分)作出评估。总分 0~1 分为低风险,2~3 分为中等风险,≥4 分为高风险。该方法需要操作者掌握各种疾病的定义、对患儿的食物摄入情况有良好的评估及预判能力、熟练掌握儿童生长发育规律。良好操作的 STAMP 对住院患儿的营养风险敏感度和阴性预测值可达 100%,阳性预测值在 50% 左右,特异度约为 90%。

2. 营养状况和生长风险筛查工具　营养状况和生长风险筛查工具(Screening Tool Risk on Nutritional Status and Growth,STRONGkids)的评价指标包括主观临床评估(1 分),高风险疾病(0 分、2 分),膳食情况(1 分),以及体质量的丢失和增长缓慢(1 分)。总分 0 分为低风险,1~3 分为中等风险,4~5 分为高风险。在评估过程中,STRONGkids 对专业知识要求较高,体重丢失的程度较难量化。良好操作的 STRONGkids 在敏感度和阴性预测值上均可达 100%,阳性预测值在 50% 左右。

3. 主观全面营养评估　主观全面营养评估(Subjective Global Nutritional Assessment,SGNA)包括儿童近期身高、体重的变化;父母的身高;膳食摄入情况;胃肠道症状的出现频率及持续时间;目前主观功能及近期的变化情况,机体特定位置的脂肪和肌肉的消耗和水肿情况,是否存在特定的既往特征,基础代谢需求,以及营养不良相关体征。SGNA 过程较为烦琐,对评估者的专业水平要求较高,在膳食评估中要对食物种类、摄入量、频率、食欲等信息作出评估;目前主观功能及近期变化情况需要评价儿童的警觉能力、奔跑和玩耍能力、学校出勤率和睡眠时间等。良好操作的 SGNA 在敏感度上可达 96.5%,特异度可达 72.5%,阴性预测值可达 99.5%。

4. 儿童营养风险评分　儿童营养风险评分(Pediatric Nutrition Risk Score,PNRS)的评估内容包括食物摄入减少 50%(1 分)、疼痛(1 分)和疾病的严重程度分级(1 分、3 分)。总分 0 分为低风险,1~2 分为中等风险,3~5 分为高风险,该方法易受主观判断影响,临床可靠性还有待于进一步研究,目前应用不广泛。

5. 儿科 Yorkhill 营养不良评分　儿科 Yorkhill 营养不良评分(Pediatric Yorkhill Malnutrition Score,PYMS)的评价指标包括 BMI(1~2 分)、近期体重变化(1~2 分)、进食量变化(1~2 分)和近期用药对营养状态的影响(1~2 分)。总分 1 分为中等风险,≥2 分为高风险。PYMS 与 STAMP 和 STRONGkids 均具有较高的一致性,敏感度可达 95%,特异度为 77%,阳性预测值为 84%,阴性预测值为 93%。

二、门诊患者的营养评估

门诊患者的营养评估制度需要医院制订政策,作为对门诊患者进行评估时必须遵循的操作流程,目的是确保对门诊患者及时准确评估,更全面了解患者的基本情况,掌握患者的营养需求,做出诊断,制订适合于患者的营养治疗方案。

对于初诊患者,营养评估内容包括:就诊日期和时间、主诉、现病史、既往史、用药史、详细的喂养史、生长、社会史、对诊断有意义的相关体征、营养风险筛查、营养评估、辅助检查结果及分析、诊断、营养教育 / 干预、制订随访计划;对于复诊患者,评估内容包括但不限于:就诊日期和时间、复习病史、掌握主要病情变化(症状、体征、用药等改变),掌握营养干预的完成情况、患者的耐受情况、复评营养风险、对比营养干预前后儿童的营养状态及辅助检查结果、诊断修正、调整营养治疗方案、健康宣教。

三、住院患者的营养评估制度

住院患者的营养评估作为制度必须要有医院的政策支持,且步骤必须规范,由有丰富儿科经验的营养师或儿科专业人员实施,其目的在于:①记录儿童营养参数基线;②确定儿童营养风险因素;③鉴别特定的营养素缺乏;④明确并建立个体营养需求;⑤确定医疗、心理及营养支持的社会经济因素。所有的患者应该在入院后 24 小时内进行营养风险筛查,结果必须记录,对存在营养风险的儿童进行营养干预。干预前要评定儿童营养需求(能量、三大营养素、液体、电解质、微量营养素),做营养支持相关的系统回顾(详细的喂养史、误吸风险评估、社会史、胃肠道功能、肠道及血管通路情况等)。对筛查无风险的儿童和已进行过干预的儿童都要定期复评营养风险,对出院者也要复评并给予营养指导,制订门诊随诊计划,营养评估流程见图 7-2-1。

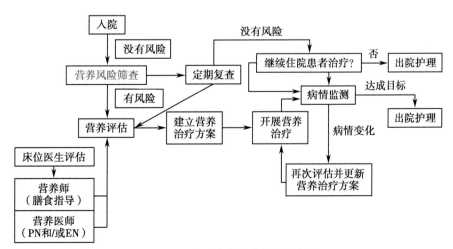

图 7-2-1　住院患者的营养评估制度

四、病史采集

病史采集是营养风险筛查和评估的基础,应包括完整的病史、用药史、准确的生长及体格测量数据、完整的生长史、社会史、膳食观察及记录数据、诊断研究。

1. 病史　收集病史应包含现病史和既往史。现病史主要询问病因、诱因、疾病的持续时间、主要症状、伴随症状,以及发病以来饮食、二便和体重的变化;诊疗经过主要询问就诊史,曾做过哪些检查及治疗,治疗效果如何。既往史要询问饮食习惯、进食速度、平素有无腹痛或腹胀、排便习惯及性状、家族史、食物及药物过敏史、手术史等,上述因素都可能与营养不良的危险程度有关,也可能影响营养干预策略的制订。

2. 用药史　收集药物治疗史非常重要,一些用于治疗胃食管反流、流涎、便秘或癫痫等疾病的药物会影响儿童的进食功能,例如丙戊酸、加巴喷丁、托吡酯、唑尼沙胺及非氨酯药物,可能会影响食欲并导致体重增加或减轻;一些抗癫痫药会影响儿童的意识,从而减少口腔运动并导致呼吸不畅;吡咯类药物用于减少口腔分泌物,但会加重便秘。巴氯芬、苯海索能减轻痉挛,但会增加儿童的基础能量消耗。

3. 生长史　收集儿童就诊时的体格测量数据可与同年龄儿童的参考值比较来横向判断儿童的生长情况;收集儿童在生后不同时间点的生长数据可用于纵向评价儿童的生长速度,在此基础上追问出现生长异常的时间点还有助于发现导致生长异常的病因。了解父母的身高有助于判断儿童的生长潜力。

4. 社会史　儿童的营养干预需要一些特殊的家庭护理,会对监护人的工作和社会活动造成不同程度的影响。在制订营养干预措施之前,有必要对儿童及家庭的社会背景做必要的了解,如儿童就学情况、行为能力及自律性、学校时间内的饮食情况、日常的药物治疗等;需要考虑的家庭因素包括监护人的工作时间、学习,以及提供家庭护理的能力、营养干预价格与家庭收入的平衡、医疗保险等。

5. 体格测量　体格测量数据可以反映儿童的营养状况。用标准的方法和仪器可以测得准确的身高/身长和体重,测量方法见本章第一节的人体测量部分。

6. 体格检查　医生/营养师需要具备良好的临床营养学知识,在体格检查中识别儿童有无营养不良、生长迟缓、超重及营养相关性疾病的体征。例如淡漠、嗜睡、低体温、显著的肌肉消耗、消瘦、皮肤干燥;弹性差提示蛋白质-能量营养不良;脂肪层过厚提示肥胖;生长及智能发育迟缓、湿疹、色素脱失和鼠尿气味提示苯丙酮尿症;面色、眼睑、口唇及甲床苍白提示存在贫血;方颅、囟门闭合延迟、牙齿发育障碍、鸡胸、肋骨串珠、肋缘外翻、下肢骨弯曲者可能是钙和/或维生素D缺乏;口角炎、皮炎伴有生长迟缓可能存在核黄素缺乏。此外,儿童的肌张力、智能发育及活动水平与儿童的基础代谢率密切相关,是热量供给的重要参考因素。

7. 膳食/摄入评估　膳食评估是评价儿童营养状况的基础,通过膳食调查可以充分了解患者每日能量,以及营养素摄入的量和质量,是判断营养摄入量情况满足儿童自身需求程度的重要依据。不同的膳食评估方法见本章第一节营养评估。对于一般的门诊儿童,常用膳食回顾法或膳食频率法来获得儿童的膳食数据;对于门诊的慢性病患儿及住院患儿,可为其建立饮食档案,由监护人用称重法获得膳食评估数据;对于使用肠外营养的患儿,医生可通过营养病历来记录每日液体量、三大营养素、矿物质、维生素的比例及入量,以及热氮比、糖脂比、糖速等指标。

五、营养治疗

营养治疗方式分为营养支持和行为干预。对吞咽功能障碍、生长迟缓、呕吐、食欲不佳、挑食、不良进食习惯和进食恐惧的儿童,首先确定其是否存在器质性病变,对于唇腭裂、食管瘘等器质性病变应将患儿交由专科医生处理;对没有器质性病变,但存在营养不良和营养风险的儿童需要进行营养支持,包括肠内营养(enteral nutrition,EN)及肠外营养(parenteral nutrition,PN),根据不同情况选择合适的途径及配方并定期观察干预效果。针对喂养困难和进食行为异常的儿童,行为干预可帮助他们建立正常的饮食行为。

1. 确定能量及营养素需求　儿童的能量需求

包括基础代谢、食物热效应、活动所需、生长发育所需，以及排泄所需。由中国营养学会制订的不同年龄儿童膳食能量需求见表7-2-1。慢性营养相关性疾病的能量需求可参照疾病的诊疗指南。医生/营养师应当客观判断儿童的营养素摄入需求。一些家长对儿童的进食量存在不恰当的期望，注意不要被其误导。

表 7-2-1　中国儿童膳食能量需要量

年龄（岁）/生理阶段	能量需要量（kcal/d）	
	男	女
0~0.5	90kcal/(kg·d)	90kcal/(kg·d)
>0.5~1	80kcal/(kg·d)	80kcal/(kg·d)
>1~2	900	800
>2~3	1 100	1 000
>3~4	1 250	1 200
>4~5	1 300	1 250
>5~6	1 400	1 300
>6~7	1 400	1 250
>7~8	1 500	1 350
>8~9	1 650	1 450
>9~10	1 750	1 550
>10~11	1 800	1 650
>11~14	2 050	1 800
>14~17	2 500	2 000

注：6岁以上儿童均为轻体力劳动者。

2. 选择营养治疗方式及配方　如果胃肠道功能存在，那么首先考虑使用EN，营养医师应严格掌握EN的适应证和禁忌证。其中具有良好口腔运动功能且吸入危险小的儿童可以选择经口途径喂养；有咀嚼、吞咽功能障碍导致不能经口摄入、经口摄入不能满足生长发育需求、吸收/代谢障碍、有极大吸入风险的儿童，可选择管饲喂养，其中短期使用且误吸风险小的儿童可使用鼻胃管；存在鼻腔疾病或早产儿可使用口胃管；胃食管反流较重、胃排空延迟、误吸风险高的儿童可使用鼻空肠管；需长期使用肠内营养的儿童可采用空肠造口。开展管饲喂养的科室应有专人掌握不同管道的置入方法及维护规范。（参考第四部分第三十二章肠内营养支持管理规范）对于EN摄入无法满足

能量及营养素需求的儿童，可用PN补足。对于胃肠道功能衰竭或预计短期无法进食的患者应采用完全肠外营养（total parenteral nutrition，TPN）；短期PN可选择外周静脉，长期PN宜选择中心静脉置管。

EN在配方的选择上，应同时根据不同疾病的营养需求给予个体化的膳食配方。例如：对肠蠕动减慢/便秘的儿童可提高膳食纤维的摄入；进食效率低下的儿童可利用增稠剂增加食物的稠厚程度来提高进食效率；乳糜胸/腹的儿童在脂肪的选择上应使用中链甘油三酯；对胃肠道功能弱的儿童在膳食氮的来源上可以选择短肽或氨基酸；对胃容量小的儿童可增强食物的能量密度以最大化的增加能量摄入；肾病综合征儿童可给予低钠低蛋白配方饮食；苯丙酮尿症儿童可给予低苯丙酮氨酸饮食等。

在使用PN时，营养医师应掌握PN及相关药物的适应证、用法用量，以及给药的质量控制方法与原理。开展PN的科室，应有专人掌握不同置管通路的护理规范（参考第三十三章肠外营养支持管理规范和第三十四章营养支持相关药物使用规范）。

3. 食谱设计和营养宣教　食谱适用于可经口/胃管进行干预的慢性营养相关性疾病患者。首先做膳食调查来了解儿童的日常膳食情况，既有助于了解患儿的饮食喜好，也可以直接分析出既往膳食模式中存在的问题，是食谱设计和营养宣教的基础。在确定能量需求后，可使用食物交换份法计算出食物交换份份数（1个交换份的食物提供90kcal热量），根据不同疾病的饮食治疗指南进行食物分配、编制食谱，可根据患者自身的饮食习惯做适当调整，最后进行营养宣教。例如某儿童，男，5岁，体重20kg，诊断为糖尿病，吞咽及胃肠道功能正常，每日总能量需求按照我国《儿童青少年糖尿病营养治疗专家共识》提供的公式计算为1 350~1 500kcal，约15~17个食物交换份；在食物分配上，谷薯类（主食）占8份（200g），三餐中分配为2：4：2，奶类1.5份，约250ml（1袋），可作为早餐或加餐，肉蛋类2.5份（125g），大豆类和蔬菜类各1份（25g和500g），油脂类2份（食用油20ml），该食谱提供1 440kcal热量，碳水化合物约占53%，

蛋白质约占 17%，脂肪约占 30%，符合糖尿病儿童的膳食能量分配原则；食用盐按指南为 3~6g/d，水果类在血糖稳定的情况下可额外多给 1 个交换份（约 200g 苹果）作为加餐。食谱制作完毕后向家长宣教糖尿病的营养治疗要点、注意事项、告知食物三餐分配、食物等份交换原则、指导烹饪方法等。食物交换份法简单、实用、便于计算，但并不精确。如为了保证食谱的精确性，也可以按照上述原则分配食物，设计 1 周内 21 正餐及加餐的食物选择及烹饪方法，根据中国食物成分表精确计算不同食物提供的营养素并对食谱进行改良。

4. 行为学调整 一部分儿童的喂养困难及进食行为异常可通过行为学调整来解决问题，不需要使用药物或特殊医学食品，例如进食行为问题及进食困难往往出现在婴幼儿时期，营养师应与监护人建立合作关系来促进婴幼儿良好进食行为的形成，包括鼓励但不强迫进食、限定时间（15 分钟内开始进食，开始进食后 30 分钟内完成进食）、提供的食物与口腔发育程度一致、鼓励自主进食及消费新食物、避免干扰、家长反映一致（儿童每餐的进食量不应受家长自身心情的影响）、只提供正餐和水使儿童尽快建立饥饿及饱腹感等方法。

六、结果审核

营养干预的结果审核内容通常包括生长发育指标的横向及纵向评估、耐受情况、实验室指标等。

【思考题】

1. 适用于群体的大样本调查，但不适合用于分析个体膳食摄入情况的是：

A. 称重法　　　　B. 记账法
C. 膳食回顾法　　D. 食物频率法

2. 对于不存在营养风险的儿童，仍对其进行营养支持：

A. 能够减少院内感染的发生风险
B. 会增加不良临床结局的发生风险
C. 能够住院时间缩短
D. 不能减少住院费用，但能够降低住院死亡率

3. 选择营养支持的配方选择上，正确的是：

A. 牛奶蛋白过敏的儿童可以选择适度水解配方
B. 进食效率低下的儿童可多加调味品来增加食物的香味
C. 对胃肠道功能弱的儿童在膳食氮的来源上可以选择短肽或氨基酸
D. 对胃容量小的儿童应尽可能延长用餐时间

4. 乳糜胸/腹的儿童在脂肪的选择上应使用：
A. 长链脂肪酸
B. 鱼油
C. 中链甘油三酯
D. 橄榄油

参考答案：1. B；2. B；3. C；4. C。

【参考文献】

［1］霍亭竹, 毛萌. 儿童体格生长评价相关问题. 中华儿科杂志, 2019, 57 (2): 158-160.
［2］BELL KA, WAGNER CL, PERNG W, et al. Validity of body mass index as a measure of adiposity in infancy. The Journal of Pediatrics, 2018, 196: 168-174.
［3］PAN L, LI X, F Y, et al. Psychological assessment of children and adolescents with obesity. Journal of International Medical Research, 2017, 46 (1): 89-97.
［4］DURAN I, MARTAKIS K, REHBERG M, et al. Reference centiles for the evaluation of nutritional status in children using body fat percentage, fat mass and lean body mass index. J Clin Densitom, 2020, 23 (3): 349-363.
［5］PAN L, LIU Y, FENG Y, et al. Nutrition risk profile of

62 408inpatients based on electronic health records in a tertiary children's hospital. Nutrition, 2021, 85: 111137.

［6］中国营养学会. 中国居民膳食指南 (2022). 北京: 人民卫生出版社, 2022.

［7］杨月欣, 苏宜香, 汪之顼, 等. 7~24 月龄婴幼儿喂养指南. 临床儿科杂志, 2016, 34 (5): 381-387.

［8］曹相原. 合理选择肠内营养配方. 中华重症医学电子杂志, 2018, 4 (01): 11-16.

［9］PASINI A, BENETTI E, CONTI G, et al. The Italian Society for Pediatric Nephrology (SINePe) consensus document on the management of nephrotic syndrome in children: Part I-Diagnosis and treatment of the first episode and the first relapse. Ital J Pediatr, 2017, 43 (1): 41.

［10］《儿童青少年糖尿病营养治疗专家共识 (2018 版)》编写委员会. 儿童青少年糖尿病营养治疗专家共识 (2018 版). 中华糖尿病杂志, 2018, 10 (9): 569-577.

［11］徐海青, 戴琼. 喂养困难与饮食行为问题. 中国儿童保健杂志, 2019, 27 (3): 233-235.

（张旭光   冯 一）

第二部分

儿童生长发育与营养

第八章 早期营养与健康

✎ 【学习目标】

掌握:生命早期营养对儿童近期和远期健康的影响。
熟悉:早期营养促进方法。
了解:生命早期营养的理论。

第一节 早期营养对儿童健康的影响

营养是儿童体格生长、神经系统发育及免疫功能的重要的物质基础,还可以通过遗传编程持续影响成年期健康,因此,早期营养对成年期慢性疾病的防控具有战略意义。

随着生命科学的进展,人们逐渐意识到膳食所引起的机体代谢的稳定和变化是环境和遗传交互作用的重要内容。因此,儿童早期发育、早期遗传编程和早期营养的膳食关系也越来越密切。从受精卵开始到后续的各个生命历程中,机体的健康始终承受到遗传因素、环境因素,以及两者之间交互作用的影响,整个生命过程中的健康状况是每一阶段各种因素的综合结果。营养是人类最主要、最基本的生命活动,也是影响健康的主要环境因素,尤其对处于生命起点及发展特殊阶段的胎儿、婴儿、幼儿,以及儿童和青少年。研究已证明,孕妇乳母和婴幼儿人群的营养不仅影响儿童体格生长、智力发展和疾病抵抗力,而且这些不同生命阶段之间存在着密切的联系,对成年期慢性疾病的防控具有战略意义。这种重要性已得到各国政府、科学界,以及卫生保健领域专家的关注和认同,也给儿童营养的临床认识和实践带来新的挑战。本节特别简述生命早期阶段营养的相关理论和临床意义。

一、早期营养对儿童近期健康的影响

1. 早期营养与儿童大脑发育 大脑发育在受孕后不久开始,并持续到童年期、青春期和成年早期。其中,生命早期大脑发育最快,到 2 岁时,儿童大脑的重量已接近成年人的 75%,神经元形成连接的速度达到每秒一百万次。大脑快速生长发育期特别容易受到各种内外因素的影响,营养是大脑结构形成和功能发育的最重要的外部环境之一。

大脑的生长需要各种营养素。蛋白质是脑的重要组成成分(在脑组织中约占 35%),也是实现细胞的兴奋与抑制的主要物质,通过对脑内一些神经递质的作用来影响脑功能和行为。此外,多种蛋白酶类物质,如丝氨酸 / 苏氨酸蛋白激酶,对神经元迁移、微管重塑、突触形成、皮质生成、空间学习和记忆至关重要。不饱和脂肪酸 N-3PUFA 参与生命早期神经髓鞘的形成、大脑发育、视网膜光感发育和成熟过程。微量营养素包括维生素 A,维生素 D,叶酸,以及铁、锌、钙、碘等在大脑神经发生、神经元增殖,以及突触形成、分化、调节神经递质的基因表达和神经可塑性等方面也发挥重要的作用。叶酸和维生素 D 参与多个基因启动子区域的乙酰

化和甲基化过程,影响表观遗传学的修饰作用。

动物和人类研究结果表明,营养素缺乏的时机、严重程度和长期性对大脑发育和随后的认知、情绪发展有不同影响。如孕 21~28 天叶酸缺乏或不足,使胎儿易于发生神经管缺陷,导致脑结构和功能不可逆的损害。早期蛋白质 - 能量营养不良会导致儿童认知缺陷,且与营养缺乏的程度呈正相关。婴儿期缺铁性贫血在 5 岁时得到完全纠正,其认知功能测试得分仍低于婴儿期没有缺铁性贫血的儿童;即使到了 10 岁,智力损害依然存在。

2. 早期营养与体格生长的促进　生命早期是儿童生长发育最快的阶段,从 10g 重的受精卵,发展为 3kg 重的胎儿,到 2 岁时体重增加 4 倍,身高达到出生的 1.7 倍。动物和临床研究证实,充足的营养是儿童良好的生长发育基础,营养素涉及儿童生长发育的各个阶段,能量和蛋白质摄入量与体重增速密切相关,微量营养素与儿童生理功能密切相关。近年来世界各国采取诸多努力改善人口营养状况并初见成效,亚洲、拉丁美洲和加勒比地区国家的儿童发育迟缓率有所下降,但营养问题依然存在。《2019 年世界儿童状况:儿童、食物与营养》报告首次提出营养不良的三重负担,即营养不足、过度肥胖和隐性饥饿(hidden hunger)。在全球五岁以下儿童中,有 1.49 亿儿童生长迟缓,近 5 000 万儿童处于消瘦状态,4 000 万儿童超重或肥胖。一半五岁以下儿童遭受着微量营养素不足而引起的隐性饥饿的困扰,隐性饥饿是指儿童在成长过程中缺乏必需的维生素和矿物质,从而导致儿童在成长的各个阶段缺乏活力。由于隐性饥饿经常被忽视,发现时通常已错过补救时机,因此这一问题带来的沉重代价更为隐蔽。

我国儿童营养状况随着经济的发展,有了明显改善,1975—2015 年每 10 年进行的 1 次全国 9 个城市及郊区儿童体格生长发育状况抽样调查该报告显示,儿童生长迟缓率呈现明显下降,城市超重检出率逐年增加由 2.71% 增加到 4.78%;贫困农村地区营养不良依然严重存在;"隐性饥饿"如微量营养素锌、维生素 A 和维生素 D 等缺乏的情况较为广泛。因此,面对这些营养问题的挑战,仍然需要重视并加大对儿童青少年营养改善的投入。

3. 早期营养对免疫功能的影响　儿童免疫系统的发育、功能成熟和维持受到基因和环境的影响。营养素作为生命早期最早和最重要的环境因素对儿童免疫系统的发育和功能发挥产生重大的影响。胚胎时期的免疫系统发育受母体环境的影响,至妊娠晚期,免疫细胞发育基本完成,但因缺乏环境因素(抗原和营养素)的刺激,新生儿的免疫功能极为低下。生后环境包括感染、疫苗和营养物质的供给等促使免疫功能逐步成熟。

蛋白质、碳水化合物、脂肪及微量营养素是构成免疫细胞和免疫分子的物质基础,营养素不足或缺乏,导致免疫功能降低,比如宫内营养不良或出生后蛋白质 - 能量营养不良,严重时可致胸腺萎缩,免疫细胞功能异常、补体活性下降,是引起婴幼儿严重感染和致死的重要原因。目前我国严重的蛋白质 - 能量营养不良已经降低,但微量营养素缺乏仍然存在。维生素 A、维生素 D 和铁缺乏多为亚临床性缺乏,无明显症状(如维生素 A 缺乏无干眼症,铁缺乏没有贫血,维生素 D 缺乏没有佝偻病),不易发现,但已出现明显的免疫功能障碍。

近年来发现,营养素不但是免疫系统的组成成分,合理的早期营养素供给还能促进免疫适宜的形成,增强抗感染和抗过敏能力,同时降低过度免疫反应引起的慢性炎症和非感染性疾病。如母乳喂养不仅提供特异性抗体、吞噬细胞等免疫活性物质保护婴儿免于呼吸道和消化道感染,母乳特有的营养素如长链不饱和脂肪酸和低聚糖组成,以及活性分子有利于婴儿免疫发育和调节,降低新生儿坏死性小肠结肠炎和过敏性疾病的风险。

二、早期营养与远期健康

(一)早期营养的理论

1. 健康与疾病的发育起源理论　20 世纪 80 年代,英国流行病学家 David Barker 教授通过系列研究发现,出生时和 1 岁时的低体重与成年期慢性疾病如心血管疾病密切相关。进而提出了"成人疾病胎儿起源"(fetal origins adult diseases)假说。即在器官发育的关键时期,当宫内不利环境包括营养、激素、感染,以及有害物质、损伤等作用下,胎儿出现异常的发育编程,引起器官结构或功能的长期改变,即使脱离不良环境其影响也难以改变,即程序化改变(development programmed)。1998 年,英国营养学专家 Lucas 通过观察新生儿生后不同喂养方式对后期生长发育影响的队列研究,证明儿童生长发育水平、肥胖和慢性疾病的风险与他们早期喂养方式密切相关,进而提出了"营养程序化"的概念,即在发育的关键期或敏感期的营养状况和喂养模式将对机体或各器官功能产生长期乃至终生的影响。生长发育的关键期不仅存在于子宫内和婴儿早期,儿童和青少年时期同样是生长发育的敏感阶段。

上述这些理论在许多国家的流行病研究中得到证实。2000 年后变更为"健康与疾病的发育起源"(developmental origins of health and diseases, DOHAD),即综合了基因和环境因素的程序化过程。营养是环境的重要组成部分,早期营养不良不仅影响近期儿童体格生长和脑发育,也增加成年期包括肥胖、代谢综合征、非酒精性脂肪肝病,以及肺部疾病、精神疾病等慢性病风险。因此,早期营养干预为成年期慢性疾病儿童早期预防开辟了新的思路。

2. 生命最初 1 000 天 为了更形象的强调儿童早期发展的重要性,2010 年 4 月在纽约召开的儿童早期发展营养国际高层会议上一致认同母亲和儿童是改善营养的关键,在全球推动改善婴幼儿营养为目的 1 000 天行动,即生命最初 1 000 天,改变人生,改变未来。生命最初 1 000 天指胎儿期的 280 天加上婴儿出生之后的 2 年 720 天一共 1 000 天。世界卫生组织定义为一个人生长发育的机遇窗口期,这期间的营养状况与一生的健康状况密切相关,生命 1 000 天的营养不足对儿童发育造成的损伤是不可逆转的。但改善母亲和儿童营养状况可以改善儿童的认知发育、个人收入和经济增长高的成本效益。

早期投入儿童的直接效益也得到芝加哥大学经济学教授詹姆斯·赫克曼研究的模型支持,詹姆斯·赫克曼是 2000 年诺贝尔经济学奖获得者,他通过多年的研究证明,不同时间的投资的成本效益存在显著差异。即儿童早期的投资回报率最高,成为干预的"机遇窗口"。

3. 生命历程理论 生命全程观强调以时间和社会的视角,从个人或群体或几代人的生活经验,寻找当前健康和疾病模式的线索,研究物质和社会环境的危险因素在围产期、婴幼儿期,儿童、青少年期、成年期及老年期长期对健康和疾病的影响,重点是研究生物、行为和心理因素是如何作用与整个生命过程及如何影响疾病的发生发展。并有研究证实,生命历程的累积作用不仅存在于个人,还可影响几代人,动物实验已证明,母亲营养不良影响子代出生大小和以后生长的情况,可延续几代(图 8-1-1)。如果早期对主要健康危险因素进行控制,则可达到疾病的早期预防和发生发展。从而大幅度提高整个社会的健康水平(图 8-1-2)。

上述这些理论的提出和大量研究证明儿童早期环境对发育编程的影响和远期后果,为保障和促进儿童健康,预防成年和老年慢性疾病提供了重要的科学依据。

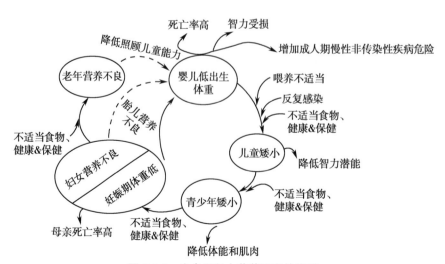

图 8-1-1 生命历程中营养不良的作用

引自:黎海芪.实用儿童保健学.2 版.北京:人民卫生出版社,2022.

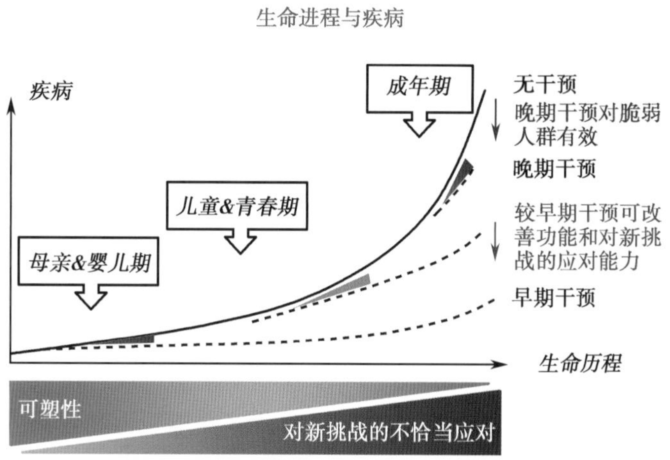

生命进程与疾病

图 8-1-2　慢性非传染性疾病预防的生命全程观

(二) 早期营养与表观遗传机制

表观遗传学包括从一个细胞世代复制到下一个基因组的标记的改变，这可能改变基因表达，但不涉及促其 DNA 序列改变的影响。因此，可能引起三种不同，但密切相互作用的：表观遗传机制、DNA 甲基化组蛋白修饰和非编码 miRNA，它们共同负责调节特定基因表达的强度和时间，不仅作用于胚胎和胎儿发育的细胞分化过程中，而且贯穿整个生命过程。

越来越多的实验证据表明，婴幼儿的喂养和合理膳食，通过三大基本代谢，是基因组表观修饰稳态的核心支撑之一。营养素参与的三大基本代谢，在体内提供能量、保证物质合成代谢和分解代谢的同时，在体内直接和间接参与表观遗传的化学修饰过程，改变机体的遗传特性，并将其传递给后代。这些营养素作为蛋白质的结构成分酶的辅助因子或甲基供体参与基因表达、DNA 合成、DNA 氧化损伤的预防，以及维持 DNA 甲基化的稳定。如细胞内蛋白质分解代谢中 S- 腺苷甲硫氨酸（S-adenosylmethionine，SAM）可调节组蛋白及 DNA 甲基化修饰，SAM 中的甲基为活性甲基，是体内最重要的甲基化直接供体。此外，微营养素对表观遗传的修饰调控及基因表达也发挥着重要作用，如叶酸作为一碳单位转移酶的辅酶，直接或间接地提供甲基，从而影响 DNA 和组蛋白的甲基化修饰，改变基因的表达；维生素 A 的代谢产物视黄酸与视黄酸受体复合物结合后可引起核小体组蛋白的 N 端尾部发生共价修饰，形成活性转录复合物，从而启动一系列的下游生物学效应，包括细胞的生长、神经系统的发育等。因此，当膳食摄入失衡，就可通过改变体内的代谢内环境，造成基因组的表观修饰异常，进而引起表观遗传调控的改变。

(三) 小结

胎儿期至生后 2 岁的不良营养环境影响儿童生长发育和免疫功能，并通过表观遗传机制影响机体代谢、免疫等生理功能，增加成年期慢性疾病发生风险。

第二节　早期营养促进策略

生命早期合理营养的策略和措施对成年期慢性疾病的防控具有战略意义。

临床观察和动物实验证实，生命早期阶段是成年期慢性疾病预防的最关键时期，早期合理的膳食种类和数量的均衡，在体内支撑表观遗传修饰的发育作用越来越重要，同时也为人们理解和做好妇幼保健领域中的膳食与营养工作，维系体内最重要的环境和遗传的交互作用过程，提供了明确而可靠的科学依据。2009 年后，已有 70 个国家将生命最初的 1 000 天作为干预的机遇窗口，主要开展营养干预项目,被全球经济学家公认为是世界发展投资最好的项目。近30年,我国政府对营养投入的迅速加大,成就显著,儿童体质和体格发育的水平取得很好的提高,从另一角度也很好地诠释了合理膳食营养支持下的儿童体内生化代谢环境与基因组交互作用的修饰关系。

早期营养策略主要针对妇幼人群。联合国营养问题行动10年(2016—2025)重点提出了孕产妇和婴幼儿营养的计划,强调改善孕前营养状况,保持孕期体重适当增加和充足微量营养素摄入,防止孕期营养不良或过度能量摄入导致的孕期糖尿病和代谢紊乱,进而降低子代患慢性疾病的风险。婴儿出生后,要保证生后6个月纯母乳喂养,从第6个月开始,除母乳外还应该补充一系列的适量的、安全的和营养素密集的辅食;盐和糖不应该添加到辅食中;母乳喂养可至2岁或更长。近年,中国制定了《"健康中国2030"规划纲要》和《国民营养计划(2017—2030)》,提出六项重大行动计划:

①生命早期1 000天营养健康行动,提高孕产妇、婴幼儿的营养健康水平;②学生营养改善行动,包括指导学生营养就餐,超重、肥胖干预等内容;③老年人群营养改善行动,采取多种措施满足老年人群营养改善需求,促进"健康老龄化";④临床营养行动,加强患者营养诊断和治疗,提高患者营养状况;⑤贫困地区营养干预行动,采取干预、防控、指导等措施切实改善贫困地区人群营养现状;⑥吃动平衡行动,推广健康生活方式,提高运动人群营养支持能力和效果。通过营养与卫生政策相结合,提升全民健康水平,并面向妇女、儿童、老人和贫困地区居民等脆弱全体实施有针对性的营养改善项目,最终实现从胎儿到生命终点的全程健康服务。

综上所述,早期营养促进已成为国家重要战略,应从孕期体重管理开始,防止孕期营养不良或过度能量摄入,生后鼓励母乳喂养,合理辅食添加,持续平衡膳食。

❓【思考题】

单选题

1. 什么阶段的营养不良会增加成年期慢病风险:

A. 成年期　　　　　B. 青春期

C. 学龄期　　　　　D. 学龄前期

E. 生命早期1 000天

2. 下面营养和免疫发育的关系错误的是:

A. 营养素是构成免疫细胞和免疫分子的物质基础

B. 蛋白质热能营养不良,严重时可致胸腺萎缩

C. 铁、锌是儿童免疫保护的主要微量元素

D. 不饱和脂肪酸与免疫无关

E. 维生素A缺乏对免疫功能的影响不易发现

多选题

1. 早期营养影响成年期健康的理论形成包括:

A. DOHAD理论

B. 生命1 000天的营养

C. 生命历程理论

D. 投资风险论

E. 环境决定论

2. 营养程序化"的概念,指:

A. 发育的关键期或敏感期的营养状况和喂养模式

B. 营养将对机体或各器官功能产生长期的影响

C. 生长发育的关键期仅指婴儿早期

D. 儿童和青少年时期同样是生长发育的敏感阶段

E. 早期营养不良与成年期慢病无关

3. 早期合理膳食建议包括:

A. 生命早期1 000天营养健康行动

B. 母乳喂养可持续到生后2岁

C. 指导学生营养就餐,肥胖干预

D. 盐和糖可以添加到辅食中

E. 孕期营养和体重管理

参考答案：单选题 1. E；2. D。多选题 1. ABC；2. ABD；3. ABCE。

【参考文献】

［1］XIE Q, LI C, SONG X. et al. Folate deficiency facilitates recruitment of upstream binding factor to hot spots of DNA double strand breaks of rRNA genes and promotes its transcription. Nucleie Aeids Res, 2017, 45 (5): 2472-2489.

［2］李晓南. 控制儿童青少年代谢综合征应从生命早期开始. 中国儿童保健杂志, 2013 (6): 456-458.

［3］张霆. 营养膳食与生命早期发育的表观遗传的认识进展. 中国儿童保健杂志, 2019, 27 (7): 7-10.

［4］中国发展研究基金会. 贫困地区儿童早期发展项目青海试点中期评估报告. 2011-11.

［5］蔡威. 生命早期营养经典. 上海: 上海交通大学出版社, 2019.

（李晓南）

第九章 妊娠期营养

 【学习目标】

掌握：孕期营养对子代的影响及膳食安排。
熟悉：孕期常见营养问题。
了解：孕期营养需求。

妊娠期是生命早期1 000天机遇窗口的第一个阶段。为了满足孕期母体生殖器官变化和胎儿的生长发育，母体对总体营养需求增加。胎儿是一个有一定独立性的机体，其消耗能量全部来自母亲饮食。母体供给胎儿生长所需要的物质由母亲血液经胎盘输送给胎儿，同时由胎盘将胎儿代谢产物及时送到母体排除。如果孕期营养不足，胎盘的正常代谢受到影响，胎盘细胞数目减少、重量下降，发生功能障碍，可能导致流产、早产、死胎及低体重儿的出生，对子代近期和远期健康都将产生重要的影响。

随着经济的发展和生活方式的改变，我国育龄期妇女超重、肥胖问题日益突出，孕期膳食结构不合理、身体活动不足，能量过剩和体重增长过多的现象较为普遍，铁、钙、碘、叶酸、维生素D等微量营养素缺乏在部分人群中依然存在。因此，妊娠期妇女的膳食应是由多种多样食物组成的平衡膳食以获得均衡营养，并根据胎儿生长速度及母体生理和代谢变化调整进食量，同时结合身体活动和健康的生活方式，保证孕期体重适宜增长和良好的妊娠结局。

第一节 妊娠早期营养需求

一、营养需要

(一) 胎儿早期发育特点

孕周从末次月经第一日开始计算，通常比受精时间提前2周。妊娠3周（受精后7~10日），受精卵在子宫内膜着床，并在母体中吸收营养，开始发育。妊娠10周（受精8周）内的人胚称为胚胎，胚胎初具人形，心、胃、肠、肝等内脏及脑部开始分化，能分辨出眼、耳、鼻、口、手指及足趾。自妊娠11周（受精第9周）起称为胎儿，妊娠12周末胎儿外生殖器已可初辨性别，胎儿四肢可活动。

(二) 营养素需要

1. 宏量营养素

(1) 碳水化合物：由于孕早期基础代谢率稍下降，所需要的能量和大部分营养素与孕前相比，需求未明显增加，但胚胎仍需要一部分能量以糖原形式储存，随后以葡萄糖的形式释放至胎儿血液循环，以供胎儿吸收，故妊娠早期应适当增加碳水化合物供给。特别是由于早孕反应，孕妇无法摄入足够的碳水化合物时，需要动员身体脂肪供能，当产生的酮体超过机体氧化能力时,血液内酮体的浓度上升,过高的酮体可通过胎盘进入胎儿体内,损伤胎儿大脑和神经系统的发育。因此,妊娠期女性特别是在妊娠早期必须保证每天摄入不低于130g的碳水化合物,相当于180g米或面食,550g薯类或鲜玉米。

(2)蛋白质:蛋白质是妊娠早期胚胎及其附属物的发育和增长的物质基础,如缺乏或供给不足,可引起胚胎坏死、胎儿畸形、身体过小等。因此,妊娠早期应摄入足量的优质蛋白质,如鱼、瘦肉、牛奶、蛋类。建议育龄期女性在妊娠前及妊娠早期膳食蛋白质摄入量为55g/d,至少不低于未孕时蛋白质的摄入量。蛋白质含量高的食物包括肝、蛋、瘦肉、大豆及其制品等,常见食物中蛋白质的含量(表9-1-1)。

表 9-1-1　常见食物中蛋白质的含量(每 100g)

食物名称	蛋白质 /g	食物名称	蛋白质 /g	食物名称	蛋白质 /g
黄豆	35.1	鸡	19.3	马铃薯	2.0
绿豆	21.6	鲳鱼	18.5	豆浆	1.8
羊肉(瘦)	20.5	带鱼	17.7	胡萝卜	1.4
猪肉(瘦)	20.3	河虾	16.4	黄瓜	0.8
牛肉(瘦)	20.2	鸡蛋	12.7	南瓜	0.7
猪肝	19.3	牛乳	3.0	苹果	0.2

(3)脂肪:妊娠早期孕妇对脂肪的需求与妊娠前基本相同,不必增加此类食物的摄取量,满足需求即可。

2. 微量营养素　叶酸是机体细胞生长和繁殖所必须的营养物质,孕早期叶酸缺乏可引起死胎、流产和胎儿神经管发育畸形。富含叶酸的食物有动物肝脏、蛋类、豆类、酵母、绿叶蔬菜、水果及坚果类。但天然食物中存在的叶酸是四氢叶酸的各种衍生物,均为还原型,烹调加工或预热易分解,食物利用率较低。目前推荐女性在妊娠前3个月至整个孕期每日口服叶酸补充剂400μg,并保证每天摄入绿叶蔬菜200g。

另外,当机体缺乏胆碱时,对叶酸的需求量也会相应增加。胆碱主要来源于食物中的脂质部分,鸡蛋是胆碱的主要食物来源,故妊娠早期女性应保证每日摄入1个鸡蛋。

其他如维生素 A、B_1、B_2、C 等的需求也都与非妊娠妇女基本相同,不需要过量补充,尽可能多地摄入富含天然维生素的果蔬,以满足妊娠早期对维生素的需求。需要注意的是,长期素食或食用肉类食物过少的女性,妊娠早期应调整饮食结构,多食用动物性食品,如肝、海鱼、红肉、鸡蛋等来增加维生素 A、铁、蛋白质、脂肪的摄入量。

二、膳食安排

妊娠早期膳食原则是:清淡适宜,少食多餐,保证碳水化合物及叶酸的摄入。在继续保持原有饮食品种的基础上,尽可能增加不同品种,以丰富食物的多样性及营养结构。低至中度身体活动水平的妇女备孕和孕早期一日食物推荐量见表9-1-2。

表 9-1-2　妇女备孕和孕期一日食物推荐量
(低至重度身体活动水平)

食物种类	建议量 /(g·d⁻¹) 备孕 / 孕早期
粮谷类	200~250
薯类	50
蔬菜类	300~500
水果类	200~300
鱼、禽、蛋、肉(含动物内脏)	130~180
奶	300
大豆	15
坚果	10
烹调油	25
加碘食盐	5
饮水量	1 500/1 700ml

引自:中国营养学会.中国居民膳食指南(2022).北京:人民卫生出版社,2022.

早孕反应是正常生理现象,反应不明显的孕早期妇女可继续保持孕前平衡。膳食孕吐较明显或食欲不佳者,不必像常人那样过分强调平衡膳食和规律进餐,可根据个人的饮食喜好和口味,选用清淡适口,容易消化的食物,少吃多餐,尽可能多的摄入食物,特别是富含碳水化合物的果薯类食物,避免脂肪分解产生的酮体对胎儿早期脑发育造成的不良影响。为了保证最基本的能量供应,每天必须摄取至少含有 130g 碳水化合物的食物,如米饭、面条、烤面包、苏打饼干等。随着孕吐的减轻,逐步过渡到平衡膳食。孕早期按照低身体活动水平的一日食谱举例如表 9-1-3。

三、生活方式

妊娠早期胚胎对环境因素的影响极为敏感,此时各种有害因素都可导致胚胎的损伤,甚至坏死。许多不良的生活方式和环境是引起早期胚胎死亡或胎儿畸形的主要因素。

(一) 生活环境

1. 吸烟　烟草和烟雾中含有大量的有毒物质,这些物质可随烟雾主动或被动吸入孕妇体内,导致胎儿脑、心脏发育不全、腭裂、唇裂、智力低下等先天缺陷,并可增加胎儿出生后发生过敏的风险,建议妊娠期间忌烟,并远离吸烟环境,避免二手烟。

2. 酒精　孕妇饮酒容易使胎儿患酒精中毒综合征,这种中毒胎儿的典型特征为:低出生体重、心脏及四肢畸形、中枢神经系统发育异常、智力低下。平均一周喝 4~5 杯葡萄酒即会损害胎儿的脑神经,导致儿童期多动症和智力低下,建议妊娠期间避免饮酒。

3. 咖啡　咖啡因对胎儿生长发育的影响目前仍存在争议,但较普遍认为,咖啡因大量摄入可能增加胎儿生长发育不正常的风险。一杯煮好的咖啡含有 70~140mg 的咖啡因,平均 95mg。成人每天摄入 80~250mg 咖啡因为低摄入量、300~400mg 为中摄入量、超过 500mg 为高摄入量。一般认为孕妇限制咖啡因摄入剂量少于 200mg,相当于 350ml 的普通咖啡。

4. 压力因素　怀孕是一个艰辛而又幸福的过程,积极的情绪会使胎儿发育更好,分娩时也会较顺利。反之,不良的情绪会使血液中有害于神经系统和其他组织器官的物质剧增,并通过胎盘影响胎儿发育。

(二) 体重管理

体质量增长是反映孕妇营养状况的最实用的直观指标,与胎儿出生体质量、妊娠并发症等妊娠结局密切相关。孕期体重适宜增长有利于保证母婴的营养,并获得良好的妊娠结局。从孕早期开始就应明确孕期适宜增重目标和每个阶段的增重速率。可根据孕前 BMI 选定对应的孕期体重增长范围(表 9-1-4),孕早期通常体重增长 0~2kg。孕期每周至少称重 1 次,使体重在整个孕期按计划适宜增长。

表 9-1-3　孕早期食谱

餐次	食物安排	能量(供能比)
早餐	包子 1 个(面粉 40g、牛肉 25g、胡萝卜 15g、香菇 10g),鸡蛋 1 个(50g),牛奶(250ml),烹调油(2g)	393kcal(22%)
点心	酸奶(150g),草莓(100g)	139kcal(8%)
午餐	杂粮饭(大米 75g + 杂粮 25g),清蒸鱼(鳊鱼 50g),青椒土豆丝(青椒 100g + 土豆 50g),清炒油麦菜(100g),烹调油(13g),碘盐(3g)	567kcal(32%)
点心	苹果 1 个(200g),鲜核桃 2 个(核桃仁 15g)	125kcal(7%)
晚餐	米饭(大米 100g),黄瓜胡萝卜炒鸡丁(黄瓜 100g,胡萝卜 25g、鸡肉 40g),广东菜心(100g),海带豆腐汤(海带 50g,豆腐 50g),烹调油 10g,碘盐(2g)	574kcal(32%)
合计		1 800kcal

表 9-1-4　中国妊娠期妇女体重增长范围和增重推荐值　　　　　单位：kg

妊娠前 BMI 分类	妊娠期体重总增长值范围	妊娠早期体重增长值范围	妊娠中晚期每周体重增长值及范围
低体重（BMI<18.5）	11.0~16.0	0~2.0	0.46（0.37~0.56）
正常体重（18.5≤BMI<24.0）	8.0~14.0	0~2.0	0.37（0.26~0.48）
超重（24.0≤BMI<28.0）	7.0~11.0	0~2.0	0.30（0.22~0.37）
肥胖（BMI≥28）	5.0~9.0	0~2.0	0.22（0.15~0.30）

注：BMI 单位为 kg/m^2。引自：中国营养学会.中国妇女妊娠期体重监测与评价：T/CNSS 009—2021.

四、常见问题和对策

1. 妊娠期呕吐　呕吐、食欲不佳是妊娠早期常见的反应，可影响营养摄入。在这一时期应以清淡、易消化的食物为主，少食多餐。食材宜选择富含碳水化合物、蛋白质的食物为佳，如将瘦肉、虾肉等剁成肉末熬粥。同时不必过分强调平衡膳食，以满足孕妇的口味为主，但必须保证每天摄入不少于 130g 的碳水化合物。

2. 便秘　妊娠期肠蠕动减弱，粪便在大肠停留时间延长出现便秘，因此孕期如果有便秘发生，应多喝水、多吃蔬菜、适量运动。

3. 小结　妊娠早期胎儿生长相对缓慢，所需能量和营养素并无明显增加，孕妇应继续保持孕前平衡膳食，以免体重增长过快。同时注意补充叶酸，常吃富含铁的食物，选用碘盐，清淡适宜，少食多餐，保证摄入必要量的碳水化合物的食物。

第二节　妊娠中、晚期营养需求

一、营养需要

（一）胎儿生长特点

孕 14~27 周末称为中期妊娠，孕 28 周及以后称为晚期妊娠。妊娠中期开始胎儿生长速度加快，各器官及神经系统迅速发育，并具备基本功能。胎儿的听觉、味觉、嗅觉、视觉及触觉开始在大脑专门区域发育，神经元之间的相互联通不断增多，并逐渐形成各种感觉机能。妊娠晚期胎儿大脑高级神经功能逐步发育，神经系统和各器官的结构和功能进一步发育成熟。

妊娠中晚期是胎儿体重主要增长期，胎儿、胎盘、羊水量都在持续增长，母体需要更多的营养来满足胎儿及其附属物的正常发育。

（二）营养素需求

1. 宏量营养素

(1)碳水化合物：碳水化合物是人类能量的主要来源，约占所需能量的 40%~80%。孕期能量需要增加主要是靠增加碳水化合物的摄入。由于孕期各种妊娠相关激素分泌增加，胰岛素抵抗更加明显，容易发生妊娠期糖尿病，因此建议孕期碳水化合物的摄入尽量采用低生糖指数（glycemic index，GI）的食物如全谷物、杂粮类、蔬菜、水果等，减少血糖的波动。

(2)蛋白质：妊娠期增加摄入的蛋白质主要用于满足胎儿生长、胎盘发育、羊水、血容量增加等需要，蛋白质的增长情况可以反映母体和胎儿的生长情况，在孕早期需要增加的蛋白质很少，但随着妊娠继续需要量迅速增长，孕期增加的蛋白质约 82% 是在妊娠后半期所积累的。蛋白质摄入不足可能对胎儿的出生体重造成影响。人类脑细胞增殖与增大最关键的时期是在妊娠 10 周至出生后 1 年内，如此期出现蛋白质、热量供给不足，可导致胎儿脑发育和髓鞘形成障碍，严重时出现精神和智力异常、反应迟钝。奶、鱼、禽、蛋、瘦肉是膳食优质蛋白质的主要来源,它们是牛磺酸的主要来源,牛磺酸与视网膜和脑发育密切相关。孕期选择动物性食物应首选鱼类。建议从孕中期开始,在孕前膳食的基础上增加奶类 200g/d,孕中期增加动物性食物(鱼、禽、蛋、瘦肉)50g/d,孕晚期需再增加 75g/d(合计增加 125g/d),以满足整个孕期对优质蛋白质、维生素 A、钙、铁等营养素和能量增加的需要。

(3)脂肪:脂肪在供给人体能量方面起着重要作用,同时也是人体组织细胞的组成成分。妊娠中晚期若缺乏脂肪,可影响胎儿体重增加。事实上,在妊娠期摄入脂肪的质量比摄入总量更重要,这个时期有必要增加食物中多不饱和脂肪的比例,而非单纯增加总脂肪的摄入量。

人体除了从食物中获得脂肪酸外自身也能合成一部分脂肪酸,但有的脂肪酸人体不能合成,而对维持人体健康十分重要,称为必需脂肪酸,包括亚油酸(n-6)和亚麻酸(n-3)。亚油酸富含于所有的植物油,α- 亚麻酸在大豆油、低芥酸菜籽油和核桃油中含量较丰富。α- 亚麻酸是合成二十二碳六烯酸(DHA)的前体。这类脂肪酸对胎儿的生长及中枢神经系统的发育十分重要,必须从膳食中补充。在孕期脂肪的推荐摄入量应占总能量的 20%~30%,其中亚油酸营养素参考摄入量(reference nutrient intake,RNI),为 13g/d,亚麻酸 RNI 为 1.4g/d,推荐比例为(4∶1)~(6∶1)。研究表明,尤其在孕晚期,胎儿大脑和视网膜中 DHA 浓度持续增加,需要足量摄入。DHA 在鱼类、坚果类、蛋类中较丰富。母体通过摄入含丰富脂肪酸的食物和转化代谢,最终生成二十二碳六烯酸(DHA)和花生四烯酸(AA),优先通过胎盘向胎儿传送。DHA 和 AA 是胎儿脑部发育和视网膜发育不可缺少的重要营养物质,在出生后的头几个月里,对婴儿的神经运动系统的发育起到至关重要的促进作用。

天然的不饱和脂肪酸,大多以「顺式」键结构存在,双键上两个相邻的氢原子位于于同一侧面,称之为顺式脂肪酸。而反式脂肪酸是双键上相邻两个氢原子位于不同侧面。人造的反式脂肪酸主要来自油脂的氢化和精炼和食品加工,其摄入将会提高心血管疾病风险、诱发糖尿病发生及导致肥胖,故应减少食用油炸食品或零食,以限制反式脂肪酸的摄入。

为了保证多不饱和脂肪酸的摄入,建议每周食用 2~3 次(约 340g 左右)海鱼或淡水鲈鱼等含 DHA 丰富的鱼类,以提供对胎儿及视网膜发育有重要作用的长链多不饱和脂肪酸,不需要另外再服用鱼油胶囊。也不建议每周食用超过 3 次以上的海鱼,这并不能提供额外的益处。

2. 微量营养素

(1)维生素 A:维生素 A 参与胚胎发育和生育功能的维持,母体维生素 A 水平是影响胎儿和新生儿维生素 A 营养状况的主要因素。妊娠期维生素 A 缺乏或过量,可增加胎儿不同时期发生先天畸形风险,特别是眼、头颅和心肺的异常。静脉血维生素 A 浓度测定是目前最广泛的评估人群维生素 A 水平的方法。通常血浆维生素 A 浓度<0.70μmol/L,为维生素 A 缺乏判定标准。

我国孕妇严重维生素 A 缺乏已不常见,但边缘性缺乏多见,故应适当增加维生素 A 摄入量,特别是动物来源的维生素 A,如动物肝脏、鱼、各类奶制品等。维生素 A 只存在于动物性食物中,大量摄入可能引起维生素 A 中毒,而维生素 A 前体的胡萝卜素广泛存在于植物性食物中,不仅没有毒性,还有抗氧化和清除自由基的作用。畸胎学会推荐的维生素 A 的补充量应限制在 8 000IU/d,妊娠期摄入过量的维生素 A 有致畸风险,如需额外补充含维生素 A 的营养素补充剂,需在医生指导下进行。

(2)维生素 B_{12}:人体维生素 B_{12} 需要量极少,均从食物中摄取,只要饮食正常,就不会缺乏。但在妊娠期,蛋白质合成代谢及线粒体能量转换会增强,这对维生素 B_{12} 的需要量会增加,易引起维生素 B_{12} 不足或缺乏,导致妊娠期高血压疾病、妊娠期肝内胆汁淤积症等妊娠并发症的发生,同时也能引起胎儿脑积水、胎儿生长受限、新生儿甲基丙二酸血症等。国外一项研究显示,体内叶酸充足但维生素 B_{12} 缺乏的孕妇,容易分娩消瘦但脂肪沉积过多的婴儿,且子代在远期也更易发生胰岛素抵抗和糖尿病。

鼓励孕妇孕期饮食多样性,特别是长期素食或食用肉类食物过少的女性,妊娠期应调整饮食结构,食用动物类食物或食用酵母来补充维生素 B₁₂。

(3)其他 B 族维生素:B 族维生素有利于母亲在妊娠期维持良好的健康状态,同时满足胎儿生长及大脑发育的需要。即使母体内 B 族维生素缺乏并不明显,也可对胎儿造成一定的影响。许多研究证明妊娠期妇女缺少维生素 B 族,可造成胎儿精神障碍,出生后易有哭闹、不安、烦躁等症状。

我国居民以精炼谷物为主食,饮食过于精细,故妊娠期妇女缺乏 B 族维生素的风险较高。建议妊娠期饮食均衡多样化,多吃富含绿叶蔬菜和未经加工的全麦谷物饮食,以确保足量 B 族维生素的摄入。

(4)维生素 D:维生素 D 是维持机体生命的必需营养素,它是钙磷代谢的重要调节因子,维持钙磷的正常水平,对正常骨骼的矿化、肌肉收缩、神经传导起着重要作用。在妊娠期,维生素 D 在维持母体的免疫功能、神经系统功能和体内钙稳态等方面起着重要的作用,同时对胎儿生长发育也至关重要。胎儿生长发育所需要的维生素 D 完全来源于母体。母亲缺乏维生素 D 会给胎儿骨骼和牙齿的发育带来负面的影响,可导致新生儿颅骨软化、骨量减少、儿童佝偻病的发生,并增加子代低出生体重、新生儿低钙血症、心力衰竭、儿童期过敏性疾病的发生风险。

我国孕妇维生素 D 营养不足或缺乏较为常见。天然食物中维生素 D 的含量较低,动物肝脏、蛋黄、奶油中相对较高。人体皮肤经紫外线照射可以合成维生素 D,充足日光照射被认为是预防维生素 D 缺乏的最安全、价廉和有效的手段。阳光和紫外线的强度受地域和季节的影响。夏季暴露皮肤的部位较多,每天阳光照射 10 分钟左右,所合成的维生素 D 即可满足身体需要。对生活在高纬度地区、冬季缺乏阳光或户外活动不足,不能通过日光照射合成维生素 D 的妇女,可服用维生素 D 补充剂 ≥ 10μg/d,但最高剂量不超过 50μg/d。

(5)钙:怀孕 18 周起胎儿骨骼和牙齿开始钙化,至分娩时新生儿体内约有 30g 钙沉积,这些钙主要在孕期逐渐沉积于胎儿骨骼和牙齿中。妊娠中期每天需沉积 50mg,妊娠晚期每天沉积增至 330mg。有研究证实,新生儿出生身长与脐带血中钙离子浓度有关,母体缺钙,严重影响胎儿宫内发育。

随着妊娠的进展,钙的吸收率逐渐增加,孕前期、孕早期、孕中期及孕晚期的吸收率分别是 36%、40%、56% 和 62%。我国妇女孕期钙摄入量差异较大,为 362mg/d 到 1 050mg/d,孕早期、孕中晚期及哺乳期钙的 RNI 分别为 800mg/d、1 000mg/d 和 1 200mg/d。考虑到我国妊娠妇女饮食中钙摄入不足,在妊娠后期(20 周以后)可补充钙剂 600mg/d,以降低妊娠期高血压疾病的发生风险。对于部分经产妇、年龄偏大或有下肢肌肉痉挛等缺钙症状的孕妇可提前补钙,但不宜过早,如在 14 周以前,因为许多孕妇有较明显的早孕反应,钙剂可能影响食欲。正常的血钙浓度为 2.25~2.75mmol/L,低于这个范围则被认定为钙缺乏。我国妊娠期妇女钙缺乏现象普遍,奶制品是孕期补钙最好的食物来源,孕期应增饮奶类,同时通过提高钙的吸收率来适应钙需要量的增加,但仅通过食物中钙的摄取是不够的,所以孕中期开始就需要通过额外补充一定剂量的钙剂,使钙摄入总量达到 1 000mg/d,孕晚期达到 1 200mg/d。

(6)碘:碘元素对维持母儿的甲状腺功能及胎儿神经系统发育至关重要。碘缺乏导致甲状腺素合成不足,严重损害胎儿大脑发育,导致发育落后、智力低下、反应迟钝;严重者导致先天性克汀病,表现为矮、呆、聋、哑、瘫等症状。

由于妊娠期中晚期新陈代谢增强,甲状腺素合成增加,对碘的需要量显著增加,WHO 和联合国儿童基金会(United Nations International Children's Emergency Fund,UNICEF)推荐妊娠期妇女碘的摄入量为 250μg/d,比非妊娠期 100~150μg/d 增加近 1 倍。碘盐为孕期补碘最佳食物,碘盐中加碘量按国家规定为 25mg/kg,推荐盐摄入量为 6g/d,但即使妊娠期坚持食用加碘盐,每日摄入的碘元素也只达到妊娠期推荐量的一半。为满足孕期对碘的需要,建议孕妇每周摄入 1~2 次富含碘的海产食品,如海带、紫菜、贝类等。

根据 WHO 妊娠妇女碘营养的评估标准,中国约 50% 妊娠妇女处于碘缺乏状态,其中约 60% 为轻度碘缺乏。轻中度碘缺乏的妊娠期妇女,建议在妊娠 12 周之前开始补碘,如果在 12~20 周开始补碘,则对子代神经发育的益处则消失,对于严重碘缺乏的地区,开始补碘的最佳时期是在妊娠前至少3个月或妊娠初期。

(7)铁:铁是人体必需的微量元素之一,是妊娠期需求量增加最明显的营养素,整个孕期约额外需要 600~800mg 铁,铁元素缺乏可导致母体缺铁性贫血。当母亲铁元素储备不足时,胎儿铁元素需求亦不能得到保障,对母体和胎儿的健康均会产生许多不良影响,不仅增加孕产妇、围产期死亡的风险,还会导致早产、低体重儿及儿童期认知障碍的发生。

我国缺铁性贫血是孕妇中常见的营养缺乏病。动物血、肝脏及红肉中含铁较为丰富,且所含的铁为血红素铁,其生物利用率较高,可通过适当增加这类食物的摄入来满足孕期对铁的额外需要。目前推荐女性在妊娠期孕中晚期每天尽可能增加 20~50g 红肉,每周吃 1~2 次动物内脏或血液。除了饮食补充,还应每天补充 60mg 元素铁,从孕早期至哺乳结束。需要注意的是,单纯补充铁元素会影响其他营养素如锌、铜的吸收,应同时补充叶酸和其他营养素。不同种类的含铁食物铁的吸收率差异较大,有些<1%,有些则>50%,并且与机体的铁营养状况相关,总体来讲,我国常用膳食的铁的吸收率约为10%。需要注意的是,无论是钙盐还是乳制品中的钙均会影响铁的吸收,并且对血红素铁和非血红素铁的抑制强度没有差异。一餐中摄入 300~600mg 钙时,对铁的吸收抑制作用高达60%,因此应避免钙剂、铁剂同时服用,特别是对缺铁性贫血较严重的孕妇,如补铁治疗效果不理想的时候可考虑暂停钙剂的补充,以利于铁的吸收,及早纠正贫血。研究证实维生素 C 是促进三价铁还原为二价铁的确定因素,补铁的同时补充维生素 C是有益的。

(8)锌:胎儿的生长发育、免疫功能和神经系统发育离不开锌。妊娠期补充锌的效果尚不确定,现有证据表明,在低收入环境下,妊娠期补锌有助于减少早产。

女性在妊娠期对锌的需求量较非妊娠期增加40%,故妊娠期妇女应规律地摄入富含锌的食物。据化验,动物性食品含锌量普遍较多,每 100g 动物性食品中大约含锌 3~5mg,如瘦肉、鱼类、蛋黄等,并且动物性蛋白质分解后所产生的氨基酸还能促进锌的吸收。

(9)硒:硒在地壳中含量极微,它是谷胱甘肽过氧化物酶的必需组成成分,硒缺乏与克山病和大骨节病有关,有研究表明妊娠期肝内胆汁淤积症与缺硒可能相关。硒能激活机体免疫系统,提高免疫功能,能对抗汞、铅、砷等有毒元素的胚胎毒性作用。胎儿体内硒缺乏会导致自身保护机制降低、脂代谢紊乱,造成宫内生长发育受限;缺硒的新生儿尤其是早产儿可发生溶血性贫血,影响胎儿神经系统发育,甚至造成永久性的智力障碍。

硒在胎儿体内不能蓄积,需靠母体不断提供。孕妇每日硒的摄入量与非孕期妇女一致,美国医学研究所(Institute of Medicine,IOM)建议女性在妊娠期每日补充 65μg 硒。蛋类是含硒最丰富的食物,每 100g 蛋类食材中硒的含量达到 33.6μg,其次猪肉、动物内脏、海产品、洋葱、胡萝卜等也富含硒。所以妊娠期只要做到均衡饮食,母体就不会缺硒。另外,硒可耐受最高摄入量为 400μg/d,硒补充过量会出现肌肉麻痹、脱毛、指甲变形、肝硬化等中毒症状。

二、膳食安排

妊娠中晚期膳食原则是:适宜增加鱼、禽、蛋、瘦肉、海产品、奶类的摄入量;常吃含铁丰富的食物,多摄入富含维生素 C 的蔬菜、水果;烟草、酒精明确为胎儿生长发育的不利影响因素,有吸烟饮酒习惯的妇女必须戒烟禁酒,远离吸烟环境,避免二手烟;每周测量体重,维持孕期适宜体重增长。妊娠中、晚期的膳食安排可参照中国孕期妇女一日食物推荐量(低至中度身体活动水平)(表9-2-1)。根据孕中晚期营养素推荐量,一日食谱举例如表 9-2-2。

三、生活方式

继续重视体质量监测和管理,适量身体活动,使孕期体质量增长保持在适宜的范围,有助于获得良好妊娠结局。中国营养学会团体标准《中国妇女妊娠期体重监测与评价》推荐我国孕前体重正常妇女孕期增重 8~14kg,孕前低体重者增重 11~16kg,超重者增重 7~11kg,肥胖者增重 5kg。孕前不同 BMI 妇女孕期增重适宜范围及孕中晚期每周的增重速率参考值见表 9-2-3。

表 9-2-1　妇女孕中、晚期妇女一日食物推荐量

食物种类	孕中期	孕晚期
粮谷类 /g	200~250	225~275
薯类 /g	75	75
蔬菜类 /g	400~450	400~500
水果类 /g	200~300	200~350
鱼畜蛋肉 /g	150~200	175~225
奶 /g	300~500	300~500
大豆 /g	20	20
坚果 /g	10	10
烹调油 /g	25	25
加碘食盐 /g	5	5
饮水量 /ml	1 700	1 700

引自：中国营养学会．中国居民膳食指南（2022）．北京：人民卫生出版社，2022．

表 9-2-2　孕中晚期 2 250kcal 食谱举例

餐次	食物种类	能量（供能比）
早餐	三明治 1 个(吐司面包 70g,猪肉 20g,西红柿 50g,生菜 50g),牛奶 250ml,烹调油 2g	473kcal(21%)
点心	桃(150g),杏仁(10g)	126kcal(6%)
午餐	米饭(大米 100g),洋葱牛肉丝(洋葱 100g,牛肉丝 100g),双色花菜(白花菜 50g + 西蓝花 50g),炒丝瓜(丝瓜 100g),烹调油 13g,碘盐(3g)	638kcal(28%)
点心	猕猴桃 150g,蒸红薯 100g	168kcal(7%)
晚餐	玉米面馒头(玉米面 50g,小麦粉 50g),红烧带鱼(100g),清炒猪肝(20g),青菜炒千张(青菜 100g,千张 50g),紫菜蛋花汤(干紫菜 5g,鸡蛋 10g),烹调油 10g,碘盐(2g)	680kcal(30%)
点心	香蕉牛奶(牛奶 250ml,香蕉 50g)	162kcal(7%)

表 9-2-3　中国妊娠期妇女体重增长范围和增重推荐值

妊娠前 BMI 分类	妊娠期体重总增长值范围	妊娠中晚期每周体重增长值及范围
低体重(BMI<18.5)	11.0~16.0	0.46(0.37~0.56)
正常体重(18.5≤BMI<24.0)	8.0~14.0	0.37(0.26~0.48)
超重(24.0≤BMI<28.0)	7.0~11.0	0.30(0.22~0.37)
肥胖(BMI≥28)	5.0~9.0	0.22(0.15~0.30)

注：BMI 单位为 kg/m²。引自：中国营养学会．中国妇女妊娠期体重监测与评价：T/CNSS 009—2021．

平衡膳食和适度的身体活动是维持孕期体质量适宜增长的基础，身体活动还有利于愉悦心情和自然分娩。若无医学禁忌，建议孕中、晚期每天应进行不少于 30 分钟的中等强度身体活动，包括快走、游泳、孕妇瑜伽和各种家务劳动等。孕妇可根据自己身体状况和运动习惯选择，量力而行。体重增长过多者，应在保证营养素供应的同时控制总能量，增加身体活动；体重增长不足者，应当增加食物量和合理搭配，规律运动。

四、常见营养问题和对策

1. **妊娠期缺铁性贫血** 妊娠期铁的需要量增加是引起妊娠期缺铁性贫血的主要原因,治疗原则是补充铁剂和去除导致缺铁性贫血的原因。一般性治疗包括增加营养和食用含铁丰富的饮食。如猪肝、鸡血、豆类等。补充铁剂以口服给药为主,硫酸亚铁 0.3g 或琥珀酸亚铁 0.1g,每日 3 次,同时服用维生素 C 0.1~0.3g,促进铁的吸收。多数缺铁性贫血孕妇经补充铁剂后血象很快恢复,不需输血。当血红蛋白 ≤ 60g/L,接近预产期或短期内需行剖宫产术者,应少量、多次输红细胞悬液或全血。

2. **妊娠期糖尿病** 妊娠中晚期孕妇对胰岛素的敏感性下降,此时若胰岛素代偿性分泌不足,易发生妊娠期糖尿病。对母胎的影响取决于糖尿病病情及血糖控制水平,孕妇血糖高容易发生巨大儿、胎儿生长受限,胎儿心血管和神经系统畸形、早产等。妊娠期糖尿病的孕妇饮食控制很重要,妊娠中期以后,每日热量增加 200kcal,其中糖类占 50%~60%,蛋白质占 20%~25%,脂肪占 25%~30%。但要注意避免过分控制饮食,否则会导致孕妇饥饿性酮症及胎儿生长受限。大多数的蔬菜、全麦谷物不仅升糖指数低,还富含膳食纤维,有助于降低妊娠期便秘和妊娠期糖尿病的发生风险。故建议妊娠期糖尿病孕妇可以少食多餐,碳水化合物的摄入尽量采用低生糖指数的食物,减少血糖的波动。

3. **腓肠肌痉挛** 俗称"小腿痉挛",是我国妇女妊娠期一种常见症状,孕中晚期最明显。妊娠中晚期胎儿生长速度加快,更易造成孕妇钙营养不良,由于孕妇体内血清钙的降低使神经兴奋性增高而出现腓肠肌痉挛。可以通过食补和钙片结合来补钙,可有效缓解和预防腓肠肌痉挛,如牛奶、豆腐干、芝麻、深绿色蔬菜等这些食物含钙丰富。此外,维生素 D 可以帮助钙质的吸收,孕妇补钙要多注意晒晒太阳,若长时间无法接触阳光的孕妇,可以选择含有维生素 D 的钙片来补充。另外不要喝碳酸类饮料,防止钙流失。

五、小结

妊娠中晚期胎儿生长迅速,对各营养物质的需求较妊娠早期增加,特别是蛋白质、铁、钙、碘和维生素等需求。应适量增加奶、鱼、禽蛋和瘦肉摄入,同时进行适当的身体活动,维持体重的适宜增长。

❓【思考题】

单选题:

1. 孕期营养不足对胎儿的影响不包括:
A. 胎盘细胞数目减少
B. 胎盘功能障碍
C. 胎儿生长缓慢
D. 低体重
E. 巨大儿

2. 妊娠早期每日摄入的碳水化合物应不低于:
A. 110g   B. 130g   C. 150g
D. 180g   E. 200g

3. 妊娠前三个月至整个孕期口服叶酸补充剂的剂量为:
A. 200μg   B. 400μg   C. 600μg
D. 800μg   E. 1 000μg

4. 孕期补充维生素 D 最经济、安全、有效的方法是:
A. 充足阳光照射
B. 多摄入蛋黄
C. 口服维生素 D 补充剂
D. 多摄入动物内脏
E. 多喝牛奶

5. 妊娠期补充以下哪类元素可以降低妊娠期高血压的风险:
A. 铁   B. 硒   C. 碘
D. 钙   E. 锌

多选题:

1. 妊娠中晚期膳食原则正确的是:
A. 适宜增加肉类、海产品、奶类的摄入量

B. 常吃含铁丰富的食物

C. 多摄入富含维生素 C 的蔬菜、水果

D. 增加坚果类食物的摄入量

E. 少食粗杂粮

2. 妊娠期体重增长范围正确的是：

A. BMI<18.5kg/m²，孕期体重增加 11.0~16.0kg

B. 18.5kg/m² ≤ BMI<24.0kg/m²，孕期体重增加 10.0~14.0kg

C. 24.0kg/m² ≤ BMI<28.0kg/m²，孕期体重增加 7.0~11.0kg

D. BMI ≥ 28.0kg/m²，孕期体重增加 5.0~9.0kg

E. BMI 正常的孕妇无须控制体重增长

3. 妊娠期以下哪些元素的缺乏，会影响胎儿大脑或神经系统发育：

A. 碘　　B. 硒　　C. 蛋白质

D. 脂肪　E. 膳食纤维

4. 妊娠期糖尿病的孕妇每日的膳食原则是：

A. 控制饮食，避免碳水化合物的摄入

B. 少食多餐，以蔬菜、全麦谷物为宜

C. 少食多餐，以蛋白含量丰富的食物为主

D. 控制饮食，每日摄入热量 200kcal 为宜

E. 限制饮食，减少活动

5. 妊娠中晚期生活方式正确的是：

A. 额外补充营养元素 DHA

B. 每天不少于 30 分钟的中等强度身体活动

C. 户外活动，接触阳光

D. 膳食多样、平衡

E. 减少体力活动

参考答案：单选题 1. E; 2. B; 3. B; 4. A; 5. D; 多选题 1. ABC; 2. ACD; 3. ABCD; 4. BDE; 5. BCD。

【参考文献】

［1］BARKER D J. The fetal origins of coronary heart disease. ActaPaediatr Suppl, 1997, 422: 78-82.

［2］GLUCKMAN PD, LILLYCROP KA, VICKERS MH, et al. Metabolic plasticity during mammalian development is directionally dependent on early nutritional status. Proc Natl Acad Sci USA, 2007, 104 (31): 12796-12800.

［3］中国营养学会. 中国居民膳食指南 (2022). 北京: 人民卫生出版社, 2022.

［4］SMITH PF, SMITHA, MINERSJ, et al. The safety aspects of dietary caffeine. Australia: Report from the expert working group, 2000: 20-23.

［5］Hanson MA, Bardsley A, De-Regil LM, et al. The International Federation of Gynecology and Obstetrics (FIGO) recommendations on adolescent, preconception, and maternal nutrition: "Think Nutrition First" [J]. International Journal of Gynecology and Obstetrics, 2015, 131 S4: S213-253.

［6］陆玉玲, 妊娠期营养对母婴结局的探究. 哈尔滨医药, 2013, 33 (6): e014874.

［7］董彩霞, 荫士安. 中国孕妇营养与健康状况十年回顾. 中华预防医学杂志, 2018, 52 (1): 94-100.

［8］中华医学会内分泌学分会, 中华医学会围产医学分会. 妊娠和产后甲状腺疾病诊治指南. 2 版, 中华围产医学杂志, 2019, 22 (8): 505-539.

［9］NAGPAL T, SAHU JK, KHARE SK, et al. Trans fatty acids in food: A review on dietary intake, health impact, regulations and alternatives. J Food Sci, 2021, 86 (12): 5159-5174.

（周晓艳　肖丽萍）

第十章 婴幼儿的营养和喂养

第一节 婴儿营养与喂养

健康母亲的乳汁能满足婴儿 6 月龄内全部液体、能量和营养素的需要,并能提供免疫保护,应鼓励并支持母乳喂养;各种原因无法纯母乳喂养时,配方奶粉是婴儿最合适的代乳品。过渡期喂养包括辅食引入时间、食物的制备及引入方法,帮助婴儿顺利完成食物转换;充分认识婴幼儿喂养中常见问题并采取适宜方法早期干预,有助于婴幼儿长期健康的发展。

一、营养需要

(一)生长发育特点

自出生到不满 1 周岁为婴儿期。婴儿时期是儿童生长发育最快速的时期,是人生的第一个生长高峰。婴儿 1 周岁时体重可达到出生时的 3 倍,身长由平均 50cm 增长至 75cm,头围由平均 34cm 增长至 46cm。各系统器官的生长发育在持续进行,但功能尚不成熟,尤其是消化吸收功能尚未发育完善。胃多呈水平位,胃容量小,消化酶的活性需随年龄增长逐渐增加,肠道屏障功能较差,若喂养不当则容易发生消化不良和营养缺乏性疾病。同时,婴儿从母体获得的免疫抗体于生后 6 个月逐渐消

失,而自身免疫功能尚未发育成熟,抗感染能力弱,易患感染性疾病。婴儿期不仅是体格生长最快的阶段,同时也是脑发育和神经心理快速发展期。营养是保障婴儿正常体格生长和智力发育的基础。这一年需要科学的喂养方法为婴儿提供适宜的营养,为其一生的健康奠定良好的基础,否则不仅会影响婴幼儿阶段的生长发育,还会影响儿童期甚至成年后的生命质量。

(二)营养需要

这一阶段婴儿对营养素的需求高,为婴儿提供的食物和营养不仅需要均衡、全面,更要注意与婴儿生长特点和发育成熟状况相一致。为满足婴儿生长发育需要,应首先保证能量供给,其次是蛋白质。宏量营养素应供给平衡,比例适当。

婴儿对于能量的需要量因月龄、生长速度及体重的不同而异。根据《中国居民膳食营养素参考摄入量(2013)》推荐,0~6 月龄婴儿能量需要量为 90kcal/(kg·d),蛋白质适宜摄入量为 9g/d;7~12 月龄为 80kcal/(kg·d),蛋白质推荐摄入量为 20g/d。优质蛋白质供给应占每日蛋白质总量的 50% 以上。脂肪是婴儿能量的重要来源,应占每日总能量

的 45%~50%，其中必需脂肪酸应占脂肪所提供能量的 1%~3%。

同时，婴儿期的快速生长对钙、铁、锌等矿物质及维生素的需要也较高。6 月龄内纯母乳喂养可以为婴儿提供全部液体、能量及营养素的需要，6 月龄后则需要通过合理添加辅食来补充母乳营养不足部分。婴幼儿营养素摄入可参考 2013 年中国营养学会公布的《中国居民膳食营养素参考摄入量表（2013）》。

二、母乳喂养

（一）人乳的成分和功能

1. 营养成分和功能　人乳营养生物效价高，易被婴儿利用。人乳蛋白质含量不高，主要包括酪蛋白和乳清蛋白两大类，酪蛋白与乳清蛋白的比例为（1:4）~（2:3）。乳清蛋白的主要成分为 α- 乳清蛋白，有最佳的必需氨基酸组成和最佳利用率，适于婴儿肠道渗透压和肾脏的代谢。酪蛋白的主要成分为 β- 酪蛋白，含磷少，在婴儿胃内形成的乳凝块小。人乳几乎无 β- 乳球蛋白，因此，母乳喂养婴儿产生过敏的概率显著低于配方奶喂养婴儿。人乳中宏量营养素产能比例更接近理想标准（表 10-1-1）。

表 10-1-1　人乳与牛乳、标准婴儿配方奶
宏量营养素产能比　　　　　　单位：%

	人乳	牛乳	标准婴儿配方奶	理想标准
碳水化合物	41	29	42	40~50
脂肪	50	52	48	50
蛋白质	9	19	8.2~9.6	11
能量	670kcal/L	690kcal/L	670kcal/L	

乳糖是人乳中糖类的主要部分，人乳中乙型乳糖（β- 双糖）含量丰富，利于脑发育；也利于双歧杆菌、乳酸杆菌生长，促进钙、镁和磷吸收，并产生 B 族维生素，促进肠蠕动。

人乳含不饱和脂肪酸较多，是婴儿脑、眼和血管健康所必需的。人乳中亚油酸含量为 540mg/100kcal，初乳中含量更高，有利于婴儿脑发育。人乳中胆固醇含量（22mg/100kcal）是牛乳（<1mg/100kcal）的 20 倍以上。人乳中含有脂肪酶

（又称胆盐激活的脂肪酶）易于乳汁中的脂肪颗粒消化、吸收，而牛乳或配方奶中缺乏，所以人乳中的脂肪比牛乳或配方奶中的脂肪更易于婴儿吸收和有效利用。

人乳中矿物质浓度低、蛋白质分子小，适宜婴儿不成熟的肾发育水平（表 10-1-2）。

表 10-1-2　乳类矿物质含量的比较（100g）

矿物质	人乳	牛乳	羊乳	配方奶*
钙 /mg	35	120	130	49
氯 /mg	43	95	130	43
铜 /μg	39	20	50	61
镁 /mg	3	13	14	41
磷 /mg	15	95	110	38
钾 /mg	51	152	204	71
钠 /mg	17	49	50	18

注：*表中配方奶为液态。

人乳矿物质浓度低于牛乳，但易被婴儿吸收，如人乳中钙、磷比例适当（2:1），乳糖在小肠远端与钙形成螯合物，降低钠对钙吸收时的抑制作用，避免了钙在肠腔内沉淀，同时乳酸使肠腔内 pH 下降，有利于小肠内钙的吸收。人乳含低分子量的锌结合因子 - 配体，易吸收利用；人乳的铁含量（0.05mg/dl）与牛奶相似，但人乳中铁吸收率（49%）高于牛奶（4%）。

人乳中维生素 D 含量较低，婴儿出生后数日应开始补充维生素 D，并鼓励家长让婴儿生后尽早开始户外活动，促进维生素 D 的皮肤光照合成。

人乳中维生素 K 含量亦较低，不能满足婴儿需求。故所有新生儿出生后应及时补充维生素 K，可有效预防维生素 K 缺乏所导致的新生儿出血症。

2. 活性成分和生物作用

（1）缓冲力小：人乳 pH 为 3.6（牛奶 pH 5.3），对酸碱的缓冲力小，不影响胃液酸度（胃酸 pH 0.9~1.6），有利于胃消化酶发挥作用。

（2）免疫成分：初乳含丰富的分泌型免疫球蛋白 A（secretory immunoglobulin A，sIgA），早产儿母亲乳汁的 sIgA 高于足月儿。人乳中的 sIgA 在胃中稳定，不被消化，可在肠道发挥作用。sIgA 黏附

于肠黏膜上皮细胞表面,封闭病原体,阻止病原体吸附于肠道表面,使其繁殖受抑制,保护消化道黏膜,抗多种病毒、细菌(除麻疹、腺病毒)。sIgA 含糖蛋白,为亲水性,易凝集病原体,如大肠埃希菌,减少病原体与肠黏膜的吸附,加速其排出体外。sIgA 起调理素作用,可调动巨噬细胞,杀死病原体,减少溶菌内毒素对小肠的刺激。人乳中的免疫球蛋白在小肠还可以吞饮方式吸收,增加婴儿其他系统免疫力,如呼吸系统。人乳中免疫成分见表 10-1-3。

表 10-1-3   人乳中的免疫成分

体液成分	细胞成分
分泌型 IgA(sIgA)、IgG、IgM、IgD	中性粒细胞
溶菌酶	巨噬细胞
乳铁蛋白	淋巴细胞
纤维结合素	上皮细胞膜
乳过氧化物酶	
低聚糖和多聚糖	
甘油一酸酯和未酯化的脂肪酸	
核苷酸	
黏液素	
乳脂肪球膜蛋白(milk fat globule membranes,MFGM)	
益生菌(probiotics)	
炎症因子	
肿瘤坏死因子 -α(tumor necrosis factor-α,TNF-α)	
白介素 2、6、8(interleukin-2、6、8,IL-2、6、8)	

人乳中含有大量免疫活性细胞,初乳中更多,其中 85%~90% 为巨噬细胞,10%~15% 为淋巴细胞;免疫活性细胞释放多种细胞因子而发挥免疫调节作用。

人乳含较多乳铁蛋白,初乳含量更丰富(可达 1 741mg/L),是人乳中重要的非特异性防御因子。人乳的乳铁蛋白对铁有强大的螯合能力,能夺走大肠埃希菌、大多数需氧菌,以及白色念珠菌赖以生长的铁,从而抑制细菌的生长。人乳的乳铁蛋白有杀菌、抗病毒、抗炎症和调理细胞因子的作用。另外,一直被人们忽略的乳脂肪球膜蛋白(milk fat globule membranes,MFGM)也具有抗微生物的活性。

人乳中的溶菌酶通过水解革兰阳性细菌胞壁中的乙酰基多糖,破坏细菌胞壁,并增强抗体的杀菌效能。人乳中的双歧因子含量也远多于牛乳。双歧因子促进乳酸杆菌生长,使肠道 pH 达 4~5,抑制大肠埃希菌、痢疾杆菌、酵母菌等生长。人乳中的补体和乳过氧化物酶等均参与免疫保护。低聚糖是人乳所特有的,与肠黏膜上皮细胞的细胞黏附抗体的结构相似,可阻止细菌黏附于肠黏膜。同时,低聚糖能为肠内益生菌提供养分,促进益生菌的生长繁殖,如乳酸杆菌。近期研究发现,人乳本身也含有益生菌,这些特殊的菌株早期定植在婴儿肠道,对机体抵御病原体及能量代谢起一定作用。

(3)活性成分:人乳中含有丰富的活性成分,对细胞增殖、发育和代谢调控具有重要作用,如牛磺酸、激素和激素样蛋白(上皮生长因子、神经生长因子),以及某些酶和干扰素。上皮生长因子促进未成熟的胃肠上皮细胞、肝上皮细胞生长分化,影响小肠刷状缘酶的发育,参与调节胃液 pH;神经生长因子促神经元生长、分化,控制其存活,调控交感和感觉神经元的生长,特别作用在快速生长分化的神经元;牛磺酸为含硫的酸性必需氨基酸,可促进铁的吸收,对肺、视网膜、肝、血小板、脑,特别是发育中的脑和视网膜很重要。人乳中牛磺酸含量是牛乳的 3~4 倍。人乳中的催乳素也是一种有免疫调节作用的活性物质,可促进新生儿免疫功能成熟。

随着生物技术发展,一些具有重要代谢调控作用的激素、多肽和小分子物质也在人乳中发现,如瘦素、脂联素、核苷酸、微 RNA(microRNA)等,进一步认识人乳中这些活性物质对婴儿健康的影响及其作用机制是未来婴儿营养研究的重要内容。

3. 人乳成分的动态变化   与婴儿配方奶不同,人乳成分呈动态变化,包括一次哺乳甚至整个哺乳期的乳汁成分都有变化(表 10-1-4)。

初乳为孕后期与产后 4~5 天以内的乳汁。初乳因含丰富的 β- 胡萝卜素呈黄色,碱性,比重 1.040~1.060(成熟乳 1.030)。初乳量少,每日约 15~45ml,但可满足生后几日新生儿的需要。初乳营养丰富,含脂肪较少而蛋白质较多(主要为免疫球蛋白),维生素 A、牛磺酸和矿物质的含量丰富，并含有初乳小球（充满脂肪颗粒的巨噬细胞及其他免疫活性细胞），对促进新生儿的生长发育和提供免疫保护具有重要作用。

过渡乳为产后 5~14 天的乳汁。乳汁的脂肪、乳糖、水溶性维生素含量和能量逐渐增加，蛋白质、免疫球蛋白、脂溶性维生素和矿物质含量逐渐下降。

成熟乳为产后 14 天以后的乳汁，乳量可达 700~1 000ml/d。

表 10-1-4　各期人乳成分的变化

	初乳	过渡乳	成熟乳
蛋白质 /(g·L^{-1})	22.5	15.6	11.5
脂肪 /(g·L^{-1})	28.5	43.7	32.6
碳水化合物 /(g·L^{-1})	75.9	77.4	75.0
矿物质 /(mmol·L^{-1})	3.08	2.41	2.06
钙 /(mmol·L^{-1})	0.33	0.29	0.35
磷 /(mmol·L^{-1})	0.18	0.18	0.15

4. 哺乳过程中的成分变化　每次哺乳过程中人乳的成分随哺乳时间而变化（表 10-1-5）。如将哺乳过程分为 3 部分，即第 1 部分（前乳）分泌的乳汁较稀薄，脂肪低而蛋白质高，第 2 部分（中乳）乳汁较浓，脂肪含量逐渐增加而蛋白质含量逐渐降低，第 3 部分（后乳）乳汁变得黏稠、乳白色，脂肪含量最高。一次哺乳过程随着时间的延长，乳汁的能量密度逐渐增加，从前乳的 15~17kcal/oz（1oz=29.57ml）增加至后乳的 25~27kcal/oz。因此，每次婴儿喂奶时间不能太短，应该让婴儿持续吸吮，吃空一侧乳房后再吃另一侧，才能获取乳汁中全面的营养。

表 10-1-5　哺乳过程各部分人乳成分的变化

单位：g/L

	前乳	中乳	后乳
蛋白质	11.8	9.4	7.1
脂肪	17.1	27.7	55.1

5. 母乳喂养的益处

（1）对婴儿的益处：①人乳的营养能全面满足婴儿生长发育的需要，使婴儿获得最佳的、健康的生长速率，为一生的健康奠定基础；②人乳的营养素和多种生物活性物质可以为婴儿提供全方位的免疫保护，降低婴儿感染性疾病和过敏性疾病发生的风险；③母乳喂养有助于降低婴儿远期慢性病的发生风险；④母乳喂养有利于婴儿脑神经功能和认知发展；⑤母乳喂养增进母子感情，促进婴儿行为发展和心理健康；⑥母乳喂养安全，温度和泌乳速度适宜。

（2）对母亲的益处：①哺乳可刺激催产素（oxytocin，OT）分泌，有利于母亲产后子宫复原，减少产后并发症；②哺乳可提高乳母血中催乳素（prolactin，PRL）水平，抑制卵巢对促滤泡素的反应，使雌二醇下降，抑制垂体促黄体生成素分泌，使黄体缺乏正常冲动，减少排卵，起到避孕作用；③乳汁的持续分泌可消耗母体储备的脂肪，有利于母亲体型的恢复；④可降低母亲患乳腺癌、卵巢癌和 2 型糖尿病的风险。

（3）对家庭和社会的益处：①母乳喂养经济、方便又省时，节约时间和人力成本，减轻家庭经济负担，同时又减少了社会物质资源的浪费，促进经济效益；②母乳喂养是降低婴幼儿患病率和死亡率的有效措施，推广母乳喂养有利于提高全民身体素质。因此，母乳喂养是成本 - 效应最高的选择。

（二）人乳分泌的生理机制

1. 乳腺组织结构　乳腺是人乳合成与分泌调节的组织。乳腺由结缔组织分隔为 15~25 个叶，每叶又分为若干小叶。每个乳叶是一个复管泡状腺。小叶内导管、叶间导管、总导管、输乳管将腺泡腔与乳头连通，乳汁从开放的乳头排出。乳腺泡腔和导管周围有肌上皮细胞（myoepithelial cells）（图 10-1-1）。

2. 激素的调节作用　母体中多种内分泌激素参与人乳分泌的调节（图 10-1-2）。妊娠期母体血中高水平的雌激素和孕酮促进乳腺基质和小叶腺泡的发育，从而具备泌乳的能力。与此同时，垂体前叶分泌的催乳素增加，但雌激素和孕酮与催乳素竞争乳腺细胞受体，故妊娠期的乳腺泌乳极少。分娩后母体雌激素和孕酮的血浓度迅速降低，催乳素与乳腺细胞受体结合，刺激乳腺细胞合成乳汁。

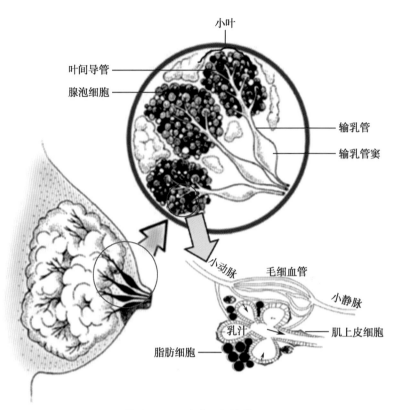

图 10-1-1　乳腺组织结构

引自：黎海芪．实用儿童保健学．2 版．北京：人民卫生出版社，2022.

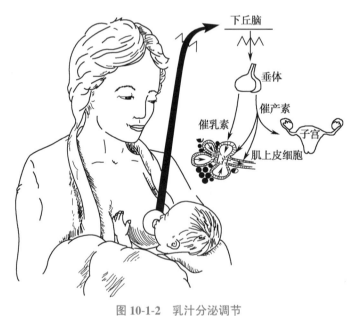

图 10-1-2　乳汁分泌调节

引自：黎海芪．实用儿童保健学．2 版．北京：人民卫生出版社，2022.

　　婴儿吸吮母亲乳头，乳头的传入神经将冲动经脊髓传入下丘脑，使垂体前叶分泌大量催乳素入血液循环，运送至乳腺，刺激乳腺分泌乳汁。催乳素的分泌呈脉冲式，夜间催乳素分泌是白天的数倍。增加哺乳次数并及时排空乳房，能使催乳素维持在较高的水平，使乳腺细胞不断生成乳汁。不哺乳的产妇血中催乳素的浓度常在分娩后一周降到妊娠早期的低水平。

3. 泌乳反射　婴儿要得到足够的乳汁，还要有泌乳反射（又称射乳反射，let-down reflex）。婴儿吸吮时刺激母亲乳头神经末梢，信息传到下丘脑的室旁核，反射性地引起神经垂体分泌催产素。催产素使包绕在腺泡和乳小管周围的肌上皮细胞收缩，将乳汁挤到乳导管，迅速从双侧乳头射乳。射乳发生在婴儿吸吮 30~45s 后。射乳反射可让婴儿在短时间内获得大量乳汁，促使乳房排空，有利于乳汁的合成、分泌。

（三）成功母乳喂养的措施

母乳是婴儿最理想的食物。纯母乳喂养是指婴儿仅以人乳喂养，不摄入其他任何液体和固体食物甚至水，但不包括维生素或矿物质补充剂，以及药物滴剂或糖浆。一个健康的母亲，纯母乳喂养能满足婴儿 6 月龄以内所需的全部液体、能量和营养素，应坚持 6 月龄内纯母乳喂养。成功的母乳喂养应当是母婴双方都积极参与并感到满足，母亲能分泌充足的乳汁，婴儿有力吸吮，母亲产生有效的泌乳反射，体现回应式喂养。

1. 尽早开奶　分娩后给新生儿第 1 次喂哺人乳，称为"开奶"。尽早开奶是纯母乳喂养成功的必须要求。出生 10~30 分钟后，新生儿即可表现出强烈吸吮能力，因此正常分娩情况下，应尽早开始（30 分钟 ~1 小时以内）让新生儿与母亲肌肤接触，并吸吮双侧乳头和乳晕。将婴儿裸露皮肤趴在母亲胸前的袋鼠式护理有助于开奶。开奶过程不用过于担心新生儿饥饿，婴儿出生时体内具备一定的能量储备，可满足至少 3 天的代谢需求。可密切关注婴儿体重，生后体重下降只要不超过出生体重的 7%，就应坚持纯母乳喂养。

早开奶的益处：①产后乳晕的传入神经特别敏感，早期吸吮有利于催产素分泌条件反射的建立，因此开奶时间越早越好；②初乳含丰富的营养和免疫活性物质，有助于肠道发育，为新生儿提供免疫保护；③有助于婴儿尽早建立健康肠道微生态；④减轻新生儿生理性体重下降，减少低血糖的发生，也可降低婴儿日后过敏的风险。

2. 正确的喂哺技巧　哺乳前，可先用湿热毛巾敷乳房 2~3 分钟以促进乳房循环血流量，再从乳房外侧边缘向乳晕方向轻拍或按摩乳房，促进乳房感觉神经的传导和泌乳。哺乳前让婴儿用鼻推压或用舌舔母亲乳房，婴儿的气味、身体接触有利于母亲泌乳反射。

哺乳的最佳姿势是母婴双方均感到舒服，如蜡抱式、卧式、抱球式（图 10-1-3）。母亲抱婴儿时应使婴儿头颈部得到有力支撑，婴儿身体贴近母亲胸部，下颌贴近乳房，鼻子面向乳头。婴儿正确的吸吮应含住乳头和乳晕（图 10-1-4），能听到"咕嘟"的吞咽声。先吸空一侧乳房，再吸另一侧，使婴儿获取"前奶"和"后奶"中不同的营养成分。若一侧乳房奶量已能满足婴儿需要，可每次轮流哺喂一侧，并将另一侧的乳汁用吸奶器吸出。喂哺完毕后，应将婴儿竖抱，头靠母亲肩膀，轻拍婴儿背部，有助于排出吃奶时吸入的空气，防止溢奶。

3. 回应式喂养　回应式喂养（responsive feeding）是指符合婴儿进食特性的喂养方式，强调喂养的时长和频次由婴儿进食意愿和需求决定，母乳喂养将从按需喂养模式到规律喂养模式递进。

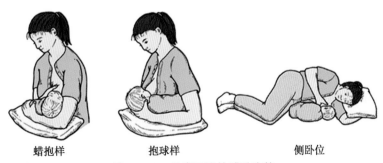

蜡抱样　　　　　抱球样　　　　　　侧卧位

图 10-1-3　母亲不同的哺乳姿势

引自：黎海芪 . 实用儿童保健学 . 2 版 . 北京：人民卫生出版社，2022.

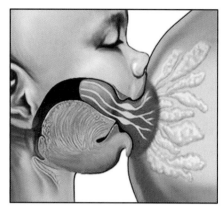

图 10-1-4　正确的婴儿吸吮方法
引自：毛萌，江帆．儿童保健学．4 版，
北京：人民卫生出版社，2020.

婴儿饥饿是按需喂养的基础，饥饿早期表现包括警觉、身体活动增加、面部表情增加，哭闹是婴儿饥饿的最晚表现。喂养人要及时识别婴儿饥饿及饱腹信号并尽快做出喂养回应。3 月龄内婴儿不强求喂奶次数和时间，按需喂养。3 月龄后随婴儿胃容量增大，单次摄乳量增加，喂奶间隔从 1~2 小时延长至 3 小时左右，进食习惯趋于规律。至 6 月龄每日哺乳 6 次左右，同时夜间睡眠时间延长，夜间喂奶次数也可逐渐减少。

4. 促进乳母身心健康

（1）乳母的营养需求：乳母既要分泌足够的乳汁哺育婴儿，又要补偿妊娠及分娩过程中的营养损失，并逐步促进各器官、功能的恢复，因此乳母比一般育龄妇女需要更多的营养。乳母每天需增加优质蛋白质 25g，钙 200mg，碘 120μg，维生素 A 600μgRAE。饮食上可通过适量增加富含优质蛋白质及维生素 A 的动物性食物和海产品，选用碘盐，合理补充维生素 D 来保证营养。

（2）乳母的膳食安排：根据我国 2022 年《哺乳期妇女膳食指南》，建议哺乳期妇女食物多样不过量、坚持营养均衡。乳母一日食物推荐量：谷类 225~275g，其中全谷物和杂豆不少于 1/3；薯类 75g；蔬菜类 400~500g，其中绿叶蔬菜和红黄色等有色蔬菜占 2/3 以上；水果类 200~350g；鱼、禽、蛋、肉类（含动物内脏）总量为 175~225g；牛奶 300~500ml；大豆类 25g；坚果 10g；烹调油 25g，食盐不超过 5g；饮水量为 2 100ml。

每周摄入 1~2 次动物肝脏，总量达 85g 猪肝或 40g 鸡肝，以保证维生素 A 的供给。选用碘盐烹调食物，此外每周摄入 1~2 次富含碘的海产品，如海带、紫菜、海鱼等，以保证碘的供给。

合理饮用汤水能帮助乳母补充水分，有助于乳汁分泌。每餐都应保证有带汤的食物，但汤的营养密度不高，餐前不宜多喝汤，喝汤同时要吃肉，不宜多喝油浓汤，否则不仅影响产妇食欲，还会导致婴儿脂肪消化不良性腹泻以及婴儿肥胖。

婴儿 3 个月内，乳母应避免饮用含咖啡因的饮品，如咖啡、茶。3 个月后，乳母每日咖啡因摄入量应小于 200mg，即每天饮用咖啡不超过一杯。浓茶的咖啡因含量也较高，可饮用淡茶补充水分。

（3）乳母愉悦的心情：泌乳受情绪的影响，因与泌乳有关的多种激素都直接或间接地受下丘脑的调节，下丘脑功能与情绪有关。心情压抑可以刺激肾上腺素分泌，使乳腺血流量减少，阻碍营养物质和有关激素进入乳房，从而使乳汁分泌减少，刻板地规定哺乳时间也可造成精神紧张。故在婴儿早期应采取按需哺乳的方式，并创造温馨的环境，合理安排母亲的生活起居，给予母亲精神鼓励，保证乳母充足的睡眠和身心愉悦，避免焦虑、紧张和疲劳，有助于成功开奶和泌乳。

5. 社会和家庭支持　母亲的哺乳行为受到文化观念，社会、家庭和朋友的态度，母亲的身体状况及工作环境等多因素的影响。母乳喂养需要家庭的支持和正确育儿知识的引导，专业人员在教育和支持母亲坚持母乳喂养方面扮演了重要的角色。育龄妇女自妊娠后，就应接受母乳喂养基本知识的学习，了解哺乳对婴儿与母亲本人的益处，帮助解除对母乳喂养的顾虑和误区。世界卫生组织和联合国儿童基因会在 1992 年发起爱婴医院的倡议（The Baby-Friendly Hospital Initiative），通过"成功母乳喂养十步法"来培训医务人员已在许多地区有效提高母乳喂养率。2018 年，该措施再次修订更新（表 10-1-6），并附在世界卫生组织和联合国儿童基因会制定的《2018 爱婴医院倡议实施指南》中，旨在增进为孕产妇和新生儿提供服务的医疗机构更多的母乳喂养支持。

表 10-1-6　促进母乳喂养成功 10 项措施(2018)

关键管理规程	
1a	完全遵守《国际母乳代用品销售守则》和世界卫生大会相关决议。
1b	制定书面的婴儿喂养政策,并定期与员工及家长沟通。
1c	建立持续的监控和数据管理系统。
2	确保工作人员有足够的知识、能力和技能以支持母乳喂养。
重要的临床实践	
3	与孕妇及其家属讨论母乳喂养的重要性和实现方法。
4	分娩后即刻开始不间断的肌肤接触,帮助母亲尽快开始母乳喂养。
5	支持母亲开始并维持母乳喂养以及应对母乳喂养常见困难。
6	除非有医学指征,否则不要给母乳喂养的新生儿提供人乳以外的任何食物或液体。
7	让母婴共处,实行 24 小时母婴同室。
8	回应式喂养,帮助母亲识别和回应婴儿需要进食的迹象。
9	告知母亲使用奶瓶、人工奶嘴和安抚奶嘴的风险。
10	协调出院,以便父母与其婴儿及时获得持续的支持和照护。

(四) 如何判断母乳是否充足

正常乳母产后 6 个月内平均每天泌乳量随时间而逐渐增加,成熟乳量可达 700~1 000ml,可以满足 6 月龄内婴儿营养的需要。有文献显示,我国乳母平均泌乳量为 750ml/d。

判断母乳是否充足的依据:①用生长曲线监测婴儿体重增长速率良好是乳量充足的最重要依据;②奶量充足的乳母乳房有胀满感,婴儿有节律地吮吸,能听到明显的吞咽声。婴儿每日得到 8~12 次较为满足的母乳喂养,哺乳完母亲乳房变松软;③新生儿胎粪转黄时间及婴儿尿量可用于间接评估母乳喂养的有效性。足月健康新生儿粪便次数为 1.6~8.5 次/d,粪便转黄时间为 3~15 天,粪便转黄延迟提示母乳不足。生后 2 天内婴儿每天至少排尿 1~2 次,从生后第 3 天起,每天排尿达 6~8 次,或每天能被尿液浸透 5~6 片纸尿裤,尿液颜色淡黄,提示奶量充足;如果婴儿每日尿量不足 0.5~1.0ml/kg,尿色深黄,提示奶量不足。如有粉红色尿酸盐结晶尿,应在生后第 3 天消失。

(五) 母乳的储存

当母亲无法亲自喂哺婴儿,如新生儿住院、母亲外出或上班,应鼓励母亲定时挤奶,以保持母乳的分泌量。若母亲乳汁过多,也建议将哺乳结束后剩余的乳汁挤出。

母乳挤出的方式可采取手工挤奶或吸奶器吸奶,注意操作过程清洁卫生。吸出的母乳可根据婴儿的食量分装入一次性储奶袋或储奶瓶中,贴上标签并注明吸奶日期,放入冰箱冷藏或冷冻。吸出母乳的保存条件和适宜的储存时间(表 10-1-7),美国医疗保健研究与质量署(The Agency for Healthcare Research and Quality,AHRQ)建议乳汁的"最佳"存储为 ≤4℃条件下 72 小时。

表 10-1-7　吸出母乳的保存条件和允许保存时间

保存条件和温度	允许保存时间
室温保存	
室温存放(20~25℃)	4 小时
冷藏	
储存于便携式保温冰盒内(15℃左右)	24 小时
储存于冰箱冷藏区(4℃左右)	48 小时
储存于冰箱冷藏区,但经常开关冰箱门(不能确保 4℃左右)	24 小时
冷冻	
冷冻温度保持于 -15~-5℃	3~6 个月
低温冷冻(低于 -20℃)	6~12 个月

引自:中国营养学会. 中国居民膳食指南(2022).北京:人民卫生出版社,2022.

冻存的母乳在使用前需放入冷藏室解冻后再用温水温热至 40℃后喂哺,或使用市售的母乳加热器预热。避免使用微波炉加热或解冻,因局部温度过高会使母乳中抗感染因子的活性显著下降。解冻、温热后的母乳不宜再保存,应弃用。母乳冷冻和加热处理会使一些不稳定的因子发生改变,如细胞组分、IgA、IgM、乳铁蛋白、溶菌酶及 C3 补体,但通常情况下,冷冻比加热更易于保存这些因子,经过冷冻的母乳在挤出后 3 个月内基本保留了大多数免疫成分(除了细胞组分)和维生素。这些母乳再用来喂养母亲自己的婴儿时并不一定需要进行常规细菌检查和巴氏消毒。

(六) 哺乳期的用药

哺乳期妇女在患各种疾病需要接受药物治疗时,不仅要考虑特殊时期的生理变化对药物代谢的影响,更要重视药物对婴儿可能潜在的致畸性和毒副反应。但由于伦理原因,没有制药商支持哺乳母亲使用其所生产的药物研究。因此,几乎大多数药品说明书中都没有关于哺乳期妇女用药的确切指导意见。

事实上,乳母服用的大多数药物都会分泌到乳汁中。因此,乳母应尽量避免用药,若必须用药,应咨询专业的医生。医生应严格把握用药指征,并仔细评估母体药物治疗对婴儿的影响。目前可参考《药物与母乳喂养》手册,或查看药物使用库的相关数据,选择危险等级较低的药物。然而,只有少数药物是绝对禁忌的,如抗癌药和放射性药物。其他一些药物在婴儿情况得到监测或有替代性药物时是可以考虑使用的。

(七) 母乳喂养的禁忌

大多数女性可以实现母乳喂养,但有些情况下不宜进行母乳喂养。不宜哺乳的情况:①母亲进行化疗或放射治疗;②母亲患有某些严重疾病,如慢性肾炎、糖尿病、恶性肿瘤、精神病、癫痫或心功能不全等;③母亲患乳房疱疹;④吸毒母亲未戒毒前不宜哺乳;⑤ HIV 感染儿童中绝大多数来源于母婴传播,建议有良好的人乳代用品时,原则上婴儿不宜母乳喂养;⑥母亲患传染性疾病,如各型传染性肝炎的急性期、活动期肺结核、流行性传染病时,不宜哺乳。以配方奶代替喂哺,可定时用吸奶器吸出乳汁以防回奶,待母亲病愈,传染期已过,可继续哺乳。乙型肝炎的母婴传播主要发生在临产或分娩时,是通过胎盘或血液传递的,因此乙型肝炎病毒携带者并非哺乳的禁忌。

(八) 断离母乳

从其他食物引入至完全替代母乳喂养的过程为断离母乳期,断离母乳的时间应根据母亲泌乳情况和婴儿生长发育状况而决定。为帮助婴儿顺利断离人乳,避免婴儿过度依恋母乳,需培养其良好的进食习惯,如 3 月龄后宜规律哺乳,6 月龄后逐渐断夜间奶,培养婴儿对其他食物的兴趣,以及自我进食的技能等。

(九) 常见问题与对策

1. 溢乳   多数母乳喂养或配方奶喂养的婴儿生后都易出现溢乳现象,表现为奶液反流至婴儿咽部、口腔并溢出口外。溢乳多发生在<6 月龄的婴儿,新生儿期即可发生,2~4 月龄为高峰,大部分婴儿 12~24 月龄后溢乳可自行缓解。多数溢乳为生理现象,与婴儿胃肠道的解剖生理特点有关。婴儿食管短,贲门括约肌松弛而幽门括约肌发育良好,胃容量小、呈水平位置且胃排空慢,容易发生胃食管反流(gastroesophageal reflex,GER)。此外,喂养方法不当,如过度喂养、奶头过大、吃奶时吞入气体过多时,婴儿也会出现溢乳。若婴儿体重增长正常,没有吐奶引起的呼吸问题或其他不适,可认为是生理性溢乳。但若婴儿体重增长缓慢则需要排除病理性吐奶,如食物过敏、幽门肥厚性狭窄等。

(1) 对策:①按需或回应式喂养,避免过量、频繁进食。配方奶喂养的婴儿每次可减少 30ml,2~3 小时胃排空后再喂;母乳喂养每次<20 分钟为宜;②如母亲哺乳时射乳反射强,可用人造乳头隔开母亲乳头,避免婴儿吞咽过多乳汁而吐奶;③哺乳时婴儿宜斜抱、半坐位或坐位,使上身竖直姿势;④哺乳后竖抱约 30 分钟,促使打嗝,避免哺乳后频繁改变婴儿体位,可用斜的垫子抬高婴儿头部。

(2) 当婴儿吐奶伴下列"危险信号"时,应立即转诊:①症状严重,如恶心、频繁呕吐,呕吐物伴有血;②吸吮 - 吞咽不协调、喂养伴呼吸暂停、过度哽咽、反复咳嗽、反复肺炎;③喂养困难,喂养时易激惹、哭闹、拒食,进食时间较长(30~40 分钟);④表情痛苦或异常姿势;⑤生长不足,不能解释的体重 2~3 个月增长不足或下降。

2. 体重增长不足   婴幼儿按年龄的体重生长曲线下降 1~2 条主百分位线(相当于 1~2SD)认为体重增长不足。能量摄入不足、吸收不良与消耗过多可致婴幼儿体重增长不足。母乳喂养儿,其体重增长不足的最主要原因是奶量摄入不足,包括母亲泌乳不足以及母乳充足但母乳喂养困难两种情况。

(1) 泌乳不足对策:①增加哺乳频率,如婴儿整夜睡着的、可唤醒让其夜间进食;②因母亲焦虑或疲惫造成的母乳不足,应为母亲寻求心理支持;

③在医生指导下通过食物或服用泌乳药物提高母乳产量；④哺乳后再用奶瓶补充存储的母乳或婴儿配方奶。

（2）摄入不足对策：①咨询专业的母乳喂养咨询医师，掌握正确的喂哺技巧；②排查喂养困难的病因，针对病因治疗。严重喂养困难婴儿需转诊，或由多学科医生组成的喂养治疗小组对患儿进行相应治疗是最为有效的治疗方法；③营养支持，病因治疗过程中需有儿科营养师的参与，帮助制订喂养计划，保证婴儿有充足的营养支持（详见第十五章喂养困难）。

3. 频繁喂奶　母乳喂养应顺应婴儿胃肠道成熟和生长发育过程，从按需喂养模式向规律喂养模式递进。若按需哺乳的模式持续时间过久，频繁喂奶或延迟停止夜间进食，均会导致婴儿过度进食，增加婴儿肥胖风险。另一方面，由于胃排空不足，婴儿缺乏饥饿感，无法建立正常的饥-饱循环，长期易导致喂养困难、进食技能落后及生长发育迟缓等问题。

对策：根据婴儿的年龄、胃容量及胃排空时间进行调整哺乳频率。婴儿刚出生时的胃容量仅有樱桃大小（30~35ml），3月龄时约100ml，1周岁时约250ml。随年龄增长胃容量逐渐增加，单次摄乳量增加，哺喂间隔时间应相应延长，喂奶次数减少，逐渐建立规律哺喂的习惯。婴儿因饥饿引起哭闹时应及时喂哺，但若哭闹明显不符合平日进食规律，应首先排除非饥饿原因，如胃肠不适等。非饥饿原因哭闹时，增加哺喂次数只能缓解婴儿的焦躁心理，并不能解决根本问题，应及时就医。

4. 母乳性黄疸　母乳性黄疸（breast milk jaundice，BMJ）是婴儿早期较常见的症状，约10%的新生儿生后4~7日即可出现黄疸，血清胆红素的第2个高峰是生后14天。母乳性黄疸发生机制目前尚不完全清楚，可能与母乳中有孕酮的代谢产物二磷酸尿苷葡糖醛酸抑制葡糖醛酸基转移酶，或游离脂肪酸增加抑制肝脏葡糖醛酸基转移酶，或因母乳中β-葡糖醛酸苷酶增加，或婴儿肠道菌群尚未建立胆红素的肠肝循环延长有关。母乳性黄疸发生率、严重程度与种族差异和基因多态性有关，目前无特异诊断方法，主要实行排除诊断法，同时需与黄疸相关其他疾病鉴别。

对策：母乳性黄疸不应中断母乳喂养，有研究表明按需哺乳（频率≥8次/24h）有助于预防母乳相关性黄疸的发生。对于诊断明确的母乳性黄疸，如新生儿一般情况良好，无其他并发症，胆红素水平低于光疗界值时，不建议光疗和其他治疗，同时可常规预防接种。当胆红素水平达到光疗指征，允许母亲在婴儿光疗间歇期进行母乳喂养并照顾新生儿。尽管母乳性黄疸可持续12周，但预后良好。

5. 乳头过大或过小　人类妇女的乳头约长10mm，乳头长度≥2cm为长乳头；乳晕的平均直径为3.2cm，最大可达10.2cm。妇女乳头平均为12~15mm（相当一角硬币大小），<12mm为小乳头，16~23mm为大乳头，>23mm为特大乳头。母亲产后几周乳头达到最大，以后逐渐恢复正常大小。一般大乳头不影响婴儿吸吮，少数母亲的乳头扁平或内陷（图10-1-5），常见于初产妇。因妊娠期母亲乳头皮肤变得松软，约1/3的孕妇有不同程度的乳头扁平或内陷，但只有1/10的孕妇乳头持续扁平到分娩。

（1）长、大乳头对策：若婴儿太小或吸吮力弱不能吸吮母亲过大的乳头，可让婴儿张大嘴含住乳头和部分乳晕，并采用抱球的姿势易成功哺乳。

（2）乳头过小或乳头内陷对策：乳头扁平或内陷不影响哺乳，不推荐孕期进行乳头牵拉或使用乳头内陷矫正器。如母乳喂哺方法正确，大部分婴儿仍可从扁平或内陷乳头吸吮乳汁。同时，应让母亲学习护理扁平乳头和乳头内陷的方法（图10-1-6）。

6. 乳头疼痛和皲裂　多见于初产妇，往往由于婴儿吸吮部位不当，或过度饥饿时咬乳头所致。

对策：①采用正确的哺乳姿势，让婴儿正确衔接乳头，按需哺乳。②注意乳头护理。哺乳后让乳头在空气中自然吹干、保持乳罩干燥可减少乳头皮肤皲裂；未哺乳时保持乳房皮肤自然干燥，避免用香皂过度清洁。③乳头皮肤皲裂不宜在乳头或乳晕处涂抹乳霜、软膏，严重时应及时就医。有专家建议哺乳后挤出少许乳汁均匀地涂在乳头上可预防乳头皮肤皲裂，因乳汁中丰富的蛋白质和抑菌物质可保护乳头表皮。

7. 乳腺炎　乳腺炎表现为乳房红、肿、热、痛，同时可有全身症状，如发烧、头痛、恶心、畏寒等。

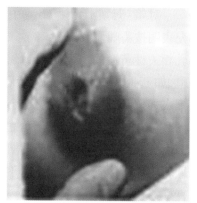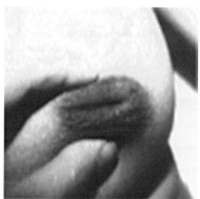

图 10-1-5   扁平乳头和乳头凹陷
引自：毛萌,江帆.儿童保健学.4 版.北京：人民卫生出版社,2020.

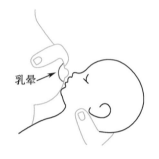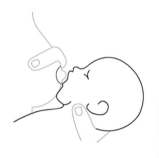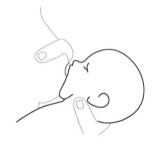

| 用乳头触及婴儿嘴唇，促使嘴张大 | 婴儿抱近使颏与下颌贴近乳房 | 嘴张大，颏与下颌贴近乳房，使下唇离开乳头底部，含住乳晕吸吮 |

图 10-1-6   扁平乳头和乳头凹陷的护理方法
引自：黎海芪.实用儿童保健学.2 版.北京：人民卫生出版社,2022.

对策：①患乳腺炎时需及时就医,采取排空乳房、休息、镇痛等对症支持措施,必要时用抗生素治疗;②症状不严重仍可继续哺乳,当有发热或怀疑菌血症、败血症、乳房脓肿等情况时需暂停母乳喂养,同时排空乳房;③婴儿生后按需哺乳,多吸吮,使两侧乳房均排空有助于减少乳腺炎的发生。

8. 营养素的添加

（1）维生素 D：人乳中维生素 D 含量较低,婴儿需补充维生素 D 400IU（10μg）/d,来源包括阳光照射皮肤合成、食物,以及维生素 D 补充剂。婴儿摄入奶量充足可满足机体对钙的需求,无须常规补充钙剂。早产儿/低出生体重儿生后即应补充维生素 D 800~1 000IU/d,3 月龄后改为预防量（400IU/d）直至青春期。

（2）维生素 K：人乳中维生素 K 含量亦较低,所有新生儿应补充维生素 K,预防维生素 K 缺乏。婴儿生后丰富的微生物环境有利于婴儿很快建立正常肠道菌群,合成维生素 K_2。

（3）铁：婴儿因生长旺盛,对铁的需求量大,易患缺铁性贫血,因此需重点关注铁的营养状况。母乳喂养的婴儿及时添加富含铁的固体食物如铁强化米粉、肉泥等,一般情况下无须额外补充铁剂,但 6 月龄、12 月龄体检时仍应行血常规检查筛查缺铁性贫血。

三、配方奶喂养

婴儿的消化系统发育不完善,除人乳以外的其他动物乳品如牛乳、羊乳等都不适合直接喂养婴儿。婴儿配方奶常称为婴儿配方食品,是参考婴幼儿营养需要和人乳成分研究资料,以乳及乳制品、大豆及大豆蛋白制品为主要蛋白来源,经过一定配方设计和工艺处理而生产的用于喂养不同生长发育阶段和健康状况婴儿的食品。婴儿配方奶降低了酪蛋白、无机盐的含量,添加了乳清蛋白、不饱和脂肪酸、乳糖；强化了微量营养素如核苷酸、维生素A、维生素D，以及微量元素铁、锌等，使其营养素成分更加接近人乳。尽管如此，配方奶仍无法完全复制人乳系统中的生物活性物质，如一些激素、生长因子、抗体、免疫调节因子、酶和免疫细胞等成分，婴儿配方还需要不断改进。改造后的婴儿配方奶可作为无法母乳喂养或母乳不足或断母乳时的首选代乳品。

（一）配方奶的分类

1. 根据功能分类　配方奶根据功能不同主要分为普通配方和特殊医学用途配方。

（1）普通婴幼儿配方：适用于健康婴幼儿，根据不同生长发育阶段婴幼儿的营养需要，我国市售婴幼儿配方奶通常将产品分为1段（0~6月龄）、2段（6~12月龄）、3段（12~36月龄），其配方设计需符合食品安全国家标准《婴儿配方食品》（GB 10765—2010）和食品安全国家标准《较大婴儿和幼儿配方食品》（GB 10767—2010）相关规定。

（2）特殊医学用途婴儿配方：是针对患有特殊紊乱、疾病或医疗状况等特殊医学状况婴儿的营养需求设计制成的粉状或液态配方食品，需在医生或临床营养师的指导下使用。常用的特殊医学用途婴儿配方（表10-1-8）。

表10-1-8　常见特殊医学用途婴儿配方食品

产品类别	适用的特殊医学状况
无乳糖配方或低乳糖配方	乳糖不耐受婴儿
乳蛋白部分水解配方	食物过敏高风险婴儿
乳蛋白深度水解配方或氨基酸配方	牛奶蛋白过敏婴儿
早产/低出生体重婴儿配方	早产/低出生体重婴儿
人乳营养补充剂	早产/低出生体重婴儿
氨基酸代谢障碍配方	氨基酸代谢障碍婴儿

引自：食品安全国家标准《特殊医学用途婴儿配方食品通则》，GB 25596—2010

2. 根据原料分类　配方奶根据原料不同，主要分为乳基配方和豆基配方。

（1）乳基配方：以乳类及乳蛋白为主要原料，目前市售配方奶以牛乳为主，少数以羊乳为原料。牛乳与羊乳虽在营养成分上略有差异（表10-1-2），但按国家标准改造成婴儿配方奶后其营养价值大致相同。

（2）豆基配方：以大豆及大豆蛋白制品为主要原料，不含乳蛋白和乳糖，蔗糖或玉米糖浆为碳水化合物的主要来源，其他成分与常规乳基配方基本相同。豆基配方适用于半乳糖血症、遗传性乳糖酶缺乏症，但不适用于6月龄内的健康婴儿、急性胃肠炎后的乳糖不耐受、肠绞痛。因大豆与牛奶存在交叉过敏反应，不推荐用于牛奶蛋白过敏的常规预防和治疗。

3. 根据产品形态分类　配方奶根据物理形态分为粉状和液态两种。

（1）粉状配方奶：是我国市售婴幼儿配方奶的主导产品，需按规范冲调后给婴幼儿饮用[参考本节（三）喂养方法]。

（2）液态配方奶：以乳类及乳蛋白制品为主要原料，加入适量的维生素、矿物质和/或其他成分，仅用物理方法生产加工制成的液态产品，可直接喂食婴幼儿，也可温热后食用。与配方奶粉相比，生产中没有浓缩和干燥过程，能减少热敏性营养素的损失，液态配方奶在国外已成为一种普遍的婴幼儿配方食品。

（二）配方奶中的功能性成分

1. DHA和ARA　人乳脂肪中含有0.1%~0.35%的二十二碳六烯酸（docosahexaenoic acid，DHA）及0.3%~0.65%的花生四烯酸（arachidonic acid，ARA），浓度高低取决于母亲不饱和脂肪酸的摄入情况。早产儿及足月儿也可利用必需脂肪酸的前体合成上述两种物质。ARA和DHA分别是由小型真菌和微藻衍生而来的，在婴儿配方奶中添加适当浓度和比例的上述脂肪酸一般认为是安全的，但它们对婴幼儿免疫功能的影响尚不清楚。ARA是参与正常免疫调节的前列腺素和白三烯的前体物质，DHA能够抑制动物模型及成人体内的炎症反应和T淋巴细胞信号转导。有临床试验表明，给早产儿和足月儿喂养添加了ARA和DHA的配方奶，其短期内视觉和认知能力会有所提高。

虽然管理机构没有要求在婴儿配方奶中添加ARA和DHA（除了少数特殊产品外），但目前很多市售的足月儿标准配方奶中都加了ARA和DHA。

2. 核苷酸　核苷酸（RNA 及 DNA 的组分）在人乳中的浓度为 70~189μmol/L。目前,核苷酸被添加到某些婴儿配方奶粉中,用于促进婴儿免疫功能的发育和减少肠道致病菌群。

膳食核苷酸如何调整免疫功能的机制尚不清楚。有研究报道,在婴儿配方奶中添加核苷酸可增强自然杀伤细胞的活性,促进单核细胞生成 IL-2,提高血清 lgM 及 IgA 浓度,提高对食物抗原的血清抗体滴度,但这些变化的临床意义尚不清楚。另有研究报告了经添加核苷酸的婴儿配方奶治疗后,婴儿体内有更高的 B 型流感疫苗抗体滴度以及减少腹泻病持续时间及发生频率。

3. 益生元和益生菌　人乳中除含乳糖外,还含有更复杂的糖类即低聚糖,约占糖类的 10%。这些低聚糖在小肠中不被消化,但能刺激结肠内少数细菌的生长和 / 或活性,从而促进肠道健康,这些糖类被称为益生元。目前在配方奶中最常添加的益生元有低聚半乳糖、低聚果糖和葡聚糖。添加益生元是为了促进有益于肠道健康的菌群生长,使其接近典型健康母乳喂养儿的肠道环境。

益生菌是活的微生物食品成分,足够的益生菌可通过与定植的致病菌群竞争改变宿主肠道菌群或产生代谢产物增强肠道黏膜免疫,从而保护宿主健康。美国儿科学会认为目前在婴儿配方奶中加入益生菌对于健康婴儿是安全的,但不适合喂养免疫功能不全或严重疾病的婴儿。

（三）喂养方法

1. 喂养适应证　因母亲疾病或母乳分泌不足或婴儿疾病（如某些先天性代谢性疾病）而不能纯母乳喂养时,需要用婴儿配方奶作为母乳的替代品或部分补偿。

（1）补授法：母乳喂养婴儿因母乳不足或不能按时哺乳,需用配方奶补授母乳。哺乳次数一般不变,每次先吸空两侧乳房再以配方奶补足母乳不足部分,补授乳量由婴儿食欲及母乳量多少而定,此方法有助于刺激母乳分泌。

（2）代授法：用配方奶替代一次母乳量,为代授法。母亲因各种原因无法继续维持母乳喂养,准备断离母乳,可用一次配方奶替代一次母乳,直至完全替代所有母乳喂养。

2. 调配方法　严格按照说明冲调配方粉。使用配方粉罐内配套的小勺称量奶粉,如盛 4.4g 婴儿配方粉的小勺,1 平勺宜加入 30ml 温开水。为避免冲调时配方液浓度掌握不当,冲调时应先加水,再放入相应量的奶粉。奶粉需整勺刮平添加,若摇晃或磕平易导致配方液浓度增加,对婴儿肾脏造成潜在损害。配方液温度适当,即冲即食,不宜用微波炉加热以免受热不均或过烫。

3. 喂哺技巧　与母乳喂养一样,婴儿配方奶喂哺时母婴均应处于舒适体位,婴儿完全觉醒状态。注意选用适宜的奶嘴和奶瓶,喂哺前可先滴几滴奶液在手腕内侧试温,喂哺时握住奶瓶并与婴儿有眼神交流。

（四）常见问题与对策

1. 过度喂养　婴儿期是发展能量摄入调节和建立正常饥饱循环的敏感时期,配方奶喂养过程中若忽视婴儿的饥饱信号,过度喂养易导致婴儿肥胖。婴儿胃排空不足,还易出现吐奶、腹胀等消化不良表现,长期可致喂养困难,不利于生长发育。

对策：根据婴儿的体重、月龄、DRI,以及配方奶规格,估计婴儿配方摄入量。市售婴儿配方 100g 供能约 500kcal,6 月龄内婴儿能量需要量为 90kcal/(kg·d),故需婴儿配方奶粉约 18g/(kg·d) 或 135ml/(kg·d)。0~6 月龄婴儿每日所需配方奶量逐步增加达到 800~900ml。6 月龄后随辅食量增加奶量逐步递减,喂养频率及奶量见表 10-1-10。

2. 换乳困难　母亲重返工作后,因母亲不能按时亲哺或母乳量逐渐减少,需要从母乳亲哺方式转换为用奶瓶喂养母乳或配方奶。部分敏感气质婴儿会排斥配方奶口味,或拒绝奶瓶,导致从母乳喂养转变为奶瓶喂养较为困难。

对策：①可在婴儿饥饿时先喂配方奶再喂母乳,或在奶瓶中混合母乳与配方奶,之后逐渐增加配方奶比例；②婴儿排斥奶瓶时不强迫喂养,可尝试更换不同形状和质地的奶嘴,也可尝试用勺喂养；③已添加米粉的婴儿,可将冲调好的配方奶加入米粉中喂养,让婴儿逐渐适应配方奶口味,再增加奶瓶喂养的频率；④配方奶喂养困难的婴儿,若吃奶后出现湿疹、口周红肿、腹泻或呕吐等症状,应注意鉴别牛奶蛋白过敏。

四、早产儿的喂养

(一) 乳类选择

1. 早产儿人乳　母乳喂养是早产儿首选的喂养方式。大量研究显示早产儿母亲的乳汁具有其他配方奶无法替代的天然成分,且益处呈现剂量与效应的关系,即早产儿摄入人乳量越多,获益越大。

早产儿母亲的乳汁成分与足月儿母亲的乳汁成分不同(表 10-1-9),早产儿母亲的乳汁如同宫内胎盘作用的延续,营养价值和生物学功能更适合于早产儿的需求,成分与母亲的孕龄有关。早产儿母亲的乳汁蛋白质含量高,有利于早产儿的快速生长;对于乳清蛋白,酪蛋白为 70∶30,脂肪、乳糖含量低,易于吸收;某些激素、肽类、氨基酸、糖蛋白等成分可促进早产儿小肠发育成熟;含有丰富的抗感染成分,如抗微生物因子(分泌型 IgA、乳铁蛋白、溶菌酶、低聚糖等)、抗炎症因子(抗氧化物、表皮生长因子、细胞保护因子等),以及白细胞等;DHA、ARA、牛磺酸含量是足月成熟乳的 1.5~2倍,有利于早产儿神经系统和视觉发育;早产儿母亲的乳汁中还含有多种未分化的干细胞,对早产儿的远期健康有潜在益处。

表 10-1-9　早产儿与足月儿母亲乳汁成分的比较

成分(每升)	早产过渡乳 6~10 天	早产成熟乳 22~30 天	足月成熟乳 ≥ 30 天
蛋白质 /g	19 ± 0.5	15 ± 1	12 ± 1.5
IgA(mg/g 蛋白质)	92 ± 63	64 ± 70	83 ± 25
非蛋白氮(% 总氮)	18 ± 4	17 ± 7	24
脂肪 /g	34 ± 6	36 ± 7	34 ± 4
碳水化合物 /g	63 ± 5	67 ± 4	67 ± 5
能量 /kcal	660 ± 60	690 ± 50	640 ± 80
钙 /mmol	8.0 ± 1.8	7.2 ± 1.3	6.5 ± 1.5
磷 /mmol	4.9 ± 1.4	3.0 ± 0.8	4.8 ± 0.8
镁 /mmol	1.1 ± 0.2	1.0 ± 0.3	1.3 ± 0.3
铁 /mmol(mg)	23(0.4)	22(0.4)	22(0.4)
锌 /mmol	58 ± 13	33 ± 14	15~46
铜 /mmol	9.2 ± 2.1	8.0 ± 3.1	3.2~6.3
锰 /μg	6.0 ± 8.9	7.3 ± 6.6	3.0~6.0
钠 /mmol	11.6 ± 6.0	8.8 ± 2.0	9.0 ± 4.1
钾 /mmol	13.5 ± 2.2	12.5 ± 3.2	13.9 ± 2.0
氯 /mmol	21.3 ± 3.5	14.8 ± 2.1	12.8 ± 1.5

引自:黎海芪.实用儿童保健学.2 版.北京:人民卫生出版社,2022.

2. 捐赠人乳　如果母亲不能提供母乳喂养时,应该考虑采用捐赠的人乳。捐赠人乳需要经过许多程序包括测试、储存和巴氏消毒,且不含病毒(如 HIV 和巨细胞病毒)。WHO 积极倡导新生儿重症监护病房进行母乳喂养(包括捐赠人乳),以降低早产相关疾病的发生率(喂养不耐受、坏死性小肠结肠炎、慢性肺疾病、早产儿视网膜病、生长和神经发育迟缓)。

3. 强化人乳　虽然早产儿母亲的乳汁有益于早产儿生长,但早产儿本身摄入奶量的能力有限,同时早产儿母亲乳汁的蛋白质、矿物质含量难以满足早产儿宫外加速生长的需要,特别是极低或超低出生体重早产儿的生长。为此,20 世纪 80 年代研制出人乳强化剂(human milk fortifier,HMF)。HMF 加入早产儿母亲的乳汁或捐赠人乳为强化人乳,增加了人乳中蛋白质、能量、矿物质和维生素含量。多数 HMF 是基于牛乳配方的产品,也有源于人乳的制品,有粉剂和浓缩液态奶。

2016 年《早产、低出生体重儿出院后喂养建议》推荐胎龄 <34 周，出生体重 <2 000g 的早产儿采用 HMF 加入早产母乳或捐赠人乳，以确保其快速生长的营养需求。添加时间是当早产儿耐受 100ml/（kg·d）的母乳喂养之后，将 HMF 加入人乳中进行喂哺。不同 HMF 产品配置不同，一般按标准配制的强化人乳可使其能量密度达到 80~85kcal/100ml。

4. 早产儿配方奶 人乳无法获得时应选择早产儿配方奶，其成分与强化人乳相近。

（二）喂养方法

早产儿喂养方式的选择取决于吸吮、吞咽、呼吸和三者间协调的发育成熟度。

1. 住院期间喂养

（1）经口喂养：适用于胎龄 >34 周、吸吮和吞咽功能较好、病情稳定、呼吸 <60 次/min 的早产/低出生体重儿。

（2）管饲喂养：适用于胎龄 <34 周、吸吮和吞咽功能不协调或由于疾病因素不能直接喂养的早产/低出生体重儿。包括间歇管饲法和持续管饲法，多采用前者，后者用于严重胃食道反流。管饲喂养期间，应同时进行非营养性吸吮，有利于促进早产儿胃肠功能成熟，为直接哺乳做准备。

采取个体化的喂养策略和处理方法，提倡母乳喂养（包括捐赠人乳）。住院期间应每日监测早产儿体重增长、出入量和喂养不耐受情况，喂养不足部分由肠外营养进行补充。

2. 出院后喂养

（1）营养风险程度分类：早产儿出院前，新生儿科医生应进行喂养和生长评估，根据营养风险的程度分为高危（high risk，HR）、中危（moderate risk，MR）和低危（low risk，LR）三种情况（表 10-1-10），是出院后个体化营养指导的基础。儿童保健医生随访时需多次评估早产儿营养风险程度，若病情变化，中或低危早产儿再次出现高危早产儿的情况时宜根据相应营养风险程度调整喂养方案。

表 10-1-10　早产儿营养风险程度的分类

评估项目	高危早产儿（HR）	中危早产儿（MR）	低危早产儿（LR）
胎龄/周	<32	32~34	>34
出生体重/g	<1 500	1 500~2 000	>2 000
宫内生长迟缓	有	无	无
经口喂养	欠协调	顺利	顺利
奶量/[ml·(kg·d)$^{-1}$]	<150	>150	>150
体重增长/(g·d^{-1})	<25	>25	>25
宫外生长迟缓	有	无	无
*并发症	有	无	无

注：*并发症包括支气管肺发育不良、坏死性小肠结肠炎、消化道结构或功能异常、代谢性骨病、贫血、严重神经系统损伤等任一条。引自《中华儿科杂志》编辑委员会，中华医学会儿科学分会儿童保健学组，中华医学会儿科学分会新生儿学组 . 早产、低出生体重儿出院后喂养建议[J]. 中华儿科杂志，2016，54（001）：6-12.

（2）强化营养方法：根据出院时早产儿营养不良危险程度评估选择，即高危（high risk，HR）、中危（middle risk，MR）早产儿需继续采用强化人乳（HMF）、早产儿配方（premature formulas，PF）或早产儿出院后配方（postdischarge formulas，PDF）的喂养方法强化营养（表 10-1-11）。强化喂养有个体差异，不同喂养方式强化的方法也有不同，为避免过多的能量和营养素摄入和过高的肾脏负荷，出院后应根据早产儿生长和血生化情况调整人乳强化的能量密度，早产儿配方逐渐转换为早产儿出院后配方，部分母乳喂养儿可在出院后采取人乳加早产儿配方或人乳加早产儿出院后配方的方法。

（3）其他营养素的补充：早产儿生后 2~4 周起补充元素铁 2~4mg/（kg·d），直至矫正胎龄至 1 岁。补充量包括强化铁配方奶、人乳强化剂、食物和铁制剂中的所有铁元素含量。早产儿生后均需强化补充维生素 D 800~1 000IU/d，持续 3 个月后改为 400IU/d，直至青春期。

表 10-1-11　早产儿出院后喂养方案

分级	母乳喂养	部分母乳喂养	配方喂养
高危（HR）	足量强化母乳喂养（334~355kJ/100ml）至校正胎龄 38~40 周后，母乳强化调整为半量强化（305kJ/100ml）；鼓励部分直接哺乳、部分母乳+人乳强化剂，为将来停止强化、直接哺乳做准备	①母乳量 ≥ 50%，则足量强化母乳+早产儿配方至校正胎龄 38~40 周，之后转换为半量强化母乳+早产儿过渡配方。②母乳量 < 50%，或缺乏人乳强化剂时，鼓励直接哺乳+早产儿配方（补授法）至校正胎龄 38~40 周后转换为直接哺乳+早产儿过渡配方（补授法）	应用早产儿配方至校正胎龄 38~40 周后转为早产儿过渡配方
	根据早产儿生长和血生化情况，一般需应用至校正 6 月龄左右；在医生指导下补充维生素 A、D 和铁剂		
中危（MR）	足量强化母乳喂养（334~355kJ/100ml）至校正胎龄 38~40 周后，母乳强化调整为半量强化（305kJ/100ml）；鼓励部分直接哺乳、部分母乳+人乳强化剂，为将来停止强化、直接哺乳做准备	①母乳量 ≥ 50%，则足量强化母乳+早产儿配方至校正胎龄 38~40 周，之后转换为半量强化母乳+早产儿过渡配方。②母乳量 < 50%，或缺乏人乳强化剂时，鼓励直接哺乳+早产儿配方（补授法）至校正胎龄 38~40 周后转换为直接哺乳+早产儿过渡配方（补授法）	应用早产儿配方至校正胎龄 38~40 周后转为早产儿过渡配方
	根据早产儿生长和血生化情况，一般需应用至校正 3 月龄左右；在医生指导下补充维生素 A、D 和铁剂		
低危（LR）	直接哺乳，给予母亲饮食指导和泌乳支持；按需哺乳，最初喂养间隔 < 3 小时，包括夜间；注意补充维生素 A、D 和铁剂	直接哺乳+普通婴儿配方（补授法），促进泌乳量	采用普通婴儿配方
	如生长缓慢（< 25g/d）或血碱性磷酸酶升高、血磷降低，可适当应用人乳强化剂，直至生长满意及血生化正常	如生长缓慢（< 25g/d）或奶量摄入 < 150ml/（kg·d），可适当采用部分早产儿过渡配方，直至生长满意	

引自：《中华儿科杂志》编辑委员会，中华医学会儿科学分会儿童保健学组，中华医学会儿科学分会新生儿学组．早产、低出生体重儿出院后喂养建议［J］．中华儿科杂志，2016，54（001）：6-12

（三）人乳库

人乳库（human milk banking）是收集、筛选、处理人乳的一项服务性设施，人乳来源于其他乳母，为疾病状态的早产儿、婴儿提供人乳营养。1980 年世界卫生组织和联合国儿童基金会联合建议各国在适当情况下建立人乳库，供母亲不能亲自哺乳的住院高危婴儿，特别是早产儿选用。研究证实采用人乳库的乳汁喂养同样可改善早产儿的营养状况，缩短肠外营养时间，降低坏死性小肠结肠炎、感染性疾病以及神经发育迟缓等疾病的发生率。但保证捐赠人乳的安全性是最重要的工作。因此，1985 年北美人乳库协会（the Human Milk Banking Association of North America，HMBANA）首先建立人乳库标准，1993 年发展相关指南。

1. 捐赠者选择　捐赠者的健康状况是保证人乳库乳汁安全的首要条件。捐赠人乳的母亲需健康、有良好的生活习惯（不吸烟、不饮酒、不喝茶、不吸毒）、生活规律，无药物治疗史，近 6 个月未接受过输血及血液制品；血清学检测 HIV、乙肝、丙肝、梅毒、巨细胞病毒均正常。

如捐赠人乳的母亲出现急性感染性疾病（如乳腺炎或乳头细菌感染）、近 1 个月内家庭成员感染风疹病毒或母亲接种活性疫苗（如口服脊髓灰质炎、麻疹、风疹、腮腺炎疫苗）、酒后 12 小时内，则需暂停捐乳。

2. 捐赠乳的收集、筛选、处理

（1）乳汁收集：操作前洗手，清洁乳房，用吸乳器泵出乳汁，收集于一次性有密封盖的消毒贮存容器，储存于冰箱冷藏室待细菌学检查。

（2）细菌学检测：消毒前总活菌 < 105CFU/ml，或金黄色葡萄球菌 < 104CFU/ml。

（3）捐赠乳消毒：采用巴氏消毒法后（62.5℃加

热 30 分钟,迅速冷却至 10℃)再次细菌学检测,置于冰箱冷藏室内保存。

(4)营养分析:捐赠乳多为较晚期乳汁,成分类似成熟乳,需要进行捐赠乳成分分析。据蛋白质含量与能量密度分别贮存捐赠乳,用于不同的高危儿,如极低出生体重早产儿宜用蛋白质含量与能量密度高的捐赠乳。

3. 捐赠乳的储存与使用　同家庭人乳储存与使用方法。定期检测冷链设备,确保冷链系统运转良好。使用捐赠乳指征:主要为住院婴儿服务,优先供应早产儿 / 低出生体重儿,其次用于代谢性疾病、免疫性疾病、慢性肾功能不全、先天性心脏病、喂养不耐受或喂养困难的高危婴儿。

4. 人乳库管理　建立档案,捐赠乳容器标注捐赠者姓名、编号、捐乳时间、乳量、入库时间、消毒时间,记录捐赠乳的使用情况与不良反应。

(1)监测:建立捐赠乳监测机制。

(2)消毒制度:包括洗手、紫外线循环消毒、用具高温灭菌、环境卫生、消毒奶瓶等。

(3)冷链设备管理制度:如人乳库专用冷链设备器材、定期检测运转状态等。

五、过渡期喂养

过渡期喂养是婴幼儿从纯乳类逐步过渡到成人固体食物的特殊重要阶段,这一过程从婴儿满 6 月龄开始,到 24 月龄完成。过渡期食物或称“辅食”,是除人乳和 / 或配方奶以外的其他富含营养素的食物,包括各种天然的固体、半固体、液体食物,以及商品化食物。

(一) 过渡期喂养的目的

过渡期喂养不仅补充婴幼儿生长发育所需的各种营养素,还与婴儿口腔运动技能、心理行为发展、饮食习惯养成及建立多样化的膳食结构密切相关。因此,过渡期喂养有着里程碑式的重要意义。

1. 营养需要　满 6 月龄以后,母乳仍是重要的营养来源,但乳汁中的能量及微量营养素铁、锌、钙和维生素水平,不能满足婴儿快速生长发育的需求,需要尽快引入各种营养丰富的食物。

2. 生理和发育需求　4~6 月龄的婴儿已能扶坐,手眼口的协调能力进一步发展,对味觉刺激也更敏感,适时添加与其发育水平相适应的不同质地

和口味的食物,可促进婴儿口腔肌肉协调与咀嚼功能的发育。婴儿在食物转换过程中同步获得各种进食技能,为建立良好的饮食行为习惯打基础,对促进其感知觉、语言和认知能力的发育都有重要意义。

(二) 辅食添加方法

1. 辅食添加时间　目前各国建议引入辅食的年龄多为 4~6 月龄,2001 年世界卫生组织及《中国居民膳食指南(2022)》均建议婴儿在满 6 月龄(出生 180 天)后引入辅食。就个体而言,除考虑月龄因素,还应评估婴儿是否已具备接受辅食的生理心理发育水平。如竖头稳;接受小勺喂食;对成人食物感兴趣;规律哺乳约 6 次 /d 或平均每日配方奶摄入量达 800~900ml;体格生长速度正常。

部分婴儿由于疾病等特殊情况,如早产、低出生体重、疾病多次住院、生长发育落后等,发育年龄与生理年龄不一致,需要专科医师评估其身心发育成熟度后再确定引入辅食的具体时间。但一般不早于满 4 月龄前,并在满 6 月龄后尽快添加。过早或过晚添加辅食均不利于婴儿的生长发育。

过早添加的危害:①影响母乳摄入量,从母乳中获取免疫物质减少而增加患病风险;②因消化系统尚不成熟,容易消化不良,增加喂养困难、腹泻、过敏等风险;③可增加儿童超重、肥胖及远期代谢性疾病风险。

过晚添加的危害:①未能获取生长所需的营养素,更易发生缺铁性贫血、营养不良等疾病;②错过婴儿味觉敏感期和学习咀嚼的关键期,增加日后饮食行为问题的发生;③婴儿口腔运动技能落后,进一步影响语言发育;④可增加过敏性疾病的风险。

2. 辅食添加原则　辅食引入应在婴儿健康且情绪良好时开始,食物转换循序渐进,由少到多、由细到粗、由一种到多种。每引入一种新食物应适应 2~3 天,观察是否出现呕吐、腹泻、皮疹等不良反应,适应一种食物后再添加其他新的食物。疾病状态下暂停添加新辅食。

3. 辅食种类和量　母乳仍是 6 月龄后婴儿能量的重要来源,应在继续母乳喂养基础上添加辅食。从一种富含铁的泥糊状食物开始,如强化铁的婴儿米粉、肉泥、蛋黄等,逐渐增加食物种类达到食

物多样化。重视动物性食物的添加,禽畜瘦肉、蛋类、肝脏、鱼类等动物性食物富含优质蛋白质、锌、铁和维生素 A 等营养素,是优质的辅食来源。豆类及豆制品是优质蛋白质的补充来源。

食物质地由泥糊状逐渐过渡到颗粒状、半固体或固体食物,如米糊、肉泥、果泥到稠粥、肉末、水果粒等。避免给婴儿食用整粒豆子、坚果等小而不易咬碎的食物,或果冻等胶状食物,以防哽咽或将食物误吸入气管。辅食量应在保证奶量基础上逐步增加。婴儿辅食添加进程见表 10-1-12。

表 10-1-12　婴儿期辅食添加进程

年龄阶段		7~9 月龄	10~12 月龄
食物质地		泥糊状过渡至碎末状	碎块状、指状
辅食餐次		1~2 次 /d	2~3 次 /d
每日食物种类及数量	乳类	4~6 次 700~800ml	3~4 次 600~700ml
	谷薯类	富铁米粉、稠粥、烂面等谷物类至少 20g	面条、软饭、馒头片、面包片等谷物类 25~75g
	蔬菜类	菜泥 / 碎末 25~100g	碎菜 25~100g
	水果类	水果泥 / 碎末 25~100g	水果小块 / 条 25~100g
	动物类	肉、禽、鱼泥 / 碎末 25g 至少 1 个蛋黄	碎肉、禽、鱼 25~75g、 1 个鸡蛋
	油盐	植物油:0~10g 盐:不加	植物油:0~10g 盐:不加
进食技能		从接受用勺喂食,到尝试手抓食物;学习用杯	逐渐断奶瓶; 熟练抓食; 学习自己用勺

注:表中食物重量为生重;乳类为母乳和 / 或配方奶。

4. 食物制备　注意食物制备过程安全卫生:①制备辅食所用的案板、锅铲、碗勺等炊具应清洁卫生、生熟分开;②选择优质、新鲜、安全的食材;③保持食物原味,少加糖盐等调料、油脂适当;④烹饪方法宜采用蒸、煮,避免油炸、烧烤;⑤单独制作,或在家庭烹饪食物投放调味品之前取出婴儿食用部分;⑥现做现吃,剩余食物不宜再喂。

5. 餐次安排　辅食添加可在白天喂奶前或喂奶后从 1~2 勺开始逐渐加量,7 月龄后可有 1 整餐辅食替代 1 次母乳,8 月龄后可有 2 整餐辅食替代 2 次母乳。整餐辅食的时间建议与家人进餐时间同步。上午、下午以及睡前额外增加 1 次喂养。婴儿注意力持续时间较短,一次进餐时间宜控制在 20 分钟以内。婴儿一日辅食安排示例见表 10-1-13。

6. 喂养环境和饮食技能培养　父母或养育者应为婴儿营造安静、安全的进餐环境,婴儿坐在餐椅上进餐,避免电视、玩具、手机等干扰。提倡回应式喂养,养育者应及时感知婴儿发出的饥饿或饱足信号,并及时回应。具体吃什么、吃多少,由婴儿自主决定,对其不喜欢的食物应反复提供并鼓励尝试,但不强迫喂养。养育者应对食物和进食保持中立态度,不用食物作为奖惩措施。

注重婴儿饮食技能的培养,提供适宜质地的食物促进其咀嚼、吞咽功能的发展,提供适龄的餐具,帮助婴儿从被动用勺喂食,到用手抓食物,再过渡到自己用勺自主进食。

(三) 常见问题与对策

1. 辅食添加困难　在添加辅食过程中,婴儿可能会有恶心、哽噎、呕吐,甚至拒绝进食的表现。某些生理原因可干扰辅食的正常添加,如婴儿吸食而不会吞咽,不喜欢食物的味道等。

表 10-1-13 婴儿一日辅食安排示例

	8 月龄	12 月龄
早餐 7: 00	乳类 180ml	乳类 150ml、馒头片 20g、鸡蛋 1 个
早点 10: 00	乳类 180ml 磨牙饼干 10g	乳类 150ml 苹果片 30g
午餐 12: 00	鸡肉菠菜面 （婴儿面条 20g、菠菜末 25g、鸡肉末 20g、亚麻籽油 3g）	软饭、青菜肉末豆腐羹 （粳米 25g、碎猪肉 40g、碎青菜 30g、豆腐 10g、亚麻籽油 3g）
午点 15: 00	乳类 180ml 香蕉泥 50g	乳类 150ml 梨片 50g
晚餐 18: 00	西蓝花瘦肉粥 （粳米 15g、瘦猪肉末 30g、西蓝花末 25g、核桃油 3g）	西红柿虾仁面 （婴儿面条 20g、西红柿 50g、虾仁 15g、核桃油 5g）
晚点 21: 00	乳类 180ml	乳类 150ml

注：表中食物重量为生重；乳类为母乳和／或配方奶。

对策：①喂养者应积极鼓励，反复尝试，婴儿最初对新食物的抵抗可通过多次体验而改变；②选择大小及软硬适中的小勺，喂时用勺子将食物放在婴儿舌体前端，让婴儿自己把食物移动到口腔后部进行吞咽，避免把食物直接送到舌体后端，否则容易造成哽噎或恶心、呕吐；③每次喂养时先让婴儿尝试新的食物或将新添加的辅食与婴儿熟悉的食物混合，如用母乳来调制米粉等；④注意食物温度合适，不能太烫或太冷；⑤少数婴幼儿可能因疾病原因造成辅食添加延迟，或因发育迟缓、心理因素等致使添加固体食物困难。针对特殊情况，需要在专科医师的指导下进行干预（详见第十五章喂养困难）。

2. 体重增长缓慢　如无疾病因素影响，婴儿体重增长不足的最主要原因是能量摄入不足，而在过渡期喂养阶段，乳类减少以及辅食能量密度偏低是导致婴儿能量摄入不足的重要原因。能量密度为每克食物所提供的能量。国际上建议 6~8 月龄婴儿食物的能量密度为 0.6kcal/g，12~23 月龄为 1.0kcal/g。若婴儿经常食用能量密度低的食物（如汤、稀粥、汤泡饭），或摄入水、果汁等液体量过多，或奶量不足，婴儿可出现体重增长不足甚至下降，或常于夜间醒来要求进食。

对策：①辅食添加初期应在保证每日不低于 600ml 奶量的前提下，逐步增加辅食能量，6~8 月龄为 200kcal/d，9~11 月龄为 300kcal/d，12~23 月龄为 550kcal/d；②选择能量和营养密度较高的食物及加工方式。乳类能量密度为 0.6~0.7kcal/g，为较高能量密度食物，用人乳或婴儿配方奶冲调的米粉能量密度高于用水冲调的米粉；大米制作的软饭能量密度高于粥；瘦肉的能量密度高于肉汤。

3. 疾病状态下辅食添加

（1）腹泻：腹泻病是以大便次数增多和大便性状改变为特点，由多种因素或多种病原引起的一组急性肠道疾病，也是我国婴幼儿最常见的疾病之一。过渡期出现急性腹泻，应首先排除固体食物添加不当等非感染性因素，如过早添加大量淀粉或脂肪类食品，或食用果汁特别是含高果糖的果汁可致渗透性腹泻，添加了肠道刺激物如调料等也可引起腹泻。腹泻期间婴儿食欲减退、肠道吸收功能受损、肠道营养物质丢失，因此，不推荐腹泻患儿严格限制饮食甚至禁食，而应继续喂养，缩短病程。根据腹泻的特殊病理生理状况、个体消化功能和目前固体食物添加情况进行合理调整。

对策：①母乳喂养为主的婴儿继续母乳喂养，可适当增加喂哺次数和喂养时间；②当婴儿摄入母乳或配方奶后迅速引起腹泻，而且脱水体征再次出现或恶化，需警惕继发性乳糖酶分泌不足，可换无乳糖或低乳糖配方奶喂养；③腹泻期间按照既往已添加的固体食物种类继续喂养，暂停添加新的种类，固体食物制备时可捣碎或磨碎方便消化；乳类可与谷类固体食物混合；④有严重呕吐者，可暂禁食、不禁水，待呕吐好转后继续由少到多喂养；⑤大部分儿童腹泻停止后食欲恢复，可增加进食次数，少量多次喂养，并按序尝试添加新的固体食物种类,观察婴儿是否出现腹泻等不适反应;⑥补充微量营养素,包括锌、维生素 A 等。

(2)食物过敏:过敏高风险儿童在固体食物添加过程中,容易对食物中抗原物质产生免疫反应。牛奶、鸡蛋、花生、鱼、小麦、坚果、大豆、贝壳被称为8 大类易过敏食物,约 90% 的食物过敏由上述食物引起。饮食回避是食物过敏治疗的主要方法,但目前没有证据表明限制或延迟添加易过敏食物对预防食物过敏有好处。

对策:①单一食物引入,待婴儿适应 2~3 天后再加第 2 种食物,这有助于观察有无食物过敏反应。口服食物激发试验是诊断食物过敏最可靠的临床方法。如在添加新食物后 1~2 天内出现呕吐、腹泻、湿疹等不良反应,应停止喂养,待症状消失后再从少量开始尝试,如再次出现同样反应,应咨询医生,确认是否食物过敏;②对于确诊食物过敏的患儿,应注重营养管理与生长监测,在回避过敏原的同时通过合理的饮食替代及营养素补充来保障婴儿的生长发育。多数食物过敏可随儿童年龄增长而自愈,故每 6个月应重新评估过敏食物的耐受性,经口服激发试验证实可耐受者,应及早添加回归正常饮食。

(3)呼吸道感染性疾病:婴儿 6 月龄后,发热、呼吸道感染发生概率增加,抚养人可能因此推迟或停止喂养已添加的固体食物,甚至把日常补充的维生素 A、D 或矿物质都停了,会导致儿童营养素摄入不足,或后期固体食物引入困难。

对策:①母乳喂养的婴儿,应鼓励继续母乳喂养。人乳中富含免疫活性成分可帮助婴幼儿免受疾病的侵害。②已添加辅食的婴儿,食谱参照既往已添加食物种类,暂不尝试新的食物。③可提供多种维生素和矿物质补充剂。④在发热或炎热天气下,饮食中水分不足,需要给患儿额外的水分弥补体液丢失。⑤疾病康复期如食欲恢复后,提供易食用、易消化、富含能量和营养的食物,以促进追赶增长。⑥鼻子堵塞、鼻腔分泌物干燥或浓稠会妨碍进食,可用生理盐水喷雾湿润鼻腔,软化黏液。

六、小结

人乳是 0~6 月龄婴儿营养的最佳选择。早开奶、正确的喂哺技巧、回应式喂养、乳母身心健康及社会家庭支持有助于促进成功母乳喂养。当无法实现纯母乳喂养时首选适龄的婴儿配方乳喂养。辅食添加应不早于 4 月龄,并在满 6 月龄后及时引入富铁食物直至饮食多样化,重视动物性食物的添加。早期识别和处理婴幼儿喂养中常见问题,使婴幼儿获得充足的营养和健康发展。

第二节　幼儿营养与膳食

一、营养需要

(一) 生长发育特点

满 1 周岁~未满 3 周岁为幼儿期。幼儿生长发育较婴儿减慢,但仍处在快速生长发育的时期。生后第 2 年体重增加 2.0~2.5kg,身长增长10~12cm;生后第 3 年体重约增加 2.0kg,身长约增长 7cm。幼儿期儿童消化代谢功能仍不成熟,乳牙陆续萌出,但咀嚼功能尚不成熟;胃容量较婴儿增加,但进食量仍有限。胃肠道消化吸收对外界不良刺激的防御功能尚不成熟。幼儿期自主意识、好奇心、学习和模仿能力逐渐增强,该时期也是培养良好饮食习惯的关键期。

(二) 营养需要

幼儿期活动量较婴儿期明显增多,因此仍需要保证充足的能量和优质蛋白质,摄入量与生长和活动有关。《中国居民膳食营养素参考摄入量(2013)》推荐 1~3 岁幼儿每日能量需要量为800~1 250kcal,膳食碳水化合物和脂肪占总能量比例分别是 50%~65%、35%,蛋白质每日推荐摄入25~30g,优质蛋白质供给量建议占每日蛋白质总量的 50% 以上。

二、膳食安排

(一) 食物选择

1. 主食　幼儿膳食逐渐以谷类为主食,能接受全谷物和系列加工食品。全谷物产品含 B 族维生素、镁、铁、纤维、蛋白质和不饱和脂肪酸,可适当选择小米、玉米、黑米等杂粮与大米、小麦搭配;选择时令新鲜蔬菜和水果。

2. 动物类、豆制品食物　肉、蛋、禽、鱼类和乳类食品是优质蛋白质、B 族维生素、铁和锌的主要来源,动物内脏和动物血可交替食用,2 岁后应优选低脂肉类如鱼肉、鸡肉、瘦猪肉等。豆类,特别是大豆含有丰富蛋白质、不饱和脂肪酸、钙和维生素 E,且富含谷类蛋白缺乏的赖氨酸。适当摄入大豆制品如豆腐、豆腐干等食物,也是幼儿补充蛋白质的良好途径。

3. 奶制品　母亲乳汁充足、幼儿不眷恋人乳、生长正常者可继续给予母乳喂养至 2 岁。母乳不足时给予补充配方奶或鲜奶、酸奶、无添加糖的奶制品,保证每日 350~500ml 奶量。如幼儿牛奶蛋白过敏可选择低敏配方。2006 年美国儿科学会建议 2 岁后可适当摄入低脂奶。

4. 水摄入量　《中国居民膳食指南(2022)》推荐 2~5 岁儿童每日总需水量约 1 300~1 600ml,其中饮水量建议为 600~800ml。据季节和儿童活动量决定饮水量,以不影响幼儿日常饮食为度。首选白开水,不喝含糖饮料。

1~3 岁幼儿食物摄入量可参考中国营养学会编著的《中国居民膳食指南(2022)》(表 10-2-1)。

表 10-2-1　幼儿期每日食物摄入推荐量

食物种类	13~24 个月	2~3 岁
谷类 /g	50~100	75~125
薯类 /g	适量	适量
蔬菜类 /g	50~150	100~200
水果类 /g	50~150	100~200
肉禽鱼类 /g	50~75	50~75
鸡蛋 /g	25~50	50
奶类 /ml	400~600	350~500
大豆(适当加工)/g	适量	5~15
盐 /g	< 1.5	< 2
油 /g	5~15	10~20

注:表中食物重量为生重。引自:中国营养学会. 中国居民膳食指南(2022). 北京:人民卫生出版社,2022.

(二) 食物制备

幼儿膳食质地应较成人食物偏软,易于幼儿咀嚼、吞咽和消化,但不宜过烂。采用蒸、煮、炖、煨等烹调方式,以清淡为宜。少用或不用含味精或鸡精、色素、糖精的调味品,注意食物多样化和色香味更换。避免幼儿摄入易引起窒息和伤害的食物,如小圆形糖果和水果、坚果、果冻、爆米花、口香糖,以及带骨带刺的鱼和肉等,少食高脂、高糖食物、快餐食品;控制含糖饮料的摄入,以免影响食欲和过多能量的摄入。

(三) 餐次安排

幼儿的膳食安排仍以每天 5~6 餐为宜,即早、中、晚 3 次正餐,加餐 2~3 次。两正餐间隔 4~5 小时,加餐与正餐间隔 1.5~2 小时,加餐安排在上午、下午各 1 次,若晚餐进食较早,可在睡前 2 小时加餐 1 次。加餐以奶类、水果为主,配以少量松软面点,不选择油炸类、膨化食品、甜点及含糖饮料。每次进餐时间以不超过 20 分钟为宜。鼓励 13~24 月龄幼儿尝试淡口味的家庭食物,在 24 月龄时过渡到多样化食物组成的膳食模式,三餐主食时间应与家人同步,并与家人同桌进餐,有助于幼儿接受家庭膳食。幼儿一日膳食安排示例见表 10-2-2。

表 10-2-2　2~3 岁儿童食谱(例)

进餐时间	餐次	食物安排	能量(供能比)
7:00~8:00	早餐	牛奶 200~250ml、鸡蛋 50g、面包 30~50g	297kcal (28%)
10:00	早点	香蕉 100g	55kcal (5%)
12:00	午餐	饺子 4~5 个(白菜 100g、猪肉 40g、核桃油 10g、面粉 50g)	325kcal (31%)
15:00	午点	牛奶 150~200ml,草莓 70g	122kcal (11%)
18:00	晚餐	米饭半碗(稻米 40g)、青菜豆腐煲(青菜 50g、豆腐 15g)、清蒸鲳鳊鱼(鲳鳊鱼 20g)、核桃油 10g	265kcal (25%)
合计			1 100kcal

注:表中食物重量为生重。

(四) 进食环境和饮食习惯培养

幼儿进餐环境应轻松、愉悦,有适宜的餐桌、餐椅及专用餐具。进餐应定时、定点、适量、有规矩地进餐。进食前应暂停其他活动,避免过度兴奋,餐前洗手、开始学习用餐礼仪。喂养者为幼儿提供营养、均衡、可口的食物,进餐时与幼儿有充分交流,识别幼儿饥饱信号,给予回应式喂养,鼓励进食,培养进食兴趣,但不强迫进食。进餐时不看电视、不玩玩具、不追逐喂养。父母或喂养者保持自身良好的进餐习惯,经常为幼儿介绍不同食物的营养价值,营造良好的进食氛围,树立榜样。

三、常见问题和对策

(一) 饮食行为问题

幼儿期自我意识开始发展,并开始有控制进食情景的意识,是儿童饮食行为问题的高发年龄段。主要表现为吃得少、吃得慢、对食物不感兴趣、拒绝吃某些食物、不愿尝试新食物或强烈偏爱某些

质地、味道的食物等。幼儿饮食行为问题的病因较为复杂,受到父母(喂养人)的饮食行为、营养知识、喂养态度,以及自身气质等多因素交互作用的影响,若饮食行为问题长期存在而不予纠正,将影响到儿童的营养摄入和生长发育(详细见第十五章章喂养困难)。

(二) 微量营养素不足

幼儿阶段微量营养素不足应以预防为主,通过合理安排幼儿膳食使其得到适量、全面、均衡的营养,必要时再予以营养补充剂的治疗(详见第十三章第二节维生素缺乏和第三节矿物质缺乏内容)。

四、小结

幼儿生长发育速度较婴儿期减慢,但仍处于快速生长阶段,饮食应均衡、多样化,饮食结构开始接近成人,培养良好的饮食习惯将为日后健康的生活方式奠定基础。

【思考题】

单选题:

1. 初乳最大的特点是:
A. 易消化吸收
B. 含脂肪高
C. 含免疫物质较多
D. 含矿物质少
E. 含乳糖丰富

2. 人乳和牛乳相比下列哪项是错误的:
A. 人乳含免疫因子较多
B. 人乳含矿物质较多
C. 人乳含乳糖较多
D. 人乳含不饱和脂肪酸较高
E. 人乳含蛋白质较少

3. 人工喂养应首选下列哪种乳类:
A. 鲜牛奶
B. 羊奶
C. 全脂奶粉
D. 豆乳粉

E. 婴儿配方奶粉

4. 下列母乳喂养方法中哪项不妥:
A. 生后尽早开奶
B. 严格定时哺乳
C. 每次哺乳时间 15~20 分钟
D. 哺乳时让婴儿含住大部分乳晕
E. 新生儿按需哺乳

5. 婴儿辅食引入的时间宜在:
A. 4 月龄
B. 5 月龄
C. 6 月龄
D. 7 月龄
E. 8 月龄

多选题:

1. 下列哪些符合人乳成分的特点:
A. 乙型乳糖含量丰富
B. 酪蛋白与乳清蛋白比例 4:1

C. 含矿物质浓度低

D. 维生素 D 含量低

E. 人乳中饱和脂肪酸含量丰富

2. 下列哪些符合母乳喂养的优点：

A. 营养丰富

B. 有免疫保护作用

C. 增进母子感情、促进产后恢复

D. 有助于降低成年期代谢性疾病风险

E. 有助于降低母亲患乳腺癌、卵巢癌风险

3. 下列哪些措施有助于成功母乳喂养：

A. 保证孕期营养

B. 保持乳母心情愉悦

C. 做好乳头保健

D. 初乳量少应及时添加配方奶粉

E. 产后应母婴同室，新生儿尽早吸吮

4. 下列哪些符合辅食添加的原则：

A. 从少到多

B. 从细到粗

C. 可同时添加多种营养丰富的新辅食

D. 疾病状态时应暂停添加新辅食

E. 1 岁以内辅食不应添加任何油脂、盐、糖等调味品

5. 下列哪些辅食添加做法比较合理：

A. 6 月龄婴儿添加强化铁的米粉

B. 7~9 月龄婴儿添加肉末

C. 10~12 月龄婴儿添加指状或条块状食物

D. 7~12 月龄婴儿先添蔬菜水果，后添肉类

E. 13~24 月龄幼儿添加菜泥

参考答案：单选题 1. C；2. B；3. E；4. B；5. C。多选题 1. ACD；2. ABCDE；3. ABCE；4. ABD；5. ABC。

【参考文献】

［1］中华医学会儿科学分会儿童保健学组, 中华医学会围产医学分会, 中国营养学会妇幼营养分会, 等. 母乳喂养促进策略指南 (2018 版). 临床医学研究与实践, 2018, 3 (13): 201.

［2］VICTORA CG, BAHL R, BARROS AJ, et al. Breast-feeding in the 21st century: epidemiology, mechanisms, and lifelong effect. Lancet, 2016, 387 (10017): 475-490.

［3］World Health Organization. Infant and young child feeding: model chapter for textbooks for medical students and allied health professionals. Geneva: World Health Organization.[2016-09-01].

［4］《中华儿科杂志》编辑委员会, 中华医学会儿科学分会儿童保健学组. 0~3 岁婴幼儿喂养建议 (基层医师版). 中华儿科杂志, 2016, 54 (12): 883-890.

［5］杨月欣, 苏宜香, 汪之顼, 等. 7~24 月龄婴幼儿喂养指南. 临床儿科杂志, 2016, 34 (05): 381-387.

［6］黎海芄. 实用儿童保健学. 2 版. 北京: 人民卫生出版社, 2022.

［7］桂永浩, 薛辛东. 儿科学. 3 版. 北京: 人民卫生出版社, 2015.

［8］中华人民共和国卫生部. 食品安全国家标准 婴儿配方食品: GB 10765—2010.

［9］中华人民共和国卫生部. 食品安全国家标准 较大婴儿和幼儿配方食品: GB 10767—2010.

［10］中华人民共和国卫生部. 食品安全国家标准 特殊医学用途婴儿配方食品通则: GB 25596—2010.

［11］中国营养学会. 中国居民膳食指南 (2022). 北京: 人民卫生出版社, 2022.

（史晓燕）

第十一章 儿童青少年的营养和膳食

第一节　学龄前期儿童营养

　　基于学龄前儿童的生长发育水平和生理活动特征安排膳食。该年龄阶段儿童消化能力接近成人，食物制备与成人相似，进食安排与成人基本同步。学龄前儿童已有一定的理解能力，可进行初级营养教育和饮食行为培养。

一、营养需求

（一）生长发育特点

　　学龄前儿童的体格生长处于稳步增长状态，体重年均增加 2kg，身高年均增高 5~7cm。进入幼儿园生活，与同龄儿童和社会有了广泛的接触，求知欲强，知识面扩大，生活自理和社交能力得到锻炼提高。此期，牙已出齐，口腔功能较成熟，消化功能逐渐接近成人，食物种类、结构和加工烹调逐步接近成人。同时，儿童神经心理发育迅速，自我意识和模仿力、好奇心增强。4 岁左右时不再紧握勺或筷进食，能像成人一样熟练用勺或筷自己进食，喜欢参与餐前准备工作。但注意力持续较短，进食不够专注，是饮食行为和生活方式形成的关键期。

（二）营养需求

　　基于学龄前儿童的生长发育水平和生理活动特征，仍需提供充足的营养素。2022 年《中国居民膳食营养素参考摄入量》建议 3~6 岁学龄前儿童能量推荐摄入量为 1 200~1 400kcal/d，男童高于女童。谷类所含有的丰富碳水化合物是其能量的主要来源，占 50%~65%。脂肪、蛋白质供给各占总能量的 20%~30%、14%~15%。蛋白质的推荐摄入量为 30~35g/d，其中 50% 源于动物性食物蛋白质，可满足微量元素需要（如锌、铁、碘和维生素）。

二、膳食安排

（一）膳食种类和量

　　经过 7~24 月龄期间膳食模式的过渡和转变，学龄前儿童摄入的食物种类和膳食结构已开始接近成人，进食家庭成人食物。如谷薯类、新鲜蔬菜和水果、蛋类、奶及奶制品、畜禽肉鱼类等。

　　每天食物品种多样，膳食平衡，以满足儿童对各种营养成分的需要，如荤素菜的合理搭配，粗粮、细粮的交替使用。保证蛋白质、脂肪、碳水化合物之间的比例，以及足够的维生素、矿物质摄入。奶及奶制品中钙含量丰富且吸收率高，是儿童钙的最佳来源。建议每天饮用 300~400ml 奶或相当量的奶制品,可保证学龄前儿童钙摄入量达到适宜水平。除奶类和其他食物中摄入的水外,建议学龄前儿童每天饮水 600~800ml,以白开水为主,少量多次饮用。学龄前儿童功能性便秘发生率较高,需适量的膳食纤维,蔬果类、全谷物类、薯类及豆类食物是膳食纤维的主要来源。具体每日膳食供给量可参照中国学龄前儿童每日各类食物建议摄入量(表 11-1-1)。

表 11-1-1　学龄前儿童每日各类食物建议摄入量

食物	4~5 岁
谷类 /g	100~150
薯类 /g	适量
蔬菜 /g	150~300
水果 /g	150~250
畜禽肉鱼 /g	50~75
蛋 /g	50
奶 /g	350~500
大豆(适当加工)/g	15~20
坚果(适当加工)/g	适量
烹调油 /g	20~25
食盐 /g	<3
饮用水 /ml	700~800

引自:中国营养学会.中国居民膳食指南(2022).北京:人民卫生出版社,2022.

(二)食物制备

合理烹调,既要适合幼儿的消化功能,又要最大限度地保留食物中的营养素。正餐时少用汤类代替炒菜、稀饭代替米饭。儿童已能逐渐接受部分家庭食物习惯,如酸辣食物。但食物口味以清淡为好,不应过咸、油腻和辛辣,有助于形成终生的健康饮食习惯。可选天然、新鲜香料(如葱、蒜、洋葱、柠檬、醋、香草等)和新鲜蔬果汁(如番茄汁、南瓜汁、菠菜汁等)进行调味。应少选含盐高的腌制食品或调味品。尽可能少用或不用味精或鸡精、色素、糖精等调味品。在烹调方式上,宜采用蒸、煮、炖、煨等烹调方式,少油煎、油炸食物。讲究烹调艺术,做到色、香、味、营养俱全,如制作成生动有趣的小动物等各种形状,以吸引儿童兴趣。同时,注意饮食卫生,避免刺多的鱼引发意外,确保进食安全。

(三)餐次安排

每天进食时间基本与成人同步,早、中、晚 3 次正餐。在此基础上,可安排 2 次点心,分别安排在上、下午各 1 次,进食的能量比例宜早餐 20%~30%,午餐 30%~35%,点心 10%~15%,晚餐 25%~30%。进食安排如表 11-1-2 所示。如果晚餐时间过早,可在入睡前 2 小时安排 1 次加餐,避免晨起低血糖发生。4 岁儿童可以像成人一样熟练用勺或筷自己进食,喜欢参与餐前准备工作。

表 11-1-2　5 岁儿童食谱(例)

进餐时间	餐次	食物安排	供能占比
7:00~8:00	早餐	牛奶 1 杯(200ml) 鸡蛋 1 个(鸡蛋 50g) 面包 1 片(50~75g)	370kcal (29%)
10:00	点心	白开水 100ml 饼干 15g	60kcal (4%)
12:00	午餐	米饭 1 碗(粳米 50g) 炒西蓝花(西蓝花 70g) 香菇烧肉(香菇 30g、猪肉 30g) 冬瓜虾皮汤(冬瓜 50g、虾皮 5g) 色拉油 15g	400kcal (30%)
15:00	点心	酸奶 1 杯(100ml) 水果 2 片(10g)	60kcal (4%)
18:00	晚餐	米饭 1 碗(粳米 50g) 青菜豆腐煲(青菜 100g、豆腐 20g) 清蒸鲳鳊鱼(鲳鳊鱼 30g) 蜜桔 1 个(50g) 菜籽油 10g	370kcal (29%)
20:00	晚点	牛奶 100ml	60kcal (4%)
合计			1 320kcal

注:表中食物重量为生重。

(四)进餐环境

尽可能给儿童提供固定的就餐座位,定时定量进餐;避免追着喂、边吃边玩、边吃边看电视等行为;吃饭细嚼慢咽但不拖延,进餐在 30 分钟内吃完;让孩子自己使用筷、匙进食,养成自主进餐的习惯,既可增加儿童进食兴趣,又可培养其自信心和独立能力。

(五)学习进食礼仪

家长应教儿童餐桌仪表,如嘴里有食物不宜

说话,学会用餐巾纸擦嘴,不越过别人餐盘取食物。家庭的共进餐习惯使儿童可学到更好的餐桌礼仪。每天应至少有1次愉快家庭进餐时间,儿童也可参与准备与结束清洁工作,有益于儿童对食物的认识和选择,增进交流。

三、零食的选择

零食是非正餐时间食用的各种少量的食物和/或饮料(不包括水)。2022年中国营养学会发布的《中国学龄儿童膳食指南(2022)》建议,儿童青少年每天至少摄入食物12种以上,每周25种以上,烹调油和调味品不计算在内。因此,零食可以作为日常

膳食的有益补充,但需要正确指导儿童适当选择,控制零食过多。首先,要选择干净卫生、营养价值高的食物。其次,要选择正餐不容易吃到的食物,如坚果和新鲜水果等。最后,选购零食要查看食物的营养成分表,选择低油、低盐、低糖零食。2018年中国疾病预防控制中心营养与健康所、中国营养学会研究和编制的《中国儿童青少年零食消费指南》将零食分为"可经常食用""适当食用"和"限制食用"3种,从营养与健康的角度强调儿童应以正餐为主,不可以零食替代正餐。如需为儿童选择零食,建议家长参照零食消费分类指南选择"可经常食用"的零食,避免"限制食用"零食(表11-1-3)。

表 11-1-3　零食消费分类

分类	糖果	肉蛋	谷类	豆类	果蔬	乳类	坚果	薯类	饮料	冷饮
可经常食用	—	瘦肉、鸡蛋、鱼、虾等	玉米、低糖麦片或面包	豆浆、豆花白豆干	新鲜水果	低脂奶或酸奶	花生米、榛子、瓜子	蒸、煮红薯或土豆	无糖果汁	—
适当食用	黑巧克力、牛奶巧克力	火腿肠、培根、牛肉干	月饼、蛋糕	甜、咸的豆浆粉皮	含糖、盐的果蔬干	奶酪、调味奶	鱼皮花生、腰果	甘薯球、地瓜干	含糖果蔬饮料、含乳饮料	以鲜奶、水果为主的冰激凌
限制食用	棉花糖、奶糖、水果糖	汉堡、热狗、炸鸡类	方便面、奶油夹心饼干	油豆腐、臭豆腐	罐头水果	黄油、炼乳	炸薯片(条)	糖浓度高的饮料、汽水、可乐	味甜、色艳的冰激凌

经常食用的绿灯类零食不仅含有维生素B、C、E,还含有优质蛋白质、优质脂肪酸,以及钙、碳水化合物等营养成分,属于真正有益于健康的零食,建议每天食用。适当食用的黄色类零食营养素含量相对丰富,但无法做到低油、低盐、低糖,且无法全面保证优质脂肪酸的摄入,建议每周食用2~3次。限制食用的红灯类零食添加过多的脂肪、油、糖和盐,提供能量较多,但几乎不含其他营养素或营养素密度较低,经常食用会增加超重和肥胖的风险,建议每周食用不超过1次。

零食最好安排在两次正餐之间,量不宜多,睡觉前30分钟不要吃零食。此外,还需注意吃零食前要洗手,吃完漱口;注意零食的食用安全,避免整粒的豆类、坚果类食物呛入气管发生意外,建议坚果和豆类食物磨成粉或打成糊食用。对年龄较大的儿童,可引导孩子认识食品标签,学会辨识食品营养成分、生产日期和保质期。

四、户外活动

陪伴儿童户外游戏与活动,每天至少120分钟。充分接受阳光照射,可促进皮肤中维生素D的合成和钙的吸收利用。适度的运动有助于提高消化酶活性,增进食欲,改进胃肠道功能。此外,提高幼儿的活动水平也是防治幼儿超重及肥胖的有效措施之一。尽量避免让儿童有连续超过1小时的静止状态,每天累计视屏时间不超过1小时,且越少越好。

五、群体儿童的营养管理

幼儿园机构按照不同年龄组儿童制订每周食谱,规划数量,并计算能量和营养素构成比,保证各年龄组膳食能提供足够的营养。

严格执行饮食卫生要求,做好食品保管和卫生工作;餐具彻底消毒,食物烧熟煮透,生熟分开;

注意个人卫生和环境整洁无害。

定期监测儿童生长状况,深入班级了解儿童进食情况;听取家长及保育员的意见,不断改善儿童膳食质量,保证其生长发育需要。

六、营养健康教育

(一)认识食物

1. 家长或幼儿园老师可带儿童去市场选购食物,辨识应季蔬果,尝试自主选购蔬菜。也可组织儿童参与各种参观体验活动,如带儿童去农田认识农作物,实践简单的农业生产过程,参与植物的种植;观察家里和幼儿园内植物的生长过程。同时向儿童介绍植物如蔬菜的生长方式、营养成分及对身体的好处,让其亲自动手采摘蔬菜,激发孩子对食物的兴趣,享受劳动成果。

2. 参观家庭膳食制备过程,参与一些力所能及的家庭食物制作活动,如择菜,以吸引儿童对各种食物的兴趣,享受烹饪食物过程中的乐趣和成就。鼓励儿童体验和认识各种食物的天然味道和质地,了解食物特性,增进对食物的喜爱。

(二)正确的饮食观念

3~6岁儿童进食技能与生活能力不断提高,自主性、好奇心、学习能力和模仿能力增强,正是培养良好进食习惯的关键期,对于儿童成长的健康影响非常深远。

1. 家长应树立正确的饮食观念,以身作则并言传身教。应与儿童一起进食,起到良好榜样作用,帮助孩子从小养成不挑食不偏食的良好习惯。鼓励儿童选择多种食物,引导其多选择健康食物;鼓励儿童在家中用餐,避免至快餐店用餐;每天进食早餐,鼓励儿童食用低热量高营养密度的食物。平时避免过多食用油炸食物和甜点等高热量饮食,避免饮用含糖饮料,有助于预防肥胖。

2. 对于儿童不喜欢吃的食物,可通过变换烹调方法或盛放容器(如将蔬菜切碎,将瘦肉剁碎,将多种食物制作成包子或饺子等),也可采用重复小份量供应,鼓励尝试并及时给予表扬加以改善,不可强迫喂食。

七、定期评价营养状况

3岁后每年1次健康体检,定期监测儿童体格

生长指标有助于判断其营养状况,并可根据体格生长指标的变化,及时调整膳食。对于生长不良、超重肥胖,处于急慢性疾病期间的儿童应增加监测次数。

3岁后儿童生长曲线会处于相对平稳的水平,与WHO儿童生长标准的中位线平行,或在2条主百分位线(P_3、P_{10}、P_{25}、P_{50}、P_{75}、P_{90}、P_{97})内波动。当儿童的生长曲线有明显下降或上升,越过2条主百分位线时,应及时了解其营养和疾病情况,并做出合理调整。如当体重生长曲线从>P_{50}下降到<P_{25},说明近期体重下降,可能存在营养摄入不足,应进一步了解近期是否有疾病、喂养不良等;而当体重生长曲线从<P_{50}上升到>P_{75},说明体重增长过快,同样需要寻找原因,调整膳食结构等。

除了体格测评,膳食调查可帮助了解儿童营养来源是否合理,血液中营养素测定和血常规等辅助检查可以了解儿童维生素和矿物质等微量营养素水平,确定营养素缺乏对机体的影响如缺铁性贫血等。

八、常见营养问题和对策

(一)挑食、偏食

挑食、偏食不是医学术语,多为家长的判断。多数儿童有轻度或一过性"挑食、偏食",表现为不完全回避某一种类或质地的食物,无医学和体格生长问题,多与饮食不均衡、儿童饥饿感不强等有关。如果表现为完全回避某一类或质地的食物,多为喂养障碍或有器质性疾病患儿,可能导致营养素摄入不均衡,生长明显受抑制等。

人类天生喜欢甜味不喜欢苦味,某些特定基因控制人类的食欲和味觉,学龄前有对食物"恐新"的表现,这些都是导致儿童挑食偏食的自身原因。由于儿童自主性的萌发,4~5岁儿童已经具有与成人相似的对食物恶好的倾向,更容易出现挑食和偏食,家长要适时、正确地引导,预防和克服挑食、偏食,帮助形成良好的饮食习惯。

对挑食偏食的主要预防干预措施见第十五章喂养困难。

(二)肥胖问题

研究表明,人一生中体重指数(body mass index,BMI)有三个不同变化时期:出生后,BMI迅速上

升,直到 9 个月大时达到峰值;然后一路下降至 5~6 岁,到最低点。之后,脂肪又开始增加,直到成年期。BMI 最低点年龄又称为"脂肪重聚年龄"。脂肪重聚的起始年龄是预测肥胖的良好指标。脂肪重聚早,预示在青春期和成人期的 BMI 水平较高,它是儿童发展至成人肥胖的一个危险因素。

从人的整个生命周期看,终止肥胖要在儿童学龄前,即 5~6 岁阶段。如果儿童期控制不佳,成年后会更难,这为未来的健康埋下了隐患。

学龄前儿童肥胖预防干预措施见第十四章儿童、青少年肥胖。

九、小结

平衡膳食、饮食行为培养是学龄前儿童营养管理的重点,应定期监测营养状况并及时干预不良饮食行为。

第二节 学龄期儿童和青少年的营养和膳食

学龄期和青春期是由儿童发育到成年人的过渡时期,此时处于在校学习阶段,学习和体育活动增加。青春前期开始体格生长加速,骨骼矿化加快,第二性征出现并逐步成熟。此期对能量和营养素需要量增加,需要合理安排膳食。引导教育儿童选择有益健康的食物,培养良好的饮食习惯,降低营养不良(不足、过剩或不均衡)发生风险。

一、营养需要

(一) 生长特点

学龄期指从 6 岁进入小学到青春发育结束。学龄期多数儿童体格生长到小学高年级时维持稳步的增长,体重平均每年增加 2~3kg,身高每年增长 5~7cm。除生殖系统外的其他器官、系统的形态和功能发育接近成人水平,肌肉发育较好。乳牙开始脱落,恒牙萌出,口腔咀嚼吞咽功能发育成熟,消化吸收能力基本达成人水平。青春前期开始,进入第二个生长高峰,体重每年可增加 4~5kg,身高每年可增长 7~12cm,持续 2 年左右。女童青春发育期比男童平均早 2 年,一般在 9~11 岁开始;男生一般在 11~13 岁开始,伴随第二性征出现、生殖器官和内脏功能日益发育成熟,生长发育趋于平稳。当生殖系统发育完全成熟,身高增长趋于停止,心理上也趋向于逐步独立。

学龄期儿童和青少年生长发育的个体差异较大,这不仅与男女性别、活动量大小相关,进入青春前期的早和晚,也与营养状况有关。因此,评价青少年个体营养状况的时应据儿童体格生长和性发育水平、膳食、临床、生化资料等综合评价。

(二) 营养需要

学龄儿童和青少年快速生长发育和较高的体力、智力活动使他们对营养的需求较高,尤其是对能量、蛋白质、脂类、钙、锌和铁等营养素。比如 1 个 8 岁中等身高的男童,体重 24~25kg,仅为成人男子体重的 1/3,但每日能量摄入量可达到 1 700kcal,接近轻体力活动的成年男子需要量的 75%;而 11 岁的男童,已达到轻体力劳动成年男子的能量需要量,即 2 350kcal。这段时期,蛋白质的供应需要充足,占总能量的 10%~15%,优质蛋白质占总蛋白质的 1/3 以上。脂肪不宜过多,占总能量的 20%~30%。其余 50%~65% 左右的能量,由碳水化合物所提供。

青春期体格迅速增长,骨骼矿化加快,青少年比儿童期需要更多的矿物质。因此,青少年期的膳食应在成人膳食指南的基础上给出特别的指导。如钙推荐摄入量应达 1 000~1 200mg/d,锌推荐摄入量需增至 9~11mg/d;女童铁推荐摄入量为 18mg/d,男童则 16mg/d;男女童碘的需要量均为 110~120μg/d;各种维生素的需要亦增加。同年龄男童和女童在青春期生长突增开始后营养素摄入量出现差异。青春期过后,对营养素需要的性别差异将持续下去。某些营养素如铁的需要量在不同性别和生物年龄有不同的生理需要。与性别相关的体成分如肌肉和脂肪含量和功能的不同,使这些差异在青春后期变得更加明显。

二、膳食安排

(一) 膳食种类和量

学龄儿童、青少年需保证足够的能量和优质蛋白质的摄入,主食宜选用可保留 B 族维生素的加工粗糙的谷类,据季节及供应情况做到食物种类多样,搭配合理,提高食物的营养价值;提供含钙丰富的食物,如乳类和豆制品;富含铁的动物性食物,如动物肝脏、血和瘦肉的摄入;富含碘的海产品,如海带、紫菜、海鱼、虾。此外,儿童青少年还应多摄入富含维生素 C 的新鲜水果和蔬菜,以增加膳食铁的吸收利用。学龄儿童、青少年每日各类食物建议摄入量见表 11-2-1。

表 11-2-1　学龄期儿童各类食物建议每日摄入量 *

单位: g

食物类别	7~11 岁	> 11~14 岁	> 14~17 岁
谷类	150~200	225~250	250~300
—全谷物和杂豆	30~70		50~100
薯类	25~50		50~100
蔬菜类	300	400~450	450~500
水果类	150~200	200~300	300~350
畜禽肉	40	50	50~75
水产品	40	50	50~75
蛋类	25~40	40~50	50
奶及奶制品	300	300	300
大豆	105	105	105~175
坚果	—		50~70

注: * 能量需要量水平计算,按照 7~11 岁 (1 400~1 600kcal/d), > 11~14 岁 (1 800~2 000kcal/d), > 14~17 岁 (2 000~2 400kcal/d)。
引自. 中国营养学会. 中国学龄儿童膳食指南 (2016). 北京: 人民卫生出版社,2016.

(二) 食物制备

优先选择天然食物,少吃高盐、高糖或高脂肪的快餐和加工食物,烹调方式多采用蒸、煮、炖、煨等方式,少调料,少油煎、油炸。培养清淡、自然的饮食习惯。应尽量在家在校进餐,减少在外就餐。

(三) 餐次安排

合理安排进餐时间和餐次,一日三餐时间,做到定时定量。一般来讲,早餐提供的能量应占全天总能量的 25%~30%,午餐占 30%~40%,晚餐占 30%~35%(表 11-2-2)。早餐营养要充足,保证上午的学习,午餐在一天中起着承上启下的作用,要吃饱吃好。有条件的地区,要提倡营养午餐,晚餐要适量。

表 11-2-2　10 岁儿童食谱(例)

进餐时间	餐次	食物安排	供能占比
7:00~8:00	早餐	菜肉包子 2 个(小麦粉 80g、白菜 50g、猪肉 30g) 牛奶 1 杯(250ml) 苹果 1 个(200g)	570kcal (30%)
12:00	午餐	玉米饭(粳米 90g、玉米粒 25g) 土豆烧牛肉(土豆 100g、牛肉 75g) 酸辣白菜(白菜 150g) 西红柿鸡蛋汤(西红柿 100g、鸡蛋 25g) 菜籽油 15g	750kcal (40%)
18:00	晚餐	胡萝卜米饭(粳米 80g、胡萝卜 50g) 豆腐干拌芹菜(芹菜 100g、豆腐干 30g) 红烧带鱼(带鱼 50g) 虾皮海带汤(虾皮 15g、海带 30g) 菜籽油 15g	558kcal (30%)
合计			1 879kcal

三、健康教育

儿童期是学习营养健康知识、养成健康生活方式、提高营养健康素养的关键时期。通过营养科学的信息交流,帮助学生群体获得食物与营养知识、形成科学合理饮食习惯、学会选择有益健康的食物。同时,也可以参与食物的选择和烹调,养成健康的饮食行为,预防慢性非感染性疾病。

(一) 认识食物

人类需要的基本食物可以分为五大类。同一类食物提供的营养素基本一致,具有相同的营养特点(表 11-2-3)。

人们日常饮用的饮料一般包括饮用水、碳酸饮料、果蔬汁饮料等。不同的饮料和饮品中所含的成分不同,其营养价值也不同(表 11-2-4)。

表 11-2-3　不同种类食物的营养价值和特点

食物种类		供给营养素和营养特点	备注
谷类薯类	谷类及其制品	碳水化合物和 B 族维生素的良好来源,还含有蛋白质、膳食纤维	包括粳米、小麦、燕麦等
	薯类	膳食纤维、B 族维生素的良好来源,碳水化合物丰富	白薯、凉薯、土豆、山药、芋头等
	高糖淀粉类食品	以碳水化合物为主,其他营养素很少	果酱、甜点、蜜饯、烹调用糖和淀粉、粉丝、粉条、凉粉等
蔬菜、水果、菌藻类	蔬菜类	膳食纤维和维生素 C 的良好来源,并含矿物质、维生素	叶、根、茎、果类等
	菌藻类		
	水果类		各种水果
肉、禽、水产、蛋	畜类	提供优质蛋白质,还含脂肪、矿物质、维生素 A、B 族维生素,胆固醇较高	猪、牛、羊等红肉
	禽类	提供优质蛋白质,还含脂肪、矿物质、维生素 A、B 族维生素,胆固醇较低	鸡、鸭、鹅等白肉
	水产类	提供优质蛋白质,还含脂肪、矿物质、维生素 A、B 族维生素,胆固醇较低	白肉为主,鱼油来源
	蛋类	提供优质蛋白质,还含脂肪、矿物质、维生素 A、B 族维生素,高胆固醇	鸡蛋、鸭蛋等
奶、豆类	奶及奶制品	钙的良好来源,并含有丰富的维生素 B_2、优良蛋白质	牛奶、酸奶、奶酪等
	豆及豆制品	提供优质植物蛋白质,还含脂肪、膳食纤维、矿物质、B 族维生素	豆腐、豆浆、豆花、各种干豆类
油脂	植物油	脂肪为主,也含不饱和脂肪酸(包括单不饱和、多不饱和脂肪酸)、维生素 E	大豆油、花生油、玉米油、菜籽油、茶籽油、橄榄油
	动物油	脂肪为主,维生素 E、饱和脂肪酸和胆固醇较高	猪油、牛油等

表 11-2-4　水和饮料的营养价值和特点

饮料种类	营养价值	营养保健特点	备注
自来水、矿泉水	水、钾、钠、钙、镁等矿物质	提供水和矿物质	天然水
白开水	水、钾、钠、钙、镁等矿物质	提供水和矿物质	除去了部分碳酸根离子、钙和镁;卫生、方便、经济实惠
纯净水、蒸馏水	矿物质含量低或无	提供水	去除了大多数矿物质和微量元素
茶、咖啡	水、生物活性成分	增加生物活性成分的摄入,抗氧化。如咖啡可以在短时间内提高人的精神	含茶多酚、绿原酸、咖啡因等。过量饮用会引起兴奋
碳酸饮料(可乐、雪碧等)	水、糖、二氧化碳	高糖、高磷	纯 / 高能量,儿童多饮易引起龋齿
运动饮料	糖、钾、钠、钙、镁、B 族维生素、维生素 C、氨基酸等	供给能量和无机盐,促进体能恢复	职业运动员和健身人群运动后的最佳饮品
功能性饮料	糖、无机盐、维生素、植物蛋白、生物活性成分等	不同配方,特点不同(如低钠高钙饮料、低糖饮料、降脂饮料等)	针对不同人群配制,注意看营养标签的标志内容
果蔬汁	水、糖、维生素 C、胡萝卜素	增加维生素 C 等摄入量	含少量膳食纤维
酒精饮料	乙醇	提供能量	纯能量,儿童不宜

(二) 膳食平衡

教育儿童与家长了解"营养好"的概念。"营养好"不是以油荤食物多、价格贵、少见食物判断，也不是以食物的色香味判断，是摄入的食物营养素均衡。平衡膳食或营养素均衡（nutrient balance）是指食物摄入丰富，适当搭配，满足正常生长发育所需要的能量及各种营养素。注意同类食物互换，使膳食平衡又不单调，可参考《中国学龄儿童膳食指南(2022)》推荐的中国儿童平衡膳食算盘（图 11-2-1）、中国居民平衡膳食餐盘（图 11-2-2）。帮助中小学生形成定量进餐的习惯。

(三) 健康进食行为的培养

1. 主动参与食物选择与制作，提高营养素养   鼓励儿童学习食物营养相关知识，主动参与食物选择与制作，会阅读食品标签和营养标识。和家人一起参与选购和制作食物，熟悉厨房，学习烹饪，不浪费食物，并会进行食物搭配。家庭和学校应帮助儿童提高营养素养并养成健康的饮食行为。

2. 吃好早餐，合理选择零食，培养健康饮食行为   一日三餐，定时定量、规律进餐。每天吃早餐，早餐应包括谷薯类、蔬菜水果、动物性食物及奶类、大豆和坚果等四类食物中的三类及以上。可在两餐之间吃少量零食，选择卫生、营养丰富的食物作为零食。做到清淡饮食，不挑食、不偏食、不暴饮暴食，养成健康饮食行为。尽量减少在外就餐，少吃含高盐、高糖和高脂肪的快餐。

3. 每天饮奶，足量饮水，不喝含糖饮料   每天摄入 300ml 以上液态奶或相当量的奶制品。保障充足饮水，每天 800~1 400ml，首选白开水，不喝或少喝含糖饮料，禁止饮酒和含酒精的饮料。

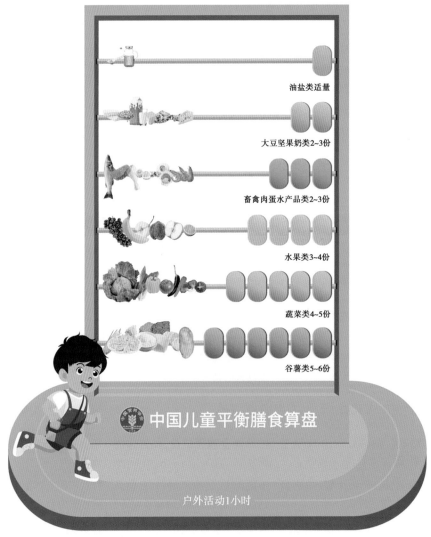

图 11-2-1   中国儿童平衡膳食算盘

引自：中国营养学会. 中国学龄儿童膳食指南(2022). 北京：人民卫生出版社,2022.

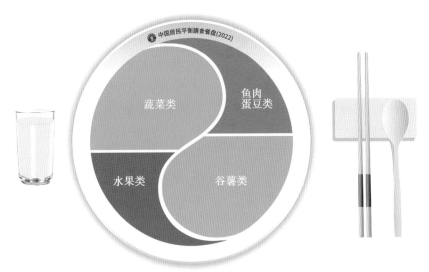

图 11-2-2　中国居民平衡膳食餐盘

引自:中国营养学会.中国居民膳食指南(2022).北京:人民卫生出版社,2022.

4. 多户外活动,每天 60 分钟以上中高强度身体活动,少视屏时间　儿童青少年应有足够的体育锻炼和户外活动,以强健肌肉和骨骼、塑造健康的体魄。根据《中国儿童青少年身体活动指南》,儿童青少年每天累计至少 60 分钟以上中高强度的身体活动,以全身有氧活动为主。每周至少 3 次高强度的身体活动,每周应有 3 天(隔天进行)抗阻力活动和骨质增强型活动。身体活动方式选择见第十二章儿童运动与营养。每天视屏时间不超过 2 小时,保证充足睡眠。

5. 定期监测体格发育,保持适宜体重增长　儿童要正确认识自己的体型,不偏食、不挑食、不暴饮暴食,也不盲目节食,或采用极端的减肥方式控制体重,保证适宜的体重增长。蛋白质热能营养不良的儿童,要在吃饱的基础上,增加鱼禽蛋肉、或豆制品等富含优质蛋白质食物的摄入。超重、肥胖的儿童,应在保证体重合理增长的基础上,控制总能量摄入,逐步增加运动频率和运动强度。

(四) 回避烟酒

提高学龄期儿童和青少年对饮酒、吸烟危害的认识和引导。我国烟草和酒类消费者中,儿童青少年已成为一个不可忽视的群体。2002 年中国居民营养与健康状况调查发现,我国 15~17 岁男、女性青少年现在饮酒率分别为 39.6% 和 4.5%。儿童青少年正处于迅速生长发育阶段,抽烟和饮酒对儿童青少年身心发育的影响远远超过成年人。要加强《中华人民共和国未成年人保护法》中规定的

不向未成年人售酒的执行力度,禁止儿童青少年饮酒、吸烟。

(五) 预防慢性非感染性疾病

肥胖症、糖尿病、心脏病、高血压和癌症等为慢性非感染性疾病。儿童青少年超重/肥胖使成人期发生慢性非感染性疾病危险性增加。选择含饱和脂肪和反式脂肪(saturated and trans fats)少的食物是预防慢性非感染性疾病的重要措施之一。自然食品中反式脂肪酸含量很少,多为植物油加工,即植物油脂液态不饱和脂肪加氢硬化成为固态或半固态的油脂,使食品口感更松脆美味。人造黄油、奶油蛋糕类的西式糕点、烘烤食物(饼干、薄脆饼、油酥饼、炸面包圈、薯片以及油炸薯条、炸鸡块)等食物含较多反式脂肪酸。

(六) 社会、学校和家庭的参与

进食是一种社会性活动,社会、家庭、同伴的习惯可影响儿童对食物的喜恶。家庭、学校和社会要共同构建健康的食物环境,开展儿童少年的饮食教育,提高营养素养。

家长要将营养健康知识融入儿童少年的日常生活,合理选择食物,以营养、均衡、健康为选择目标,而不单以口味喜好选择,更不能把食物作为奖罚的工具。从家长自身做好,以榜样的力量影响儿童。

学校可以开设符合儿童青少年特点的营养与健康教育相关课程,营造校园营养环境。在教室、走廊、餐厅等场所进行健康知识的宣传,有条件者

可开辟校园菜园等,让儿童参与食材的种植,帮助儿童认识食物、爱惜食物,系统、全面地教育儿童,形成良好的健康行为。

社会相关机构可开展健康专题讲座、在大街小巷设置健康知识宣传栏,形成浓厚的健康教育环境,促进儿童健康行为的形成。

四、定期评价营养状况

学龄期儿童和青少年每年至少要有 1 次健康体检,通过监测儿童体格生长指标的变化,及时发现营养问题、改进膳食。对于生长不良、超重/肥胖或处于急慢性疾病期间的儿童应增加监测次数,必要时转诊。

小学中、低年级儿童的生长曲线会处于相对平稳的水平,青春期发育初期生长加速。由于青春期启动的年龄和性别的差异,以及不同发育时相身高、体重的变化规律亦不同,明显增加了同年龄个体之间的生长差异。体格评估时,需要结合青春期性发育状况,客观评估儿童的营养状况,并做出合理的膳食调整。

除了体格测评,膳食调查、血常规和骨密度等辅助检查可以帮助了解儿童维生素和矿物质等微量营养素的营养状况和功能。

五、常见的营养问题和对策

(一)不吃早餐

1. 问题现状　调查显示,与 1998 年相比,2008 年上海、哈尔滨、广州、济南等城市儿童早餐行为早餐食用频率由 84.7% 下降到 79.0%,不吃早餐的比例由 0.9% 上升到 2.6%。在我国东部沿海及发达地区中,市区小学生食用早餐比例位居全国前列,但达不到 100%,而发达地区的农村和务工人员的子女早餐食用频率令人担忧。上海、哈尔滨、广州、济南随着当地生活水平的提高,早餐食用率反而降低。早餐营养质量评价较充足的比例由 1998 年的 51.2% 下降到 2008 年的 22.0%。我国中小学生不仅早餐食用率低,营养结构不合理,他们对早餐的态度和营养知识水平也令人担忧。

早餐是儿童全天所需能量和营养素摄入的重要组成部分,早餐营养质量的优劣不但关系到儿童的生长发育和健康,而且对在校生的学习行为也有较显著的影响。调查显示,不规律的早餐、不吃早餐或营养不充足的早餐,可使儿童的注意力不集中,数学、英语、社会科学学科分数低,损害短期记忆,解决问题的能力和智力表现,不但影响儿童上午的学习效率,而且对其成长不利。

2. 对策

(1)营养教育是改善中小学生早餐行为最经济、最有效的方法之一:通过学校、社会和家庭等多种途径和多种方式的健康教育,强调合理营养对儿童少年体格和智力发展的重要性及如何进行合理膳食等营养知识。

(2)吃好早餐:中小学生应摄入粗细搭配的多种食物组成的早餐。早餐热量来源应符合蛋白质提供的能量占总能量的 11%~15%,脂肪占 20%~30%,碳水化合物占 55%~65% 的分配比例,同时应搭配一些新鲜蔬菜。小学生早餐的谷类供给量为 75~100g;蛋类或动物性食物 30~50g;牛奶 200ml;蔬菜和水果 150g,其中绿色蔬菜不得低于 50g。中学生早餐的谷类供给量为 100~150g;肉蛋类 50~100g;牛奶不能低于 100ml;蔬菜和水果总供给量约为 200g,其中绿色蔬菜不得低于 100g。

(二)零食选择不当

1. 问题现状　零食是指一日三餐以外吃的所有食物和饮料,不包括水。随着社会经济的发展,生活方式的转变,儿童青少年的饮食行为和膳食状况也出现了新的变化,从传统的一日 2~3 餐发展为正餐与零食并存的模式。零食消费率和零食供能比在儿童青少年中逐年上升,水果、谷类、饮料是其最主要的零食类别。2011 年"中国健康与营养调查"数据中的 4~17 岁儿童青少年零食消费率高达 65%~76%,零食提供能量占每日总能量的 6.1%~10.9% 左右。摄入过量零食会增加正餐以外的热量、脂肪、盐、糖的摄入,由此增加肥胖及相关慢性病发生的风险,而较低营养素的零食也会导致儿童营养不均衡,多种营养素缺乏,生长缓慢。

2. 对策　引导儿童青少年树立正确的饮食观和健康观,减少或纠正不良的零食消费行为,将有利于其平衡膳食、合理营养理念的建立以及良好饮食习惯的形成,受益终身。

6~12 岁学龄儿童饮食模式逐渐从学龄前期的三顿正餐、两次加餐向相对固定的一日三餐过渡,正餐食物摄入量有所增加,但由于饮食间隔时间较长,容易产生饥饿感,且由于学龄前饮食习惯的延续,也有零食消费需求。因此,针对6~12岁学龄儿童的核心推荐包括:①正餐为主,早餐合理,零食少量(一天零食提供的能量不要超过总能量摄入的10%);②课间适量加餐,优选水果、奶类和坚果;③少吃高盐、高糖、高脂肪零食;④不喝或少喝含糖饮料,不喝含酒精、含咖啡因的饮料;⑤零食新鲜、营养卫生;⑥保持口腔清洁,睡前不吃零食。

13~17岁青少年正经历着生长发育的第二个高峰期——青春期发育阶段。这一时期的青少年对能量和营养素的需要量大,对食物选择的自主性和独立性更强,容易产生冲动性食物消费,甚至对某些零食产生依赖。因此,针对13~17岁青少年的主要推荐包括:①吃好三餐,避免零食替代;②学习营养知识,合理选择零食,优选水果、奶类和坚果;③少吃高盐、高糖、高脂肪及烟熏油炸零食;④不喝或少喝含糖饮料,不饮酒;⑤零食新鲜、营养卫生;⑥保持口腔清洁,睡前不吃零食。

六、常见的营养性疾病

(一) 营养不良

1. 生长迟缓和消瘦　我国7~18岁儿童青少年的营养不良检出率呈持续下降趋势,但2014年中国7~18岁汉族学生的营养不良检出率仍然高达10%,其中生长迟缓、中重度消瘦、轻度消瘦分别为0.8%、3.7%、5.5%。男生营养不良检出率高于女生,乡村高于城市,营养不良检出率多集中在西南地区,东部省市自治区营养不良检出率较低。学龄期儿童和青少年生长迟缓和消瘦的高危因素包括:①儿童身高和体重仍快速增长,机体合成代谢大于分解代谢,对营养缺乏敏感;②我国经济发展不平衡,贫困地区、流动和留守儿童营养来源不足或不合理;③青春期儿童学习负担繁重,加之盲目追求形体美等,造成了膳食不均衡;④生命发育早期阶段经历的不良因素如早产、宫内生长迟缓、营养不良没有得到纠正,持续影响了儿童青少年的生长发育;⑤长期偏食、挑食、食欲差。

长期营养不足可导致儿童智力发育迟缓、学习能力下降,抵抗力降低,感染疾病的风险增加。

这类青少年群体身高通常在正常水平或稍低,但身材瘦弱、肺活量、肌肉耐力、速度等生理功能水平较低;多数认知能力不受影响,但抗学习疲劳的能力下降、思维不活跃、创造性思维水平较低。

需重视青少年营养问题,消除负面因素,帮助他们接受全面良好的营养,成为健康、有效率、有学习能力的一代,成功应对多方位的挑战。从国家政策上加大对经济欠发达地区的经济发展和营养投入,推广合理的膳食模式。同时,通过健康教育和体育锻炼,改变儿童偏食、挑食、吃零食的不良习惯,合理分配一日三餐,保证膳食平衡。定期测量儿童身高、体重,并将测量指标标在生长发育图上,以监测其生长速度,如发现身高、体重增长缓慢或不增,应尽快查明原因,及时予以纠正(详见第十三章第一节蛋白质-能量营养不良)。

2. 超重和肥胖　儿童青少年超重/肥胖可持续至成年期,并增加成年后患糖尿病、心血管病和某些肿瘤等慢性病的风险。应通过合理膳食和积极身体活动预防儿童青少年超重、肥胖。已经超重、肥胖的儿童,应改变生活方式,在保证体重合理增长的基础上,控制总能量摄入,逐步增加运动频率和运动强度,遏制我国日益严重的慢性病上升趋势(详见第十四章儿童、青少年肥胖)。

(二) 缺铁性贫血

青春期儿童生长发育快速,对铁的需求量增加。男青少年肌肉发育较好,血容量的扩大,血红蛋白浓度提高。女青少年偏食挑食和经期流血过多易导致铁摄入不足或缺铁性贫血。2010年全国学龄儿童贫血调查显示,14岁女童贫血患病率达13.5%,远高于同龄男童。因此,应注重青春期健康咨询,合理搭配饮食,鼓励进食富含铁的食物以及蔬菜水果促进铁吸收,对诊断为铁缺乏或缺铁性贫血的女童可口服铁剂(详见第十三章常见营养素缺乏性疾病)。

七、小结

学龄儿童、青少年需提供充足的能量和各种营养素,并与生长速度、活动量相当;注重儿童青少年营养知识的健康教育,引导青少年合理选择食物搭配和健康生活方式,降低慢性病发生风险。

【思考题】

单选题

1. 关于学龄前期的儿童,哪项是错误的:

A. 学龄前儿童的体格生长处于稳步增长状态

B. 牙已出齐,口腔功能较成熟,消化功能逐渐接近成人

C. 4 岁左右能像成人一样熟练用勺或筷自己进食

D. 每天能量需要无性别差异

E. 饮食行为和生活方式形成的关键期

2. 学龄前儿童摄入的食物种类和膳食结构特点是:

A. 持续幼儿期特点

B. 已开始接近成人,进食家庭成人食物

C. 不能添加调味品

D. 每天饮用奶 200ml

E. 每日安排三餐

3. 小学生的营养特点是:

A. 生理功能变化不大

B. 能量、蛋白质和微量营养素需要超过婴幼儿

C. 较高的体力、智力活动使他们对营养的需求较高

D. 多提供脂肪增加能量需求

E. 就餐次数多于成人

4. 青春期儿童营养特点是:

A. 青少年期的膳食应和成人膳食一样

B. 能量、蛋白质、脂类、钙、锌和铁等营养素需要增加

C. 青春期生长突增后男女营养素摄入量无差异

D. 营养缺乏性疾病少见

E. 每天需要加餐 2~3 次

5. 指导儿童适当选择零食需要避免的误区是:

A. 零食是干净卫生、营养价值高的食物

B. 从营养与健康的角度强调儿童应以正餐为主

C. 要选择正餐不容易吃到的食物

D. 可以用零食替代 1 次正餐

E. 选择低油、低盐、低糖零食

多选题

1. 学龄前期儿童的营养健康教育内容包括:

A. 树立正确的饮食观念

B. 观察植物的生长过程

C. 参与膳食制备过程

D. 体验和认识各种食物的天然味道和质地

E. 鼓励儿童在家中用餐,避免至快餐店用餐

2. 可经常食用的零食有:

A. 水果

B. 巧克力

C. 炸薯片

D. 火腿肠

E. 无糖酸奶

3. 健康进食行为包括:

A. 规律就餐,自主进食,培养良好进食行为习惯

B. 每天饮奶,足量饮水,正确选择零食,不喝含糖饮料

C. 食物应合理烹调,易于消化,少调料、少油炸

D. 参与食物选择与制作,增进对食物的认知与喜爱

E. 经常户外活动,保证每天至少活动 60 分钟,保障健康生长

4. 青春期儿童的钙来源有:

A. 奶制品

B. 蔬菜

C. 猪肉

D. 家禽

E. 豆制品

5. 学龄期儿童的营养健康教育内容包括：

A. 认识食物

B. 膳食平衡

C. 慢性病防治

D. 回避烟酒

E. 合理选择快餐

参考答案：单选题 1. D；2. B；3. C；4. B；5. D。多选题 1. ABDE；2. AE；3. ABCDE；4. AE；5. ABCDE。

【参考文献】

［1］中国营养学会. 中国居民膳食营养素参考摄入量. 北京: 科学出版社, 2014.

［2］中国营养学会. 中国居民膳食指南 (2022). 北京: 人民卫生出版社, 2022.

［3］中国营养学会. 中国学龄儿童膳食指南 (2022). 北京: 人民卫生出版社, 2022.

［4］黄绯绯, 王惠君, 王志宏. 中国儿童青少年零食指南 (2018). 营养学报, 2018, 40 (5): 417-418.

［5］张宇凤, 赵丽云, 于冬梅. 2010—2012 年中国 6 岁及以上居民零食消费对能量和营养素的贡献. 卫生研究, 2017, 46 (4): 546-549.

［6］BELLISLE F. Meals and snacking, diet quality and energy balance. Physiol Behav, 2014, 134: 38-43.

［7］欧阳一非, 王惠君, 王丹彤, 等. 中国十二省市儿童青少年零食消费模式研究. 卫生研究, 2016, 45 (6): 868-875.

［8］刘芳丽, 张芯, 吴键. 中国青少年贫血检出率与体能因素的相关性分析. 中国学校卫生, 2017, 38 (5): 739-741.

［9］刘梦苑, 宋逸, 马军. 中国汉族学生贫血状况和营养状况的关联研究. 中国儿童保健杂志, 2017, 25 (1): 7-10.

（许培斌　李晓南）

第十二章 儿童运动与营养

第一节　运动与营养概述

超重肥胖、视力低下、脊柱侧弯、心理健康已呈现阻碍我国儿童青少年健康的主要问题。缺乏运动、久坐不动、膳食结构不合理等的不良生活方式是导致这一现象的主要原因,科学运动、合理营养是改变这一现象的重要举措。

一、运动是营养的组成部分

营养是指人体从外界摄取各种食物,经过消化、吸收和代谢,食物中的营养素被机体利用或产生能量,或参与新陈代谢,或合成机体成分,以维持其生命活动的整个过程。包括营养素摄入、营养行为和营养环境。运动是身体活动的一种具体类型,指为了改善或维持体适能、运动技能或健康而进行的有规律、有计划、有组织的身体活动或体力活动(physical activity),世界卫生组织将其定义为由骨骼肌收缩引起的,产生并伴有能量消耗的任何身体运动。运动具有四个基本特征:①骨骼肌收缩;②高于基础代谢水平的能量消耗;③骨骼肌收缩产生的活动是指睡眠和静态行为以外的一切活动,除外面部表情肌等活动;④受大脑神经系统调节的主动活动。

充足的营养是儿童生长发育的基础,对儿童的健康及早期发展具有重要的促进作用,应与每个个体的生长发育、身体技能需求相适应,如儿童对能量的需要包括基础代谢、生长所需、食物热动力作用、活动消耗、排泄消耗等。运动作为一种环境刺激和条件,对儿童健康成长具有综合作用,主要包括促进体格生长和各器官系统的发育及功能、促进营养物质在体内的代谢和平衡,提高环境适应性、促进心理行为和社会能力发展等方面。因此,运动与营养相互促进、相互影响、密切相关地构成了儿童生长发育和健康促进的重要组成部分。

在"健康中国"战略落实过程中,身体活动与合理营养的结合对增强人们体质和健康水平的作用日益突出,已经成为当今国内外健康促进的重要举措。运动与合理营养的关键作用在于调节能量平衡、提高人体代谢能力、改善身体成分、减少体脂、增加瘦体重组织、促进运动后的身体恢复,且有助于运动效果的提高。合理营养可以保证运动中营养物质的良好利用,为人体提供适宜的能量。任何形式的运动均以能量消耗为基础,但人体内可被快速动用的能量储备有限。此外,无论是日常锻炼,还是运动员的专项训练,都有疲劳与恢复的过程,运动性疲劳可使运动能力下降,而有效的营养补充可以延缓疲劳,加快机体的恢复。因此,合理营养是机体代谢平衡的保障。

二、运动和饮食的平衡

儿童青少年正处于身体发育时期,既需要合理的膳食营养,又需要适度的运动。在体育锻炼进行的同时,应该合理搭配膳食,注重饮食与运动的平衡,促进机体新陈代谢,维持人体正常生命活动的进行。只有使能量消耗与能量摄取之间保持平衡,才能促进人体的健康成长。合理膳食和积极运动,维持能量平衡,是保持健康的关键(表 12-1-1)。

三、运动对营养素的需求

体育运动可引起体内的能量代谢过程加强,分解和消耗增加,酸性物质在体内堆积等一系列变化,合理的营养有助于稳定体内环境,调节各器官功能,促进代谢顺利进行,从而也有助于运动能力的提高。儿童青少年时期是活动量最大的阶段,能量消耗也大。只有合理安排膳食,才能保证儿童青少年从食物中获得必要的、比例恰当的营养,确保生长发育的需求和体育锻炼的效果。

(一) 运动对各类营养的需要

1. 蛋白质　是儿童青少年生长发育必不可少的物质,瘦肉中蛋白质含量最多。一般的摄入量是 1.5~2g/(kg·d),但在儿童参加体育锻炼时,蛋白质的需要量增加,蛋白质的摄入一般要求达到 2~3g/(kg·d)。因为肌肉纤维的加粗和肌肉力量的加大,必须依赖肌肉中蛋白质含量的增加,而且最好是动物蛋白。但要注意,肌肉大小和力量的增长主要是练出来的,而不是吃出来的。

2. 碳水化合物　是人体器官生理活动、生长发育和体力活动的主要能量来源。碳水化合物也叫糖类,主要来源有谷类、乳制品和水果,给人体提供 50%~65% 的能量,一般每天 150~300g 的谷物,就可以满足儿童能量的需求。机体各个组织中都有一定的糖储备,儿童在参加一般性体育活动时,不需要额外补充糖,只有在儿童参加大运动量活动,或长时间的耐力活动时,才需要适当增加

碳水化合物的摄入。因为运动中热量消耗较大,如果长期供能不足,会导致身体消瘦、机体抵抗力减弱。

3. 脂肪　是人体内含能量最高的物质。脂肪主要有四大功能:维持正常体重、保护内脏和关节、滋润皮肤和提供能量。2 岁以上儿童日需脂肪占食物总热量的 20%~35%。正常活动的人每天摄入 25g 左右的油脂就可以满足生理需要,长时间参加活动可以增加到每天 30~36g。但要注意,如果活动量不足,额外摄入的热量就会转变为身体的脂肪,使儿童发胖,而不是长出结实的肌肉。

4. 维生素　在儿童生长发育和生理功能方面是必不可少的有机化合物质,如果缺少维生素,会导致代谢过程障碍、生理功能紊乱、抵抗力减弱,以及引发多种病症。一般天然食物中含有各种人体所需要的营养素,而且比例适宜,所以,儿童只要合理膳食就可以获得充足的维生素。只有在持续的、高强度、大运动量情况下,热能营养不能满足需要,或蔬菜水果供应不足时,才需要额外补充维生素。要注意,过量摄入维生素和维生素缺乏一样,会导致不良后果。

5. 无机盐　也叫矿物质,也是人体代谢中的必要物质。儿童少年时期对钙、磷、铁的需要量较高,在运动期间,由于大量排汗,导致盐分随汗液丢失,必须即时补充,才能预防肌肉痉挛,并帮助缓解身体的疲劳。可以通过运动饮料补充无机盐。

6. 水　水是"生命之源",参加运动的儿童要积极主动地补水。比如,运动前 15~20 分钟补充 400~700ml 水,可以分几次喝。在运动中,每 15~30 分钟补充 100~300ml 水,最好是运动饮料。运动后,也要补水,但不宜集中"暴饮",要少量多次地补。参加运动的儿童,只有保持良好的水营养,才能有良好的体能和健康。

(二) 运动项目对合理营养有着不同的需求

1. 跑步　短跑是受较多人喜欢的一个运动项目。其特点是要有较好的爆发力,单位运动时间短,强度大。所以在膳食中应有丰富的动物性蛋白质,以增大肌肉体积,提高肌肉质量;另外,在膳食中应增加微量元素和糖的含量,为脑组织提供营养,改善神经运动功能;注意在膳食中增加矿物质及维生素 B_1 的含量,以改善肌肉收缩质量。

表 12-1-1　运动、营养与能量消耗

食物与重量		1 份量杯 = 1 勺油代表 90kcal				快走		游泳		慢跑		骑自行车		跳绳		爬坡
冰淇淋甜筒 80g	=		=	126kcal	=	56 分钟	=	42 分钟	=	36 分钟	=	32 分钟	=	25 分钟	=	17 分钟
可乐 355ml	=		=	152kcal	=	63 分钟	=	48 分钟	=	41 分钟	=	36 分钟	=	28 分钟	=	19 分钟
巧克力 40g	=		=	234kcal	=	98 分钟	=	73 分钟	=	63 分钟	=	55 分钟	=	44 分钟	=	29 分钟
牛角面包 70g	=		=	262kcal	=	109 分钟	=	82 分钟	=	70 分钟	=	61 分钟	=	49 分钟	=	33 分钟
豆沙月饼 80g	=		=	324kcal	=	135 分钟	=	101 分钟	=	87 分钟	=	76 分钟	=	61 分钟	=	40 分钟
鲜奶蛋糕 100g	=		=	378kcal	=	158 分钟	=	118 分钟	=	101 分钟	=	89 分钟	=	71 分钟	=	47 分钟
油炸方便面 115g	=		=	514kcal	=	214 分钟	=	161 分钟	=	138 分钟	=	120 分钟	=	96 分钟	=	64 分钟

续表

食物与重量	1份量杯 = 1勺油代表 90kcal		快走	游泳	慢跑	骑自行车	跳绳	爬坡
炸猪排 200g	=	= 540kcal	= 225 分钟	= 169 分钟	= 145 分钟	= 127 分钟	= 101 分钟	= 68 分钟
炸薯片 110g	=	= 673kcal	= 280 分钟	= 210 分钟	= 180 分钟	= 158 分钟	= 126 分钟	= 84 分钟
鸡肉汉堡 250g	=	= 730kcal	= 304 分钟	= 228 分钟	= 196 分钟	= 171 分钟	= 137 分钟	= 91 分钟

引自：汤庆娅. 学生营养与健康教育. 上海：上海科技教育出版社, 2013.

长跑对身体影响与短跑不同,它是以有氧耐力素质为基础,以有氧代谢提供为特点,要求有较高的心肺功能及全身抗疲劳工作能力,虽然强度较小但时间较长,体力消耗也较大,因此,要求在饮食中补充较全面的营养成分增加机体能源物质的储备,以提高有氧耐力。

2. 操类运动　竞技体操、艺术体操对技巧要求较高,动作复杂而多样,这就需求有较强的力量与速度素质,以及良好的灵巧与协调性。这类运动对营养的要求是:高蛋白质、高热量、低脂肪、维生素、矿物质应突出铁、钙、磷的含量及维生素的含量。

3. 球类运动　球类运动对力量、速度、耐力、灵敏、柔韧等素质都有较高的要求。食物中要含丰富的蛋白质、糖及多种维生素。如足球,因其活动的时间较长且以在室外为主,所以在饮食中注意补充。

4. 冰上运动　由于长时间在冰雪上活动,且周围环境温度较低,机体必须释放更多热量以维持体温,所以蛋白质和脂肪的消耗会较多,膳食中必须给予保证;同时增加糖类以提供能量,另外一个需要特别注意的是,要保护好眼睛,因为白雪对太阳光的反射率非常高。

5. 游泳运动　人体在水中会散失较多的热量,冬泳更是如此。游泳锻炼要求一定的力量与耐力素质,因此在膳食中药补充丰富的蛋白质、糖和适量脂肪。

(三) 运动锻炼时气候不同对合理营养有着不同的需求

1. 冬季锻炼的营养特点　冬季气温较低,寒冷的环境使机体代谢加快,散热量增加,所以膳食中应增加蛋白质及脂肪含量,多吃热量高的食物。因冬季户外活动少,接受日光直接照射的机会、时间也较少,所以还应在日常饮食中补充维生素D和钙、磷、铁、碘等微量元素。

2. 夏季锻炼的营养特点　气候炎热,此时锻炼应多在通风、阴凉处进行,此时体内物质代谢变化很大,大量出汗使体能及营养物质流失较快,故夏季锻炼时的营养需求又有其特殊性,及时合理地补充水与电解质及维生素比补充蛋白质、糖、脂肪更加重要。夏天气温高,要注意做好防暑降温的准备工作。蛋白质的补充应较平时增多,减少脂肪成分,膳食搭配应清淡可口,以增加食欲,同时多吃蔬菜水果,以增加矿物质和维生素的摄入。

四、小结

运动与营养是影响人体生长发育和健康水平的重要因素,两者相辅相成缺一不可。合理的营养对儿童青少年既可以增强体质,提高运动能力;又可增强机体的新陈代谢和各器官系统的功能。因此,加强体育锻炼的同时也应该给予足够的营养补充。

第二节　运动对儿童青少年生长发育的作用

体育运动促进儿童青少年体质健康,改善身体各器官的功能,但必须明确运动必须科学,符合儿童青少年生长发育规律。

一、运动对身体各器官系统的影响

运动对脑神经系统、内分泌系统、免疫系统、心血管系统、骨骼肌肉系统、消化系统产生积极的健康影响,规律性身体活动具有降低疾病风险、提高免疫系统功能、促进体质健康的作用。

(一) 促进儿童大脑和神经系统的发育

运动能增加大脑毛细血管数量,促进大脑神经元之间建立永久链接,提高儿童身体调节、平衡、反应、灵敏度、运动技巧、大小肌肉的发育水平,促使儿童四肢改善、体育运动的竞赛与游戏活动都需要参与者具有强烈的竞争意识,增强了人际交往,同时促进了脑细胞的发育,从而提高儿童智力发育和培养创新精神。

(二) 改善心血管系统功能

体育运动可使心脏增大,心肌发达。体育锻炼时,全身血液循环加快,心脏和全身的供血状况改善,使心肌得到更多的营养物质;心肌纤维逐渐增粗,心壁增厚,使心脏具有更大的收缩力,对增强心血管的机能提高血液循环质量起着积极作用。经常运动的人的血压变化幅度小,不易疲劳,恢复较快,这种现象称为心脏工作室的"节省化"现象。促使心肌增强,心脏增大,收缩力提高,因此,进行剧烈运动时能迅速发挥心脏机能,达到一般人所不能达到的高水平。

(三) 增强呼吸系统功能

体育运动可使呼吸肌力量增加。人体在安静吸气时膈肌收缩而下降,肋间外肌收缩上提肋骨,使胸廓扩大,胸腔内的负压增加,空气经呼吸道进入肺内。呼气时,膈肌松弛而上升,肋间外肌舒张,肋骨下降,使胸廓缩小,负压减少,将废气经呼吸道排出体外。特别使机体的重要脏器——心、肺在构造上发生改变。安静时频率变慢,肺活量增大,呼吸深度加深,肺通气量增大。

(四) 完善运动系统功能

体育运动可促使人体新陈代谢旺盛,肌肉中的毛细血管开放数量增多血流量增大,肌体内血液供应良好;蛋白质等营养物质的吸收与储存能力增强,肌纤维增粗肌肉体积增大,而肌肉也就变得更加粗壮、结实、发达而有力。另外由于肌肉结构的变化酶的活性增强,以及神经调节的改进导致机能的提高表现为肌肉收缩力量大、速度快、弹性好、耐力强。

体育运动可促进人体新陈代谢得到改善,骨的结构和性能发生变化,表现在骨密质增厚,使骨变粗,骨小梁的排列根据拉力和压力不同更加整齐而有规律,骨表面肌肉附着的突起和骨的直径增大,从而使少年骨长度生长速度加快,对儿童青少年身高的生长发育有着积极促进作用,经常参加锻炼的学生比不锻炼的学生身高要高。从医学角度来讲,骨骼的生长有赖于骨端骺软骨的增生,运动能够对骺软骨起到良好的刺激作用,促进身高增长,体重控制,保持良好的体型。

体育运动可增强关节周围的肌肉和韧带的力量和柔韧性从而加固关节。有目的地进行各关节活动使柔韧性提高,韧带、肌肉的伸展性得到改善,从而扩大了关节运动的幅度,增强了关节的牢固性,提高了关节的柔韧性,减少各种外伤和关节疾病。

(五) 提高消化系统功能

运动对增强消化系统功能有很好的作用,它能加强胃肠道蠕动,促进消化液的分泌,加强胃肠的消化和吸收功能。运动还可以增加呼吸的深度与频率,促使膈肌上下移动和腹肌较大幅度地活动,从而对胃肠道起到较好的按摩作用,改善胃肠道的血液循环,加强胃肠道黏膜的防御机制,尤其对于促进消化性溃疡的愈合有积极的作用。

(六) 提升免疫系统功能

体育运动还能提高机体的免疫功能,如运动通过调控神经内分泌机能,对免疫系统起双向调节作用,可使短期内外周血中免疫细胞增加(如淋巴细胞、单核细胞和自然杀伤细胞增加)等,从而达到防病治病,延年益寿的效果。只要合理的运动都可以提高免疫力,增强体质。

二、运动能提高环境适应性

体育运动是社会环境的产物,体育运动系统要保持自身的存在和发展,必然要协调身体各系统与周围环境的关系,在坚持体育运动系统自身特色的基础上适应环境、融入环境,才能发挥体育运动促进健康的作用。人体在运动的时,机体要做功,肌肉在代谢过程中产生大量的热量,其热量比安静时高出数倍,所产生的热量通过皮肤蒸发、传导、对流等方式散发到运动环境和自然环境中。加快了产热、身体散热过程,同时也体验着不同气候、环境,以及人体运动中的体温变化对代谢生成热的调控,改善了机体固有的防御能力和获得适应自然环境变化的耐受能力。

儿童在运动中由于处在各种环境的变化,能够改善情绪低落、紧张、焦虑、害怕、胆怯、不合群、注意力不集中等"不适应证",接触不同的人际环境,如参加亲戚朋友聚会,在与不同群体的小朋友游戏中较快适应新的人际关系。儿童多运动,多参加户外活动,比如去郊外踏青,到公园里面放风筝、捉迷藏、挖野菜、野炊、生存训练等。同时,开阔儿童的眼界,更多角度地了解、体验适应这个社会。

运动中和小朋友们玩耍,可以培养儿童的交往能力,让他们自己去处理各种问题,磨炼他们的能力。适应陌生环境,适应独处的能力,锻炼自理的能力,增强孩子的心理承受能力。提高环境适应性。

三、运动促进心理健康

（一）增强自信心

参加体育锻炼的个体在运动过程中由于锻炼的内容、难度、达到的目的、与其他参加锻炼的个体的接触，不可避免地会对自己的行为、形象能力进行自我评价，而个体主动参加体育锻炼一般都会促进积极自我知觉。中等强度的有氧训练可使有氧素质和应付应激的自我感觉能力有大幅度的提高，并能增加幸福感。自信心是对自己成为胜任者能力的确信。个体参加体育锻炼的内容绝大多数是根据自身兴趣、能力等因素选择的，一般都很好地胜任锻炼的内容，这有助于增强个体的自信心。

（二）提高社会交往能力

运动可使儿童摆脱"自我中心"，促进亲社会行为的发展，因为同伴交往需要合作、分享、谦让、同情、助人、宽容等亲社会行为。运动游戏和体育活动促使儿童在运动中调整已有的观念以适应、了解他人的观点，逐渐学会了各种社会交往技巧，包括合作性与竞争性技巧，形成友爱、合作等良好行为习惯，从而丰富了社会认知，强化社会情感，发展了自信心、促进复杂的心理和认知发育、提升社交能力及公平竞争意识等的健康效应。

（三）磨炼意志和品质

意志品质是指一个人的果断性、坚韧性、自制力，以及勇敢顽强和主动独立等精神。体育运动具有强烈的竞争性和对抗性，表现在实现目的如射门、冲刺、投篮等过程中，往往会受到来自对手的、环境的、生理的、心理的等多方面的挑战和阻碍，要战胜这些挑战和阻碍，就需要参加者有坚毅果断、不畏艰难、勇于进取、坚忍不拔的精神品质。在体育比赛中，往往会出现势均力敌、大起大落、裁判不公、观众起哄及混乱冲突等现象，这就要求参加者要善于控制自己的情绪，调节自己的行为，以社会道德规范和运动员行为准则来约束自己，这对培养人的胜不骄、败不馁、奋发进取的精神，以及沉着、克制的品质有着积极作用，从而培养了儿童良好的道德意识、情感和行为。

四、运动改善儿童身体素质

运动有利于促进儿童青少年身高增长、肌肉强壮、心肺功能良好、神经系统正常、身体素质提高。体育运动可增强儿童青少年有氧能力、肌肉力量、柔韧素质，可提高身体协调能力、反应力，塑造体型。衡量身体素质的指标由力量、耐力、柔韧性组成，而体育运动是提高身体素质重要手段。力量是指机体某部分肌肉的爆发力，柔韧是指人体关节活动幅度的大小，以及韧带、肌腱、肌肉的弹性和伸展能力，耐力是指人体长时间工作或运动时克服疲劳的能力。任何一种机能都会影响到整体的身体素质。

（一）体适能类运动

体适能是指人体所具备的有充沛的精力从事日常工作学习而不感疲劳，同时有余力享受休闲活动的乐趣，能够适应突发状况的能力。健康体适能是与健康有密切关系的体适能，是指心血管、肺和肌肉发挥最理想效率的能力。技能体适能包括灵敏、平衡、协调、速度、爆发力和反应时间等，这些要素是从事各种运动的基础。体适能类运动是各种走、跑、跳、投钻、爬、攀登等多种形式的身体运动，它包括促进有氧、力量、柔韧等身体素质的运动手段。

1. 增强身体素质

（1）促进肌肉发育：体适能类运动可以改善儿童全身的血液循环加快，新陈代谢更加旺盛，全身肌肉更加结实。

（2）促进骨骼的发育：体适能类运动会刺激骨膜的反作用，使骨骼的发育更加旺盛，从而更加坚固。

（3）促进器官发育：体适能类运动调动起全身的主要器官，代谢更加旺盛，器官功能提升更加迅速。

（4）改善感统失调：体适能类运动可有效并快速改善儿童的感统失调问题。

2. 开发大脑和促进智力发育　运动素质是与儿童智力呈正相关关系，例如速度、力量和专注力与学习成绩呈正相关关系的。儿童的智力和学习成绩与少儿体适能的专项课程例如力量与爆发专题；反应力、速度和耐力专题；协调专题；灵敏专题和平衡专题等课程训练有着相互促进的关系。在参加体适能运动的时候体内会分泌啡肽，可以让儿童产生兴奋感，激发大脑的发育，提高注意力。

3. 提升儿童整体健康水平 体适能运动对儿童体态有一定的调节作用,运动中强化儿童的肌肉组织,给予骨骼更大的支撑力,获得更好的身体形态。

(二) 体育项目类运动

1. 足球 有助于智力发展,增强团队意识,强化腿部骨骼。

2. 篮球 有助于身高生长,在跳高的过程中,有助于腿部骨骼发育。

3. 网球 网球落地点很多,需要提前预判。网球可以提高儿童身体协调能力和判断能力。

4. 乒乓球 乒乓球变化移动很快,提高儿童的反应能力。预防和治疗近视,很好地缓解了眼睛肌肉的僵硬不适。乒乓球能使眼球内部不断运动,血液循环增强,眼神经机能提高,因而能使眼睛疲劳消除或减轻,起到预防治疗近视的作用。

5. 田径项目 可增强儿童心肺功能、耐力、意志力。从事田径运动,能促进人体的新陈代谢、协调神经系统与运动器官之间的联系,提高心血管系统、呼吸系统及其他内脏器官的机能;能全面发展力量、速度、耐力、灵敏、协调等身体素质,促进正常发育,提高健康水平。

6. 游泳 可提高儿童身体灵活性,协调性,增强心肌功能。儿童在游泳的时候,各种器官都要参与,消耗的能量比较多,能够促进血液循环,为器官提供更多的营养物质。经常游泳能够让我们的心脏功能增强,随着血液速度的加快,心脏的负荷会增强,心脏跳动频率加快,收缩能力增强。

7. 其他体育项目 跑步、散步、跳绳、体操、武术、跆拳道、骑车、攀爬、滑冰、溜冰、滑板,以及各中运动游戏类等,都能全面提高儿童青少年身体素质。

(三) 结语

体育锻炼可以使身体中各器官获得充足的氧和营养物质,以促进其生长发育。运动可改善人体的新陈代谢,促进骨骼生长,提高骨密度,强健肌肉,提高心肺功能,强化人的神经系统,可消耗脂肪,增加肌肉,给人带来愉悦感,缓解紧张情绪,减轻学习产生的压力。生命在于运动,健康离不开运动。

第三节 各年龄段儿童运动方式

儿童青少年运动必须遵循生长发育特征,各年龄段的活动及运动项目推荐要发展手眼协调能力、平衡能力,运动要科学合理,制订运动处方,即运动目的、项目、时间、强度、频率和注意事项。

一、儿童身体运动的年龄特征

(一) 0~3岁儿童的运动方法

1. 0~1.5岁儿童活动项目

(1) 抬头:是运动发展重要起始键。方法为,少抱多趴,从趴在身上向趴在游戏垫上过渡;未满月就可以开始趴,每天少量多次清醒状态下进行。抬头可预防肠道胀气问题,促进认知发展。

(2) 跨中心抬手臂:可促进手眼协调能力,增加肩膀手臂力量,锻炼手眼协调,增强手臂和身体配合。方法一:抬头稳后,练习交叉拿,如右手拿左前方玩具。方法二:独坐稳后,练习背后拿,如右手拿左后方玩具。方法三:会走后,练习手臂大幅度动作,如扔球、攀爬、自由泳等。

(3) 前庭觉训练:可促进平衡能力。方法一:练习翻身,变换体位促进翻身,如侧卧时抓物引导翻身。方法二:抬头稳后,抱小孩跳舞转圈,注意护住脖颈扶好腰背即可。方法三:独坐稳后,荡床单游戏,由左右晃向前后晃过渡,由宝宝躺着向坐着过渡。

(4) 核心训练:是运动发展的基础。方法一:多爬,有利于发展肩膀手臂力量、协调性、平衡能力、核心力量。方法二:抬头稳后,可以练习拉坐(注意:给一个起始惯性力,而不是完全拉起)。方法三:独坐或会爬后,练习飞机飞或超人飞,增强背部力量。

(5) 走路:①要点一:自发行为,不过分干预,让宝宝充分准备好后,再迈出第一步;②要点二:

创造条件多走,多练习光脚走;③要点三:第一双鞋的选择,软底、宽脚、软皮或棉布的鞋,避免高帮的鞋。

2. 1.5~3岁儿童的活动项目 走路、在地上爬滚、用铲子挖土、玩滑梯、跑步、搭积木房子、捉迷藏、玩沙子、扔沙包、抛接球、拉着小狗走、溜滑梯、打秋千、夹球跳、立定跳远、足尖走、踩影子、金鸡独立等游戏;运动项目包括:游泳、跳舞、跳绳、跑步、跳跃、跆拳道、踢球、乒乓球、球类、幼儿体操、走台阶、追球跑、骑车、划船、舞动、拍球、玩水,以及球类的动作跑、跳、投、压等练习。

3. 0~3岁儿童活动的注意事项 婴幼儿运动要科学合理,制订和选用基本运动必须科学掌握运动量。如果运动量太小,对身体锻炼的效果就不大;而运动量过大,又没有节奏,则身体健康也会受到不良影响。由于婴幼儿没有安全意识,遇到危险没有防范意识,所以婴幼儿在运动过程中,一定要将安全作为首要原则,创建安全环境和防范措施。

4. 0~3岁儿童活动范例

(1)拉手蹲起(图12-3-1)

1)目标:提高身体活动量,发展人体耐力、肌力、平衡、柔韧、协作能力。

2)年龄:2~3岁。

3)方法:和爸爸或妈妈手拉手,面对面单脚站立姿势。两人配合一同蹲下、一同站起。左脚站累了换右脚玩,熟悉之后也可以一个人独立完成挑战。

4)要点:两人互相协助,保持平衡。

5)器材与安全:无需器材,家里或户外空地可随时玩耍,安全系数较高。

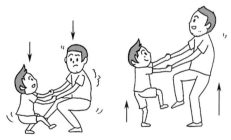

图 12-3-1 拉手蹲起

(2)格子跳(图12-3-2)

1)目标:提高运动技能(弹跳),发展人体肌

力、爆发力、柔韧、节奏、技巧、判断力、身体认知和肢体表现能力。

2)年龄:2~3岁。

3)方法:保育老师示范玩法,可双脚开合跳;单脚跳指定数字跳;熟悉后可自己或跟玩伴自由玩。

4)要点:跳跃时适当弯曲腿,跳跃过程中也注意控制身体的平衡,防止跌倒。

5)器材与安全:地面上画数字格子或贴图纸,小朋友可自由玩耍。

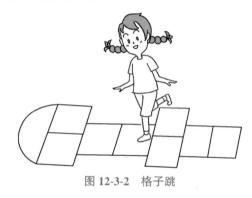

图 12-3-2 格子跳

(二)4~6岁儿童的运动特点

1. 4~6岁儿童运动项目

(1)走跑运动:步行、慢跑、障碍跑、曲线跑、变速跑等。

(2)球类运动:小足球、小篮球、乒乓球、网球、小皮球等。

(3)水中运动:游泳、划水、水中游戏、水中玩耍等。

(4)跳跃运动:跳绳、蹦床、纵跳、摸高、障碍跳、蛙跳、单脚双脚跳、格子跳、跳房子、跳皮筋、波比跳、各种跳跃、跳舞、跳远、跳皮筋、跆拳道等。

(5)攀爬运动:爬行、爬杆、爬绳、攀岩、动物爬等。

(6)车滑运动:骑车、滑车、滑板、滑草、滑雪、溜冰等。

(7)垫上运动:滚翻、手翻、空翻等。

适合儿童的游戏活动包括:金鸡独立、过独木桥、推小车、滚轮胎、投沙包、放风筝、踢毽子;串珠子、捏橡皮泥、折纸、搭积木、老鹰抓小鸡、抓人游戏、丢手绢、过独木桥、金鸡独立、秋千等。

2. 4~6岁不适宜的运动项目

(1)拔河:从生理学角度来讲,幼儿的心脏正在发育中,当肢体负荷量增加时,主要是依靠提高心率来增加供血量。因此,心脏容易疲劳,不能负担像拔河这样的大力量对抗。

(2)肌肉训练:生后最初几年肌肉发育较缓慢,4岁以后肌肉随年龄的增长而增加。在安排力量练习中,负荷要轻,一次持续的时间要短些,循序渐进,避免出现肌肉拉伤的现象。

(3)倒立:尽管幼儿的眼压调节功能较强,但如果经常进行倒立或每次倒立时间过长,会损害眼睛对眼压的调节。

(4)玩滑板车:8岁以下儿童身体正处于发育的关键时期,如果长期玩滑板车,会出现腿部肌肉过分发达,影响身体的全面发展,甚至影响身高发育。

(5)掰手腕:儿童四肢各关节的关节囊比较松弛,坚固性较差,加之骨骼还没有完全骨化,易在外界各种不良因素的影响下发生肢体变形。

(6)兔跳:在做兔跳运动时,人体重心所承受的重量相当于自身体重的3倍,每跳一次膝盖骨所承受的冲击力相当于自身体重的1/3,这样对骨化过程尚未完成的儿童来讲,很容易造成韧带和膝关节半月板损伤。

3. 4~6岁儿童活动范例

(1)原地腾空转体(图12-3-3)

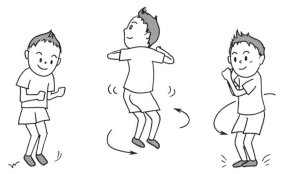

图 12-3-3　原地腾空转体

1)目标:提高运动技能(跳高、转体),发展人体肌力、爆发力、柔韧、节奏、平衡、技巧、空间认知、肢体表现能力。

2)年龄:3~6岁。

3)方法:自然分腿站立,纵跳向上顺时针转体落地或逆时针转体落回原地;与朋友比比看谁的转体角度比较大。

4)要点:尽可能跳高,腾空期间完成转体动作。

5)器材与安全:准备活动充分,尤其脚腕部分,落地时,膝盖稍微屈曲。

(2)花样抛球接球(图12-3-4)

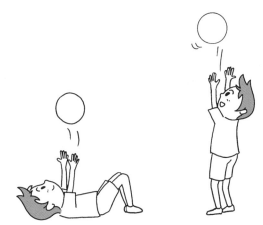

图 12-3-4　花样抛球接球

1)目标:提高运动技能(仰卧到站立),发展人体肌力、节奏、平衡、技巧、投掷、身体认知、空间认知、肢体表现能力。

2)年龄:4~6岁。

3)方法:平躺于地板或垫上,屈腿仰卧姿势。用力向上抛软球,然后迅速站起接住球;可使用其他物品替代软球(图12-3-5)。

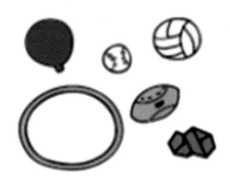

图 12-3-5　替代软球物品

4)要点:仰卧上抛球时,要尽力抛得高。

5)器材与安全:使用的上抛物品不能有棱角,防止刮伤。

(3)家庭锻炼:儿童家庭运动不仅锻炼了孩子的身体,还培养了孩子每天锻炼的习惯,同时也可以家庭亲子游戏形式,小孩都很喜欢游戏,而亲子游戏是家长和小孩一起玩游戏的一种形式。首先,孩子在亲子游戏中可以无形中获得到一些知识和体验,而这些体验和技能往往比其他游戏或伙伴游戏中得到的会更加丰富,非常有利于幼儿阶段的认知能力的发展；亲子游戏积累了感觉印象,加强了父母和孩子们之间的互动和情感交流,对孩子日后人际关系的交往和发展有着一定的作用,帮助孩子们早期融入社会；亲子游戏有益于亲子之间的感情交流,能够培养孩子的自主操作、认知能力,促进孩子们的身心健康发展；培养了孩子们的"玩心",让幼儿们玩出体力来、玩出健康来、玩出认知来、玩出幸福来。实例见图 12-3-6。

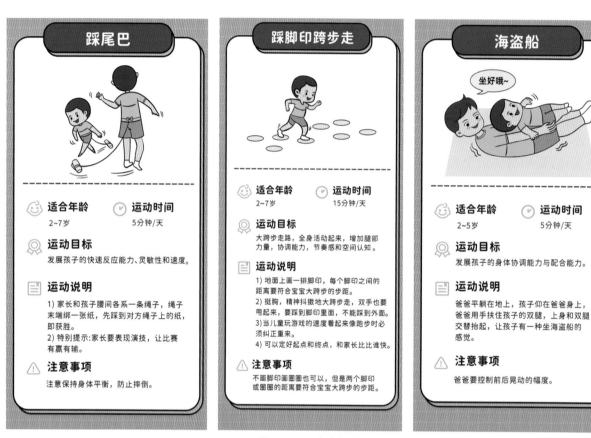

图 12-3-6　家庭锻炼

二、儿童运动处方

(一) 儿童青少年身体活动分类

1. 身体活动强度分类方法　身体活动强度有不同的分类方法,按强度分为低、中等和高强度；按类型分为有氧运动、无氧运动和抗阻训练。

(1)高强度身体活动：是指需要较多的体力消耗,呼吸比平时明显急促,呼吸深度大幅增加,心率大幅增加,出汗,停止运动、调整呼吸后才能说话。例如搬运重物、快速跑步、激烈打球、踢球或快速骑自行车等。

(2)中等强度身体活动：是指需要适度的体力消耗,呼吸比平时较急促,心率也较快,微出汗,但仍然可以轻松说话。例如以正常的速度骑自行车、快步走、滑冰等。

(3)低强度身体活动：是指引起呼吸频率及心率稍有增加,感觉轻松的身体活动。例如在平坦的地面缓慢地步行,站立时轻度的身体活动(如整理床铺、洗碗等),演奏乐器等。

2. 各类运动的方式

(1)常见的有氧运动项目：步行、慢跑、滑冰、游泳、骑自行车、健身舞、做韵律操等。

(2)常见的无氧运动项目：短跑、投掷、跳高、跳远、拔河、举重等。

(3)常见的抗阻运动项目：支撑、投掷、拔河、哑铃、攀爬。

儿童青少年移动身体为主的运动项目,如长跑、散步游泳、踢球、跳绳、接力跑、骑自行车和娱乐性比赛。一般每周锻炼以 3~4 次为宜。每次运动的时间不应少于 30 分钟。运动前应有 10~15 分钟的准备活动,运动后应有 5~10 分钟的整理活动。

3. 儿童青少年身体活动的分类　详见表 12-3-1。

表 12-3-1　儿童青少年的身体活动分类

身体活动的类型	儿童	青少年
中等强度有氧运动	积极的娱乐活动,如徒步旅行 溜冰、溜旱冰 骑自行车 快步行	划独木舟、徒步旅行 越野滑雪、滑冰、滑旱冰 快步行 骑自行车 家务和庭院活,如扫地、割草 做些有投与接的运动,如棒球、垒球
大强度的有氧运动	有跑和追赶的游戏 骑自行车 跳绳 武术 跑步 冰上运动,如冰球 篮球、网球 游泳、体操 越野滑雪	腰旗橄榄球 骑自行车 跳绳 武术 跑步 网球 冰球 曲棍球 篮球、足球、游泳
肌肉训练	拔河游戏 改良的俯卧撑(膝盖着地) 负重练习(自身重量或松紧带) 爬绳或爬树	越野滑雪 拔河游戏 俯卧撑 负重练习(松紧带、器械、哑铃) 爬墙、仰卧起坐
骨质增强	跳房子游戏 跳跃活动 跳绳 跑步 体操、篮球、排球、网球等运动	跳跃活动 跳绳 跑步 体操 篮球、排球、网球等运动

(二) 肥胖儿童运动处方

1. 运动处方的定义　指针对体育锻炼者的健康状况和体力状况,根据其运动目的而制订的一种科学的、定量化的周期性锻炼计划。根据医学检查资料(包括运动试验及体力测验),按其健康、体力,及心血管功能状况,结合生活环境条件和运动爱好等个体特点,用处方的形式规定适当的运动项目、强度、时间、频率,并指出运动中的注意事项,以便有计划地经常性锻炼、达到健身或治病的目的,即为运动处方。

运动处方是以增进健康、增强体质为目的而制订的一系列与个人身体状况相适应的、行之有效的科学运动方法。

2. 肥胖儿童运动处方原则　运动处方的对象是肥胖儿童,运动治疗是肥胖治疗的重要部分。制订肥胖儿童运动处方应兼顾安全性与趣味性,便于长期坚持运动习惯的生活方式。其基本要素包括运动目的、运动项目、运动强度、运动时间、运动频率、运动总量及注意事项等。

3. 运动处方的内容

(1)运动目的:儿童减脂运动处方的目的按性别、年龄、爱好和身体健康状况各有不同,包括强身健体、疾病治疗、塑身、增肌、减脂和沟通愿望等目的。

（2）运动项目：运动时全身肌肉均参与活动，消耗能量大、中低强度、运动时间超过30~45分钟的有氧运动，如行走、慢跑、自行车、球类运动游泳、登山、跳绳、健美操等，这样能更好地动用脂肪进行供能，达到消除减脂的目的。

上述运动的同时应配合力量性练习，主要是进行躯干和四肢大肌群的运动，可以利用自身体重进行仰卧起坐、下蹲起立及俯卧撑等运动，也可以利用器具如哑铃或拉力器等运动。

儿童青少年不易做等长（静力）运动。在选择运动方式的时候要充分考虑儿童青少年的兴趣和爱好，避免枯燥的运动形式，提高运动的趣味性，激励他们积极参与。同时选择运动方式时还要根据儿童青少年生长发育的特点和身体素质等综合情况而定。

（3）运动强度：是运动处方的关键，因为它与能量来源、能量需求、氧消耗量、运动伤害等因素相关，运动强度的大小常以心率、耗氧量及安静时能量或耗氧量的倍数即运动当量（metabolic equivalent，MET）来表示。

控制运动强度的指标应根据最大耗氧量和最大心率百分比制订，同时根据儿童青少年运动时的脉搏来监控的。运动强度的控制用于肥胖儿童的运动处方要求运动强度达到个人最大氧消耗的50%~60%，或最大心率的50%~60%。一般运动时脉搏达到150次/min左右比较合适，这种强度的运动不会使儿童青少年过于疲劳，又能有效地消耗身体的脂肪，还能起到抑制食欲的作用。

在力量性运动强度选择方面，为了达到消耗体内脂肪的目的，力量性运动时的肌肉负荷量是以最大肌力的60%~80%、反复运动20~30次为准，每隔2~3周增加运动量。掌握好运动强度是健身效果的关键步骤。运动强度大，不利于健康，儿童青少年也难以坚持，运动强度太小，达不到锻炼效果，能量消耗少，同时会增加食欲。

（4）运动时间：一次运动所用的时间，最好每次运动连续20分钟以上，只要每周达到200分钟以上有氧运动，才可能动用更多脂肪来参与运动的供能。肥胖患者应该每天进行60~90分钟中等强度或稍少时间的大强度运动，超重者应该每天进行45~60分钟中等强度的运动，儿童青少年活动时间应比推荐的运动时间更长些。

确定每次运动的持续时间时，应充分考虑运动的强度。即当运动强度大时，运动持续时间应稍短一些，而当运动强度小时，运动持续时间应长一些，以保证足够的运动量。

（5）运动频率：每周运动的次数，运动的频率应该在3~5天/周，1周运动1次时，运动效果不蓄积，肌肉痛和疲劳每次都发生。1周运动2次，疼痛和疲劳减轻，效果一点一点蓄积，但并不显著；1周运动3次，基本上是隔天运动，不仅效果可充分蓄积，也不产生疲劳；如果增加频率为每周4次或5次，效果应更好。对于学生每日运动才是可取的。关键是运动习惯性和运动生活化，即各人可选择适合自己情况的锻炼次数，但每周最低不少于4~5次。

科学研究证实，肌肉一旦停止运动，退化之快是惊人的。一个人3天不运动，肌肉最大力量会损失1/5，运动效果要靠不断运动来取得，而无法把它储存起来。实验表明，在48~72小时之后，一个人必须使其肌肉再次取得合乎需要的物理效果，否则就会减少运动效果。因此必须每天坚持锻炼20分钟以上，才能保持锻炼效果。运动频率可根据锻炼者的需要、兴趣和功能状态进行选择，但每周最低不能少于3~4次。但由于运动效应和蓄积作用，间隔不宜超过3天。

（6）运动总量：国内外推荐的维持健康益处的运动量为每周150分钟以上的中等强度，只要每周达到200分钟以上有氧运动，才可能动用更多脂肪来参与运动的供能。如，每天1万步步行，每周不少于7万步。每天充足的运动量及每周的运动总量很大程度上决定了热量消耗，运动量太少时达不到减脂和对健康有益的效果。

（7）注意事项：锻炼前要首先做体检，同时进行心血管功能检查。运动量可根据不同年龄、性别、体质、运动习惯等适当调整，运动量应逐渐加大，从而保证运动锻炼安全而有效，过大的运动量容易产生关节磨损、肌肉拉伤甚至心肺功能受损等问题。以减脂为目的时应避免剧烈运动，以免引起食欲增加，使肥胖不易控制。

运动处方治疗过程中应注意培养肥胖儿童长期坚持运动的良好习惯,应鼓励整个家庭进行运动,提倡家庭、幼儿园、学校三位一体的主要活动方式。对儿童肥胖应采用综合干预方法,培养儿童参与体育活动的技能和兴趣,让儿童养成终身运动的习惯,使肥胖治疗取得良好而持久的效果。

4. 儿童青少年运动处方范例　见表 12-3-2。

(三) 小结

身体活动有不同的分类方法,按强度分为低、中、高强度;按类型分为有氧运动、无氧运动和抗阻训练;常见的有氧运动项目包括:步行、慢跑、滑冰、游泳、骑自行车、健身舞、做韵律操等。常见的无氧运动项目有:短跑、投掷、跳高、跳远、拔河、举重等。运动处方的 6 要素:运动目的、运动项目、运动强度、运动时间、运动频率和注意事项。

表 12-3-2　儿童运动处方范例

姓名:　性别:　年龄:　BMI:　健康状况:
运动目的:减脂,控制体重,提高综合运动能力
运动项目:快走、慢跑、跳绳、仰卧卷腹、攀爬等运动游戏(其中 2~3 项)
运动强度:中等强度[最大心率*×(50%~60%),运动时脉搏达到 150 次/min 左右]
运动时间:45~90min,也可分 2 段(上午、下午)
运动频率:每周 3~7 次,增加日常活动
注意事项:运动量可根据不同年龄、性别、体质、运动习惯等适当调整,循序渐进,从而保证运动锻炼安全而有效。因减脂目的避免剧烈运动,以免引起食欲增加,肥胖不易控制
准备活动项目:10~15min
整理活动项目:10~15min

注:*最大心率=220−年龄。

第四节　儿童运动指南

一、世界卫生组织

2019 年 4 月 24 日,世界卫生组织(WHO)首次发布了《5 岁以下儿童的身体活动,久坐行为和睡眠指南》(下文简称“指南”)。

(一) 背景

身体活动不足已被确定为影响全球死亡率的主要风险因素,也是造成超重或肥胖增加的原因之一。幼儿期是身体和认知快速发育的时期,同时,也是儿童习惯适应、形成和改变的时期。为了满足日常身体活动时间建议,特别是在儿童群体中,需要考虑由睡眠时间、久坐时间和轻、中等或高强度的身体活动组成的 24 小时内整体活动模式。

(二) 目标

指南旨在帮助各国政府制订国家计划,通过指导文件,增加运动,减少静坐,改善幼儿睡眠,并为专业人员定义幼儿的运动发展是婴幼儿机体各系统机能系统发展的基础。5 岁以下儿童应当获得更高质量的睡眠,并有更多的时间积极玩耍。“幼儿增加身体活动,减少久坐时间,确保睡眠质量,将促进他们的身心健康和福祉,并有助于预防儿童肥胖症及此后一生的相关疾病”。

(三) 对象

对象为 0~5 岁正常儿童:

1. 婴儿(1 岁以内)　每天多次以多种方式进行身体活动,特别是互动式地板游戏;多则更好。对于尚不能自主行动的婴儿,可以在清醒时每天至少 30 分钟的俯卧伸展(俯卧时间)。受限时间每次不超过 1 小时(例如手推婴儿车/童车、高脚椅或缚在看护者的背上)。不建议屏幕时间。婴儿坐着时鼓励与看护者一起阅读和讲故事。保持 14~17 小时(0~3 月龄)或 12~16 小时(4~11 月龄)的优质睡眠,包括小睡。

2. 1~3 岁的儿童　在各种强度的身体活动中花费至少 180 分钟,包括中等到剧烈强度的身体活动,全天分布;多则更好。受限时间每次不超过 1 小时(例如手推童车/婴儿车、高脚椅或缚在看护者的背上),也不可长时间坐着。对于 1 岁儿童,不建议久坐不动的屏幕时间(如看电视或视频,玩电脑游戏)。2 岁以上儿童,久坐不动的屏幕时间不应超过 1 小时；少则更好。坐着时，鼓励与看护者一起阅读和讲故事。保持 11~14 小时的优质睡眠，包括打盹、有规律睡眠和唤醒时间。

3. 3~5 岁的儿童　在各种强度的身体活动中花费至少 180 分钟，其中至少包括 60 分钟的中等至高强度身体活动，全天分布；多则更好。受限时间每次不超过 1 小时（例如手推童车 / 婴儿车），也不可长时间坐着。久坐不动的屏幕时间不应超过 1 小时；少则更好。坐着时，鼓励与看护者一起阅读和讲故事。保持 10~13 小时的优质睡眠，包括小睡、规律睡眠和唤醒时间。

二、中国 3~6 岁学龄前儿童运动指南

由北京体育大学、首都儿科研究所、国家体育总局体育科学研究所共同研制的国内首部《学龄前儿童（3~6 岁）运动指南（专家共识版）》在北京正式发布。该指南首次提出我国 3~6 岁儿童每天运动的指导原则和具体推荐量。

（一）背景

目前，我国儿童青少年体质健康状况正面临严峻挑战，包括学生体检合格率下降、超重肥胖发生率增加及近视比例居高不下等，这些问题的根源之一是学龄前期的运动不足。因此，科学地指导学龄前儿童进行运动已经成为当前迫切需要解决的关键问题。

（二）目标

《指南》首次提出我国学龄前儿童每天运动的指导原则和具体推荐意见，以期为广大儿童家长、基层妇幼保健机构的儿童保健专业人员和幼儿园教师等提供有益、科学的运动推荐与指导，帮助学龄前儿童培养积极的生活方式，让运动成为儿童养育文化的一个必要组成部分。

（三）对象

对象为 3~6 岁正常儿童：

1. 儿童运动的益处

（1）生长发育与健康：促进生长发育、完善大脑功能、优化神经网络、强健骨骼肌肉、提升心肺功能、提高运动能力、增强体质、保持健康体重，预防超重和肥胖、提高免疫力、预防成年后多种慢性疾病。

（2）环境适应能力：可以加快产热、散热过程，体验不同气候、环境的身体适应能力。

（3）心理健康：促进认知、情感和社会心理发展，提高儿童智力水平。

（4）社会交往能力：可提高情绪控制能力，减少负面情绪；提供愉快的交友机会，发展团队合作能力、减少攻击性和破坏性行为。

2. 运动强度、时间、类型和注意事项

（1）运动推荐时间和强度：学龄前儿童在全天内各种类型的身体活动时间应累计达到 180 分钟以上。其中，中等及以上强度的身体活动累计不少于 60 分钟；同时每天应进行至少 120 分钟的户外活动，若遇雾霾、高温、高寒等天气酌情减少，但不应减少运动总量。

中等强度以上的活动：如果在运动中，儿童呼吸比较急促，即运动中只能讲短句子伴随微微出汗的特征，说明正处于中等强度。比如：快走、游乐场玩耍、运动项目相关游戏合练习（羽毛球、篮球、游泳、武术、跆拳道、轮滑等）。如果在运动中，儿童呼吸比较急促，即运动中呼吸困难，以至于不能用语言交谈，说明正处于大强度。比如跑步、游乐中的追逐或奔跑（老鹰抓小鸡、抓人游戏等）、运动比赛、足球、游泳、篮球、武术、跆拳道等）。这些中等以上强度的身体活动可以给健康带来更多的益处。

（2）运动的类型推荐：学龄前儿童身体活动形式主要包括日常活动、游戏玩耍及运动运动等。运动类型应该是多样的，以满足运动能力发展的需要。学龄前儿童在全天内各种类型的身体活动时间应累计 180 分钟以上。

（3）身体活动可以有：①日常生活，如自己洗手、洗脸、去公园散步、步行入园、离园、值日劳动、郊游等；②玩玩耍耍，如到幼儿园玩游戏、玩水、玩沙、玩玩具、抓人追逐、爬行、攀爬等；③做做运动，如做早操、韵律操、玩羽毛球、拍球、跳绳、轮滑、游泳（表 12-4-1）。

（4）加强运动监测与评估：可采用问卷法、直接观察发和客观评价法等对儿童的强度、累计时间及运动队生长发育的影响进行监测评估，其中运动对生长发育和健康的促进作用由医生专业人员进行评估。

表 12-4-1　学龄前儿童运动类型推荐

分类	项目
日常生活	日常活动技能：拿筷子、系鞋带、穿衣服等
家务劳动	擦桌子、扫地、整理玩具和自己物品
积极的交通方式	上下楼梯、步行、骑车等
玩玩耍耍 1：以发展基本动作技能为目的的游戏	
移动类游戏	障碍跑、跳房子、跳绳、爬绳（杆）骑车、骑滑板车等
姿势控制类游戏	金鸡独立、过独木桥、前滚翻、侧手翻等
物体控制类游戏	推小车、滚轮胎、投沙包、放风筝、踢毽子等
肢体精细控制类游戏	串珠子、捏橡皮泥、折纸、搭积木等
玩玩耍耍 2：以发展重要身体素质为目的的游戏	
灵敏	老鹰抓小鸡、抓人游戏、丢手绢等
平衡	过独木桥、金鸡独立、秋千、蹦床等
协调	攀爬（爬行、爬杆、爬绳、攀岩、小动物爬等）
体育运动	游泳、体操、足球、篮球、跆拳道、武术、乒乓球、棒球、滑冰、滑雪等

（5）运动时注意事项：①均衡性：同时兼顾粗大动作和精细动作的发展；②多样性：运动选择应多样性（多目标、多环境、多强度、多形式）；③适宜性：运动目标合理，循序渐进，合适儿童年龄，避免过早专业训练；④趣味性：保护儿童运动兴趣，以游戏为主要运动形式；⑤安全性：运动需要成人看护，避免过度运动和意外伤害。

三、小结

根据指南要求，合理安排婴儿、幼儿和学龄前儿童全天的身体活动时间、强度和类型，减少久坐不动的屏幕时间，保证优质睡眠。

❓【思考题】

单选题

1. 下面哪个不具备运动的基本特征：

A. 骨骼肌收缩

B. 高于基础代谢水平的能量消耗

C. 骨骼肌收缩产生的活动是指睡眠和静态行为以外的一切活动，除外面部表情肌等活动

D. 受大脑神经系统调节的主动活动

E. 竞争

2. 运动处方完整要素为：

A. 项目、强度、时间、频率

B. 项目、强度、时间、频率、注意事项

C. 目的、项目、强度、时间、频率、注意事项

D. 目的、项目、强度、时间

E. 强度、时间、频率

3. 3~6 岁儿童运动能力优先：

A. 平衡、反应素质

B. 力量素质

C. 耐力素质

D. 有氧运动

E. 爆发力

4. 学龄前儿童不适合的运动项目：

A. 力量类

B. 速度类

C. 攀爬类

D. 水中类

E. 游戏类

多选题

1. 运动与合理营养的关键作用在于：

A. 调节能量平衡

B. 提高人体的代谢能力

C. 改善身体成分、减少体脂、增加瘦体重组织

D. 促进运动后的身体恢复

E. 有助于运动效果的提高

2. 运动促进儿童体质健康的作用：

A. 运动对脑神经系统

B. 内分泌系统

C. 心血管系统、骨骼肌肉系统

D. 消化系统产生积极的健康影响

E. 规律性身体活动具有降低疾病风险、提高免疫系统功能

3. 3~6 岁儿童运动类型特点：

A. 长距离有氧运动

B. 力量项目

C. 奔跑、跳跃运动

D. 反应、灵敏运动

E. 攀爬类

4. 运动前、中、后水的补给哪些是正确的：

A. 运动前 15~20 分钟补充 400~700ml 水，可以分几次喝

B. 运动中，每 15~30 分钟补充 100~300ml 水，最好是运动饮料

C. 运动后，也要补水，但不宜集中"暴饮"，要少量多次地补

D. 参加运动的儿童，只有保持良好的水营养，才能有良好的体能和健康

E. 运动不需要补充水

5. 3~6 岁儿童运动指南包括：

A. 每天 180 分钟身体活动

B. 每天 120 分钟户外身体活动

C. 每天 60 分钟中高强度运动

D. 每天低于 60 分钟屏幕时间

E. 每天 30 分钟中高强度运动

6. 哪些运动不适合儿童练习：

A. 排球

B. 足球

C. 篮球

D. 器械练习

E. 举重

参考答案：单选题 1. E；2. C；3. A；4. A。多选题 1. ABCDE；2. ABCDE；3. CDE；4. ABCD；5. ABCD；6. ADE。

【参考文献】

［1］ World Health Organization. Guidelines on physical activity, sedentary behavior and sleep for children under 5 years of age. 2019.

［2］ 麦坚凝. 浅谈儿童发育期运动障碍. 第十四届全国小儿神经学术会议暨北大国际小儿神经论坛论文集. 2011.

［3］ 关宏岩, 赵星, 屈莎, 等. 学龄前儿童 (3~6 岁) 运动指南. 中国儿童保健杂志, 2020, 28 (6): 714.

［4］ 张云婷, 马生霞, 陈畅, 等. 中国儿童青少年身体活动指南. 中国循证儿科医学杂志, 201, 12 (6): 401.

［5］ 汤庆娅. 学生营养与健康教育. 上海: 上海教育出版社, 2012.

［6］ 顾振华. 中小学食品安全与营养午餐指津. 上海: 上海科学普及出版社, 2018.

［7］ 中国营养协会. 中国居民膳食指南 (2022). 北京: 人民卫生出版社, 2022.

［8］ 前桥明. 0~5 岁儿童运动娱乐指导百科. 陆大江, 主译. 上海: 复旦大学出版社, 2015.

［9］ 陆大江, 张勇. 3~6 岁儿童运动游戏实例. 上海: 复旦大学出版社, 2021.

［10］ 国家国民体质监测中心. 国民体质测定标准 (2023 年修订). 2023 年 8 月 10 日

（陆大江）

附:《国民体质测定标准(2023年修订)》(国家国民体质监测中心发布,幼儿部分)

(一)适用对象的分组

1. 分组和年龄范围《国民体质测定标准(2023年修订)》(幼儿部分)的适用对象为3~6周岁的中国幼儿。按年龄、性别分组,3~5岁每0.5岁为一组;6岁为1组。男女共计14个组别。

2. 年龄计算方法

(1)3~5岁者

1)测试时已过当年生日,且超过6个月者:年龄=测试年－出生年+0.5。

2)测试时已过当年生日,且不满6个月者:年龄=测试年－出生年。

3)测试时未过当年生日,且距生日6个月以下者:年龄=测试年－出生年－0.5。

4)测试时未过当年生日,且距生日6个月以上者:年龄=测试年－出生年－1。

(2)6岁者

1)测试时已过当年生日者:年龄=测试年－出生年。

2)测试时未过当年生日者:年龄=测试年－出生年－1。

(二)测试指标及方法

测试指标包括身体形态和素质两类,见附表12-0-1。

1. 身体形态

(1)身高

1)测试仪器:身高坐高测试仪(幼儿)。

2)仪器组件:主机1个、身高坐高传感器1个(需备7号电池)立柱底座1个。

3)测试方法:测试人员站在受试者左侧,将水平压板推至仪器立柱最高处,点击"确认"键,主机

附表12-0-1　3~6岁幼儿测试指标

类别	测试指标
身体形态	身高
	体重
身体素质	握力
	立定跳远
	身体素质
	坐位体前屈双脚连续跳
	15米绕障碍跑
	走平衡木

显示"165.0cm",表明仪器进入工作状态。此时,受试者赤足,背向立柱站立在身高测试仪的底板上,身躯自然挺直,头部正直,两眼平视前方,耳屏上缘与眼眶下缘最低点呈水平位;上肢自然下垂,两腿伸直,两足跟并拢,足尖分开约60°;足跟、骨部及两肩胛间与立柱相接触,呈"三点一线"站立姿势(附图12-0-1)。此时,测试人员单手将水平压板沿立柱自下滑动至轻压受试者头顶后按水平压板侧面"功能"键锁定数值,仪器自动上传身高测试值至主机及IC卡(射频卡)保存。身高测量值以厘米为单位,精确到小数点后1位。

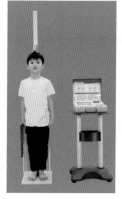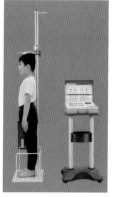

附图12-0-1　身高(幼儿)测试

4)注意事项:①测试仪应选择平坦地面,靠墙放置;②严格执行"两点呈水平、三点靠立柱"的测量要求;③水平压板与头部接触时,松紧要适度,头发蓬松者要压实,妨碍测量的发辫、发结要放开,饰物要取下;④测试前务必将水平压板推至最高点,以确保测量正常。

(2)体重

1)测试仪器:体重测试仪(幼儿)。

2)仪器组件:主机1个、体重传感器1个。

3)测试方法:测试人员确认仪器进入工作状态后,主机显示"0.0kg",此时,受试者穿短衣裤或贴身薄裤,赤足,自然站立在体重传感器踏板的中央,保持身体平稳(附图12-0-2)开始测量,当听到蜂鸣提示后测量结束。仪器自动上传体重测试值至主机及IC卡(射频卡)保存。体重测量值以千克为单位,精确到小数点后1位。

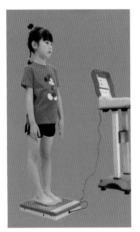

附图 12-0-2　体重(幼儿)测试

4)注意事项:①测量时,体重测试仪应放置在平坦地面上;②受试者应尽量减少着装;③受试者站在体重传感器上,应保持重心平稳不要摇晃;④上下体重传感器时,动作要轻缓,严禁跳上和猛烈撞击体重传感器台面;⑤在主机显示为"0.0kg"前,受试者请勿站上或加力于体重传感器台面。

2. 身体素质

(1)握力

1)测试仪器:握力测试仪(幼儿)。

2)测试方法:测试人员确认仪器进入工作状态,主机显示数值"0.0kg"。

3)仪器组件:主机1个、握力传感器1个(需

配备5号电池)。

4)测试方法:测试前,受试者用有力手握住上下握柄,测试人员协助幼儿将握距调到适宜的用力距离后,按下握力计上的红色开关(附图12-0-3)。测试时,受试者两脚自然分开站立,与肩同宽,两臂斜下垂,掌心向内,用最大力紧握上下握柄(附图12-0-4)。连续测试2次,主机自动记录并保存最好成绩上传至IC卡(射频卡)保存。握力测试值以千克为单位,精确到小数点后1位。

5)注意事项:①测试时,禁止摆臂、下蹲或将握柄接触身体;②如果受试者不能确定有力手,左、右手可各测试2次,记录最大数值;③第一次测试完成后,要松开握力计的上下握柄,显示屏再次显示"0.0kg"时,进行第二次测试。

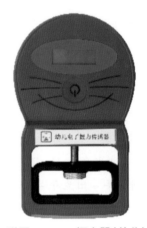

附图 12-0-3　握力器(幼儿)

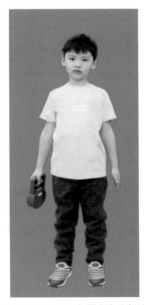

附图 12-0-4　握力器(幼儿)测试

(2)立定跳远

1)测试仪器:立定跳远测试仪。

2)仪器组件:主机1个、立定跳远传感器2根(测前需充电)、防滑垫1块。

3)测试方法:测试人员确定仪器进入工作状态,受试者站在起跳线后,主机显示数值"0cm"。受试者两脚自然分开,站立在起跳线后,半蹲,双臂适当弯曲向后摆动,然后用力向前摆动双臂,双脚尽力蹬地向前跳(附图12-0-5)双脚落地后,主机显示测试值。连续测试2次,主机自动记录并保存最好成绩上传至IC卡(射频卡)保存。立定跳远测量值以厘米为单位,不计小数。

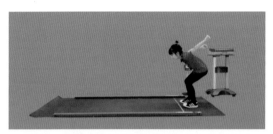
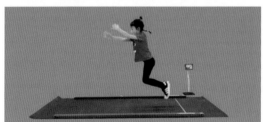
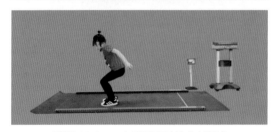

附图 12-0-5 立定跳远(幼儿)测试

4)注意事项:①测试的胶垫必须放置在平整结实的地面上;②受试者起跳前,双脚均不能踩线、过线;③起跳时,不能有垫跳、助跑、连跳等动作;④每次测试前,须待仪器清空回0;⑤受试者每次测试完成后,不要后退,应从前方走出,以免影响测试成绩;⑥仪器易受光线影响,请尽量在室内或室外背光处使用。

(3)坐位体前屈

1)测试仪器:坐位体前屈测试仪(幼儿)。

2)仪器组件:主机1个、坐位体前屈传感器1个

(需备7号电池)、坐位体前屈座板1块、绑腿1个。

3)测试方法:测试人员确认仪器进入工作状态,游标复位,主机显示数值"-12.0cm"。受试者赤足,面向仪器坐在座板上,双腿向前伸直,脚跟并拢全脚掌跨在测试仪的挡板上,脚尖自然分开。测试人员调整导轨高度使受试者脚尖平齐游标下缘,绑好腿绑带。测试时,受试者双手并拢,掌心向下平伸,膝关节伸直,躯干前屈,用双手中指指尖推动游标平滑前进,直到不能推动为止(附图12-0-6)连续测试2次,主机自动记录并保存最好成绩上传至IC卡(射频卡)保存。坐位体前屈测试值以厘米为单位,精确到小数点后1位。

4)注意事项:①测试前,受试者应做好准备活动(特别注意关节韧带的拉伸);②测试时,受试者双臂不能突然向前猛推游标,不能用单手前推,膝关节不能弯曲,全脚掌蹬在挡板上;③每次测试前,测试人员要将游标复位(推到导轨近端位置);④如果受试者测试值小于"-12.0cm",仪器自动按照"-12.0cm"记录。

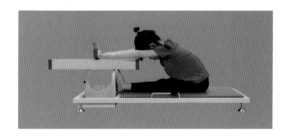

附图 12-0-6 坐位体前屈(幼儿)测试

(4)双脚连续跳

1)测试仪器:双脚连续跳测试仪。

2)仪器组件:主机1个、起点和终点传感器各2个(测前均需充电)、软方包10个(长10cm,宽5cm,高5cm)。

3)测试场地:在平地上按50cm间距直线摆放10个软方包:在距离第1块软方包20cm处画1条"起跳线",并在两端摆放起点计时传感器(相距1.5m),然后在距离最后1个软方包20cm处画好终点线(附图12-0-7),在两端摆放终点计时传感器(相距1.5m)。测试前,测试人员确认仪器进入工作状态,主机显示"0.0s"。

4)测试方法:受试者两脚并拢站在"起跳线"后,开始双脚起跳连续跳过10个软方包后方可停

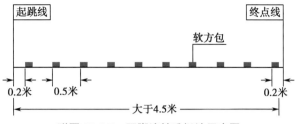

附图 12-0-7 双脚连续跳场地示意图

止。在受试者起跳的同时，起点计时器开始计时，当受试者跳过第 10 个软方包双脚落地时，终点计时器停止计时（附图 12-0-8）。上传至 IC 卡（射频卡）保存。双脚连续跳测量值以秒为单位，精确到小数点后 1 位。

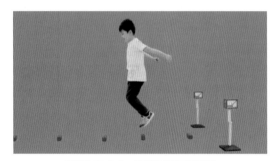

附图 12-0-8 双脚连续跳测试

5）注意事项：①测试中如受试者出现跨越软方包、脚踩在软方包上、将软方包踢乱或单脚起跳等情况，应停止测试，重新开始；②如果 1 次跳不过 1 个软方包，可以 2 次跳过；③注意测试仪的起点立柱传感器和终点传感器顺序不能互换并且放置时朝向正确，否则仪器将发出持续蜂鸣声，不能正常测试。

（5）15 米绕障碍跑

1）测试仪器：15 米绕障碍跑测试仪。

2）仪器组件：主机 1 个、起点和终点传感器各 2 个（测前均需充电）、锥桶 7 个。

3）测试场地：在平坦的地面上画 1 条 15m 的直线，在直线的起点处画约 1.5m 宽的横线作为起跑线，在起跑线的两侧放置起点立柱传感器；在直线的终点画 1 条 1.5m 宽的横线作为终点线，在终点线两侧放置终点立柱传感器；在直线上距离起点 3m 处放置第 1 个锥桶之后每间隔 1.5m（桶与桶中心点距离）放置 1 个锥桶，共放 7 个锥桶，第 7 个锥桶与终点线距离为 3m（附图 12-0-9）。

4）测试方法：测试前，测试人员确认仪器进入

工作状态，主机显示"0.0s"。受试者站在起跑线后，听到语音提示后，从起点开始全速跑，先直线通过前 3m，然后以连续的"S"形轨迹依次绕过 7 个锥桶，最后直线冲刺通过终点（当受试者遮挡起点传感器时计时开始，越过终点线遮挡终点传感器停止计时），显示屏显示测量值（附图 12-0-10）。连续测试 2 次，主机自动记录并保存最好成绩上传至 IC 卡（射频卡）保存。15 米绕障碍跑测量值以秒为单位，精确到小数点后 1 位。

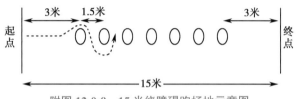

附图 12-0-9 15 米绕障碍跑场地示意图

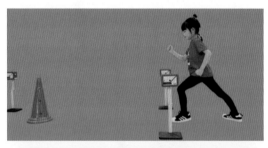
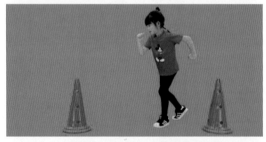
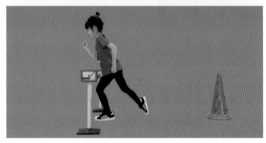

附图 12-0-10 15 米绕障碍跑测试

5）注意事项：①起跑前，受试者不得踩、跨起跑线；②受试者要全速跑动，依次绕过所有锥桶，不允许触桶、漏桶否则犯规不计入成绩；③受试者测试结束后不允许从计时器中间穿过，以免影响测试结果；④中途犯规需重测，此时轻按触摸屏"重

新测试"键重新测试如受试者连续 2 次不能按要求完成,可重新测试 1 次,仍不能完成则按"放弃测试"键;⑤如多跑道同时进行测试,2 个跑道间相隔至少 3m,以免互相干扰;⑥注意测试仪的起点立柱传感器和终点传感器顺序不能互换并且放置时朝向正确,否则仪器将发出持续蜂鸣声,不能正常测试。

(6)走平衡木

1)测试仪器:平衡木测试仪。

2)仪器组件:主机 1 个、电子平衡木 1 个、起点传感器和终点传感器各 2 个(测前均需充电)。

3)测试方法:测试前,测试人员确认仪器进入工作状态,主机显示"0.0 s"。受试者站在平衡木"起点线"后的平台上(附图 12-0-11)(此时左右脚分别遮挡住 2 个红外检测窗口,蜂鸣器长鸣),面向平衡木双臂侧平举,然后两脚交替向"终点线"前进(若此时任意一个脚离开红外检测窗口,蜂鸣声停止,表示开始计时)(附图 12-0-12)。测试人员应在平衡木侧方跟随,观察受试者的动作,防止发生意外。当受试者任意一脚踩到"终点线"时,计时停止。连续测试 2 次,主机自动记录并保存最好成绩上传至 IC 卡(射频卡)保存。走平衡木测量值以秒为单位,精确到小数点后 1 位。如果受试者采用挪步横行方式完成测试,请按屏幕上的"挪步横行"键。如果受试者不能完成测试,请按屏幕上的"未完成"键。

4)注意事项:①测试前,受试者脚尖不得超过"起点线";②中途落地者须重新开始测试;③测试人员要注意保护受试者。

(三)评定方法及标准

采用单项评分和综合评级方法进行评定。

(1)单项评分采用 100 分制(附表 12-0-2~附表 12-0-17)。

(2)综合评级是根据受试者各单项得分乘以各自权重后求和确定,各指标权重方案见附表 12-0-18,

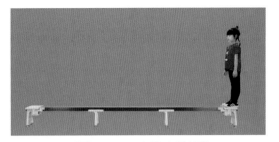

附图 12-0-11　平衡木器材图

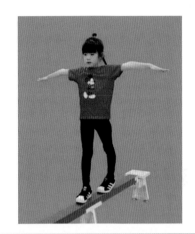

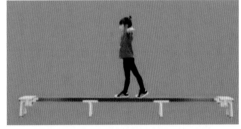

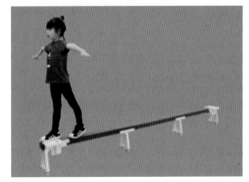

附图 12-0-12　平衡木测试

共分 4 个等级:一级(优秀)、二级(良好)、三级(合格)、四级(不合格),各等级得分见附表 12-0-19。

附表 12-0-2   男性幼儿身高评分   单位：cm

分值	3 岁	3.5 岁	4 岁	4.5 岁	5 岁	5.5 岁	6 岁
10 分	<92.1	<94.6	<98.1	<100.8	<104.3	<106.9	<108.8
30 分	92.1~93.1	94.6~95.5	98.1~99.1	100.8~101.8	104.3~105.4	106.9~108.1	108.8~110.1
50 分	93.2~95.7	95.6~98.2	99.2~101.9	101.9~104.7	105.5~108.4	108.2~111.3	110.2~113.6
55 分	95.8~97.2	98.3~99.8	102.0~103.6	104.8~106.4	108.5~110.1	111.4~113.1	113.7~115.6
60 分	97.3~98.4	99.9~101.0	103.7~104.8	106.5~107.7	110.2~111.5	113.2~114.6	115.7~117.3
65 分	98.5~99.4	101.1~102.1	104.9~106.0	107.8~108.9	111.6~112.8	114.7~116.0	117.4~118.7
70 分	99.5~100.4	102.2~103.1	106.1~107.1	109.0~110.0	112.9~113.9	116.1~117.2	118.8~120.1
75 分	100.5~101.5	103.2~104.3	107.2~108.2	110.1~111.2	114.0~115.2	117.3~118.5	120.2~121.5
80 分	101.6~102.8	104.4~105.6	108.3~109.6	111.3~112.5	115.3~116.6	118.6~120.0	121.6~123.1
85 分	102.9~104.5	105.7~107.3	109.7~111.3	112.6~114.3	116.7~118.3	120.1~121.8	123.2~125.1
90 分	104.6~105.7	107.4~108.5	111.4~112.5	114.4~115.5	118.4~119.6	121.9~123.1	125.2~126.4
95 分	105.8~107.6	108.6~110.4	112.6~114.4	115.6~117.3	119.7~121.4	123.2~124.9	126.5~128.3
100 分	≥107.7	≥110.5	≥114.5	≥117.4	≥121.5	≥125.0	≥128.4

附表 12-0-3   女性幼儿身高评分   单位：cm

分值	3 岁	3.5 岁	4 岁	4.5 岁	5 岁	5.5 岁	6 岁
10 分	<91.0	<93.5	<97.3	<99.9	<103.4	<106.3	<108.0
30 分	91.0~91.9	93.5~94.5	97.3~98.3	99.9~100.9	103.4~104.5	106.3~107.4	108.0~109.2
50 分	92.0~94.5	94.6~97.3	98.4~101.1	101.0~103.7	104.6~107.4	107.5~110.4	109.3~112.6
55 分	94.6~96.0	97.4~98.9	101.2~102.7	103.8~105.4	107.5~109.1	110.5~112.2	112.7~114.6
60 分	96.1~97.2	99.0~100.1	102.8~104.0	105.5~106.6	109.2~110.5	112.3~113.6	114.7~116.2
65 分	97.3~98.2	100.2~101.2	104.1~105.1	106.7~107.8	110.6~111.7	113.7~114.8	116.3~117.6
70 分	98.3~99.2	101.3~102.2	105.2~106.2	107.9~108.9	111.8~112.8	114.9~116.0	117.7~119.0
75 分	99.3~100.3	102.3~103.4	106.3~107.3	109.0~110.0	112.9~114.0	116.1~117.3	119.1~120.4
80 分	100.4~101.6	103.5~104.7	107.4~108.6	110.1~111.4	114.1~115.4	117.4~118.7	120.5~122.0
85 分	101.7~103.3	104.8~106.5	108.7~110.4	111.5~113.1	115.5~117.2	118.8~120.5	122.1~124.1
90 分	103.4~104.6	106.6~107.8	110.5~111.7	113.2~114.3	117.3~118.5	120.6~121.8	124.2~125.4
95 分	104.7~106.7	107.9~109.9	111.8~113.6	114.4~116.2	118.6~120.4	121.9~123.7	125.5~127.5
100 分	≥106.8	≥110.0	≥113.7	≥116.3	≥120.5	≥123.8	≥127.6

附表 12-0-4   男性幼儿 BMI 评分   单位：kg/m^2

年龄	60 分	100 分	60 分	20 分
36 个月	<13.4	13.4~18.4	18.5~20.0	≥20.1
37 个月	<13.3	13.3~18.3	18.4~19.9	≥20.0
38 个月	<13.3	13.3~18.3	18.4~19.9	≥20.0
39 个月	<13.3	13.3~18.3	18.4~19.9	≥20.0

续表

年龄	60分	100分	60分	20分
40 个月	<13.2	13.2~18.2	18.3~19.9	≥20.0
41 个月	<13.2	13.2~18.2	18.3~19.9	≥20.0
42 个月	<13.2	13.2~18.2	18.3~19.8	≥19.9
43 个月	<13.2	13.2~18.2	18.3~19.8	≥19.9
44 个月	<13.1	13.1~18.2	18.3~19.8	≥19.9
45 个月	<13.1	13.1~18.2	18.3~19.8	≥19.9
46 个月	<13.1	13.1~18.2	18.3~19.8	≥19.9
47 个月	<13.1	13.1~18.2	18.3~19.9	≥20.0
48 个月	<13.1	13.1~18.2	18.3~19.9	≥20.0
49 个月	<13.0	13.0~18.2	18.3~19.9	≥20.0
50 个月	<13.0	13.0~18.2	18.3~19.9	≥20.0
51 个月	<13.0	13.0~18.2	18.3~19.9	≥20.0
52 个月	<13.0	13.0~18.2	18.3~19.9	≥20.0
53 个月	<13.0	13.0~18.2	18.3~20.0	≥20.1
54 个月	<13.0	13.0~18.2	18.3~20.0	≥20.1
55 个月	<13.0	13.0~18.2	18.3~20.0	≥20.1
56 个月	<12.9	12.9~18.2	18.3~20.1	≥20.2
57 个月	<12.9	12.9~18.2	18.3~20.1	≥20.2
58 个月	<12.9	12.9~18.3	18.4~20.2	≥20.3
59 个月	<12.9	12.9~18.3	18.4~20.2	≥20.3
60 个月	<12.9	12.9~18.3	18.4~20.3	≥20.4
61 个月	<13.0	13.0~16.6	16.7~18.3	≥18.4
62 个月	<13.0	13.0~16.6	16.7~18.3	≥18.4
63 个月	<13.0	13.0~16.7	16.8~18.3	≥18.4
64 个月	<13.0	13.0~16.7	16.8~18.3	≥18.4
65 个月	<13.0	13.0~16.7	16.8~18.3	≥18.4
66 个月	<13.0	13.0~16.7	16.8~18.4	≥18.5
67 个月	<13.0	13.0~16.7	16.8~18.4	≥18.5
68 个月	<13.0	13.0~16.7	16.8~18.4	≥18.5
69 个月	<13.0	13.0~16.7	16.8~18.4	≥18.5
70 个月	<13.0	13.0~16.7	16.8~18.5	≥18.6
71 个月	<13.0	13.0~16.7	16.8~18.5	≥18.6
6.0 岁	≤13.4	13.5~16.3	16.4~17.6	≥17.7
6.5 岁	≤13.8	13.9~16.6	16.7~18.0	≥18.1

注：幼儿 BMI 评分标准参考《WST 423—2013 行业标准—5 岁以下儿童生长状况判定》《学龄儿童青少年超重与肥胖筛查》WS/T 586—2018、《学龄儿童青少年营养不良筛查》WS/T 456—2014。

附表 12-0-5　女性幼儿 BMI 评分　　　　　　　　　　　　　单位：kg/m²

年龄	60分	100分	60分	20分
36 个月	<13.1	13.1~18.4	18.5~20.3	≥20.4
37 个月	<13.1	13.1~18.4	18.5~20.3	≥20.4
38 个月	<13.0	13.0~18.4	18.5~20.3	≥20.4
39 个月	<13.0	13.0~18.4	18.5~20.3	≥20.4
40 个月	<13.0	13.0~18.4	18.5~20.3	≥20.4
41 个月	<13.0	13.0~18.4	18.5~20.4	≥20.5
42 个月	<12.9	12.9~18.4	18.5~20.4	≥20.5
43 个月	<12.9	12.9~18.4	18.5~20.4	≥20.5
44 个月	<12.9	12.9~18.5	18.6~20.4	≥20.5
45 个月	<12.9	12.9~18.5	18.6~20.5	≥20.6
46 个月	<12.9	12.9~18.5	18.6~20.5	≥20.6
47 个月	<12.8	12.8~18.5	18.6~20.5	≥20.6
48 个月	≤12.8	12.8~18.5	18.6~20.6	≥20.7
49 个月	<12.8	12.8~18.5	18.6~20.6	≥20.7
50 个月	<12.8	12.8~18.6	18.7~20.7	≥20.8
51 个月	<12.8	12.8~18.6	18.7~20.7	≥20.8
52 个月	<12.8	12.8~18.6	18.7~20.7	≥20.8
53 个月	<12.7	12.7~18.6	18.7~20.8	≥20.9
54 个月	<12.7	12.7~18.7	18.8~20.8	≥20.9
55 个月	<12.7	12.7~18.7	18.8~20.9	≥21.0
56 个月	<12.7	12.7~18.7	18.8~20.9	≥21.0
57 个月	<12.7	12.7~18.7	18.8~21.0	≥21.1
58 个月	<12.7	12.7~18.8	18.9~21.0	≥21.1
59 个月	<12.7	12.7~18.8	18.9~21.0	≥21.1
60 个月	<12.7	12.7~18.8	18.9~21.1	≥21.2
61 个月	<12.7	12.7~16.9	17.0~18.9	≥19.0
62 个月	<12.7	12.7~16.9	17.0~18.9	≥19.0
63 个月	<12.7	12.7~16.9	17.0~18.9	≥19.0
64 个月	<12.7	12.7~16.9	17.0~18.9	≥19.0
65 个月	<12.7	12.7~16.9	17.0~19.0	≥19.1
66 个月	<12.7	12.7~16.9	17.0~19.0	≥19.1
67 个月	<12.7	12.7~16.9	17.0~19.0	≥19.1
68 个月	<12.7	12.7~17.0	17.1~19.1	≥19.2
69 个月	<12.7	12.7~17.0	17.1~19.1	≥19.2
70 个月	<12.7	12.7~17.0	17.1~19.1	≥19.2
71 个月	<12.7	12.7~17.0	17.1~19.2	≥19.3
6.0 岁	≤13.1	13.2~16.1	16.2~17.4	≥17.5
6.5 岁	≤13.3	13.4~16.4	16.5~17.9	≥18.0

附表 12-0-6 男性幼儿握力评分   单位：kg

分值	3 岁	3.5 岁	4 岁	4.5 岁	5 岁	5.5 岁	6 岁
10 分	<1.6	<1.8	<2.1	<2.4	<2.7	<2.9	<3.2
30 分	1.6~1.7	1.8~2.0	2.1~2.3	2.4~2.7	2.7~3.0	2.9~3.4	3.2~3.7
50 分	1.8~2.3	2.1~2.7	2.4~3.2	2.8~3.7	3.1~4.2	3.5~4.8	3.8~5.4
55 分	2.4~2.8	2.8~3.2	3.3~3.8	3.8~4.4	4.3~5.0	4.9~5.6	5.5~6.3
60 分	2.9~3.1	3.3~3.7	3.9~4.3	4.5~5.0	5.1~5.7	5.7~6.4	6.4~7.1
65 分	3.2~3.5	3.8~4.1	4.4~4.8	5.1~5.5	5.8~6.2	6.5~7.0	7.2~7.8
70 分	3.6~3.9	4.2~4.6	4.9~5.3	5.6~6.1	6.3~6.8	7.1~7.6	7.9~8.5
75 分	4.0~4.4	4.7~5.1	5.4~5.9	6.2~6.6	6.9~7.4	7.7~8.3	8.6~9.2
80 分	4.5~5.0	5.2~5.7	6.0~6.5	6.7~7.3	7.5~8.1	8.4~9.0	9.3~10.0
85 分	5.1~5.8	5.8~6.5	6.6~7.3	7.4~8.2	8.2~9.1	9.1~10.0	10.1~11.0
90 分	5.9~6.4	6.6~7.1	7.4~7.9	8.3~8.8	9.2~9.7	10.1~10.7	11.1~11.7
95 分	6.5~7.3	7.2~8.0	8.0~8.9	8.9~9.8	9.8~10.7	10.8~11.7	11.8~12.7
100 分	≥7.4	≥8.1	≥9.0	≥9.9	≥10.8	≥11.8	≥12.8

附表 12-0-7 女性幼儿握力评分   单位：kg

分值	3 岁	3.5 岁	4 岁	4.5 岁	5 岁	5.5 岁	6 岁
10 分	<1.5	<1.6	<1.9	<2.0	<2.2	<2.4	<2.8
30 分	1.5~1.6	1.6~1.7	1.9~2.0	2.0~2.2	2.2~2.5	2.4~2.7	2.8~3.2
50 分	1.7~2.1	1.8~2.3	2.1~2.8	2.3~3.1	2.6~3.5	2.8~3.9	3.3~4.5
55 分	2.2~2.4	2.4~2.8	2.9~3.3	3.2~3.7	3.6~4.2	4.0~4.6	4.6~5.4
60 分	2.5~2.8	2.9~3.2	3.4~3.8	3.8~4.2	4.3~4.8	4.7~5.3	5.5~6.0
65 分	2.9~3.1	3.3~3.6	3.9~4.3	4.3~4.7	4.9~5.4	5.4~5.8	6.1~6.7
70 分	3.2~3.5	3.7~4.0	4.4~4.7	4.8~5.2	5.5~5.9	5.9~6.4	6.8~7.3
75 分	3.6~3.9	4.1~4.4	4.8~5.2	5.3~5.7	6.0~6.5	6.5~7.0	7.4~7.9
80 分	4.0~4.5	4.5~5.0	5.3~5.8	5.8~6.4	6.6~7.2	7.1~7.8	8.0~8.7
85 分	4.6~5.2	5.1~5.7	5.9~6.7	6.5~7.2	7.3~8.1	7.9~8.7	8.8~9.7
90 分	5.3~5.8	5.8~6.3	6.8~7.3	7.3~7.8	8.2~8.8	8.8~9.3	9.8~10.4
95 分	5.9~6.8	6.4~7.2	7.4~8.3	7.9~8.7	8.9~9.7	9.4~10.4	10.5~11.6
100 分	≥6.9	≥7.3	≥8.4	≥8.8	≥9.8	≥10.5	≥11.7

附表 12-0-8 男性幼儿立定跳远评分   单位：cm

分值	3 岁	3.5 岁	4 岁	4.5 岁	5 岁	5.5 岁	6 岁
10 分	<25	<28	<41	<49	<58	<64	<69
30 分	25~26	28~31	41~44	49~52	58~61	64~67	69~72
50 分	27~33	32~40	45~54	53~63	62~71	68~78	73~82
55 分	34~39	41~47	55~60	64~69	72~78	79~84	83~88

续表

分值	3 岁	3.5 岁	4 岁	4.5 岁	5 岁	5.5 岁	6 岁
60 分	40~43	48~52	61~65	70~75	79~83	85~89	89~93
65 分	44~48	53~57	66~70	76~79	84~87	90~94	94~98
70 分	49~53	58~62	71~75	80~84	88~92	95~99	99~103
75 分	54~58	63~68	76~80	85~88	93~96	100~103	104~107
80 分	59~64	69~73	81~85	89~93	97~101	104~108	108~112
85 分	65~71	74~80	86~91	94~98	102~107	109~113	113~118
90 分	72~76	81~84	92~95	99~102	108~110	114~117	119~122
95 分	77~83	85~90	96~101	103~107	111~115	118~122	123~128
100 分	≥84	≥91	≥102	≥108	≥116	≥123	≥129

附表 12-0-9　女性幼儿立定跳远评分　　　　单位：cm

分值	3 岁	3.5 岁	4 岁	4.5 岁	5 岁	5.5 岁	6 岁
10 分	<25	<29	<41	<47	<57	<63	<67
30 分	25~26	29~31	41~43	47~50	57~60	63~66	67~69
50 分	27~33	32~40	44~53	51~61	61~69	67~75	70~78
55 分	34~38	41~46	54~59	62~67	70~74	76~81	79~83
60 分	39~42	47~51	60~63	68~71	75~79	82~85	84~88
65 分	43~47	52~56	64~68	72~75	80~83	86~89	89~92
70 分	48~52	57~61	69~72	76~79	84~86	90~93	93~95
75 分	53~57	62~65	73~76	80~83	87~90	94~97	96~99
80 分	58~62	66~70	77~81	84~87	91~95	98~101	100~104
85 分	63~69	71~76	82~87	88~93	96~100	102~106	105~110
90 分	70~74	77~80	88~91	94~96	101~104	107~110	111~114
95 分	75~80	81~86	92~97	97~102	105~109	111~115	115~120
100 分	≥81	≥87	≥98	≥103	≥110	≥116	≥121

附表 12-0-10　男性坐位体前屈评分　　　　单位：cm

分值	3 岁	3.5 岁	4 岁	4.5 岁	5 岁	5.5 岁	6 岁
10 分	<0.7	<0.6	<0.1	<-0.6	<-1.4	<-2.1	<-2.8
30 分	0.7~2.0	0.6~2.0	0.1~1.5	-0.6~0.8	-1.4~0.1	-2.1~-0.6	-2.8~-1.2
50 分	2.1~5.2	2.1~5.2	1.6~4.9	0.9~4.3	0.2~3.6	-0.5~3.1	-1.1~2.5
55 分	5.3~6.9	5.3~7.0	5.0~6.6	4.4~6.1	3.7~5.5	3.2~5.0	2.6~4.5
60 分	7.0~8.2	7.1~8.3	6.7~8.0	6.2~7.5	5.6~6.9	5.1~6.5	4.6~6.0
65 分	8.3~9.3	8.4~9.4	8.1~9.1	7.6~8.7	7.0~8.1	6.6~7.7	6.1~7.3

续表

分值	3 岁	3.5 岁	4 岁	4.5 岁	5 岁	5.5 岁	6 岁
70 分	9.4~10.3	9.5~10.5	9.2~10.3	8.8~9.8	8.2~9.3	7.8~9.0	7.4~8.5
75 分	10.4~11.4	10.6~11.6	10.4~11.4	9.9~11.0	9.4~10.5	9.1~10.2	8.6~9.8
80 分	11.5~12.7	11.7~12.9	11.5~12.8	11.1~12.4	10.6~11.9	10.3~11.7	9.9~11.3
85 分	12.8~14.4	13.0~14.6	12.9~14.5	12.5~14.2	12.0~13.8	11.8~13.6	11.4~13.3
90 分	14.5~15.6	14.7~15.9	14.6~15.8	14.3~15.5	13.9~15.2	13.7~15.0	13.4~14.8
95 分	15.7~17.6	16.0~17.9	15.9~17.9	15.6~17.7	15.3~17.4	15.1~17.3	14.9~17.1
100 分	≥17.7	≥18.0	≥18.0	≥17.8	≥17.5	≥17.4	≥17.2

附表 12-0-11　女性坐位体前屈评分

单位：cm

分值	3 岁	3.5 岁	4 岁	4.5 岁	5 岁	5.5 岁	6 岁
10 分	<1.7	<2.0	<2.2	<2.0	<1.8	<1.5	<1.0
30 分	1.7~3.0	2.0~3.3	2.2~3.5	2.0~3.4	1.8~3.2	1.5~3.0	1.0~2.5
50 分	3.1~6.2	3.4~6.5	3.6~6.7	3.5~6.7	3.3~6.6	3.1~6.5	2.6~6.2
55 分	6.3~7.9	6.6~8.2	6.8~8.4	6.8~8.5	6.7~8.4	6.6~8.4	6.3~8.1
60 分	8.0~9.1	8.3~9.5	8.5~9.7	8.6~9.8	8.5~9.8	8.5~9.8	8.2~9.6
65 分	9.2~10.2	9.6~10.6	9.8~10.8	9.9~10.9	9.9~11.0	9.9~11.0	9.7~10.9
70 分	10.3~11.3	10.7~11.6	10.9~11.9	11.0~12.0	11.1~12.1	11.1~12.2	11.0~12.1
75 分	11.4~12.4	11.7~12.8	12.0~13.0	12.1~13.1	12.2~13.3	12.3~13.4	12.2~13.4
80 分	12.5~13.6	12.9~14.0	13.1~14.3	13.2~14.5	13.4~14.6	13.5~14.8	13.5~14.8
85 分	13.7~15.3	14.1~15.7	14.4~16.0	14.6~16.2	14.7~16.4	14.9~16.6	14.9~16.8
90 分	15.4~16.5	15.8~16.9	16.1~17.3	16.3~17.5	16.5~17.7	16.7~18.0	16.9~18.2
95 分	16.6~18.5	17.0~18.9	17.4~19.3	17.6~19.5	17.8~19.8	18.1~20.2	18.3~20.4
100 分	≥18.6	≥19.0	≥19.4	≥19.6	≥19.9	≥20.3	≥20.5

附表 12-0-12　男性幼儿双脚连续跳评分

单位：s

分值	3 岁	3.5 岁	4 岁	4.5 岁	5 岁	5.5 岁	6 岁
10 分	>19.8	>17.4	>14.1	>12.5	>10.9	>10.3	>9.3
30 分	19.8~18.4	17.4~16.0	14.1~13.1	12.5~11.6	10.9~10.2	10.3~9.5	9.3~8.7
50 分	18.3~14.7	15.9~12.7	13.0~10.7	11.5~9.4	10.1~8.4	9.4~7.8	8.6~7.4
55 分	14.6~12.8	12.6~11.0	10.6~9.4	9.3~8.3	8.3~7.6	7.7~7.0	7.3~6.7
60 分	12.7~11.3	10.9~9.8	9.3~8.5	8.2~7.6	7.5~6.9	6.9~6.5	6.6~6.2
65 分	11.2~10.0	9.7~8.8	8.4~7.7	7.5~7.0	6.8~6.4	6.4~6.0	6.1~5.8

分值	3 岁	3.5 岁	4 岁	4.5 岁	5 岁	5.5 岁	6 岁
70 分	9.9~9.0	8.7~7.9	7.6~7.1	6.9~6.4	6.3~6.0	5.9~5.7	5.7~5.5
75 分	8.9~8.0	7.8~7.2	7.0~6.5	6.3~6.0	5.9~5.6	5.6~5.3	5.4~5.2
80 分	7.9~7.2	7.1~6.6	6.4~6.0	5.9~5.6	5.5~5.3	5.2~5.0	5.1~4.9
85 分	7.1~6.4	6.5~6.0	5.9~5.5	5.5~5.2	5.2~4.9	4.9~4.7	4.8~4.6
90 分	6.3~6.0	5.9~5.6	5.4~5.2	5.1~4.9	4.8~4.7	4.6	4.5
95 分	5.9~5.5	5.5~5.2	5.1~4.9	4.8~4.7	4.6~4.5	4.5~4.4	4.4~4.2
100 分	≤5.4	≤5.1	≤4.8	≤4.6	≤4.4	≤4.3	≤4.1

附表 12-0-13　女性幼儿双脚连续跳评分　　　　　　　　　　单位：s

分值	3 岁	3.5 岁	4 岁	4.5 岁	5 岁	5.5 岁	6 岁
10 分	>19.6	>17.3	>14.0	>12.2	>11.1	>10.1	>9.3
30 分	19.6~18.3	17.3~16.1	14.0~13.0	12.2~11.4	11.1~10.3	10.1~9.4	9.3~8.8
50 分	18.2~14.9	16.0~12.9	12.9~10.6	11.3~9.4	10.2~8.5	9.3~7.8	8.7~7.5
55 分	14.8~13.0	12.8~11.3	10.5~9.4	9.3~8.4	8.4~7.7	7.7~7.1	7.4~6.8
60 分	12.9~11.5	11.2~10.1	9.3~8.5	8.3~7.7	7.6~7.0	7.0~6.6	6.7~6.4
65 分	11.4~10.3	10.0~9.1	8.4~7.8	7.6~7.1	6.9~6.6	6.5~6.2	6.3~6.0
70 分	10.2~9.3	9.0~8.2	7.7~7.2	7.0~6.6	6.5~6.1	6.1~5.8	5.9~5.7
75 分	9.2~8.3	8.1~7.5	7.1~6.7	6.5~6.2	6.0~5.8	5.7~5.5	5.6~5.4
80 分	8.2~7.5	7.4~6.8	6.6~6.2	6.1~5.8	5.7~5.4	5.4~5.2	5.3~5.1
85 分	7.4~6.6	6.7~6.2	6.1~5.7	5.7~5.4	5.3~5.1	5.1~4.9	5.0~4.8
90 分	6.5~6.2	6.1~5.8	5.6~5.4	5.3~5.1	5.0~4.9	4.8~4.7	4.7~4.6
95 分	6.1~5.6	5.7~5.4	5.3~5.1	5.0~4.9	4.8~4.6	4.6~4.5	4.5~4.4
100 分	≤5.5	≤5.3	≤5.0	≤4.8	≤4.5	≤4.4	≤4.3

附表 12-0-14　男性幼儿 15 米绕障碍跑评分　　　　　　　　　　单位：s

分值	3 岁	3.5 岁	4 岁	4.5 岁	5 岁	5.5 岁	6 岁
10 分	>15.2	>14.2	>13.3	>12.6	>12.0	>11.6	>11.2
30 分	15.2~14.4	14.2~13.3	13.3~12.5	12.6~11.7	12.0~11.1	11.6~10.7	11.2~10.3
50 分	14.3~12.4	13.2~11.4	12.4~10.6	11.6~9.9	11.0~9.4	10.6~8.9	10.2~8.6
55 分	12.3~11.4	11.3~10.5	10.5~9.8	9.8~9.1	9.3~8.6	8.8~8.3	8.5~8.0
60 分	11.3~10.7	10.4~9.9	9.7~9.2	9.0~8.7	8.5~8.2	8.2~7.8	7.9~7.6
65 分	10.6~10.2	9.8~9.4	9.1~8.8	8.6~8.3	8.1~7.9	7.7~7.5	7.5~7.3

续表

分值	3 岁	3.5 岁	4 岁	4.5 岁	5 岁	5.5 岁	6 岁
70 分	10.1~9.7	9.3~9.0	8.7~8.4	8.2~8.0	7.8~7.6	7.4~7.3	7.2~7.1
75 分	9.6~9.2	8.9~8.6	8.3~8.1	7.9~7.6	7.5~7.3	7.2~7.0	7.0~6.9
80 分	9.1~8.8	8.5~8.2	8.0~7.7	7.5~7.3	7.2~7.0	6.9~6.8	6.8~6.6
85 分	8.7~8.2	8.1~7.7	7.6~7.3	7.2~6.9	6.9~6.6	6.7~6.4	6.5~6.3
90 分	8.1~7.8	7.6~7.4	7.2~7.0	6.8~6.7	6.5~6.4	6.3~6.2	6.2~6.1
95 分	7.7~7.3	7.3~6.9	6.9~6.6	6.6~6.3	6.3~6.1	6.1~5.9	6.0~5.8
100 分	≤7.2	≤6.8	≤6.5	≤6.2	≤6.0	≤5.8	≤5.7

附表 12-0-15　女性幼儿 15 米绕障碍跑评分　　　　　　　　　　单位：s

分值	3 岁	3.5 岁	4 岁	4.5 岁	5 岁	5.5 岁	6 岁
10 分	>15.5	>14.3	>13.3	>12.6	>12.0	>11.5	>11.2
30 分	15.5~14.7	14.3~13.5	13.3~12.5	12.6~11.7	12.0~11.2	11.5~10.7	11.2~10.4
50 分	14.6~12.7	13.4~11.6	12.4~10.7	11.6~10.0	11.1~9.5	10.6~9.2	10.3~8.9
55 分	12.6~11.7	11.5~10.7	10.6~9.9	9.9~9.3	9.4~8.8	9.1~8.5	8.8~8.3
60 分	11.6~11.1	10.6~10.1	9.8~9.4	9.2~8.8	8.7~8.4	8.4~8.1	8.2~7.9
65 分	11.0~10.5	10.0~9.7	9.3~9.0	8.7~8.5	8.3~8.1	8.0~7.8	7.8~7.6
70 分	10.4~10.0	9.6~9.3	8.9~8.6	8.4~8.2	8.0~7.8	7.7~7.5	7.5~7.4
75 分	9.9~9.5	9.2~8.9	8.5~8.3	8.1~7.9	7.7~7.5	7.4~7.3	7.3~7.1
80 分	9.4~9.0	8.8~8.4	8.2~7.9	7.8~7.5	7.4~7.2	7.2~7.0	7.0~6.9
85 分	8.9~8.5	8.3~7.9	7.8~7.5	7.4~7.1	7.1~6.9	6.9~6.7	6.8~6.6
90 分	8.4~8.1	7.8~7.6	7.4~7.2	7.0~6.9	6.8~6.6	6.6~6.5	6.5~6.4
95 分	8.0~7.6	7.5~7.1	7.1~6.7	6.8~6.5	6.5~6.3	6.4~6.1	6.3~6.1
100 分	≤7.5	≤7.0	≤6.6	≤6.4	≤6.2	≤6.0	≤6.0

附表 12-0-16　男性走平衡木评分　　　　　　　　　　单位：s

分值	3 岁	3.5 岁	4 岁	4.5 岁	5 岁	5.5 岁	6 岁
10 分	>33.2	>29.1	>25.5	>22.4	>19.6	>17.1	>15.0
30 分	33.2~29.2	29.1~25.6	25.5~22.5	22.4~19.7	19.6~17.3	17.1~15.2	15.0~13.4
50 分	29.1~20.5	25.5~18.1	22.4~16.1	19.6~14.2	17.2~12.6	15.1~11.2	13.3~10.0
55 分	20.4~16.4	18.0~14.7	16.0~13.1	14.1~11.7	12.5~10.5	11.1~9.4	9.9~8.4
60 分	16.3~13.7	14.6~12.3	13.0~11.1	11.6~10.0	10.4~9.0	9.3~8.2	8.3~7.4
65 分	13.6~11.6	12.2~10.6	11.0~9.6	9.9~8.7	8.9~7.9	8.1~7.2	7.3~6.5

续表

分值	3岁	3.5岁	4岁	4.5岁	5岁	5.5岁	6岁
70分	11.5~10.0	10.5~9.2	9.5~8.4	8.6~7.7	7.8~7.0	7.1~6.4	6.4~5.9
75分	9.9~8.7	9.1~8.0	8.3~7.4	7.6~6.8	6.9~6.3	6.3~5.8	5.8~5.3
80分	8.6~7.6	7.9~7.1	7.3~6.6	6.7~6.1	6.2~5.6	5.7~5.2	5.2~4.8
85分	7.5~6.6	7.0~6.2	6.5~5.8	6.0~5.4	5.5~5.0	5.1~4.7	4.7~4.4
90分	6.5~6.1	6.1~5.7	5.7~5.4	5.3~5.0	4.9~4.7	4.6~4.4	4.3~4.1
95分	6.0~5.5	5.6~5.2	5.3~4.9	4.9~4.6	4.6~4.3	4.3~4.1	4.0~3.8
100分	≤5.4	≤5.1	≤4.8	≤4.5	≤4.2	≤4.0	≤3.7

附表 12-0-17　女性走平衡木评分　　　　　　　　　　　　　　　　　单位：s

分值	3岁	3.5岁	4岁	4.5岁	5岁	5.5岁	6岁
10分	>33.8	>28.3	>24.3	>20.6	>18.6	>17.1	>14.3
30分	33.8~29.3	28.3~24.9	24.3~21.4	20.6~18.3	18.6~16.6	17.1~15.3	14.3~13.0
50分	29.2~20.2	24.8~17.7	21.3~15.4	18.2~13.5	16.5~12.3	15.2~11.4	12.9~9.9
55分	20.1~16.1	17.6~14.4	15.3~12.7	13.4~11.3	12.2~10.3	11.3~9.6	9.8~8.5
60分	16.0~13.4	14.3~12.3	12.6~10.9	11.2~9.8	10.2~9.0	9.5~8.3	8.4~7.5
65分	13.3~11.4	12.2~10.6	10.8~9.5	9.7~8.7	8.9~7.9	8.2~7.4	7.4~6.7
70分	11.3~9.8	10.5~9.3	9.4~8.4	8.6~7.7	7.8~7.1	7.3~6.6	6.6~6.0
75分	9.7~8.6	9.2~8.2	8.3~7.4	7.6~6.9	7.0~6.4	6.5~6.0	5.9~5.5
80分	8.5~7.5	8.1~7.2	7.3~6.6	6.8~6.2	6.3~5.7	5.9~5.4	5.4~5.0
85分	7.4~6.6	7.1~6.4	6.5~5.9	6.1~5.5	5.6~5.1	5.3~4.8	4.9~4.5
90分	6.5~6.1	6.3~5.9	5.8~5.4	5.4~5.2	5.0~4.8	4.7~4.5	4.4~4.2
95分	6.0~5.5	5.8~5.4	5.3~5.0	5.1~4.7	4.7~4.4	4.4~4.1	4.1~3.9
100分	≤5.4	≤5.3	≤4.9	≤4.6	≤4.3	≤4.0	≤3.8

附表 12-0-18　幼儿体质综合评级指标及其权重

一级指标	二级指标	权重
身体形态（30%）	身高	0.2
	体重指数 BMI	0.1
身体素质（70%）	握力	0.1
	立定跳远	0.1
	坐位体前屈	0.1
	双脚连续跳	0.15
	15 米绕障碍跑	0.1
	走平衡木	0.15

附表 12-0-19　3~6 岁幼儿体质综合评级得分

等级	得分（a）
一级（优秀）	a≥83
二级（良好）	75≤a<83
三级（合格）	60≤a<75
四级（不合格）	A<60

注：3~6 岁幼儿体质综合得分 a= 身高 ×0.20+ 体重指数（BMI）×0.10+ 握力 ×0.10+ 立定跳远 ×0.10+ 坐位体前屈 ×0.10+ 双脚连续跳 ×0.15+15 米绕障碍跑 ×0.10+ 走平衡木 ×0.15。

第十三章　常见营养缺乏性疾病

【学习目标】

掌握：各类营养素缺乏的高危因素、临床表现和预防措施。

熟悉：营养素缺乏的营养状况评估、诊断标准和治疗。

了解：微量营养素、宏量营养素缺乏性疾病的病理生理机制。

第一节　蛋白质 - 能量营养不良

蛋白质 - 能量营养不良多见于 5 岁以下儿童，常伴多种微量营养素缺乏，可导致儿童生长障碍、抵抗力下降、智力发育迟缓、学习能力下降等后果，对其成年后的健康和发展也可产生长远的不利影响。通过科学喂养和疾病防治，可降低蛋白质 - 能量营养不良发生风险。

蛋白质 - 能量营养不良（protein energy malnutrition，PEM）是由于多种原因引起的蛋白质和能量摄入不足、吸收不良或消耗增加导致机体生长发育和功能障碍，常常伴随着其他营养素的缺乏。临床表现出低体重、生长迟缓、消瘦等不同形式的营养低下（undernutrition），同时全身各系统功能紊乱、免疫力低下等，给很多疾病特别是婴幼儿肺炎和腹泻创造了发病的条件。2017 年，联合国儿童基金会、WHO 和世界银行联合公布，全球 5 岁以下儿童中，仍有 5 050 万消瘦（7.5%），1.508 亿儿童生长迟缓（22.8%）。贫困、饥荒、战争是导致全球营养缺乏的主要原因，在发展中国家，尤以非洲和南亚地区最为严重。在发达国家，单纯因食物缺乏引起的营养缺乏已不多见，而喂养不当、食物单调或急慢性疾病所导致营养缺乏成为主要原因。蛋白质 - 能量营养不良不仅影响儿童的生长发育，同时

使其他相关疾病如感染、腹泻的危险增加，是造成 5 岁以下儿童死亡的最常见原因。因此，世界各国都将 5 岁以下儿童营养不良患病率作为评价国家社会发展进步的主要指标之一。

随着我国经济发展，儿童的营养状况得到极大改善，同时也面临着一些新的问题和挑战。根据 2012 年我国卫生部（现称为国家卫生健康委员会）发布的《中国 0~6 岁儿童营养发展报告》，我国 2010 年 5 岁以下儿童中消瘦率为 2.3%，生长迟缓率为 9.9%。5 岁以下儿童因营养不良死亡的病死率为 13%。蛋白质 - 能量营养不良仍是影响我国儿童生长发育和健康的主要疾病。以能量缺乏者多见，蛋白质、能量混合型次之，单纯的蛋白质营养不良已比较少见。需要重视的是，城乡之间存在较大差别，农村高于城市，中西部地区农村高于其他地区。蛋白质 - 能量营养不良不仅威胁儿童期的健康，而且也增加了成年期慢性疾病的发生风险。因此，营养不良仍应受到儿童健康及营养工作者的重视。

一、高危因素

儿童营养不良的高危因素主要是各种原因导

致的长期食物摄入量不能满足身体生长发育和代谢的需要。原发性营养不良与食物摄入不足有关;因疾病因素影响儿童对食物和营养素的摄入、吸收和代谢所导致的营养不良又称继发性营养不良。

目前我国5岁以下儿童蛋白质能量营养不良的主要原因是家长喂养知识匮乏、喂养不当,使婴幼儿能量、蛋白质及相关营养素摄入不足。部分高危因素可持续存在,并影响到学龄期儿童的营养状况(表13-1-1)。

表13-1-1   蛋白质-能量营养不良的高危因素

原发性营养不良	继发性营养不良	
摄入不足	吸收不良	代谢增多
食物来源不足喂养知识匮乏、喂养不当,摄入低能量密度食物(如稀粥、面汤)过多	炎症性肠病、迁延性腹泻	慢性感染性疾病如结核
	消化道畸形,如先天性食道狭窄	恶性肿瘤
口腔进食技能落后	严重心、肝、肾疾病,如慢性肾衰竭	先天性心脏病
不良饮食习惯挑食、偏食	遗传代谢性疾病	甲状腺功能亢进
	低出生体重儿、小于胎龄儿、早产儿	创伤、烧伤

二、病理生理

(一)新陈代谢异常

1. 蛋白质   由于蛋白质摄入不足或蛋白质丢失过多,使体内蛋白质代谢处于负平衡,以维持基础代谢。当血清总蛋白浓度<40g/L、白蛋白<20g/L时,便可发生低蛋白性水肿。

2. 脂肪   能量摄入不足时,体内脂肪大量消耗以维持生命活动的需要,故血清胆固醇浓度下降。肝脏是脂肪代谢的主要器官,当体内脂肪消耗过多,超过肝脏的代谢能力时可造成肝脏脂肪浸润及变性。

3. 碳水化合物   由于摄入不足和消耗增多,故糖原不足和血糖偏低,轻度时症状并不明显,重者可引起低血糖昏迷甚至猝死。

4. 水盐代谢   由于脂肪大量消耗,故细胞外液容量增加,低蛋白血症可进一步加剧而呈现水肿,PEM时ATP合成减少可影响细胞膜上钠-钾-ATP酶的运转,钠在细胞内潴留,细胞外液一般为低渗状态,易出现低渗性脱水、酸中毒、低钾血症、低钠血症、低钙血症和低镁血症。

5. 体温调节能力下降   营养不良儿童体温偏低,可能与能量摄入不足;皮下脂肪非常薄,散热快;血糖降低;氧耗量低、脉率和周围血循环量减少等有关。

(二)各系统器官组织和功能改变

1. 消化系统   由于消化液和酶的分泌减少、酶活力降低,以及肠蠕动减弱、菌群失调,致消化功能低下,易发生腹泻。

2. 循环系统   心脏收缩力减弱,心搏出量减少,血压偏低,脉细弱。

3. 泌尿系统   肾小管重吸收功能减低,尿量增多而尿比重下降。

4. 神经系统   精神抑郁,但时有烦躁不安、表情淡漠、反应迟钝、记忆力减退、条件反射不易建立。

5. 免疫功能   非特异性(如皮肤黏膜屏障功能、白细胞吞噬功能、补体功能)和特异性免疫功能均明显降低。由于免疫功能全面低下,患儿极易并发各种感染。

三、营养状况评估和诊断

(一)营养状况评估

1. 体格测评

(1)体格检查要点

1)体格:测量儿童的体重、身长/身高、头围;皮下脂肪厚度及分布情况。

2)皮肤:观察有无贫血貌,有无黄疸;皮肤是否有弹性、是否干燥;有无水肿,尤其是下肢远端是否有对称性水肿;有无花纹;有无感染;有无皮疹。

3)肌肉及肌张力:四肢肌肉是否松弛,肌张力是否低下。

4)腹部:有无肝脏肿大、肝压痛、腹胀、肠鸣音。

5)五官:检查眼角膜损伤表示可能有维生素A缺乏;耳、口腔、咽喉有无感染体征。

6)循环衰竭体征:体温偏低、手脚发冷、脉搏微弱、精神萎靡、反应差。

（2）体格生长评价

营养是儿童生长发育的基础,蛋白质 - 能量营养不良主要表现为低体重、生长迟缓和消瘦。因此,临床上根据儿童体格测量指标如年龄别体重（weight for age,W/A）、年龄别身高（height for age,H/A）和身高别体重（weight for height,W/H）对儿童蛋白质 - 能量营养不良进行判断和分度,常用百分位数法、离差法（标准差法）和标准差计分法评价。

1）百分位数法:将变量值按从小到大顺序排列为 100 份,每份即代表 1 个百分位的值。一般 P_3~P_{97} 为正常范围,当年龄的体重低于同年龄、同性别参照人群值的 P_3 为低体重;年龄的身长（高）低于同年龄、同性别参照人群值的 P_3 为生长迟缓;身高的体重低于同性别、同身高参照人群值的 P_3 为消瘦。按照百分位的界值点可判断有无营养不良发生,但无法区分营养不良程度。

2）标准差法:以同性别、同身高健康儿童体重中位数为 M,采用标准差（SD）对儿童营养不良进行分型和分度（表 13-1-2）。但对于主要因蛋白质缺乏引起的水肿型营养不良,体重下降可以不明显。

表 13-1-2　儿童营养不良的体格指标分型与分度

分型	中度	重度	状态
低体重（W/A）	≤-2SD~-3SD	<-3SD	
生长迟缓（H/A）	≤-2SD~-3SD	<-3SD	持续营养不良
消瘦（W/H）	≤-2SD~-3SD	<-3SD	急性营养不良

3）标准差计分法:也称 Z 评分（Z score）,是用偏离标准差的程度反映生长情况,可用于不同年龄、性别的人群比较,结果较精确。由于低体重儿童多同时存在生长迟缓,但 W/H 可能接近正常,无消瘦。即相对身长而言,低体重的儿童可有生长迟缓、正常甚至超重的几种情况。由于发展中国家 5 岁以下儿童营养不良主要是生长迟缓,相对于年龄的体重,身高的体重可以更好地判断营养不良状况和干预情况,1995 年 WHO 公布了基于年龄的身长和身高的体重的 Z 评分营养不良的分类标准（表 13-1-3）。

表 13-1-3　儿童营养不良的分类标准

分型	轻度	中度	重度
对称性水肿	无	无	有（水肿型营养不良）
消瘦（W/H）	-2≤Z 评分<-1	-3≤Z 评分<-2	Z 评分<-3
生长迟缓（H/A）	-2≤Z 评分<-1	-3≤Z 评分<-2	Z 评分<-3

4）生长曲线（growth chart）:通过定期测量儿童体格生长指标并绘制生长曲线可以更加直观地发现个体儿童生长速度的变化并评价儿童营养状况。如生长曲线上某儿童定期测量值各点均在同一等级线,或在 2 条主百分位线内波动说明儿童生长正常;如生长曲线向下超过 2 条主百分位线,或连续 2 次点使曲线变平或下降提示儿童生长不良。

例如:图 13-1-1 身长的体重生长曲线图上,A~B 点这段时间,儿童身长的体重与参考曲线平行,儿童生长正常;B~C 点这段时间,儿童身长的体重从 P_{50} 滑落 2 个主百分位至 P_{10}。

2. 病史询问

（1）饮食史

1）婴幼儿:重点询问母乳或配方奶喂养量、辅食添加情况,口腔进食技能水平。

2）学龄期及青春期儿童:询问儿童平时及近期的饮食情况,可通过膳食调查来评价儿童的饮食结构、蛋白质和能量摄入情况、进食行为包括进餐次数、零食习惯、饮水量及进食环境。

（2）生长发育史:询问出生胎龄、体重、身长,以及生后体格测量指标,以获取较可靠的体格生长曲线,尤其是近期体重变化情况;婴幼儿需要了解达到各特定发育里程碑的时间,如开始能爬、站、走和说话的月龄等。

（3）疾病史:影响消化、吸收的急、慢性疾病,有无特殊用药史及手术史等。

3. 临床表现　根据营养不良以能量不足为主或蛋白质缺乏为主,年龄不同、病情轻重不同,以及有无并发症而出现不同的症状和体征。

（1）轻度:早期仅见皮下脂肪减少（腹壁皮褶厚度<0.8cm）、体重不增、肌肉松弛,继而出现体重减轻直至消瘦。轻度营养不良,身高不受影响,精神状态正常。

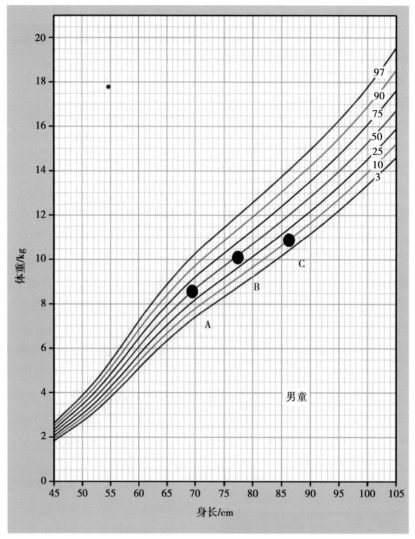

图 13-1-1　男童生长曲线(身长的体重)的动态变化

(2)中度:皮下脂肪进一步减少(腹壁皮褶厚度<0.4cm),皮肤干燥、苍白、渐失去弹性,额部出现皱纹,肌张力渐降低、肌肉萎缩呈"皮包骨"时,四肢可有挛缩。皮下脂肪减少从腹部开始,依次为胸、背、腰部,然后上肢、下肢、臀部,最后额、颈及面颊部。患儿出现免疫力低下,易并发各种感染。随营养不良加重,骨骼生长减慢,身高亦低于正常。

(3)重度:临床上可出现典型的消瘦型(marasmus),或水肿型(kwashiorkor)营养不良表现。目前,在我国典型的重度营养不良已比较少见。

1)消瘦型营养不良:是能量和蛋白质极度缺乏导致体内脂肪、肌肉和其他组织的慢性严重消耗,皮下脂肪基本消失。

2)水肿型营养不良:是以蛋白质缺乏为主,大多是在营养不良基础上再发生感染,致营养状况急剧恶化而发生,又称恶性营养不良。由于水肿的存

在,患儿体重可以正常或稍低,因而对于这一类型的营养不良,仅凭体重不能反映机体的真正营养状态。临床表现为全身水肿,皮下脂肪消减少不明显,但肌肉萎缩明显,虚弱、表情淡漠、生长迟缓、易感染,头发发红、变脆、易脱落等。

重度营养不良可伴有重要脏器功能损害,如心功能下降,可有心音低钝、血压偏低、脉搏变缓、呼吸表浅等。

3)并发症:营养性贫血最常见,以小细胞低色素性贫血为主,贫血与缺乏铁、叶酸、维生素 B_{12}、蛋白质等造血原料有关。营养不良可有多种维生素缺乏,尤以脂溶性维生素 A、D 缺乏常见,在营养不良时,维生素 D 缺乏的症状不明显,在恢复期生长发育加快时症状比较突出。重度营养不良由于长期碳水化合物摄入不足和消耗增多可并发自发性低血糖,表现为体温不升、面色灰白、神志不清、脉

搏缓慢,乃至呼吸暂停,若不及时静脉注射葡萄糖溶液,可因呼吸暂停死亡。同时由于免疫功能低下,重度营养不良易患各种感染,如反复呼吸道感染、鹅口疮、肺炎、结核病、中耳炎、尿路感染等。婴儿腹泻常迁延不愈加重营养不良,形成恶性循环。

4. 实验室检查 研究提示,实验室方法不是营养不良的准确指标或对儿童营养不良的诊断无特异性。训练有素的医生结合体格生长资料在没有实验室结果前即可诊断营养不良。但重度营养不良儿童的生化指标变化可帮助医生了解全身各器官系统的功能状态,监测治疗反应,或评估住院儿童出院前的营养状况。

营养不良儿童的一般筛查实验包括血清学检查及尿生化检查。

(1) 血清学指标及判定

1) 血清白蛋白:灵敏度较低,正常值为35~55g/L。轻中度营养不良时,血清白蛋白变化不大;严重营养不良,特别是水肿型营养不良时,血清白蛋白降低,低于25g/L可诊断蛋白质营养不良。

2) 血清前白蛋白:敏感但特异性差,变化早于血清白蛋白(在营养不良早期即有下降),能显示轻微的蛋白质营养缺乏,但急性炎症、恶性肿瘤、肝硬化时该指标也可降低。

3) 胰岛素样生长因子1(type-1 insulin like growth factor, IGF-1):反应灵敏,是诊断蛋白质营养不良的较好指标,但在生长激素缺乏、肝功能异常等状况时,IGF-1也会降低。

4) 血清微量营养素水平:重度营养不良儿童因食物摄入不足,除蛋白质-能量缺乏外,维生素和矿物质也可能缺乏,常见测定指标如血清维生素A、血清铁蛋白等。

5) 其他:重度营养不良儿童存在电解质紊乱及血生化异常,如低钾、低钙、低镁、低血糖等。

(2) 尿生化指标及判定

1) 尿羟脯氨酸指数:羟脯氨酸是结缔组织中胶原纤维的主要成分之一。胶原蛋白是机体内含量最多的蛋白质,人体蛋白质总量的1/3是胶原蛋白。利用羟脯氨酸在原蛋白中含量最高的特点测定尿羟脯氨酸排出量可以判断人体胶原组织代谢状况,特别是骨吸收与骨形成状况。尿羟脯氨酸的排出量与生长速度有关,营养不良儿童尿中排出减少。可将尿羟脯氨酸排出量与尿肌酐排出量比较,计算尿羟脯氨酸体重指数或尿羟脯氨酸身高指数。

评定标准:3月龄~10岁儿童,尿羟脯氨酸体重指数>2.0为正常,1.0~2.0为不足,<1.0为缺乏,<2.0提示生长缓慢。值得注意的是,尿羟脯氨酸排出量受甲状腺激素、生长激素、肾上腺皮质激素、性激素等诸多激素的影响。

2) 尿肌酐/身高(长)指数(creatinine-height index, CHI):CHI是患者24小时尿肌酐排出量与同龄、同性别、同身高人群24小时尿肌酐排出量的比值。在肾功能正常时,CHI是测定肌蛋白消耗的指标,也是衡量机体蛋白质水平的一项灵敏的指标。

3) 免疫功能检查:营养不良可致细胞免疫功能降低,淋巴细胞下降,淋巴细胞转化功能降低,迟发性超敏反应减弱甚至阴性。轻、中度营养不良时,免疫球蛋白可能正常,由于反复感染IgM可能增高,但对特异性抗原所产生的抗体可能低下。如果确定营养不良并发感染,需要对细菌、病毒、真菌或寄生虫感染进行排查。

(二) 诊断

蛋白质-能量营养不良的诊断需要根据患儿的营养状况包括体格检查、评估、病史、临床表现,同时结合实验室检查等综合分析评价。如果确定存在营养不良,需要进一步明确病因,并做出营养不良的分型和分度,以采取相应的干预措施。

四、预防

儿童蛋白质-能量营养不良是可预防的疾病。我国儿童营养状况存在显著的城乡和地区差异,农村地区儿童营养改善呈现脆弱性,流动、留守儿童营养状况亟待改善。因此消除贫困,保证丰富的食物供应是减少此病发生的前提。

0~5岁儿童是发生蛋白质-能量营养不良的高危人群,应重点预防。预防措施包括不同年龄阶段儿童的科学喂养、营养教育、定期生长监测、预防各种传染病和矫正先天畸形等。

(一) 改善母亲的营养

孕期及哺乳期妇女应补充富含蛋白质和能量的食物,适量补充维生素A、锌、叶酸、铁、钙等多种微量营养素(参见第九章妊娠期营养)。

（二）改善婴幼儿的营养

1. 母乳喂养至少至 6 月龄可有效预防儿童早期营养不良。6 月龄后遵照辅食添加原则，循序渐进添加辅食达到食物多样化，提供足量蛋白质和能量食物，保证肉、蛋、鱼、乳类等优质蛋白的摄入。

2. 针对婴幼儿家长，应积极宣传科学喂养知识。鼓励母亲坚持母乳喂养，科学添加辅食，帮助婴幼儿从母乳喂养顺利过渡到家庭饮食。

（三）改善学龄前儿童的营养

1. 注意食物多样化，动物性食物和植物性食物的合理搭配，及时纠正儿童不良饮食习惯，如矫正偏食、挑食习惯，创建良好的进餐环境。

2. 针对学龄前儿童及家长，幼儿园应积极传播平衡膳食、全面营养的理念，定期开展营养教育。

（四）改善学龄儿童和青少年的营养

1. 根据学龄儿童及青少年膳食指南提供充足的营养摄入，为成年时期乃至一生的健康奠定良好基础。青春期女性的营养状况还会影响下一代的健康，应特别予以关注（参见第十一章儿童青少年的营养和膳食）。

2. 培养儿童营养素养　学龄期是儿童学习营养健康知识、养成健康行为、提高营养健康素养的关键时期。家庭、学校和社会需要共同努力，开展饮食教育，帮助学龄儿童合理膳食，传承我国优秀饮食文化和礼仪。帮助儿童树立科学的体形认知，纠正偏食、挑食或过度节食行为，促进儿童维持适宜的体重增长。

（五）重视高危儿童的营养风险筛查、营养评估和营养指导

1. 治疗营养不良的原发疾病，如慢性感染性疾病，肿瘤、慢性肾衰竭、炎症性肠病、先天性畸形等疾病。

2. 加强慢性疾病儿童的营养风险的筛查和营养评估，并给予营养指导和定期监测，降低慢性疾病儿童的营养不良发生率。

3. 定期体检，监测儿童生长曲线，早期发现生长偏离并及时干预。

五、治疗

蛋白质 - 能量营养不良的治疗原则包括加强营养支持和监测，调节消化道功能，治疗原发性疾病、合并症及并发症。监测体重和身长 / 身高的增长，避免营养不良再发生。

（一）营养支持

轻中度蛋白质 - 能量营养不良可以通过改善膳食及肠内营养补充剂增加其能量和蛋白质等营养素的摄入，从而纠正营养缺乏。膳食推荐量多数介于正常儿童推荐每日摄入量（recommended daily intakes，RDI）和严重营养不良之间。适当补充蛋白质、能量和相应的营养素。

重度营养不良，可危及儿童生命，需要按照危重症处理。在积极治疗原发病，纠正水、电解质紊乱和并发症的同时，根据胃肠道耐受情况进行针对性营养治疗，循序渐进补充能量、蛋白质及各种微量营养素。

1. 能量和蛋白质的补充：WHO 建议<3 岁重度营养不良儿童能量补充可分为 3 步走。

（1）第一步（早期治疗）：需维持儿童现有体重，即获得的能量至少应达到现有体重的能量需要量。

（2）第二步（治疗中期或稳定期）：逐步增加能量使体重达到实际 W/H 的 P_{50} 或均值，营养不良儿童如果合并感染，能量需要较正常增加 8kcal/kg。

（3）第三步（恢复期）：儿童的能量摄入按照实际年龄的体重（P_{50} 或均值）计算。

营养不良儿童为了达到追赶，需要补充足量的能量和蛋白质，按照 WHO 推荐，蛋白质占总能量的 8.9%~11.5% 才能提供最佳满足追赶性生长的瘦体质和脂肪之比为 73∶27。具体见表 13-1-4。

表 13-1-4　WHO 最佳追赶性生长能量蛋白质摄入推荐

增加量 / [g·(kg·d)$^{-1}$]	蛋白质 / [g·(kg·d)$^{-1}$]	能量 / [kcal·(kg·d)$^{-1}$]	蛋白质能量比 /%
10	2.82	126	8.9
20	4.82	167	11.5

2. 膳食安排

（1）6 个月以内婴儿，鼓励母乳喂养，每次有效的母乳喂养 15~20 分钟，必要时在母乳喂养基础上增加母乳强化剂增加能量和蛋白质的供给；配方奶喂养的婴儿可选择合适的高能量特殊配方粉；有牛奶过敏或乳糖不耐受的婴儿，可选用特殊医学用途配方奶（氨基酸配方粉、深度水解配方粉、无乳糖配方）。

（2）6月龄以上的婴儿，除了保证奶量外，添加高能量密度、高营养素密度的辅食非常重要。所提供的辅食中，根据胃肠道耐受情况每日可添加1份（25~50g）加入鱼、蛋、碎肉或豆腐的高能量-蛋白质混合物。根据患儿耐受情况逐渐增加辅食量。

（3）儿童和青少年可选用高能量、高蛋白的食物如肉类、蛋类等家庭制备的食物，以及高能量特殊配方粉。

（4）辅食营养补充品：通常辅食营养补充品中强化的多种营养素范围在该年龄推荐摄入量或适宜摄入量的1/3~2/3之间。包括以下3种：

1）辅食营养素补充品（营养包）：以大豆、大豆蛋白质、乳类、乳蛋白制品中的一种或以上为食物基质，添加多种微量营养素和/或其他辅料制成的辅食营养补充品。食物形态可以是粉状或颗粒状或半固态等，且食物基质可提供部分优质蛋白质。

2）辅食营养素补充片：以大豆、大豆蛋白制品、乳类、乳蛋白制品中的一种或以上为食物基质，添加多种微量营养素和/或其他辅料制成的片状辅食营养补充品，易碎或易分散。

3）辅食营养素粉剂：由多种微量营养素混合成的粉状或颗粒状辅食营养素补充品，可不含食物基质。

WHO制订标准并推荐的食物基质的辅食营养补充品配方，包括即食型治疗辅食（能量密度>700kcal/d）和即食型营养补充食品（能量密度>500kcal/d），通常为泥糊状婴幼儿可直接食用的产品，是专门为低收入国家严重营养不良的婴幼儿制订的富含能量成分配方。

严重营养不良的儿童除了补充蛋白质和能量外，还应补充维生素，特别是维生素A；可以提供复合微量营养素制剂包括钾、磷、铁、锌、碘等矿物质；补充消化酶和B族维生素以助于消化。

3. 营养途径　可以根据患儿状态及其胃肠道功能等情况来选择营养补充途径。如果胃肠道功能好，但儿童不能主动进食，可选择肠内营养；如果肠内营养明显不足或胃肠道严重障碍，则应选用肠外营养。

（1）口服补充：适用于胃肠道功能正常，可以口服进食的儿童。食物应易于消化吸收。开始时，进食营养量和钠盐不宜过多，应少食多餐。重症患者可先用流质或半流质饮食。如无不良反应，逐渐增加进食量，直至恢复普通饮食。

（2）肠内营养：如果患儿胃肠道功能存在，但不能或不愿进食以满足其营养需求，经口摄入不足持续或预计达3~7天的患者就应考虑通过各种方法给予肠内营养（详见第三十二章肠内营养支持管理规范）。

（3）肠外营养支持：当患儿无法经肠道摄取营养或摄入不足时，应考虑通过完全或部分肠外营养供给能量、液体、营养素（详见第三十三章肠外营养支持管理规范）。

4. 纠正不良饮食行为　一些营养不良的儿童同时存在饮食行为问题，需要在补充营养的同时，纠正不良的饮食行为。行为纠正包括儿童，以及父母或喂养者。0~2岁是学习吃的关键时期。培养良好的进食行为，训练口腔咀嚼功能，鼓励儿童自己进食，但决不强迫喂养；培养进餐兴趣，进餐时不看电视、不玩玩具，每次进餐时间不超过20分钟。

举例：

男童，10月龄，目前体重7.0kg，身高70cm。

根据WHO AnthroPlus评估软件评估W/H：−2.47SD，中度营养不良

第一步：起始治疗

目前体重7.0kg

能量需要量：80kcal×7.0kg=560kcal/d

蛋白质需要量：1g蛋白质产生约4kcal能量

560kcal×（8.9%~11.5%）÷4 =13~16g/d

第二步：稳定期

按照实际身高的P_{50}中位数体重为8.4kg

能量需要量：80kcal×8.4kg=672kcal/d

蛋白质需要量：672kcal×（8.9%~11.5%）÷4 =15g~19g/d

第三步：恢复期

按照10个月龄男童对应的P_{50}中位数体重为9.2kg

能量需要量：80kcal×9.2kg=736kcal/d

蛋白质需要量：736kcal×（8.9~11.5%）÷4 =16g~21g/d

根据该儿童不同阶段蛋白质和能量的需要安排相应的膳食（表13-1-5），当儿童合并感染时需要额外增加8kcal/kg。

表 13-1-5   不同阶段能量的每日食谱推荐

膳食安排	起始治疗	稳定期	恢复期
	560kcal/d	670kcal/d	730kcal/d
6：30	母乳或高能量配方奶 130ml（30g）	母乳或高能量配方奶 150ml（35g）	母乳或高能量配方奶 150ml（35g）
9：00	苹果 20g 小面包 5g	草莓 20g 小馒头 5g	猕猴桃 50g 饼干 5g
12：00	瘦肉粥 （大米 10g，瘦猪肉沫 25g） 清炒西蓝花 （西蓝花 15g）	鸡蛋猪肝西红柿面 （面条 15g，鸡蛋 25g，西红柿 30g，猪肝沫 10g）	虾肉小馄饨 （虾肉 30g，青菜 25g） 煮鸡蛋（50g）
15：00	高能量配方奶 100ml（20g）	高能量配方奶 150ml（35g）	高能量配方奶 150ml（35g）
18：00	青菜鸡蛋面 1 碗 （面条 15g，青菜 25g，鸡蛋 30g）	软米饭半碗 大米 25g 清蒸鱼 （鱼肉 25g） 清炒胡萝卜 （胡萝卜 20g）	软米饭大半碗 大米 30g 土豆鸡蓉 （鸡肉 30g，土豆 40g）
20：00	高能量配方奶 130ml（30g）	高能量配方奶 150ml（35g）	高能量配方奶 150ml（35g）
混合油	3g	5g	5g

（二）并发症的治疗

1. 脱水   口服补液来纠正。对严重 PEM 患者用体重方法判断有无脱水很困难，可根据皮肤、唇、口干燥，眼眶凹陷，低血压，肢冷，尿量减少等加以考虑。患儿应有足够的尿量，儿童每天至少排尿 200ml，成人至少 500ml。

2. 电解质紊乱   轻度至中度的代谢性酸中毒经饮食及水、电解质补充后有可能得以纠正。WHO 推荐口服补盐溶液，频繁呕吐或腹胀者应静脉输液。应密切监护患儿，根据病情、化验结果调整液体组成、输液量和速度。

3. 重度贫血   血红蛋白低于 40g/L，可多次小量输血；白蛋白浓度过低者可少量输入血浆白蛋白。

4. 其他并发症   感染、低血糖、心力衰竭等并发症需对症处理。

（三）定期监测

根据儿童年龄、营养不良程度和并发症，安排随访时间。主要监测指标：测量儿童体重和身高（长）、营养缺乏程度，以及营养干预效果。6 月龄以下的婴儿至少每月监测 1 次，6~24 月龄婴幼儿至少每 2 个月监测 1 次。同时，关注婴幼儿认知行为发育和预防接种。

如积极干预后体重仍增长缓慢，需要排除可能存在的器质性疾病，同时应检查其喂养量是否达到目标喂养量。轻中度营养不良的儿童干预后 W/H 达到 P_{10}，而且在间隔 1 个月的 2 次体格测评中显示体重增长满意，则表明治疗成功，但仍需要定期随访 4~9 个月，防止再发生营养缺乏。

营养补充过程要注意避免能量补充过度，即体重增长过多，而难以纠正生长迟缓。应按照身长的体重为标准对治疗及恢复效果进行评估，确定是否继续补充营养，避免发生肥胖。

（四）精心护理

营养不良患儿精神多抑郁、少言寡欢。病室应创造良好的气氛，医护人员态度应和蔼、亲切、多给患儿抚爱。居室阳光宜充足，空气新鲜，清洁并卫生。卧床患儿尤应精心护理及喂养，防止呕吐及呛咳。对食欲差者不可强迫喂养。长期卧床者应勤翻身以免发生压疮。对低体温者注意保暖。

六、预后

儿童期营养不良造成的后果尚不确定，部分儿童完全康复，部分则遗留程度不同的损害，如肠道吸收不良、神经心理行为异常。预后与营养不良发生的年龄、持续时间和严重程度有关。一般丢失 10% 的体重时身体尚可代偿,无明显临床表现,但如体重丢失>40% 则可出现半昏迷状态、持续腹泻、黄疸、低血钠,重者可因心脏衰竭、电解质紊乱、低体温致命。消瘦型营养不良的恢复晚于水肿型。全世界约 5%~15% 的消瘦发生在 6~24 月龄儿童,致 20%~40% 儿童 2 岁时矮小。营养不良导致发育不良 - 疾病负担 - 工作能力下降 - 贫困,而母亲妊娠期营养不良致胎儿宫内生长迟缓、低出生体重,同样产生婴儿 - 儿童 - 青少年 - 成年 - 老年的发育不良和疾病负担 - 工作能力下降的恶性循环。

七、小结

蛋白质 - 能量营养不良影响儿童的生长发育,增加感染性疾病风险。评价年龄的体重、年龄的身高和身高的体重,进行膳食调查和体格检查有助于判断儿童蛋白质 - 能量营养不良程度及可能的原因。临床上去除病因,同时循序渐进,补充高能量和高蛋白,有助于纠正营养不良,改善预后。

第二节 维生素缺乏

维生素参与机体的物质代谢,其需要量和膳食能量、蛋白质及儿童生长速率有关,在儿童生长发育中发挥重要作用。维生素的缺乏可以引起不同的疾病表现,但大多数维生素缺乏都可以通过均衡饮食得到预防。

一、维生素 A 缺乏

维生素 A 是指视黄醇及其衍生物,包括视黄醇、视黄醛、视黄酯及视黄酸。有三种形式的维生素 A,即视黄醇、β- 胡萝卜素和类胡萝卜素,视黄醇是维生素 A 最基本的形式,存在动物源性食物,β- 胡萝卜素是视黄醇的前体,存在植物源食物。它们是视黄醇的膳食前体。

维生素 A 缺乏症是全球范围内最普遍存在的公共卫生问题,与铁、碘并列为全球三大微营养素缺乏。维生素 A 缺乏是发展中国家儿童严重感染和死亡发生的最主要的营养影响因素之一,边缘型和亚临床型维生素 A 缺乏无特异表现,主要与反复呼吸道感染、腹泻和贫血等广泛影响有关,亚临床型维生素 A 缺乏儿童感染性疾病的发病率与死亡率较正常儿童高 3~4 倍,与儿童发病率和死亡率的增加有显著关系。WHO 数据显示,补充维生素 A 可以降低 24% 的全因死亡率、28% 腹泻相关死亡率、20% 麻疹相关死亡率、22% 下呼吸道感染相关死亡率。

我国为维生素 A 缺乏中度流行地区。2019 年 11 月由国家卫生健康委员会医药卫生科技发展研究中心参与的《中国儿童维生素 A、E 缺乏与呼吸道感染》研究数据表明,我国 12 岁以下的儿童在各年龄段维生素 A 缺乏的比例均超过 50%,维生素 A 缺乏对于 0.5~1 岁、1~2 岁、2~3 岁、3~6 岁、6~12 岁依次为 65.54%、56.61%、57.56%、57.59%、54.77%。

(一)高危因素

1. 摄入不足

(1)孕母维生素 A 缺乏致人乳维生素 A 浓度减少是发展中国家与地区婴儿维生素 A 摄入不足的常见原因。

(2)早产儿、双胎儿、低出生体重儿体内维生素 A 储存不足,生长发育迅速阶段易发生维生素 A 缺乏。

(3)因贫困或缺乏营养知识,人乳不足或无人乳的母亲长期给婴儿纯淀粉类食物喂养,或断人乳后给脱脂乳、炼乳,缺乏动物性食物及富含 β 胡萝卜素的蔬菜、水果摄入,使婴幼儿维生素 A 缺乏。

2. 吸收不良 消化系统疾病(如慢性痢疾、慢性肝炎、肠炎、先天性胆道梗阻等),膳食脂肪过低影响维生素 A 及 β- 胡萝卜素的吸收。

3. 消耗增多 疾病状态使儿童体内维生素 A 的消耗增加,如慢性感染性疾病、肿瘤和腹泻等肠道疾病。

4. 代谢障碍 肝病、甲状腺功能减退、蛋白质营养不良致视黄醇结合蛋白合成不足、锌缺乏等使维生素 A 肝脏转运障碍致血浆维生素 A 降低。

（二）病理生理

维生素 A 缺乏引起细胞分化：包括皮肤、呼吸道、免疫系统、生殖、泌尿等系统。

1. 皮肤　维生素 A 调控与合成糖蛋白和黏多糖等化合物有关的酶类表达，维持上皮细胞完整性，稳定细胞膜，使各系统上皮细胞保持形态和功能健全。

2. 免疫系统　维生素 A 参与维持身体的免疫活性帮助身体维护淋巴细胞库，参与维护 T 细胞介导的免疫反应，促进免疫细胞产生抗体的能力，促进 T 淋巴细胞产生某些细胞因子。维生素 A 缺乏通过影响免疫细胞内视黄酸受体的表达相应下降而影响身体的免疫功能。

3. 造血系统　维生素 A 缺乏时造血系统作为血细胞再生器官也受影响。

4. 胚胎发育　视黄醇和视黄酸在基因胚胎发育中有重要作用。胎儿对视黄醇浓度非常敏感，视黄醇和视黄酸不足或过量均可致流产和畸形。

（三）临床表现

维生素 A 缺乏症的临床表现与缺乏阶段和程度有密切关系见图 13-2-1。

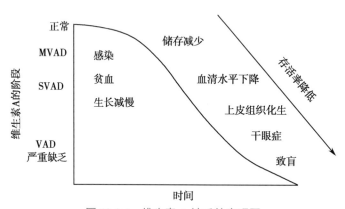

图 13-2-1　维生素 A 缺乏的表现图

引自：桂永浩，薛辛东．儿科学．3 版．北京：人民卫生出版社，2015.

1. 亚临床状态维生素 A 缺乏　包括可疑和亚临床维生素 A 缺乏，即维生素 A 摄入不足导致体内维生素 A 储存下降或基本耗竭，血浆或组织中维生素 A 水平处于正常低值水平或略低于正常水平，无维生素 A 缺乏眼干燥症临床表现，而表现与维生素 A 有关的其他非特异症状，如反复上呼吸道、消化道感染、缺铁样贫血等。

2. 临床型维生素 A 缺乏

（1）眼部的症状和体征是维生素 A 缺乏症最早被认识，且预后最严重。夜盲或暗光中视物不清最早出现，持续数周后，开始出现干眼症的表现，外观眼结膜、角膜干燥，失去光泽、痒感、泪液减少、眼部检查可见结膜近角膜边缘处干燥起皱褶，角化上皮堆积形成泡沫状白斑，为结膜干燥斑或毕脱斑（Bitot spots）。继而角膜发生干燥、混浊、渐软化畏光、眼痛，可继发眼部感染；严重时可发生角膜溃疡、坏死，引起穿孔，虹膜脱出导致失明（图 13-2-2）。

（2）皮肤：早期仅感皮肤干燥、易脱屑，有痒感渐至上皮角化增生，汗液减少，角化物充塞毛囊形成毛囊丘疹。检查触摸皮肤时有粗砂样感觉，以四肢伸面、肩部为多，可发展至颈背部甚至面部毛囊角化引起毛发干燥，失去光泽，易脱落，指/趾甲变脆易折、多纹等。

（3）感染发病率和死亡率增高：可疑和亚临床维生素 A 缺乏阶段，免疫功能低下就已存在，主要表现为反复呼吸道和消化道感染，且易迁延不愈，增加疾病发病率和死亡率，多为 6 月龄~2 岁儿童。

（4）贫血：边缘和亚临床维生素 A 缺乏可出现储存铁增加、外周血血清铁降低，类似于缺铁性贫血的小细胞低色素性轻度贫血。

（四）实验室检查

（1）血清视黄醇：视黄醇是血浆维生素 A 的主要形式，临床上根据血清视黄醇缺乏程度进行维生素 A 缺乏分型（表 13-2-1）。

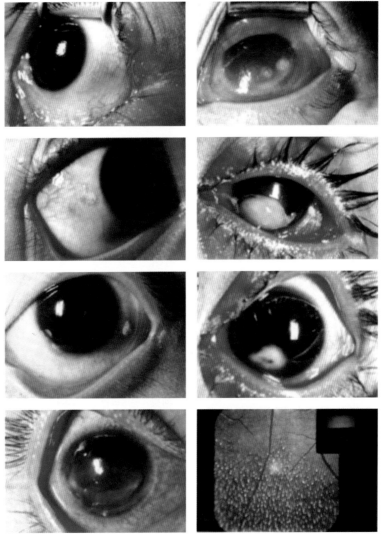

图 13-2-2　维生素 A 缺乏的眼部表现
引自：黎海芪 . 实用儿童保健学 .2 版 . 北京：人民卫生出版社，2022.

表 13-2-1　维生素 A 缺乏分型

分型	血清视黄醇 / （μmol·L⁻¹）	临床表现
正常	>1.05	
可疑亚临床维生素 A 缺乏 或边缘型	0.7~1.05	贫血、感染
临床型维生素 A 缺乏	<0.35	干眼症

（2）相对剂量反应（relative dose response，RDR）：体内视黄醇不足导致血清视黄醇水平下降时，肝脏中的储备几近耗竭，因此血清视黄醇水平不能准确反映体内实际的维生素 A 营养状态。相对剂量反应试验原理在于补充视黄醇以后，如果肝脏的储备低下，视黄醇将迅速进入肝脏形成结合状态的视黄醇，血清视黄醇水平不会明显抬升，否则 5 小时后血清视黄醇会出现相应升高。RDR 间接测定体内储存量，因此结果更敏感和可靠。建议对血清视黄醇浓度介于 0.50~1.05μmol/L，并具有高危因素的儿童，进行相对剂量反应试验以确定诊断。

（3）相对剂量反应方法：空腹时采取静脉血（A0），然后口服视黄醇制剂 450μg，5 小时后再次采取静脉血（A5），测定 2 次血浆中维生素 A 的水平并按如下公式计算 RDR 值，如 RDR 值大于 20% 为阳性，表示存在亚临床维生素 A 缺乏：RDR%=（A5−A0）/A5×100%

（4）血浆视黄醇结合蛋白（retinol-binding protein，RBP）测定：与血清维生素 A 有比较好的相关性，但全国尚无统一标准。血浆视黄醇结合蛋白<23.1mg/L 时，也提示维生素 A 缺乏可能。

(5)暗适应检查:用暗适应计和视网膜电流变化检查,如发现暗光视觉异常,有明确摄入不足或消耗增加的病史,以及明显的维生素 A 缺乏的临床表现者即可作出临床诊断,进行治疗。

(五)诊断

目前国内基层医院多不能检测血清维生素 A 水平,临床诊断多依据有明确摄入不足或消耗增加的病史,以及明确的维生素 A 缺乏的临床表现进行诊断。可疑亚临床和亚临床维生素 A 缺乏无特异的临床表现,若儿童反复呼吸道感染,或伴贫血等表现时,可采用诊断性治疗间接判断。

(六)预防

1. 广泛开展健康教育活动 在广大人群中包括孕期、哺乳期母亲开展有关维生素 A 缺乏对人体健康的影响、维生素 A 缺乏的亚临床表现、维生素 A 良好的膳食来源等方面的健康教育,宣传食物多样化、避免偏食、挑食,养成良好的饮食卫生习惯,提高人群自我保健的意识。

2. 增加母婴膳食维生素 A 的摄入 母乳喂养是 0~6 月龄婴儿维生素 A 营养的重要来源。但研究表明,在世界各地产后母乳样品中我国母乳的维生素 A 水平处于最低水平,为 1.04μmol/L,远低于我国母乳中的正常参考值 400μg RAE/L (1.40μmol/L)。由于人乳维生素 A 水平和母亲膳食维生素 A 摄入呈正相关,因此,鼓励孕妇和乳母多食富含维生素 A 食物。无法母乳喂养的婴儿采用婴儿配方喂养。辅食添加期间,适当增加含维生素 A 丰富的食物如肝脏、蛋、乳类,以及深绿色蔬菜是婴幼儿预防维生素 A 缺乏的有效措施(常见食物的维生素 A 含量见表 13-2-2)。

3. 选用维生素 A 强化食品 适时选用膳食补充剂和维生素 A 强化食品,以提高婴幼儿饮食中维生素 A 的摄入量,例如一些营养标签标注进行强化维生素 A 的食用油、谷物、调味品和奶类等。

4. 高危人群的预防 维生素 A 缺乏人员,特别是高危地区的人群需要干预。

(1)母亲:育龄期妇女每天补充<3mg/d 或每周补充<7.5mg 的维生素 A 可以安全预防维生素 A 缺乏病。产后及时 1 次给予 60mg 维生素 A(通常在 8 周内)是一种安全有效的改善母亲及其孩子的维生素 A 水平的方法。

表 13-2-2 常见食物维生素 A 的含量

单位:μg/100g

食物来源	视黄醇	食物来源	视黄醇
鸡肝	10 414	菠菜	487
猪肝	4 972	胡萝卜	668
鸭肝	1 040	西红柿	88
鸡腿	44	四季豆	35
牛肾	88	小白菜	280
猪肉(肥瘦)	18	大白菜	42
蛋黄	438	苋菜	248
婴儿配方粉	290	红薯(红心)	125
牛乳	24	南瓜	148
全脂牛奶粉	141	黄豆	37
黄鳝	50	玉米	17
带鱼	29	杏	75
鲫鱼	17	柑橘	148
河虾	48	西瓜	75
河蟹	389	蜜橘	277
蛤蜊	21	枇杷	117

引自:中国疾病预防控制中心营养与健康所.中国食物成分表.6 版.北京:北京大学医学出版社,2018.

(2)婴幼儿:①为预防维生素 A 缺乏,婴儿出生后应及时需补充维生素 A 450~600μg/d 持续补充到 3 岁;针对高危因素可采取维生素 A 补充、食物强化等策略提高维生素 A 摄入量;②早产儿、低出生体重儿、多胞胎应在出生后补充口服维生素 A 制剂 450~600μg/d,前 3 个月按照上限补充,3 个月后可调整为下限。

(3)疾病期间儿童的预防:①反复呼吸道感染患儿每日应补充维生素 A 600μg/d,以促进儿童感染性疾病的恢复,同时提高免疫力,降低反复呼吸道感染发生风险;②慢性腹泻患儿每日应补充维生素 A 600μg/d,以补充腹泻期间消耗掉的维生素 A,有利于腹泻症状的恢复,降低腹泻的发生风险;③缺铁性贫血及铁缺乏高危风险的儿童,每日应补充维生素 A 450~600μg/d,降低铁缺乏的发生风险,提高缺铁性贫血的治疗效果;④其他罹患营养不良的慢性病患儿往往与维生素 A 缺乏同时存在,如麻疹、先天性心脏病、肿瘤等疾病,建议每日补充维生素 A 450~600μg/d,将有助于改善患病儿童的营养状况、减少维生素 A 缺乏风险,改善慢性病的预后;⑤蛋白质 - 能量营养不良的儿童:补充高蛋白膳食时应注意及时补充维生素 A。

5. 建立易感人群维生素 A 营养状况监测　包括对婴幼儿、儿童、孕妇、乳母等易感人群进行膳食评估并通过血清视黄醇含量、暗适应能力、眼部症状等监测,及时发现亚临床型和早期临床型缺乏患者,并给予及时纠正。

(七) 治疗

无论临床症状严重与否,甚或是无明显症状的亚临床维生素 A 缺乏,都应该尽早进行维生素 A 的补充治疗,因为多数病理改变经治疗后都可能逆转而恢复。

1. 调整饮食、去除病因　提供富含维生素 A 的动物性食物或含胡萝卜素较多的深色蔬菜,有条件的地方也可以采用维生素 A 强化的食品如婴儿配方奶粉和辅食等。此外,应重视原发病的治疗。

2. 维生素 A 制剂治疗

(1)有临床维生素 A 缺乏的症状时,应尽早补充维生素 A 进行治疗,可使大多数病理改变逆转或恢复(表 13-2-3)。

表 13-2-3　维生素 A 缺乏的治疗及预防补充建议

类别	治疗性补充	预防性补充
6~60 个月		每 6 个月补充 1 次
<6 个月	15mg(5 万 U*)	15mg(5 万 U)
6~12 个月	30mg(10 万 U)	30mg(10 万 U)
>12 个月 ~ 成人	60mg(20 万 U)	60mg(20 万 U)
干眼症	确诊后单剂量,24h 后和 2 周后再分别给 1 次	
麻疹	确诊后单剂量,24h 1 次	
蛋白质能量营养不良	确诊后单剂量,此后每日需要量	
HIV 母亲所生新生儿		48h 内单剂量年龄段适宜的补充量

注:*维生素 A:1mg=3 333U。

(2)对于边缘型和亚临床维生素 A 缺乏儿童,可采取以下两种方法中的任何 1 种:①普通口服法:每日口服维生素 A 450~600μg/d 至血清维生素 A 水平达正常;②大剂量突击法:1 年内口服维生素 A 2 次,每次 30~60mg,间隔 6 个月,在此期间不应再摄入其他维生素 A 制剂。

3. 眼局部治疗除全身治疗外,对比较严重的维生素 A 缺乏患者常需眼的局部治疗。为预防结膜和角膜发生继发感染,可采用抗生素眼药水。

【附】维生素 A 过量和中毒

单次极大剂量或长期摄入高剂量维生素 A 可导致维生素 A 过量和蓄积中毒,引起皮肤、骨骼、脑、肝等多脏器组织病变。血液中检测到维生素 A 酯(retinyl esters)是维生素 A 过量的生化指标。血清视黄醇和血清视黄醇结合蛋白浓度不能可靠地反映维生素 A 过量。当单次极大剂量或长期摄入高剂量维生素 A 时应监测维生素 A 的血液生化指标。2013 年《中国居民膳食营养素参考摄入量》儿童维生素 A 的可耐受最大摄入量为:0~1 岁 600μg/d,1~4 岁 700μg/d,4~7 岁 900μg/d,7~11 岁 1 500μg/d,11~14 岁 2 100μg/d,14~17 岁 2 700μg/d。

(八) 小结

维生素 A 缺乏会引起视觉、上皮组织、免疫系统、生殖系统功等多功能受损,儿童挑食、偏食是维生素 A 缺乏的高危因素,饮食均衡,保证足够的动物性食物摄入是预防维生素 A 缺乏的有效途径。

二、维生素 D 缺乏性佝偻病

营养性维生素 D 缺乏性佝偻病是由于体内维生素 D 不足使钙、磷代谢紊乱,产生的一种以骨病变为主的全身慢性疾病。典型的表现是骨骼生长期间长骨干骺端和骨组织矿化不全,维生素 D 不足使成熟骨矿化不全,表现为骨软化症。婴幼儿,特别是小年龄婴儿生长快、户外活动少,是发生营养性佝偻病的高危人群。因我国冬季较长,日照短,北方佝偻病患病率高于南方。

维生素 D 缺乏和不足是全球公共卫生问题之一,涉及各个年龄,全世界约有 10 亿人存在维生素 D 缺乏或不足,对 5 岁以下儿童的影响尤为突出,我国的情况也是如此。基于《中国居民营养与健康状况监测报告(2010—2013)》结果,我国 3~5 岁儿童维生素 D 缺乏率为 8.9%,其中城市为 12.5%,农村为 5.3%;大城市、中小城市、普通农村和贫困农村儿童维生素 D 缺乏率分别为 14.0%、11.1%、3.0% 和 10.3%；男童和女童的维生素 D 缺乏率分别为 6.8% 和 11.1%。我国 3~5 岁儿童维生素 D 不足率为 43.0%，其中城市为 44.4%，农村为 42.1%；大城市、中小城市、普通农村和贫困农村儿童维生素 D 不足率分别为 45.5%、42.5%、30.6% 和 47.4%；男女童维生素 D 不足率分别为 40.0% 和 46.0%。

维生素 D 缺乏仍是当前我国乃至全世界有待解决的一个重要营养问题。

（一）高危因素

1. 来源不足

（1）围产期维生素 D 储存不足：母亲孕期，特别是孕后期维生素 D 营养不足，如母亲长期在室内工作生活、严重营养不良、肝肾疾病、慢性腹泻，以及早产、双胎均可使婴儿体内储存不足。

（2）日光照射不足：婴幼儿被长期过多地留在室内活动，因日光中紫外线不能通过玻璃窗，使内源性维生素 D 生成不足。城市中的高楼建筑可阻挡日光照射，大气污染如烟雾、尘埃可吸收部分紫外线；气候的影响，如冬季早春，紫外线较弱，日照时间短，或皮肤暴露不足亦可影响内源性维生素 D 的生成。

（3）补充不足：维生素 D 主要存在于海鱼、动物肝脏、蛋黄和瘦肉、脱脂牛奶、鱼肝油、乳酪、坚果和海产品中，但天然食物中的维生素 D 含量都比较低，包括人乳（12~60IU/L）；谷物、蔬菜、水果几乎不含维生素 D，肉类含量亦较少。儿童很难从食物中获得足量的维生素 D，因此需要出生后长期额外补充维生素 D。

2. 需要量增加　生长速度快，婴儿尤其是早产及双胎婴儿生后生长速度快，骨骼生长迅速，对钙、磷和维生素 D 的需求量大，且体内储存的维生素 D 不足，易发生维生素 D 缺乏性佝偻病。青少年生长快，户外活动较少，维生素 D 也容易缺乏。

3. 吸收不良及代谢障碍

（1）胃肠道或肝胆疾病如吸收不良综合征、慢性腹泻、胰腺炎肠切除术后、先天性胆道狭窄或闭锁、婴儿肝炎综合征等均可影响维生素 D 及钙、磷的吸收和利用。肝、肾严重损害可致维生素 D 羟化障碍，1,25-$(OH)_2D_3$ 生成不足而引起佝偻病。

（2）长期服用抗惊厥、抗癫痫药物如苯妥英钠、苯巴比妥，可刺激肝细胞微粒体的氧化酶系统活性增加，使维生素 D 和 25-$(OH)D_3$ 加速分解为无活性的代谢产物，导致体内维生素 D 不足。糖皮质激素有对抗维生素 D 对钙的转运作用。

（二）病理生理

维生素 D 缺乏性佝偻病的本质是甲状旁腺功能代偿性亢进的损害。长期严重维生素 D 缺乏造成肠道吸收钙、磷减少，机体低血钙症致甲状旁腺功能代偿性亢进，动员骨钙释出，使得血清钙浓度正常或接近正常的水平，以维持正常生理功能；同时 PTH 的分泌增加抑制肾小管磷的重吸收，继发机体严重钙、磷代谢失调，特别是严重低血磷。血磷降低的结果使细胞外液钙、磷浓度不足，破坏了软骨细胞正常增殖、分化和凋亡的程序（图 13-2-3）：钙化管排列紊乱，使长骨骺线失去正常的形态，成为参差不齐的宽带，钙化带消失；骨基质不能正常矿化，成骨细胞代偿增生，碱性磷酸酶分泌增加，骨样组织堆积于干骺端，骺端增厚，向两侧膨出形成"串珠""手（足）镯"。骨膜下骨矿化不全，成骨异

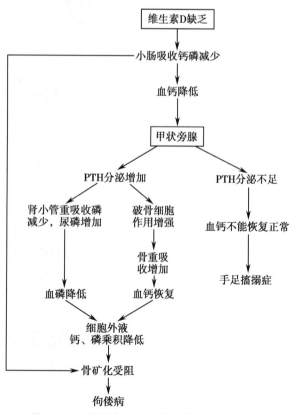

图 13-2-3　维生素 D 缺乏性佝偻病的发病机制
引自：桂永浩，薛辛东 . 儿科学 . 3 版 .
北京：人民卫生出版社，2015.

常,骨皮质被骨样组织替代,骨膜增厚,骨质疏松;颅骨骨化障碍导致颅骨软化,颅骨骨样组织堆积出现"方颅"。临床即出现一系列佝偻病症状和血生化改变。

(三) 临床表现

维生素 D 缺乏性佝偻病的发生发展是一个连续过程。依据年龄、生活史、病史、症状、体征、X 线及血生化等综合资料可分为初期、活动期(激期)、恢复期和后遗症。

1. 初期　多见于婴儿(特别是 6 月龄内)。早期常有非特异的神经精神症状如夜惊、多汗、烦躁不安等,枕秃也较常见,骨骼改变不明显,可有病理性颅骨软化。血生化改变轻微,血钙、血磷正常或稍低,碱性磷酸酶正常或稍高,血 25-(OH)D$_3$ 降低。X 线片可无异常或见临时钙化带模糊变薄、干骺端稍增宽。

2. 活动期(激期)　常见于 3 月龄~2 岁的婴幼儿。有明显的夜惊、多汗、烦躁不安等症状。骨骼改变可见颅骨软化(6 月龄内婴儿)、方颅、手(足)镯、肋串珠、肋软骨沟、鸡胸、O 形腿或 X 形腿等体征(图 13-2-4)。血钙、血磷均降低,碱性磷酸酶增高,血 25-(OH)D$_3$ 显著降低。X 线片可见临时钙化带模糊消失,干骺端增宽或杯口状,边缘不整呈云絮状,毛刷状,骨骺软骨加宽(图 13-2-5AB)。

3. 恢复期　初期或活动期经晒太阳或维生素 D 治疗后症状消失,体征逐渐减轻、恢复。血钙、血磷、碱性磷酸酶和血 25-(OH)D$_3$ 逐渐恢复正常。X 线片可见临时钙化带重现、增宽、密度加厚。

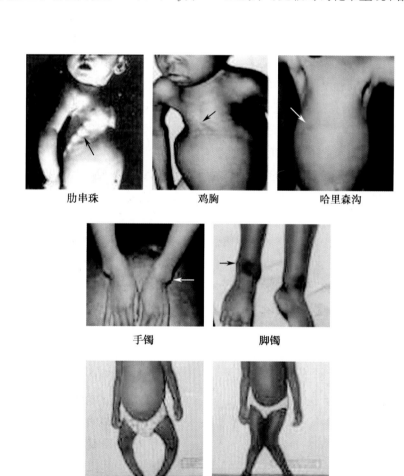

肋串珠　　　　鸡胸　　　　哈里森沟

手镯　　　　脚镯

"O"形腿(膝内翻)　　　"X"形腿(膝外翻)

图 13-2-4　维生素 D 缺乏性佝偻病骨骼畸形
引自:毛萌,李廷玉.儿童保健学.3 版.北京:人民卫生出版社,2020.

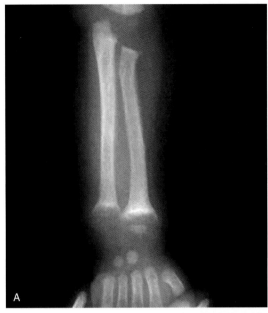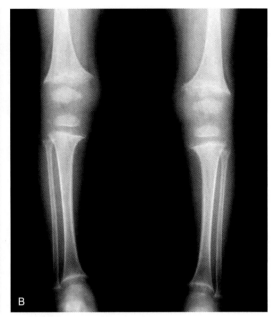

图 13-2-5   维生素 D 缺乏性佝偻病骨骼 X 线改变
来源：南京儿童医院提供图片。

4. 后遗症   经治疗或自然恢复,症状消失,骨骼改变不再进展,可留有不同程度的骨骼畸形。多见于 3 岁以后的儿童。X 线及血生化检查正常。

(四) 实验室检查

1. 血清钙、血磷和尿钙下降,血清 PTH、碱性磷酸酶(alkaline phosphatase,ALP)和尿磷升高是诊断和筛查的指标。然而,急性疾病、某些药物、肝脏疾病、生长突增,以及婴幼儿时期一过性高磷血症均可导致 ALP 升高,因此不能单凭血清 ALP 升高就诊断佝偻病。

2. 骨骼 X 线检查   长骨干骺端临时钙化带模糊或消失,呈毛刷样、杯口样改变;骨骺软骨盘增宽;骨质稀疏,骨皮质变薄。骨骼改变是诊断佝偻病金标准。

3. 血清 25-(OH)D$_3$ 目前认为血清 25-(OH)D$_3$ 是检查维生素 D 缺乏的金标准(表 13-2-4)。在临床实践中,要注意把握区分维生素 D 缺乏和营养性佝偻病。

表 13-2-4   根据血清 25-(OH)D$_3$ 水平分级

单位：nmol/L

分级	维生素 D$_3$ 水平
充足	50~250
不足	30~50
缺乏	<30
中毒	>250

(五) 诊断和鉴别诊断

1. 根据高危因素、临床症状与体征,结合生化及骨骼 X 线检查可进行诊断。血清 25-(OH)D$_3$ 水平是维生素 D 营养状况的最佳指标,是维生素 D 缺乏和佝偻病早期诊断的主要依据。目前将血清维生素 D 水平达到 50~250nmol/L(20~100ng/ml) 范围认定为适宜的维生素 D 营养状况。

2. 维生素 D 缺乏性佝偻病的鉴别诊断

(1) 非特异性症状的鉴别诊断

1) 囟门迟闭,囟门过大：囟门迟闭和囟门大小都和出生时的囟门大小有关,迟闭和过大不一定是佝偻病的表现。

2) 出牙过晚：乳牙生长与遗传、疾病及食物性状有关。萌牙的早晚和个人牙齿的发育有关,不能作为佝偻病诊断的依据。

3) 枕秃：枕秃的形成是婴儿毛发发育的特征性改变。出生时胎儿头部毛发有连续两轮的生长过程,都从前额到枕部,即胎儿毛囊发育具有程序性。第 1 轮胎毛于胎龄 16~22 周生长,在近足月时(胎龄 7~8 月)开始脱落,第 2 轮短暂的胎毛生长。3~4 月龄时两轮毛发同步进入休止期并脱落,两轮胎毛脱落的时间差在枕部形成一个明显的秃发区域,被称为婴儿枕秃。因此枕秃并不是佝偻病的特异表现。

4) 多汗：婴儿的新陈代谢极其旺盛,中枢神经系统兴奋和抑制不协调,支配汗腺的交感神经过于兴奋状态;儿童的体液含量占比较高,皮肤表层血管丰富,皮肤蒸发的水分也多,因此会有大量的多汗,不一定是佝偻病的表现。

5)睡眠不安,激惹:小婴儿睡眠呈频繁的、短时间的睡眠,1天24小时睡眠频次较多;婴儿神经系统发育不完善会引起激惹,这些表现并不是佝偻病的特异性症状。

(2)与佝偻病骨骼畸形的鉴别

1)黏多糖病:黏多糖代谢异常时,常多器官受累,可出现多发性骨发育不全,如头大,头型异常、脊柱畸形、胸廓扁平等症状。此病除临床表现外,主要依据骨骼的X线变化(图13-2-6)及尿中多糖的测定作出诊断。

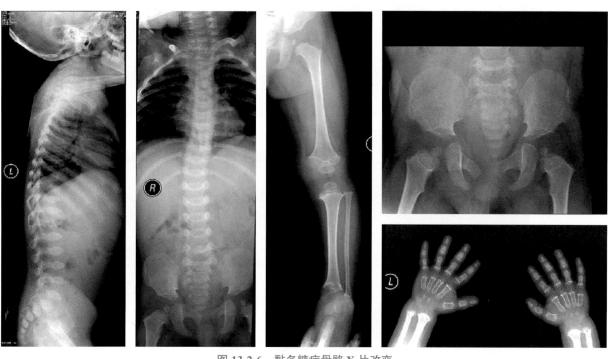

图13-2-6　黏多糖病骨骼X片改变
来源:南京儿童医院提供图片。

2)软骨发育不良:为遗传性软骨发育障碍,出生时即可见四肢短、头大,前额凸出、腰前凸、臀部后凸。根据特殊的体态(短肢型矮小)及骨骼X线作出诊断(图13-2-7)。

3)脑积水:生后数月起病者,头围与前囟进行性增大。因颅内压增高,可见前囟饱满紧张,骨缝分离,颅骨叩诊有破壶声,严重时两眼向下呈落日征。头颅B超、CT检查可作出诊断。

4)肋骨外翻:正常6月龄左右婴儿肋缘会出现略高,即"肋外翻"现象,原因不清,但"肋外翻"不是肋软骨沟(肋膈沟),推测可能是婴幼儿从卧位到坐、站位的胸廓正常发育现象,国内外权威文献、指南及教材均无"肋外翻"的任何描述,更无定义。临床偶有见到肋骨发育畸形。

5)鸡胸、漏斗胸:胚胎期两平行胸骨带在中线融合成胸骨软骨,出生时该软骨有多个骨化中心发展成数块胸骨节,再融合成胸骨。胸骨节融合不正常和膈肌牵拉肋膈沟内陷,形成胸骨前凸畸形即鸡胸。如果胸骨、肋软骨发育不平衡,肋软骨过度生长,过长的肋软骨向后弯曲,引起胸壁凹陷形成漏斗胸。

6)生理性膝内翻,膝外翻:佝偻病骨骼改变会出现O形腿或X形腿等体征。但儿童生长的不同时期下肢线性排列的生理演化有一定的过程,骨骼发育期间会出现生理性的弯曲和正常姿势的变化。即新生儿股关节为屈位外展、外旋状使下肢呈O形至婴儿期下肢仍可有约15°的膝内翻,常在18月龄左右改善;至2~3岁幼儿又可出现约15°的膝外翻;7~8岁后儿童下肢线性排列发育接近正常成人水平(男性膝外翻7°,女性8°)(图13-2-8)。

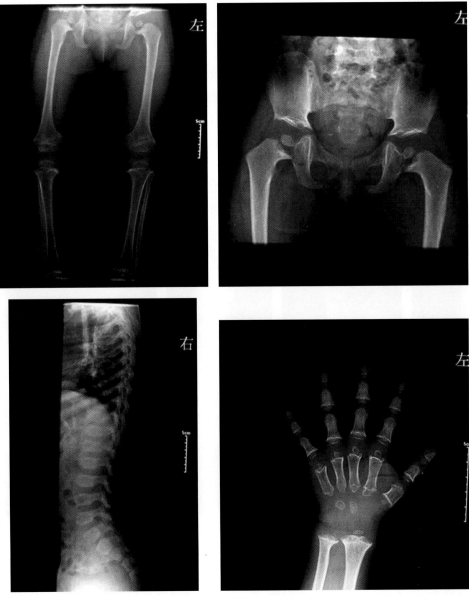

图 13-2-7   软骨发育不良骨骼 X 片改变

来源：南京儿童医院提供图片。

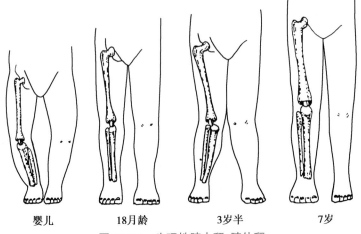

婴儿   18月龄   3岁半   7岁

图 13-2-8   生理性膝内翻，膝外翻

引自：黎海芪.实用儿童保健学.2版.北京：人民卫生出版社，2022.

3. 不同病因佝偻病的鉴别 包括低磷酸盐血症性佝偻病、远端肾小管性酸中毒、维生素 D 依赖性佝偻病、肾性佝偻病、肝性佝偻病,根据病史、临床表现和实验室检查可以鉴别。

(六) 预防

维生素 D 缺乏及维生素 D 缺乏性佝偻病的预防应从围产期开始,以婴幼儿为重点对象并持续到青春期。做到"因时、因地、因人而异"。应进行广泛宣传教育,使父母亲及看护人学到有关的知识。

1. 胎儿期的预防 孕妇应经常到户外活动,多晒太阳。饮食应含有丰富的维生素 D、钙、磷和蛋白质等营养物质。防治妊娠并发症,对患有低钙血症或骨软化症的孕妇应积极治疗。可于妊娠后 3 个月补充维生素 D 800~1 000IU/d,同时服用钙剂。如有条件,孕妇应监测血 25-(OH)D_3 浓度,存在维生素 D 缺乏时应给予维生素 D 治疗,使 25-(OH)D_3 水平保持在正常范围。

2. 婴幼儿期的预防

(1) 户外活动多晒太阳是预防维生素 D 缺乏及维生素 D 缺乏性佝偻病的简便、有效措施,应广泛宣传、大力推广。户外活动应考虑到不同季节,不同地区,不同时间特点进行,如冬季,在南方以上午 10:30 以前为宜,北方则应在中午前后,即 10:00~14:00。夏季阳光强烈,为避免晒伤,可避开正午前后阳光直射下的户外活动。选择早上 10:00 以前,下午 4:00 以后。接受阳光的皮肤面积逐渐增加,如面部(避免阳光直接晒到眼睛)、手臂、腿、臀部等。晒太阳的时间随儿童年龄增长,可由十几分钟逐渐增加,平均户外活动应在 1~2h/d。6 个月以下的婴儿应避免阳光直射对皮肤的损伤。

(2) 维生素 D 补充:根据营养不良性佝偻病的预防与管理全球共识建议,婴儿出生后,无论何种喂养方式都应补充维生素 D 400~800IU/d,1 岁后每天补充维生素 D 600IU/d(1 岁至成人),包括饮食和营养素来源。不同地区,不同季节可适当调整剂量。辅食添加应不迟于 26 周,其中应包括富含钙的食物,对有低钙抽搐史或以淀粉为主食者补给适量的钙剂是必要的。

(3) 高危人群补充:早产儿、低出生体重儿、多胎儿生后即应补充维生素 D 800~1 000IU/d。连用 3 个月后改为 400~800IU/d。如果用早产儿配方奶粉者可口服维生素 D 制剂 400IU/d。

3. 青少年的预防 鼓励青少年多户外活动,饮食均衡。户外活动不足的青少年可适当补充维生素 D 400IU/d,满足生长需要。

4. 疾病期间儿童的预防

(1) 反复呼吸道感染的患儿:维生素 D 能够有效促进患儿免疫功能的提高,减少呼吸道感染的发生次数,促进呼吸道感染症状的恢复。建议反复呼吸道感染患儿每日应补充维生素 D 400~800IU/d,以促进疾病恢复,免疫力提高,降低反复呼吸道感染发生风险。

(2) 腹泻病程期间的患儿:补充维生素 D 400~800IU/d,以补充腹泻期间消耗掉的维生素 D,有利于腹泻症状的恢复,降低腹泻的发生风险。

(3) 缺铁性贫血及铁缺乏高危风险的儿童:每日应补充维生素 D 400~800IU/d,降低铁缺乏的发生风险,提高缺铁性贫血的治疗效果。

(4) 营养不良等慢性疾病的儿童:此类儿童易罹患维生素 D 缺乏的风险且病情严重程度与维生素 D 缺乏程度呈正相关。建议每日补充维生素 D 400~800IU/d,将有助于改善患病儿童的营养状况、减少维生素 D 缺乏风险,改善慢性病的预后。

(七) 治疗

治疗目的在于提高血清维生素 D 的水平,控制病情,防止骨骼畸形。

1. 一般疗法 合理饮食,坚持经常晒太阳(6 月龄以下避免直晒)。

2. 药物疗法 活动期口服维生素 D 2 000~4 000IU/d,连服 1 个月后,改为 400~800IU/d,如有条件,应监测血清钙、磷、碱性磷酸酶及 25-(OH)D_3 水平。口服困难或腹泻等影响吸收时,可采用大剂量突击疗法,维生素 D 15 万 ~30 万 IU(3.75~7.5mg)/次,肌内注射,1 个月后维生素 D 再以 400~800IU/d 维持。用药应随访,1 个月后如症状、体征、实验室检查均无改善时应考虑其他疾病,注意鉴别诊断。

3. 其他治疗

(1) 钙剂补充:维生素 D 缺乏及维生素 D 缺乏性佝偻病在补充维生素 D 的同时,给予适量的钙剂,对改善症状,促进骨骼发育是有益的;同时调整膳食结构增加膳食钙的摄入。含钙丰富的辅食添加应不晚于 26 周。当乳类摄入不足或营养欠佳时可适当补充钙剂。补钙方式可从膳食摄取或额外口服补钙制剂。治疗期间钙元素推荐量为 500mg/d。

(2) 微量营养素:维生素 D 缺乏性佝偻病多伴有锌、铁降低,及时适量地补充微量元素,有利于骨骼健康成长,也是防治维生素 D 缺乏性佝偻病的重要措施。

(3) 外科手术:严重的骨骼畸形可采取外科手术矫正畸形。

【附】维生素 D 过量

因对维生素 D 认识不足,长期大量服用或短期超量误服或对维生素 D 过于敏感,可导致中毒。轻者或早期表现可有低热、烦躁、厌食、恶心、呕吐、腹泻、便秘、口渴、无力等,重者或晚期可出现高热、多尿、少尿、脱水、嗜睡、昏迷、抽搐等症状。严重者可因高钙血症导致软组织钙沉积和肾功能衰竭而致死。实验室检查可见血清 $25\text{-}(OH)D_3$ >375nmol/L(150ng/ml),同时出现血钙、尿钙增加,尿蛋白或血尿素氮增加。X 线表现长骨临时钙化带过度钙化,密度增高,骨皮质增厚,其他组织器官可出现异位钙化灶。出现维生素 D 过量,立即停用维生素 D,处理高钙血症,限制钙盐摄入。同时给予利尿剂加速钙的排泄,应用泼尼松抑制肠道对钙的吸收,用降钙素抑制骨钙释出。除严重者有不可逆的肾损害外,预后多良好。维生素 D 中毒的病理基础是高钙血症,伴随血清 $25\text{-}(OH)D_3$ 浓度升高,维生素 D 过量或中毒的风险必然增加。当血钙呈现增高趋势时,PTH 分泌被抑制,以减少肾小管对钙的重吸收,此时会有尿钙排出增多,进而出现高钙尿症。通过尿钙排出量比血钙能较早反映机体维生素 D 过量的倾向。为防止维生素 D 过量,合理补充维生素 D,必要时监测尿钙、血钙,PTH 和 $25\text{-}(OH)D_3$ 水平。

(八) 小结

维生素 D 缺乏影响儿童骨骼生长发育,维生素 D 的食物来源较少,应鼓励儿童多户外活动,同时要正确指导家长科学补充,尤其在生长发育快速期。

三、B 族维生素缺乏性疾病

水溶性维生素包括 8 种 B 族复合维生素:硫胺素(维生素 B_1)、核黄素(维生素 B_2)、烟酸(维生素 B_3)、维生素 B_6(吡哆醇)、维生素 B_{12}、叶酸(维生素 B_9)、泛酸(维生素 B_5)、生物素(维生素 B_7)和维生素 C 和胆碱。这些微量营养素影响所有细胞的功能,许多具有相互关联的转运机制、代谢和功能。如果蛋白质摄入恰当,B 族维生素缺乏很少发生;如果蛋白质供给不足,色氨酸、蛋氨酸不能合成烟酸、胆碱,则发生烟酸和胆碱缺乏症。B 族维生素主要参与辅酶的形成,有高度的分子特异性,没有前体,除了碳、氢、氧以外,还常常含有氮、硫、钴等元素;因易溶于水,其多余部分可迅速从尿中排泄,不易储存,一般不易发生中毒。

(一) 高危因素

1. 摄入不足 肠外营养治疗过程中未给予 B 族维生素;素食或严重的饮食限制;拒绝进食;神经性厌食。体内储备不足,尤其是婴幼儿。内源性合成不足。高温和长时间烹饪和储存食物,在蔬菜中添加小苏打都会影响 B 族维生素的摄入。

2. 消耗过多 重体力劳动、妊娠、哺乳等均可使维生素 B 消耗过多,婴幼儿快速的生长发育也可导致相对不足。

3. 吸收不良 腹腔疾病、克罗恩病、囊性纤维化、胃肠道旁路手术和任何吸收不良状态。

(二) 临床表现

B 族维生素的来源、功能及缺乏的临床表现见表 13-2-5。

(三) 预防及补充

1. 预防为主 B 族维生素缺乏以预防为主,多进食富含 B 族维生素的食物,平衡膳食;改善烹调方法,减少烹调过程中维生素的损失;教育儿童饮食均衡,纠正偏食、挑食不良饮食习惯。

2. B 族维生素制剂补充 对于婴儿、长期腹泻儿童、胃肠道疾病、偏食儿童可额外补充。

3. 积极治疗原发疾病,在原发疾病治疗中的部分药物影响 B 族维生素的吸收,要注意额外补充。

(四) 小结

B 族维生素种类较多,作用广泛,预防 B 族维生素缺乏的关键是饮食均衡。

表 13-2-5　B 族维生素来源、功能及缺乏的临床表现

维生素	化学名	食物来源	功能	缺乏的临床表现	与药物的相互作用
维生素 B_1	硫胺素	瘦肉、内脏、豆类、谷类	辅酶，参与碳水化合物、支链氨基酸代谢	干型(周围神经系统)、湿型(心血管型)及婴儿型脚气病	过量酒精、咖啡因、利尿剂
维生素 B_2	核黄素	肝、肾、牛奶、奶酪、鸡蛋	参与体内生物氧化与能量合成，参与其他 B 族维生素的代谢	与多种营养素缺乏同时存在，常见 5 大症状：眼充血、畏光、口腔炎、皮肤对光敏感、皮脂排出障碍、神经系统症状	抗胆碱药、三环抗抑郁药、吩噻嗪、苯妥英、丙磺舒、噻嗪类利尿剂、阿奇霉素
维生素 B_3	泛酸(遍多酸)烟碱、烟酸	婴儿配方、肝脏、瘦猪肉、鲑鱼、家禽	构成辅酶 A 和酰基载体蛋白	糙皮病，伴腹泻、皮炎、智力低下	异烟肼
维生素 B_6	吡哆醇类包括吡哆醇、吡哆醛及吡哆胺	猪肉、火鸡、牛肉、香蕉、鹰嘴豆、马铃薯、开心果、婴儿配方、牛奶、谷类食物	辅酶，参与氨基酸代谢、碳水化合物、脂肪代谢	四大症状：婴儿惊厥，外周神经炎，皮、黏膜炎，贫血	异烟肼、左旋多巴胺
维生素 B_7	生物素(维生素 H)	奶酪、肝、肾、大豆中的含量丰富，其次为蛋类、蔬菜、谷物等	脱羧 - 羧化反应和脱氨反应中起辅酶作用	严重剥脱性皮炎和肌张力低下为特征，皮肤粗糙、颜面部皮损、脱发、嗜睡、幻觉、肌张力低下及感觉过敏	无
维生素 B_9	蝶酰谷氨酸、叶酸、维生素 M	新鲜绿叶蔬菜中含量丰富，其次为肝、肾、酵母和蘑菇	一碳单位传递体，与合成 DNA、RNA 有关	疲倦、头痛、心悸、注意力分散、口腔炎、舌炎(红、痛、肿)、腹泻等；严重缺乏致巨幼红细胞性贫血	抗叶酸药物
维生素 B_{12}	钴胺素、氰钴胺、辅酶 B_{12}	肉、鱼、禽、蛋、奶等各种动物性食物	以辅酶形式参与体内生化反应	巨幼红细胞贫血，神经系统症状	H_2 受体拮抗剂、质子泵抑制剂

第三节　矿物质缺乏

一、钙缺乏

钙(calcium)是人体内含量最丰富的矿物元素，占人体重的 1.9%，是除氧、碳、氢、氮外的身体第 5 位基本成分。人体内 99% 的钙分布于骨组织中，1% 平均分布于牙齿与软组织中，只有 0.1% 的钙存在于细胞外液中。足量钙摄入对维持儿童、青少年正常的骨矿物含量、骨密度，达到高骨量峰值，保证骨骼正常生长和维持骨骼健康起着重要作用。

目前缺乏评估人群钙营养状况的可靠生物化学指标，WHO 采用钙摄入量估计钙缺乏或钙营养不足状况。各国钙摄入量差别很大，发展中国家钙摄入量普遍不足，特别是亚洲。我国居民膳食钙摄入普遍偏低，其中 11~13 岁青少年膳食钙摄入达到中国居民膳食营养素参考摄入量中钙适宜摄入量(AI)的比例最低。

(一)高危因素

1. 储存不足　母亲妊娠期钙和 / 或维生素 D 摄入不足、早产 / 低出生体重、双胎 / 多胎等，致使胎儿期钙储存不足，造成婴儿出生早期钙缺乏。

2. 摄入不足和需要量增加

(1)母乳不足及断母乳后未用配方奶或其他奶

制品替代,导致钙摄入不足。

(2)儿童、青少年膳食中缺乏奶类等高钙食物,是导致儿童钙缺乏的重要因素。大量果汁及碳酸饮料挤占奶类摄入而影响钙摄入。

(3)2岁以下婴幼儿、青春期少年,因生长快速,骨量迅速增加,对钙的需要量相对较高,是钙缺乏的高危人群。其中,婴儿期是一生中骨钙沉积比例相对最高的时期;而在3~4年的青春快速生长期间,青春期少年共获得约40%的其成人期的骨量。女孩在12.5岁、男孩在14岁时,骨骼钙的沉积速率达到峰值。

3. 吸收不良　患腹泻、胃肠道疾病时,肠道钙吸收利用不良,也容易引起钙缺乏。维生素D不足或缺乏,以及患肝脏、肾脏疾病而影响维生素D活性,也是造成钙缺乏的重要因素。

(二) 病理生理

钙主要在近端小肠以主动和被动形式吸收,当膳食钙摄入不足时,以主动吸收为主,但主动吸收不能完全补偿钙摄入不足。钙主动吸收需要维生素D,维生素D缺乏或不足时。钙主动吸收下降,间接造成钙缺乏。妨碍钙吸收的膳食因素有酒精、咖啡因、草酸、植酸等。蛋白质摄入对钙代谢平衡的利弊尚有争议,高蛋白膳食增加尿钙排出,但同时又促进肠道钙吸收。脂肪有助于膳食钙的吸收。人体钙的代谢平衡受到维生素D、甲状旁腺素、降钙素等激素,以及皮肤、肠道、肾脏、骨骼等组织器官的调控。人体钙代谢还与磷、镁,以及维生素A、C、K等微量营养素密切相关。遗传因素、种族、性别也影响钙的吸收和平衡。此外,运动锻炼也是骨骼健康的重要决定因素,跑、跳等中等程度的负重运动有利于骨骼钙沉积,达到更高的骨量峰值。

(三) 临床表现

儿童钙缺乏常无明显的临床症状与体征。少数患儿可出现生长痛、关节痛、心悸、失眠等非特异症状。严重钙缺乏导致骨矿化障碍,出现佝偻病临床表现。新生儿期可因暂时性甲状旁腺功能不足和钙缺乏而导致低钙血症,致使神经肌肉兴奋性增高,出现手足搐搦、喉痉挛,甚至全身性惊厥。

(四) 实验室检查

1. 血钙水平　不能用于判断人体钙营养状况。正常情况下,人体血钙水平受到严格调控,只

有在极度钙缺乏或短期大量摄入钙时,血钙水平才略有下降或上升。低钙血症是由甲状旁腺功能低下或异常、维生素D严重缺乏等引起的钙代谢异常,而非人体内钙的缺乏。尿钙在健康成人中与钙摄入量相关,但在处于快速生长期的儿童中二者并不相关,其临床应用价值有待证实。

2. 骨矿物质检测　双能X线吸收法(dual-energy X-rayabsorportiometry,DXA)测定骨矿物含量(bone mineralcontent,BMC)和骨密度(bone mineral density,BMD),具有快速、准确、放射性低及高度可重复等优点,被认为是评估人体骨矿物质含量而间接反映人体钙营养状况的较理想指标,但其设备昂贵且缺少儿童的正常参考数据。

3. 定量超声骨强度检测　具有价廉、便携、无放射性等优点,在临床应用逐渐增加,但其结果同时也受骨骼弹性、结构等影响,其临床价值有待证实。

(五) 诊断

目前因缺乏特异性临床表现与检测方法,诊断钙缺乏较困难,主要依据高危因素、膳食调查、临床表现、实验室检查,以及骨矿物质检测结果等综合判断。临床出现低钙血症或高钙血症时多有其他疾病,而不宜简单归咎于"钙缺乏"。

(六) 预防

根据2013年《中国居民膳食营养素参考摄入量》中钙推荐摄入量0~6个月婴儿的适宜摄入量为200mg/d,6~12个月婴儿为250mg/d,1~18岁人群钙推荐摄入量为600~1 000mg/d。食物钙的70%~80%来源于乳类食物,包括人乳与配方粉。维生素D水平适宜时人乳及配方粉中的钙足以满足正常足月婴儿的需要,不必额外补充。早产/低出生体重、双胎/多胎婴儿需补充钙,可采用人乳强化剂、特殊早产儿配方或补充钙剂。

青春期前儿童每日摄入500ml牛奶或相当量的奶制品大致可满足钙的需要。而青春期少年则需要每日摄入750ml牛奶,才能满足其快速生长对钙的需要。除乳类食物外,植物性食物(大豆及其制品、绿色蔬菜)及钙强化的食品可获得25%的食物钙。常见食物钙含量见表13-3-1。

维生素D不足或缺乏也是造成钙缺乏的重要因素,维持人体维生素D适宜水平对钙的吸收、骨骼的健康成长有重要作用。

表 13-3-1　常见食物含钙量

单位：mg/100g

食物	钙含量	食物	钙含量
人乳	30	虾皮	991
全脂奶粉	659	酸奶	118
牛乳	104	黄豆	191
豆腐干	308	豆腐	164
豆浆	10	红橘	42
小白菜	90	芹菜	48
菠菜	66	河虾	325
蛤蜊	133	鲫鱼	79
草鱼	38	花生仁(生)	39
白萝卜	36	饼干	73
猪肉	6	鸡蛋	48
海虾	146	带鱼	28

引自：中国疾病预防控制中心营养与健康所.中国食物成分表.6版.北京：北京大学医学出版社，2018.

(七) 治疗

1. 调整膳食，增加膳食钙的摄入　积极查找导致钙缺乏的高危因素及基础疾病，并采取有效干预措施。钙补充剂量以补足食物摄入不足部分为宜，只有在无法从食物中摄入足量钙时，才适量使用钙补充剂。

2. 避免抑制钙吸收　草酸盐、植酸盐抑制食物钙吸收。植物性食物含草酸盐类较多，如菠菜、苋菜、油菜、小白菜等绿色蔬菜类，可先焯水去掉草酸再食用。

3. 儿童钙缺乏还常伴有维生素 D 缺乏的高危因素或与其他微量营养素，如镁、磷、维生素 A、C、K 缺乏等并存，在补充钙的同时应注意补充维生素 D 或其他相关微量营养素。

【附】钙过量

2013 年《中国居民膳食营养素参考摄入量》推荐儿童元素钙摄入最大量为 1~4 岁 1 500mg/d，4~18 岁为 2 000mg/d。过量钙摄入干扰锌、铁吸收，造成锌和铁的缺乏。过量钙摄入还可导致便秘、浮肿、多汗、厌食、恶心等症状，严重者还可出现高钙血症、高钙尿症，导致肾结石、血管钙化，甚至引发肾衰竭等。

(八) 小结

钙是儿童骨骼生长的重要微量营养素，钙缺乏常无明显的临床症状与体征。降低高危因素，提供富含钙的食物，如奶制品、豆制品和海产品，有助于儿童钙缺乏的预防。钙补充剂以补足食物摄入不足部分为宜，避免过度补钙。

二、锌缺乏症

锌在人体内参与几乎所有的代谢过程，对儿童的体格、免疫、中枢神经系统生长和发展均具有重要作用。儿童锌缺乏或营养不足是一个全球性的公共卫生问题。2003 年世界卫生组织将预防和治疗儿童锌缺乏作为减少 5 岁以下儿童患病率和死亡率的重要措施之一。

体内的微量元素中，锌含量仅次于铁，人体内含锌量约为 2~3g。锌主要在小肠吸收，小肠内有金属结合蛋白类物质能与锌结合，调节锌的吸收。锌主要存在于骨、牙齿、毛发、皮肤、肝脏和肌肉中。体内的锌主要经粪、尿、汗等排泄。

(一) 高危因素

1. 摄入不足和需要量增加

(1) 摄入不足是锌缺乏的主要原因，母乳中锌 (65%) 的生物利用率比牛乳 (39%) 高，婴儿生后未喂初乳 (初乳中锌含量最高，4~5 天后迅速下降)，或长期纯牛奶喂养未及时添加富含微量元素的动物性辅食，而以锌生物利用率较低的谷物喂养为主。

(2) 儿童饮食行为的影响：在日常生活中有偏食、挑食或异食癖等行为或情绪问题，也可影响微量营养素的补充，导致锌缺乏。

(3) 胃肠外静脉营养时未注意补锌可能造成锌缺乏。

(4) 生长发育期的儿童，尤其是生长发育迅速的婴幼儿期和青春期，还有营养不良恢复期或组织修复过程中，机体对锌的需要量增加。如未能及时补充，可发生锌缺乏。

2. 吸收不良

(1) 谷物中的植酸和粗纤维也可以妨碍锌吸收。婴幼儿喂乳中，牛乳与母乳含锌量相似，但吸收率较低，长期牛乳喂养儿易缺锌。谷类食物中含植酸盐或纤维素可造成锌的吸收不良，还有当食物中其他二价离子过多也可影响锌的吸收。

(2) 吸收不良综合征、肠炎性疾病、肠病性肢端皮炎，因小肠缺乏吸收锌的载体，可表现为严重缺锌。

(3) 一些药物如长期使用金属螯合剂(如青霉胺、四环素、EDTA 等)可降低锌的吸收率及生物活性，这些金属螯合剂与锌结合从肠道排出体外造成锌的缺乏。

3. 丢失过多　各种原因所致腹泻均可导致锌的过多丢失。反复出血、溶血、大面积烧伤、慢性肾脏疾病、长期透析等均可因丢失过多而锌缺乏。

(二) 病理生理

1. 参与酶的结构和功能　锌是各种锌依赖酶的必要物质，现已知人体内有 100 余种酶含锌或为锌依赖酶，如 RNA 和 DNA 聚合酶，促进 RNA 和 DNA 合成；碳酸酐酶促进机体气体运输排出；谷氨酸脱氢酶、羧肽酶、氨基肽酶和中性蛋白酶等与蛋白质合成相关；乳酸脱氢酶、苹果酸脱氢酶等则与糖代谢相关；碱性磷酸酶促进脱羧反应，参与骨骼代谢。锌缺乏则引起上述各种酶功能异常，造成生长发育迟滞。

2. 调节细胞的分化和基因表达　锌广泛地参与核酸和蛋白质的代谢，因此对细胞分化，尤其是细胞复制等基本生命过程产生影响。紧密结合的锌能稳定 RNA、DNA 和核糖核蛋白体的结构，核酸合成和降解的控制均与锌依赖有关。因而锌对人体的生长发育有密切关系。

3. 维持生物膜结构和功能　在细胞膜中，锌主要结合在细胞膜含硫、氮的配基上，形成牢固的复合物，从而维持细胞膜稳定，减少过氧化脂质及其他游离基对细胞膜结构的损害，减少毒素吸收和组织损伤。

4. 维持正常味觉和食欲　味多肽(gustin)是一种含 2 个锌的多肽，锌作为味觉素的结构成分，起着支持、营养和分化味蕾的作用。另外，锌对口腔黏膜上皮细胞的结构、功能、代谢也是一个重要的营养因素。缺锌时味多肽合成减少，味蕾更新障碍，味觉下降，食欲减低。

5. 免疫活性作用　在微量元素中，锌对免疫功能影响最明显，锌可促进淋巴细胞有丝分裂及细胞转化，维持 T 细胞免疫功能。随着锌的补充，免疫功能随之提高。因而，锌对于保证免疫系统的完整性是必需的。

6. 对激素的作用　锌可以在分泌、活性以及与组织的结合等各个阶段上影响胰岛素、生长激素和性激素。反过来，激素也可以调控机体锌元素的代谢过程。缺锌可直接降低生长调节素刺激软骨生长的生物学效应。

7. 促进维生素 A 代谢和暗视觉　锌参与维生素 A 还原酶活化和视黄醇结合蛋白合成，缺锌引起维生素 A 代谢不良，导致暗适应异常。

(三) 临床表现

1. 锌缺乏症的体征　是一种或多种锌的生物学功能降低的结果，在儿童以慢性长期锌缺乏为多见。其主要表现为食欲下降、嗜睡、体格生长迟缓、味觉减退、消瘦、反复感染、年长儿性发育延迟等。查体可见毛发稀疏脱落、暗适应能力差、贫血和皮炎等表现。然而，这些症状和体征都缺乏特异性，往往需要进行实验室检查以进一步确诊。

2. 肠病性肢端皮炎　为一罕见的常染色体隐性遗传性疾病。婴儿出生几个月出现进行性、致死性的严重锌缺乏表现，皮肤水疱、湿疹、干燥、鳞屑、或类似银屑病的皮损，对称地分布于口周、肢端、会阴区，以及脸颊、膝盖和肘部。头发呈奇特红色，脱发；畏光、结膜炎、睑缘炎，裂隙灯检查显示角膜营养不良；可伴慢性腹泻、口腔炎、指甲营养不良、生长发育迟缓、伤口延迟愈合、烦躁不安，并发细菌感染及白色念珠菌感染等，病程进展缓慢呈间歇性进展。

(四) 实验室检查

1. 血清(浆)锌是临床常用的判断人体锌营养状况的生物指标。血清(浆)锌受近期饮食含锌量的影响，因此反映的是近期锌营养状态，小儿空腹血清锌正常值最低限 1.47mol/L。

2. 采用餐后 2 小时血清锌浓度试验(PICR)判断锌缺乏，如其值大于 15% 有诊断锌缺乏的价值。

3. 尿锌能反映锌的代谢水平，但收集 24 小时尿的标本相当困难。发锌受头发生长速度、环境污染、洗涤方法及采集部位等多种条件影响，难以反映近期锌营养变化，很少用于临床诊断。

(五) 诊断

营养性锌缺乏诊断主要依据病史、高危因素、临床表现,可参考血清锌水平综合判断。

1. 膳食调查　仔细详细地询问病史,如婴儿是否有断奶或改用牛乳喂养的历史,是否喂养中食物含锌量过低或存在长期吸收不良的缺锌饮食史。

2. 临床表现　两项以上缺锌的临床表现。

3. 实验室检查　空腹血清锌低于 1.47mol/L,或餐后 2 小时血清锌浓度试验(PICR)大于 15%。

4. 疑为锌缺乏时可用补锌试验,治疗后临床症状消失,生长发育加快,血清锌上升,则对确诊有帮助。

(六) 预防

1. 提倡母乳喂养,婴儿 6 月龄后及时添加辅食、选择强化锌的婴儿食品或肉类、肝脏等富含锌的动物性食物。坚持平衡膳食是预防缺锌的主要措施,纠正挑食、偏食、吃零食的习惯。强化锌的食品也有助于增加锌摄入,预防锌缺乏。不同食物锌含量见表 13-3-2。

表 13-3-2　不同食物锌含量

单位: mg/100g

食物	锌含量	食物	锌含量
猪肉(瘦)	2.99	牛肉(肥瘦)	4.73
猪肝	5.76	猪血	0.28
鸡肉	1.09	鸡肝	2.40
鸡血	0.45	鸡腿	1.12
鸡蛋	1.0	鸡蛋黄	3.79
草鱼	0.87	带鱼	0.7
鸭	1.33	鸭肝	3.08
鸭蛋	1.67	河虾	2.24
蛤蜊	2.38	河蟹	3.68
人乳	0.28	酸奶	0.53
牛乳	0.42	花生(炒)	2.82

引自:中国疾病预防控制中心营养与健康所.中国食物成分表.6 版.北京:北京大学医学出版社,2018.

2. 对高危人群如早产儿、人工喂养、营养不良、长期腹泻、大面积烧伤等患儿,均应适当补锌。缺锌地区可在生长发育迅速时期给予锌强化乳制品或适量补锌。元素锌每天推荐量为: 0~6 个月, 1.5mg/d; 6 个月 ~1 岁,8mg/d; 1~4 岁,12mg/d; 4~7 岁,13.5mg/d。

3. 支气管炎、肺炎等下呼吸道感染患儿补充锌剂也有减轻症状和缩短病程的效果。腹泻时补充锌,有积极的预防和辅助治疗作用。2004年 WHO 建议腹泻儿童口服补液盐同时给予锌补充,<6 月龄元素锌 10mg/d,7 月龄 ~5 岁元素锌 20mg/d,疗程 2 周 ~1 个月。

4. 以药物或强化食品预防性补充锌时,必须考虑铁、锌、铜等各种矿物元素之间的相互平衡。

(七) 治疗

1. 积极治疗原发疾病。

2. 给予含锌量较多的食物　多食坚果类、红肉、动物性肝脏、海产品等含锌丰富的食物。

3. 口服锌制剂　如膳食来源仍不能满足需要则需补充锌剂,其中以口服锌剂为首选,剂量为元素锌 1mg/(kg·d),疗程 1~2 个月。如锌缺乏高危因素长期存在,则建议小剂量长期口服,元素锌 5~10mg/(kg·d)。

4. 静脉注射锌剂　如患儿存在急性或严重缺锌,因胃肠道功能紊乱、腹泻、呕吐等原因不能进行口服或口服达不到治疗目的者可静脉注射锌剂,早产儿体重<3kg,按照 0.3mg/(kg·d) 补给,足月儿 ~5 岁按照 0.1mg/(kg·d) 补给,>5 岁可补给 2.5~ 4mg/d;如给予静脉营养支持补锌为 0.05mg/(kg·d),即可满足生理需要量。服锌同时应增加蛋白质摄入及治疗缺铁性贫血,可使锌缺乏改善更快。补锌治疗后症状未减轻,4~5 周后应停用,深入寻找其他原因。

【附】锌过量

急性锌中毒很少见,锌过量可刺激消化道出现症状,如腹痛、恶心、呕吐等。长期大量服用锌使铜锌超氧化物歧化酶活性降低而导致铜缺乏,血清高密度脂蛋白减少,甚至造成血红蛋白降低、血清铁降低及顽固性贫血等锌中毒现象。WHO对儿童口服锌的最大可耐受剂量设定为元素锌 23mg/d。

(八) 小结

锌参与机体几乎所有的代谢过程,锌缺乏影响儿童的体格、免疫、中枢神经系统生长和发育,但缺乏特异性临床表现。病史、膳食评估有助于临床诊断。锌主要来源于动物性食物,合理膳食是预防儿童锌缺乏的主要措施。

三、铁缺乏及缺铁性贫血

铁缺乏是目前世界范围内最常见的营养素缺乏症之一。铁参与血红蛋白和DNA合成以及能量代谢等重要生理过程。大量研究表明,严重缺铁所导致的缺铁性贫血是造成早产和新生儿死亡的重要疾病因素,而即使是不伴贫血的轻微铁缺乏就已经对儿童的认知、学习能力和行为发育等造成不可逆转的损害。

WHO报告,全世界5岁以下儿童的贫血患病率高达47.4%,其中50%为缺铁性贫血。即使在发达国家中,儿童铁缺乏仍然是一个尚未解决的问题。2000—2001年"中国儿童铁缺乏症流行病学调查"结果显示,我国7个月~7岁儿童缺铁性贫血和铁缺乏的患病率分别为7.8%和40.3%,其中7~12月龄婴儿铁缺乏的患病率高达65.2%。

(一)高危因素

1. 储存不足　随着妊娠的进展,孕妇血容量和红细胞数量逐渐增加,胎儿、胎盘组织的生长均额外需要铁。尽管孕母可以逆浓度梯度通过胎盘主动转运铁给胎儿,但母亲妊娠期铁摄入不足或罹患影响铁代谢的妊娠期糖尿病、早产/低出生体重、双胎/多胎,致使胎儿期铁储存不足,造成婴儿出生早期铁缺乏。

2. 摄入不足

(1)人乳铁生物利用率高但含量低,4~6月龄以前的婴儿主要依靠胎儿期储存铁的循环利用而维持铁平衡。4~6月龄后的婴儿必须从辅助食品中获得足量的铁,如果辅助食品以未强化铁的植物性食物为主,则容易造成4~6月龄后的婴儿缺乏。

(2)膳食中缺乏肉类等动物性食物,膳食铁绝大多数为生物活性低的非血红素铁,是造成贫困地区和素食儿童铁缺乏的重要因素。

(3)2岁以下婴幼儿,青春期少年,因生长快速,血容量快速增多,对铁的需要量相对较高,而相对摄入量不足,是铁缺乏高危人群。

3. 丢失过多

(1)腹泻、各种胃肠道疾病如消化性溃疡、梅克尔憩室、息肉、血管瘤,或炎症性肠病等;严重消化道牛奶蛋白、食物过敏也可致肠道出血导致铁缺乏或缺铁性贫血。

(2)青春期少女月经失血量过大致使铁丢失增多也可导致铁缺乏。

(3)长期反复感染,导致铁吸收利用不良。

(二)病理生理

铁缺乏对机体的影响分3个阶段。

1. 铁缺乏(iron depletion,ID)阶段　铁缺乏首先影响铁储存,但临床尚无症状,或为非特异性症状。

(1)活动:ID时人体肌红蛋白合成受阻,可引起肌肉组织供氧不足,出现易疲劳、乏力等。

(2)组织代谢:ID时体内含铁酶及铁依赖酶的活力下降,影响体内重要的氧化、水解、转换、合成等代谢过程,使组织和细胞的正常功能受阻。

2. 红细胞生成减少阶段(iron deficiency erythropoiesis,IDE)　铁是合成血红蛋白的原料,ID时新生红细胞中血红蛋白量不足。

3. 缺铁性贫血(iron deficiency anemia,IDA)阶段　缺铁性贫血是铁缺乏的主要临床表现。

(1)缺铁性贫血:严重铁缺乏时DNA合成受阻,影响幼红细胞的分裂增殖,红细胞变形能力降低而寿命缩短,形成小细胞低色素性贫血。

(2)消化系统:胃酸可减少、肠黏膜萎缩、慢性胃肠炎,影响胃肠道正常的消化吸收,偶见舌炎及口腔黏膜改变,致营养缺乏及吸收不良综合征。

(3)神经系统:IDA儿童可出现反应低下、注意力不集中、记忆力差、情绪多变、智力减退等临床表现,补充铁剂后很快好转,但也有部分表现难以逆转。神经系统损害的机制可能与铁依赖的单胺氧化酶活力下降,神经递质功能改变及儿茶酚胺代谢有关。

(三)临床表现

ID及轻度IDA无特异临床表现,中重度IDA儿童的临床表现与ID的程度和进展情况有关。

1. 一般表现　皮肤黏膜逐渐苍白,以唇、口腔黏膜及甲床明显,易疲劳,不活泼,食欲减退,头晕等表现。

2. 功能改变　可影响儿童认知、行为与体能的发育。

(1)神经系统:轻度-中度IDA儿童可能有烦躁表现,贫血进展烦躁加重。ID可影响儿童神经系统和认知发育。

（2）免疫功能下降：易发生反复感染。

（3）体能发育不足：因肌肉能量不足，儿童可表现体能不足，如乏力、学习、工作能力下降。

（4）血液、心血管循环系统：严重 IDA 婴幼儿可出现骨髓外造血，表现肝、脾、淋巴结轻 - 中度增大，心率增快、气急、心脏扩大伴收缩期杂音；如合并呼吸道感染时易发生心力衰竭。

（5）消化系统：轻度 - 中度 IDA 儿童可喜食冰块、挑食、异食癖（pagophagia）等表现，贫血进展儿童可表现厌食、食欲下降、舌炎。

（四）实验室检查

1. 铁代谢的生化检验

（1）血清铁蛋白（serum ferritin, SF）：与机体储存铁量呈正相关关系，是反映机体储存铁变化的敏感指标。SF 在缺铁的 ID 期即已降低，IDA 期降低更明显，血清铁蛋白 <14μg/L 提示缺铁。

（2）血清铁（serum iron, SI）、总铁结合力（total iron-binding capacity, TIBC）和转铁蛋白饱和度（transferrin saturation, TS）：此 3 项指标反映血浆中的铁含量，在 IDA 期，SI 降低 <10.7μmo/L 有意义，但其生理变异较大，并且在感染、恶性肿瘤、类风湿性关节炎等疾病时也可降低；TIBC 升高 >64.44μmol/L；TS 降低 <15% 有诊断意义。

（3）红细胞游离原卟啉（free erythrocyte protoporphyrin, FEP）：红细胞内缺铁时 FEP 增高。FEP>0.9mmol/L 提示细胞内缺铁。当 SF 值降低、FEP 升高而 SI 等指标正常时，为缺铁期。

2. 缺铁性贫血的检查

（1）血红蛋白浓度测定是目前最常用的，简便实用的筛查儿童铁缺乏的血液生化指标（表 13-3-3）。

表 13-3-3　WHO 贫血诊断标准

年龄	血红蛋白浓度 /(g·L⁻¹)
<1 个月	<145
1~4 个月	<90
>4~6 个月	<100
>6 个月 ~5 岁	<110
>5~12 岁	<115
>12~15 岁	<120

（2）外周血红细胞呈小细胞低色素性改变：平均红细胞体积（mean corpuscular volume, MCV）<80fl，平均红细胞血红蛋白含量（mean corpuscular hemoglobin, MCH）<27pg，平均红细胞血红蛋白浓度（mean corpuscular hemoglobin concentration, MCHC）<310g/L。

（五）诊断和鉴别诊断

1. 铁缺乏的诊断标准

（1）有导致缺铁的高危因素的病史，如喂养不当、生长发育过快、胃肠疾病或慢性失血等。

（2）血清铁蛋白 <15μg/L，伴或不伴血清转铁蛋白饱和度降低（15%）。

（3）MCV< 80.2fl，红细胞体积分布宽度（red cell volume distribution width, RDW）>0.131 或 MCHC< 322g/L 可作为铁缺乏的筛查指标。

2. 缺铁性贫血的诊断　可依据高危因素、临床表现以及实验室检查结果等综合判断。但需要排除以下几种贫血：

（1）α 和 β 地中海贫血：因 α 轻型和 β 地中海贫血儿童血红蛋白浓度偏低或正常低限，无特殊临床表现易与轻度缺铁性贫血混淆。根据地中海贫血高发地区、家族史阳性、血常规筛查可见红细胞显著增加（>50×10¹²/L），血红蛋白电泳血红蛋白 A₂ 及血红蛋白 F 增高需排除地中海贫血，地中海贫血基因检测可确诊。

（2）慢性疾病和感染性贫血：慢性疾病和感染性贫血多为正细胞性贫血，但偶可为轻度小细胞贫血。炎性疾病时血清铁和运铁蛋白水平均降低，血清铁蛋白水平正常或升高，但血清运铁蛋白受体水平正常。

（3）铅中毒：铅中毒和缺铁性贫血二者都表现为红细胞原卟啉浓度升高，红细胞形态相似；但铅中毒时常有明显的红细胞嗜碱性点彩，并有血铅、尿粪卟啉水平升高等。

（六）预防

1. 营养教育　营养教育是控制 IDA 的有效途径，大力宣传缺铁和缺铁性贫血的危害性，同时普及铁营养的科学知识包括膳食铁的来源、食物的制备、婴儿辅食添加和饮食行为培养等。肝脏、动物血、牛肉、瘦肉等含铁丰富，且血红素铁含量高，吸收率可达 15%~35%，是膳食铁的最佳来源；鱼类、蛋类含铁总量及血红素铁均低于肉类，但仍优于植物性食物;植物性食物中的铁为非血红素铁,其吸收率低,通常在 10% 以下,柑橘、绿叶蔬菜等富含维生素 C,可促进铁吸收。不同食物铁含量见表 13-3-4。

表 13-3-4　不同食物铁含量

单位:mg/100g

食物	铁含量	食物	铁含量
猪肉(瘦)	3.0	牛肉(肥瘦)	2.8
猪肝	22.6	猪血	8.7
鸡肉	1.4	鸡肝	12.0
鸡血	25.0	鸭肝	23.1
鸡蛋	2.0	鸡蛋黄	6.5
草鱼	0.8	牛乳	0.3
河虾	4.0	人乳	0.1
海虾	3.0	酸奶	0.4
苹果	0.6	婴儿奶粉	6.3
豆腐干	4.9	奶酪	2.4
大白菜	0.7	土豆	0.8

引自:中国疾病预防控制中心营养与健康所.中国食物成分表.6 版.北京:北京大学医学出版社,2018.

膳食铁的吸收易受到植酸、草酸、茶多酚、单宁等具有络合和螯合能力的铁吸收抑制剂的影响。因此,对于一般人群应通过改善膳食组成、改进食物加工方法等,增加膳食铁的摄入量,同时去除抑制膳食铁吸收的成分,从而改善铁的吸收率。

2. 高危人群的预防

(1)妊娠母亲的预防:母亲孕期铁缺乏导致婴儿先天储备不足也是婴儿期贫血的重要原因,因此,需要加强妊娠母亲铁营养的监测和补充(参见第九章妊娠期营养)。

(2)早产儿、低出生体重儿是 IDA 的高危人群,建议从出生 1 个月后补充元素铁 2mg/(kg·d),同时监测铁营养状况,根据贫血程度,补充到 12 月龄或 23 月龄。

(3)婴幼儿期人乳中铁含量不高,但乳铁生物利用度高,尽量鼓励纯母乳喂养 6 个月。此后婴儿铁需要量增加,应及时添加含铁丰富的泥糊状食物如铁强化米粉或肉类、肝脏。必要时补充铁剂,元素铁 1mg/(kg·d)。不主张婴幼儿单纯牛奶(纯牛奶)或鲜牛奶喂养,应采用铁强化配方奶。

(4)根据铁营养及贫血状况,可使用膳食营养素补充剂。6~12 月龄婴儿每日补充 1.5~9.0mg 元素铁,13~36 月龄补充 1.5~10.8mg 元素铁。

(5)在贫血成为公共健康问题的地区,微量营养素比单一强化铁可更有效地提高血红蛋白水平,如辅食营养补充剂,俗称"营养包"。

(6)儿童青少年期长期挑食偏食的儿童铁缺乏并非少见,应采取积极的综合性干预,如膳食指导,养成良好的饮食习惯,合理膳食,均衡营养。青春期女童由于月经增加了铁的丢失,应注重青春期女童的营养指导,鼓励进食富铁食物和新鲜蔬菜瓜果,促进铁吸收。

3. 定期监测　血常规筛查是发现 IDA 的有效手段,建议常规定期检查血红蛋白水平。对于正常出生婴幼儿,推荐 6 个月、9 个月和 12 个月时筛查,以后每年 1 次;早产儿建议在 3 个月时就开始筛查,此后转入正常筛查。

(七) 缺铁性贫血的治疗

IDA 的治疗原则是去除高危因素,增加铁的摄入。铁剂治疗无效时提示需再确认 IDA 的诊断,如可能存在未确认的持续失血,或铁剂吸收不良等。

1. 一般治疗　增加食物铁的摄入、提高食物铁的生物利用率,如增加含铁丰富的动物性食物,富含维生素 C 的新鲜蔬菜和水果。加强重症 IDA 儿童护理,预防及治疗感染。

2. 治疗

(1)口服铁剂治疗为主要途径:硫酸亚铁、富马酸亚铁、葡萄糖酸亚铁以及乳化铁剂常用。5 岁以下儿童补充元素铁 3~6mg/(kg·d)。治疗 2~4 周后复查血红蛋白以评估疗效,如血红蛋白浓度增加 10g/L 或以上,则铁剂治疗有效,继续治疗至血红蛋白浓度恢复正常后,继续口服治疗 1~2 月。

足量补充铁剂后的治疗反应是临床重要的确诊 IDA 依据,铁剂治疗 7~10 天网织红细胞增生达高峰,2 周后血红蛋白浓度即开始上升,4 周后血红蛋白浓度应恢复正常或明显上升。贫血纠正后仍需继续服用铁剂 1~2 个月,以补足体内的铁储存。足量补充铁剂后血红蛋白浓度无改变,则应考虑诊断是否正确,患儿是否按医嘱服药,是否存在影响铁吸收或导致铁继续丢失的原因,必须进一步检查或转诊。

(2)其他维生素:可同时口服维生素 C 促进铁吸收,补充其他维生素和微量元素,如维生素 B_2、叶酸、维生素 B_{12} 和锌。

(3)原发病的治疗:治疗引起 ID 的原发疾病,尤其是各种隐性或显性失血性疾病,如钩虫感染、消化道溃疡、炎症性肠病、牛奶蛋白过敏等。

【附】铁过量

由于人体缺乏有效的"排泄"铁的途径,过量铁的摄入将在体内蓄积。铁作为一种活跃的过渡金属元素,参与自由基产生,导致生物大分子氧化应激损伤。2013 年《中国居民膳食营养素参考摄入量》推荐儿童元素铁摄入最大量为 1~4 岁 25mg/d,4~7 岁儿童为 35mg/d,7~17 岁儿童为 40mg/d。

(八) 小结

铁缺乏对人类生命各个阶段的功能产生不同程度的危害,特别是处于迅速生长发育的儿童阶段,我国婴幼儿总体缺铁性贫血和铁缺乏的患病率较高,铁剂治疗依从性不佳,除了注意红色肉类食物的摄入,贫血儿童需要足量、足疗程铁剂治疗。

四、碘缺乏

碘缺乏症(iodine deficiency disorders,IDD)是由于自然环境碘缺乏造成机体碘营养不良所表现的一组有关疾病的总称。自然界的碘来源主要是海鱼、海藻,此外,蛋类、瘦肉、奶制品的碘含量相对较高。土壤、水、植物、动物中含有微量的碘,膳食中的碘摄入不足通常是由环境中碘缺乏所致。缺碘的危害在快速生长发育的时期影响最大,主要影响大脑发育,因此胎儿、新生儿、婴幼儿受缺碘的影响最大。全球约有 38% 的人口生活在碘缺乏地区,是全球三大微营养素缺乏症之一和重要的公共卫生问题,我国于 20 世纪 90 年代初使用了全民食用碘强化盐,使碘缺乏症发生率明显下降,成为碘适宜国家。

(一) 高危因素

1. 摄入不足　海为大自然的碘库,海水和海产品含碘丰富,是人类获得碘的重要来源。而远离海洋的内地或山区,水和土壤含碘较少,使得粮食、蔬菜、水果、蛋、乳、肉等食物含碘偏少,长期生活在这些地区的居民碘摄入量不能满足机体所需,极易发生碘缺乏病。一些居住在沿海地区的居民,由于饮食行为受经济、文化、社会习俗等复杂因素的影响,也可发生自身补碘不足或未补碘的情况,而引起碘缺乏。

2. 吸收及代谢障碍

(1)食用能干扰甲状腺摄碘功能的食物如包菜、油菜、玉米、小米、甜薯、高粱及各种豆类在肠道中可释放氰化物,进而被代谢成硫氰酸盐,抑制甲状腺摄取碘化物。

(2)服用某些阻碍酪氨酸碘化过程的药物如硫脲、磺胺及咪唑等,可引起缺碘。

(3)微量营养素的影响:高钙可抑制肠道碘吸收,促使碘从肾脏排出;缺硒时谷胱甘肽过氧化物酶活性下降,使自由基清除障碍而损伤甲状腺,Ⅰ型和Ⅱ型脱碘酶活性下降,加重缺碘对甲状腺的损害;铁可能也参与碘的代谢,伴有缺铁性贫血的甲状腺肿大儿童对补充碘治疗无反应,而同时补充铁剂后则对碘补充反应良好。

(4)硫脲类抗甲状腺药物、磺胺类、咪唑类等药物可干扰酪氨酸的碘化过程,也有一定导致甲状腺肿的作用。

(二) 病理生理

食物和水中的碘主要为无机碘化物,在胃及小肠上段被迅速、完全吸收。有机碘在肠道降解释放出碘化物后方可被吸收,与氨基酸结合的碘可被直接吸收;与脂肪酸结合的有机碘可不经肝脏,由乳糜管进入血液。膳食钙、镁,以及某些药物(如磺胺)抑制肠道碘吸收;蛋白质、能量不足也不利胃肠道对碘的吸收。碘主要通过肾脏排泄,部分经肠道排出。食物中碘的需要由甲状腺素(thyroxine,T)决定。甲状腺从血液中摄取碘的能力很强,促甲状腺素(thyroid-stimulating hormone,TSH)促进甲状腺收集碘。甲状腺是人体储存碘的最主要组织。

食物摄入碘不足以合成甲状腺素时,血清甲状腺素 T_4 水平下降,同时出现促进甲状腺激素合成的代偿过程。垂体对循环中低 T_4 的敏感性下降,释放较多的 TSH。TSH 刺激甲状腺滤泡细胞生长与代谢,刺激碘摄入、甲状腺素合成和分泌增加。因 T_3 的生物活性是 T_4 的 20~100 倍,合成需要的碘原子少,甲状腺的 TSH 水平增加、碘储存下降,促进 T_3 代偿性合成增加,以维持身体正常生理功能。同时,甲状腺激素在肝脏脱碘增加,碘释放回循环被甲状腺摄取,肾脏、肠道的排碘亦减少。甲状腺代偿性的结果是甲状腺增大,始呈弥漫性肿大,随后出现小结。弥漫性甲状腺肿在补碘后数月至数年可恢复,但甲状腺结节则不能再复原,即甲状腺肿进入不可逆阶段。部分小结可自动分泌甲状腺素,以维持甲状腺正常功能。碘缺乏继续加重时甲状腺失代偿,甲状腺素合成下降,出现甲状腺功能减低。成人可表现甲状腺功能减低的症状与体征,先天性甲状腺功能减低可致胎儿流产、死产、发育障碍和先天畸形。因甲状腺素(T_4)在胎儿 15 周龄 ~3 岁大脑、中枢神经系统的生长与发育中有重要作用,因此先天性甲状腺功能减低,T_4 下降主要影响胎儿和小婴儿中枢神经系统发育和成熟,可伴严重生长迟缓。

(三)临床表现

碘缺乏的临床表现取决于缺碘的程度、持续时间和患病的年龄。胎儿期缺碘可致死胎、早产及先天性畸形;新生儿期则表现为甲状腺功能减退;儿童和青春期则引起地方性甲状腺肿、地方性甲状腺功能减退症,主要表现为儿童智力损害和体格发育障碍。儿童长期轻度缺碘则可出现亚临床型甲状腺功能减退症,常伴有体格生长落后。

(四)实验室检查

1. 尿碘浓度　是评估人群碘营养状态的主要指标,<20μg/L 为重度碘缺乏,20~49μg/L 为中度碘缺乏,50~99μg/L 为轻度碘缺乏,100~119μg/L 为正常,200~299μg/L 为大于正常值,≥300μg/L 为碘过量。

2. 甲状腺功能　全血 TSH 用于筛查新生儿甲状腺功能减退症,也可作为评价碘营养状态的间接指标,TSH 的正常范围为 0.17~2.90μU/ml。

3. 其他辅助检查　地方性甲状腺功能减低患儿伴骨龄延迟,B 超检查可确定甲状腺结节。

(五)诊断

根据碘缺乏病史,在碘缺乏病流行的碘缺乏区的居住史,实验室检查及临床表现可诊断碘缺乏。

(六)预防

1. 健康教育　普及碘缺乏相关的科普知识,以及正确的碘盐使用方法。

2. 新生儿期筛查　新生儿出生时足跟采血筛查先天性甲状腺功能减退症。

3. 碘的补充　膳食中补充碘为最重要,如碘盐等措施来补充碘,满足儿童生长发育需要。

儿童碘的推荐摄入量(reference nutrient intake, RNI):1~10 岁为 90μg/d,11~13 岁为 110μg/d,14~18 岁为 120μg/d。胎儿和小婴儿从母体或人乳中获得碘营养,因此妊娠期与哺乳期妇女应常食用富含碘或强化碘的食物。妊娠期 RNI 为 230μg/d,哺乳期妇女碘的 RNI 为 240μg/d。居住在缺碘地区的妇女应注意定期尿碘筛查。

年长儿和成人一样常食用富含碘或强化碘的食物;缺碘地区特需人群如婴儿、孕妇、乳母可注射碘油,注射 1 次可在 4~5 年内不会发生缺碘,剂量 0~12 月龄 0.5ml,1~45 岁 1ml,孕妇注射 2ml 可满足孕期、哺乳期及胎儿、婴儿所需碘量。但不可用碘剂作常规补碘,避免因碘剂使用不当可致碘中毒。

近年 WHO 的资料显示目前全世界通过食用碘盐成功地在全世界控制碘缺乏产生的疾病,中国已有 90% 的人群食用碘盐。但高碘地区儿童或甲状腺功能亢进与结节性甲状腺肿的患儿需用无碘盐,避免食用含碘丰富食物。

(七)治疗

确诊碘缺乏和 IDD 后,需要补充碘剂治疗。确诊 IDD 的婴儿应给予 L- 甲状腺素,每天 3μg/kg,1 周加 50μg 碘化物以尽快恢复甲状腺功能,随后继续补充碘化物。监测血浆 TSH、T_4 水平直至达到正常,同时监测儿童生长发育及体征的改善情况。

(八)小结

碘缺乏可以导致儿童智力损害和体格发育障碍。通过增加富含碘的食物、碘强化盐可以降低碘缺乏性疾病的发生率。

【思考题】

单选题

1. 蛋白质 - 能量营养不良的最初症状是:
A. 肌肉张力低下
B. 智力发育迟缓
C. 身长低于正常
D. 体重不增
E. 食欲减退

2. 谷类食物中的维生素主要为:
A. B 族维生素
B. 维生素 E
C. 维生素 C
D. 视黄醇
E. 维生素 A

3. 人乳是以下哪些脂溶性维生素的良好来源:
A. A 和 E
B. D 和 A
C. E 和 D
D. K 和 D
E. K 和 A

4. 维生素 D 的活性形式是:
A. 维生素 D_3
B. $1,25\text{-}(OH)_2D_3$
C. $25\text{-}(OH)D_3$
D. $1\text{-}(OH)D_3$
E. 维生素 D_2

5. 以下哪些食物中碘的含量最高:
A. 青菜
B. 海带
C. 豆角
D. 水果
E. 豆腐

多选题

1. 蛋白质 - 能量营养不良的并发症有哪些:
A. 缺铁性贫血
B. 免疫功能下降
C. 低血糖
D. 维生素 D 缺乏性佝偻病
E. 溶血性贫血

2. 维生素 A 缺乏可引起哪些症状:
A. 暗适应下降、眼干、视物模糊
B. 呼吸道、泌尿系感染
C. 鳞屑样皮肤
D. 免疫力下降
E. 身材矮小

3. 关于维生素 D 内源性合成以下正确的是:
A. 晒太阳可以产生
B. 短暂的阳光照射会产生大量的维生素 D
C. 黑皮肤的个体不能产生维生素 D
D. 慢性日光照射后不会发生维生素 D 毒性
E. 防晒霜、衣服和冬天都会降低产生维生素 D 的能力

4. 锌缺乏常见症状包括:
A. 生长迟缓
B. 皮肤伤口愈合不良
C. 味觉障碍
D. 夜盲
E. 反复呼吸道感染

5. 铁缺乏可引起的症状为以下哪个表现:
A. 缺铁性贫血
B. 皮肤、黏膜苍白
C. 气促
D. 口角炎
E. 溶血性血

　　参考答案:单选题 1. D;2. A;3. A;4. B;5. B。多选题 1. ABC;2. ABCD;3. ABDE;4. ABCE;5. ABCD。

【参考文献】

［1］ SOMMER A. Peventing blindness and saving lives: the centenary of vitamin A. JAMA Ophthalmol, 2014, 132 (1): 5-117

［2］ MUNNS CF, SHAW N, KIELY M, et al. Global consensus-recommendations on prevention and management of nutritional rickets. Horm Res Paediatr, 2016, 85 (2): 83-106.

［3］ LOW M SY, SPEEDY J, STYLES CE, et al. Daily iron supplementation for improving anemia, iron status and health in menstruating women. Cochrane Database Syst Rev, 2016, 4: D009747.

［4］ WHO. Guideline: Use of multiple micronutrient powders for point-of-use fortication of foods consumed by infants and young children aged 6-23 months and children aged 2-12 years. Geneva: World Health Organization, 2016.

［5］ YOUNG GP, MORTIMER EK, G0PALSAMY GL, et al. Zine eficiency in children with environmental enteropahy development of new strategies: report from an expert workshop. Am J Clin Nutr, 2014, 100: 1198-1207.

［6］ ABE SK, BALOGUN OO, OTA E, et al. Supplementation with multiple micronutrients for breastfeeding women for improving outcomes for the mother and baby. Cochrane Database Syst Rev, 16, 2: CD010647.

［7］ 中国营养学会. 中国居民膳食指南 (2022). 北京: 人民卫生出版社, 2022.

［8］ 中华预防医学会儿童保健专业委员会. 中国儿童维生素 A、维生素 D 临床应用专家共识. 中国儿童保健杂志, 2021, 29 (1): 110-116.

［9］ 黎海芪. 易被忽略的儿科常见体征正确表达. 中华儿科杂志, 2021, 59 (1): 6-9.

［10］ ZHANG Q, QING, LIU Z, et al. Dietary balance index-07and the risk of anemia in middle aged and elderly people in Southwest China: a cross sectional study. Nutrients, 2018, 10: 162.

［11］ World Health Organization. WHO Guideline: Fortification of food-grade salt with iodine for the prevention and control of iodine deficiency disorders. 2014.

［12］ GROSSMAN D C, BIBBINS-DOMINGO K. et al. Screening for overweight in children and adolescents: US Preventive Services Task Force recommendation statement. JAMA, 2017, 317 (23): 2417-2426.

［13］ GBD 2015 Obesity Collaborators, AFSHIN A, FOROUZANFAR MH, et al. Health effects of 3 overweight and obesity in 195 countries over 25 years. N Engl J Med, 2017, 377 (1): 13-27.

［14］ STYNE DM, ARSLANIAN SA, CONNOR EL, et al. Pediatric obesity assessment, treatment, and prevention: an endocrine society clinical practice guideline. J Clin Endocrinol Metab, 2017, 102 (3): 709-757.

［15］ KUMAR S, KELLY AS. Review of Childhood obesity: from epidemiology, etiology, and comorbidities to clinical assessment and treatment. Mayo Clinic Proc, 2017, 92 (2): 251-265.

［16］ World Health Organization. Management of severe malnutrition: A Manual for physicians and other senior health workers. Geneva: WHO, 1999.

［17］ HAYASHI C, KRASEVEE J, KUMAPLEY R, et al. Levels and trends in child malnutrition, UNICEF/WHO/World Bank Group joint child malnutrition estimates; key findings of the 2017 edition. New York: New York Unicef, 2017.

［18］ JOOSTEN K, MEYER R. Nutritional screening and guidelines for managing the child with faltering growth. European Journal of Clinical Nutrition, 2010, 64: S22-S24.

［19］ 杨月欣. 中国食物成分表. 6 版. 北京: 北京大学医学出版社, 2018.

(李 荣 李晓南)

第十四章　儿童、青少年肥胖

【学习目标】

掌握：儿童青少年肥胖的筛查和诊断标准。

熟悉：各年龄阶段儿童肥胖的预防和肥胖的管理。

了解：肥胖的病因和并发症。

第一节　概　　述

一、定义及流行现状

肥胖症（obesity）是能量代谢失衡、导致体内脂肪组织过度增生、达到危害健康程度的一种慢性代谢性疾病。2000 年世界卫生组织将超重和肥胖定义为可损害健康的异常或过多脂肪累积。肥胖与多种慢性疾病如胰岛素抵抗、2 型糖尿病、高血压、高脂血症、冠心病、代谢综合征等的发生密切相关，已构成 21 世纪全球医学和公共卫生的严重问题。

无论在经济发达国家还是发展中国家生活优裕的群体，儿童少年时期的超重和肥胖正以惊人的速度在全球范围内增长。在美国，6~18 岁儿童少年的超重及肥胖率从 1971—1974 年的 15.4% 增加到 1988—1994 年的 25.6%。在欧洲，尤其是南欧一些国家的儿童青少年超重及肥胖率高达 20%~35%。中国自 20 世纪 80 年代中后期开始，儿童超重和肥胖检出率逐年上升，肥胖在极低的基数上成倍增长。1985—2014 年，我国 7 岁以上学龄儿童超重率由 2.1% 增加至 12.2%，肥胖率由 0.5% 增加至 7.3%，相应的超重肥胖人数也由 615 万增加至 3 496 万，居世界首位。《中国居民营养与慢性病状况报告（2020 年）》显示当前我国 6~17 岁儿童超重率和肥胖率分别为 11.1% 和 7.9%，6 岁以下儿童超重率和肥胖率分别为 6.8% 和 3.6%，中国儿童青少年肥胖已进入快速流行期，尤其是近年来农村地区的儿童肥胖率增幅更快。儿童青少年肥胖可持续向成年期发展，由此增加肥胖相关的慢病风险。因此，认识儿童青少年肥胖发生发展的危险因素，实施成人期疾病在儿童早期防治，已成为儿科工作的重要内容之一。

二、病因及高危因素

肥胖症的发生和病理机制目前尚不清楚。一般认为，遗传因素和环境因素共同作用促使肥胖的发生和发展。

（一）遗传因素

肥胖呈明显的家族聚集性，肥胖父母所生的子女中肥胖发生率高达 70%~80%；双亲之一肥胖，其子代有 40%~50% 发生肥胖，双亲均不肥胖者子女只有 10%~14% 肥胖。遗传因素不仅影响肥胖的程度、脂肪分布的类型，还可以增加过度喂养后体重增加的敏感性、影响个体的基础代谢率、食物的热效应和运动的热效应。

(二) 生活环境

20 世纪以来,随着社会经济发展,人们生活及行为方式的改变对肥胖发生率的逐年上升产生了明显的影响。遗传因素虽然可以解释部分原因,但是环境因素的改变对这种升高趋势有着更显著的意义。

1. 饮食因素　膳食结构不合理、摄食过度及不良饮食行为与儿童青少年肥胖的发生密切相关。传统饮食中的陋习大吃大喝、逼迫式劝饮进食、快食、重肉轻蔬;西方饮食模式的高脂快餐、含糖饮料、甜点和油炸食品等高能量食物的摄入增加,均可能引起肥胖。

2. 体力活动　静坐为主的生活方式缺乏体力活动,减少热量消耗,使多余热量转变为脂肪储存起来是导致肥胖的一个重要原因。如体育活动少,运动强度低,以车代步,看电视、玩游戏、手机等屏幕时间过长,以静坐为主的生活方式增多等。此外,儿童学习负担重,静态活动增加,难以挤出运动时间,也是儿童青少年肥胖发生的危险因素。

3. 家庭环境　家庭健康信念与健康思维模式是导致上述不良饮食习惯的重要因素。家长营养知识的缺乏、显富、溺爱、缺乏对肥胖程度的正确判断和危险性认识,助长了儿童的多饮多食。特定的家庭生活行为方式和习惯、运动类型,决定了儿童行为方式与取向。如父母肥胖的家庭,在把肥胖的体质遗传给儿童的同时,也把不良的生活习惯传给了下一代,在这种氛围下子女发生肥胖的机会也大大增加。

4. 早期营养　生命早期包括胎儿期、哺乳期和断乳后的一段时间(一般指 3 岁以内,亦称"窗口期"),此时机体处于旺盛的细胞分裂、增殖、分化和组织器官形成阶段,对外界各种刺激非常敏感,并且会产生记忆(又称代谢程序化),这种记忆会持续到成年,对成年后的肥胖及相关慢性病的发生、发展有重要影响。生命早期不良的膳食因素,包括妊娠期孕妇营养缺乏或过剩、完全人工喂养、过早断乳、过早添加辅食及婴幼儿期营养过剩等,不仅可直接影响婴幼儿体重及健康,还会增加成年后肥胖及相关慢性病的发病风险。相反,母乳喂养(完全母乳喂养或喂养时间相对较长)则有益于预防成年后肥胖的发生。

5. 环境污染物　环境污染物也是导致肥胖的一个重要原因。大量实验室研究和临床调查发现己烯雌酚、双酚、邻苯二甲酸盐和有机锡等化学物质与人类肥胖的关系,证实这些化学物质能够通过促进前脂肪细胞分化、加强葡萄糖摄取、激活脂肪生成相关受体而导致肥胖,而这些成分广泛存在于婴儿奶嘴和玩具等塑料用品或与儿童密切接触的环境中。

(三) 社会环境

教育程度、文化习俗、宗教信仰、经济地位,以及个人心理因素等均可以明显影响个体的进食行为和生活方式。文化程度较高者,更了解肥胖的危害,易于接受各种防治知识,乐于改变不良的生活习惯,因此发生肥胖的可能性更低。社会经济的发展和城市化是肥胖社会的特征,发达国家和经济增长迅速的发展中国家肥胖症发病率明显升高。此外,从饥荒年代发展而来的人类的潜意识中沉淀着对饥饿的恐惧。即使在现代社会,不少人仍有饥饿的不愉快经历和感受,使这一潜意识大大强化,促使贪吃心理和行为的形成。

心理应激和各种消极的情绪反应均能促使人多进食,食物往往会成为内心焦虑、恐惧痛苦等心理行为障碍的解决方法。单纯性肥胖症者往往存在自我意识受损、自我评价低、幸福与满意感差、内心抑郁及社会适应力降低等心理行为异常,这些肥胖导致的儿童心理损害又进一步诱导大量进食,然而进食又促进了肥胖,形成恶性循环。

三、发病机制

研究表明,肥胖的发病机制涉及遗传基因、中枢神经系统、内分泌系统、脂肪组织,以及肠道微生态系统等多个复杂系统以及它们之间的相互作用。

(一) 肥胖相关基因

随着近几年全基因组关联研究(genome-wide association studies,GWAS)的应用及发展,目前已识别 200 多个与肥胖相关的基因位点,根据其主要功能分为以下三类:①调节能量消耗的基因:如 UCP 基因家族、肾上腺受体基因家族等;②调节能量摄入的基因:如瘦素(leptin)基因、阿黑皮素(POMC)基因等;③调节脂肪细胞储存脂肪的基因:如过氧化物酶体增殖物激活受体基因、脂联素基因等。这些基因的改变与肥胖的发生有关,但其表达受到年龄、性别,以及生活环境等多重因素的影响,因此彻底认识这些基因的生物学作用、基因间的相互联系、基因与环境间的相互联系,仍需要更全面和深入的研究。

(二)中枢神经系统调节

下丘脑是调节能量代谢平衡的重要中枢。下丘脑有两对与摄食行为有关的神经核:腹内侧核有饱食中枢(satiety center);腹外侧核有摄食中枢(feeding center),又称饥饿中枢。两者互相制约,处于动态平衡,保持正常食欲和体重。高级神经组织对下丘脑的摄食中枢有一定的调控作用。血液中的各种生物活性因子(如葡萄糖、游离脂肪酸、去甲肾上腺素等)也可透过下丘脑血脑屏障影响摄食行为。下丘脑的腹内侧核为交感神经中枢,交感神经兴奋时抑制胰岛素分泌,食欲受抑制;腹外侧核为副交感神经中枢,迷走神经兴奋时促进胰岛素分泌,使食欲亢进。

(三)内分泌代谢失调

胰岛素可促进葡萄糖进入脂肪细胞内,并抑制脂肪细胞释放游离脂肪酸,有显著促进脂肪蓄积的作用。肥胖患者通常在异位脂肪沉积、内质网应激、炎症之后继发胰岛素抵抗,从而导致糖代谢紊乱,游离脂肪酸释放增加。此外,内分泌紊乱包括库欣综合征、甲状腺功能减退症、生长激素缺乏、垂体功能减退症等可同时出现肥胖症。

(四)脂肪组织的内分泌作用

白色脂肪细胞不仅储存能量,也具有重要的内分泌功能,分泌多种脂肪细胞因子如瘦素、脂联素、抵抗素、肿瘤坏死因子和白介素,固醇类激素转换酶等。这些细胞因子通过血液循环作用于中枢神经、胰岛、肝脏、脂肪和肌肉等系统,参与食欲调控、糖脂代谢、能量消耗、脂肪细胞的增殖和分化及炎症反应等。肥胖时脂肪细胞因子分泌紊乱,影响并促进了肥胖及其代谢紊乱的发生发展。

(五)肠道微生态失衡

人类的肠道微生物参与了消化食物、合成营养素及调节免疫等多种重要生理活动。研究发现,肥胖与微生态失衡有关。当个体的摄食量发生异常改变时,会破坏肠道微生物群落的平衡。如高脂饮食能够改变小肠的微生物群体,加速食物中脂肪的分解从而使得高热量食物快速吸收,同时刺激肠道吸收和运输脂肪。但微生物与健康之间的关系相当复杂,其对肥胖的调控机制有待进一步研究。

四、小结

儿童青少年超重和肥胖日益增加与膳食结构不合理、摄食过度、不良饮食行为及静坐的生活方式等密切相关,了解儿童肥胖发生的高危因素有助于早期针对性的干预。

第二节　儿童肥胖的筛查方法和判断标准

一、直接测量方法和判断标准

直接测量体脂肪量的方法包括:双能X线吸收法(DXA)、气体置换法、计算机断层扫描术(computer tomo-graphy,CT)法、磁共振成像(magnetic resonance imaging,MRI)法、水下称重法和双标水,是测量和诊断体脂肪含量的"金标准"。DXA是目前"金标准"诊断技术中最经济、易操作和无创的诊断技术,不仅测量全身脂肪量,也可以区分身体不同部位(躯干、四肢)的脂肪量。特别是近年新的DXA技术还实现了区分内脏与皮下脂肪量,实现对个体心血管代谢异常发生风险的预测。但DXA设备体积大,价格昂贵,依赖专业人员操作。目前仅局限用于临床肥胖的诊断,不适合人群流行病学调查和高危个体的筛查。

生物电阻抗法(bioelectrical impedance analysis,BIA)可测量儿童多项身体指标如体脂含量、体脂百分比、去脂体重、肌肉含量等,评估个体体重变化的组分,有助于鉴别体重正常但体脂超标的肥胖,或肌肉型个体体重超重但体脂正常,如运动员。目前尚缺乏统一的依据体脂率的肥胖筛查标准,可参考中国叶广俊提出的6~18岁儿童体脂率筛查肥胖程度的参考标准(表 14-2-1),BIA 虽特异性较 DXA 低,但因其经济、便捷和快速的优势,已广泛应用于肥胖筛查和体重管理。

表 14-2-1   6~18 岁儿童青少年依据体脂率
筛查肥胖程度的参考标准

性别	年龄	轻度肥胖	中度肥胖	重度肥胖
男	6~18 岁	20%	25%	30%
女	6~14 岁	25%	30%	35%
	15~18 岁	30%	35%	40%

注:体脂肪率 = [全身脂肪量(kg)/体重(kg)] × 100%。

二、间接测量方法和判断标准

在临床上,主要通过对身体外部特征测量来间接反映体内的脂肪含量和分布。由于儿童处于持续的生长发育过程中,其体重的变化并不等同于体脂肪量的变化。因此,以体重为代表的间接测量方法无法精确、真实地评估个体的脂肪含量和肥胖程度,但其优势在于操作简便,可以广泛应用于肥胖的流行病学调查和临床筛查肥胖的高危个体。间接测量的体格评价指标有体重/身高(身长)、体重指数/年龄、腰围/年龄、腰围身高比等。

(一) 体重/身高(长)(W/H)

对于年龄<5 岁的婴幼儿,WHO 建议使用"身长的体重"(W/H)来诊断超重和肥胖(表 14-2-2)。2017 年美国内分泌学会临床实践指南建议,根据 WHO 的体重/身高(长)生长曲线图,2 岁以下儿童 W/H ≥ P_{97}(同性别)为肥胖。

(二) 体重指数/年龄

体质量指数(body mass index,BMI)是指体重(kg)/身高的平方(m^2),是国际上推荐评价儿童超重和肥胖的首选指标,适用于 2 岁以上儿童青少年。儿童 BMI 随年龄、性别而变化,目前尚无国际统一的儿童超重和肥胖的 BMI 诊断标准,较受公认的儿童肥胖诊断标准包括 WHO 标准和国际肥胖工作组(International obesity task force,IOTF)研制的 IOTF 标准。2018 年国家卫生健康委员会颁布了中华人民共和国卫生行业标准《学龄儿童青少年超重与肥胖筛查》(WS/T586—2018),该标准适合中国 6~18 岁学龄儿童青少年超重和肥胖的诊断(表 14-2-3),而学龄前儿童的超重和肥胖可参照 2022 专家共识提出的儿童超重和肥胖诊断标准参照值。

(三) 腰围和腰围身高比

临床研究表明,中心性肥胖是胰岛素抵抗、心血管疾病和 2 型糖尿病的危险因素,而腰围(waist circumference,WC)和腰围身高比(waist to height ratio,WHtR)被认为是评价中心性肥胖的重要指标。

1. 腰围   儿童 WC ≥ 同年龄、同性别第 90 百分位(P_{90}),可诊断为中心性肥胖。马冠生等于 2010 年建议将中国儿童青少年 WC 按年龄性别 P_{75} 和 P_{90} 数值作为心血管病危险开始增加和明显增加的界值点(表 14-2-4)。

2. 腰围身高比   采用 WC 评价儿童中心性肥胖时需要考虑年龄、性别和身高的因素,临界点较多。WHtR 作为一个独立的指标,考虑到了身高的因素,具有在不同人群间变异程度小和相对稳定的优势。WHtR 判定中心型肥胖的界值点:≥0.46 预警,≥0.48 中心型肥胖,≥0.50 严重中心型肥胖。

三、小结

儿童肥胖筛查方法应结合年龄、研究目的、现有条件等综合考虑。直接测量法相对准确,但成本高且操作复杂。目前 5 岁以下儿童肥胖的主要筛查方法是 W/H,5 岁以上主要用 BMI。WC 和 WHtR 是评价中心性肥胖的重要指标。

表 14-2-2   儿童超重肥胖的常用筛查指标界值点

筛查指标	参考标准	适用年龄	超重		肥胖	
			标准差	Z 评分	标准差	Z 评分
体重/身高(长)	WHO	< 5 岁	≥+2SD	2	≥+3SD	3
	WHO	5~19 岁	≥+1SD	1	≥+2SD	2

表 14-2-3　国际（WHO）及中国筛查儿童超重和肥胖的标准（BMI 切点）　　单位：kg/m²

年龄 / 岁	WHO 标准				中国*				WS/T586—2018#			
	超重		肥胖		超重		肥胖		超重		肥胖	
	男	女	男	女	男	女	男	女	男	女	男	女
2	17.4	17.2	18.3	18.1	17.5	17.5	18.9	18.9	NA	NA	NA	NA
3	17.0	16.9	17.8	17.8	16.8	16.9	18.1	18.3	NA	NA	NA	NA
4	16.7	16.8	17.6	17.9	16.5	16.7	17.8	18.1	NA	NA	NA	NA
5	16.7	17.0	17.7	18.1	16.5	16.6	17.9	18.2	NA	NA	NA	NA
6	16.8	17.1	17.9	18.4	16.8	16.7	18.4	18.4	16.4	16.2	17.7	17.5
7	17.1	17.4	18.3	18.8	17.2	16.9	19.2	18.8	17.0	16.8	18.7	18.5
8	17.5	17.8	18.8	19.4	17.8	17.3	20.1	19.5	17.8	17.6	19.7	19.4
9	18.0	18.4	19.5	20.2	18.5	17.9	21.1	20.4	18.5	18.1	20.8	19.9
10	18.6	19.1	20.2	21.1	19.3	18.7	22.2	21.5	19.2	19.0	21.9	21.0
11	19.3	20.0	21.1	22.2	20.1	19.6	23.2	22.7	19.9	20.5	23.0	22.7
12	20.1	20.9	22.1	23.3	20.8	20.5	24.2	23.9	20.7	21.5	24.1	23.9
13	20.9	21.9	23.1	24.4	21.5	21.4	25.1	25.0	21.94	22.2	25.2	25.0
14	21.9	22.9	24.2	25.5	22.1	22.2	25.8	25.9	22.3	22.8	26.1	25.9
15	22.8	23.7	25.2	26.3	22.7	22.8	26.5	26.7	22.9	23.2	26.6	26.6
16	23.7	24.2	26.1	27.0	23.2	23.3	27.0	27.2	23.3	23.6	27.1	27.1
17	24.4	24.7	26.9	27.4	23.6	23.7	27.5	27.6	23.7	23.8	27.6	27.6
18	25.0	24.9	27.5	27.7	24.0	24.0	28.0	28.0	24.0	24.0	28.0	

注：表内数字为按照年龄（岁）和性别被判断为超重或肥胖的 BMI 切点。*中国 0~18 岁儿童、青少年体块指数的生长曲线；# 中华人民共和国卫生行业标准。NA：表示数据缺失。

表 14-2-4　7~18 岁儿童青少年 P₇₅ 和 P₉₀ 腰围值（WS/T611—2018#）　　单位：cm

年龄 / 岁	男		女	
	P_{75}	P_{90}	P_{75}	P_{90}
>7~8	58.4	63.6	55.8	60.2
>8~9	60.8	66.8	57.6	62.5
>9~10	63.4	70.0	59.8	65.1
>10~11	65.9	73.1	62.2	67.8
>11~12	68.1	75.6	64.6	70.4
>12~13	69.8	77.4	66.8	72.6
>13~14	71.3	78.6	68.5	74.0
>14~15	72.6	79.6	69.6	74.9
>15~16	73.8	80.5	70.4	75.5
>16~17	74.8	81.3	70.9	75.8
>17~18	75.7	82.1	71.2	76.0
18	76.8	83.0	71.3	76.1

注：# 中华人民共和国卫生行业标准。

第三节 儿童肥胖的临床表现和实验室检查

一、一般情况

超重或肥胖儿童身材略高于同性别、同年龄儿童,但男童性发育成熟后大部分等于或略低于同性别、同年龄健康儿。因肥胖身体笨重,行动缓慢,活动时气短、容易疲劳、怕热、多汗。重度肥胖儿童可引起关节症状、腿痛。男童外生殖器常被会阴处过厚的皮下脂肪掩盖,易误认为阴茎发育短小。肥胖女童性发育略有提早。肥胖儿童智力发育多属正常,但对自己的体型不满,易产生自我厌弃的感觉,导致性格孤僻、自卑和抑郁等。

二、体征

临床医师应进行焦点式系统评估和身体检查,有助于找出与肥胖及其并发症相关的身体标志,以及鉴别有特殊体征的继发性肥胖疾病。检查要点见表 14-3-1。

三、实验室检查

肥胖相关疾病在儿童青少年早期缺乏典型的自觉症状和临床表现,如不能对影响健康的高危因素进行早期识别和干预,将加快慢病的发展进程,进而增加年青的成年期肥胖并发症的发病率和病死率。应根据肥胖儿童年龄、BMI、体格检查和危险因子(包括肥胖相关疾病的家族史,如高血压、早期心血管死亡和中风,患者本身高血压、高脂血症)进行实验室和影像学检查。

(一) 血压

超重和肥胖是导致儿童高血压的关键因素,准确测量血压,是识别高危儿童的简单有效方法。儿童血压水平需要结合年龄和性别,以《中国儿童青少年血压参照标准》进行评估,以儿童收缩压或舒张压参照值的 P_{90}、P_{95} 和 P_{99} 为正常高值血压、高血压和严重高血压。

(二) 内分泌代谢检查

1. 血生化检查 肥胖患儿常伴有血浆甘油三酯、胆固醇、游离脂肪酸、低密度脂蛋白及极低密度脂蛋白增加,高密度脂蛋白减少,近年发现,肥胖患儿尿酸增高现象。

2. 内分泌检查 如口服葡萄糖耐量试验(oral glucose tolerance test,OGTT)、胰岛素、甲状腺激素、肾上腺皮质激素和性激素等。中重度肥胖儿童可

表 14-3-1 肥胖儿童体格检查要点

器官系统或疾病	体格检查要点
生长状况	计算体重指数(BMI)
生命征象	脉搏、呼吸速度
一般情况	皮下脂肪厚实,分布尚匀称,以积聚于颈部、乳胸部、肩背部、腹部、臀部等处较为显著
皮肤	黑棘皮症、角化病、皮肤赘瘤、对磨疹、过多粉刺、多毛症、紫纹、白纹
眼睛	视乳头水肿
扁桃体	扁桃体大小与呼吸异常
颈部	甲状腺肿大
胸部	心搏节律与心音、鼾音、啰音、喘鸣
腹部	肝脏大小、右上腹部压痛、上腹部压痛
第二性征	过早或异常的阴毛、乳房发育、睾丸大小、粉刺、腋下异味、隐匿阴茎、男性乳腺发育(gynecomastia)
四肢	走路姿态异常、臀部或膝部压痛、股骨头骨骺滑脱症(slipped capital femoral epiphysis)、胫骨内翻(Blount disease)、关节与足部疼痛、手足较小、多指症、下背痛或运动受限、深部肌腱反射、水肿

伴有空腹胰岛素水平上升,糖耐量下降等高胰岛素血症或高血糖。肥胖亦可影响性激素的释放和青春期启动,使女童性发育提前,男童提前或延迟。

(三) 微量营养素

通过评估肥胖儿童铁、钙和维生素 D 等营养素水平,判定肥胖儿童是否存在微量营养素缺乏的状况。

(四) 物理检查

包括腹部 B 超、心脏彩超等。腹部超声检查排除有无肝脂肪变性、肾上腺增生,青春期女童要排除多囊卵巢;心脏超声观察心室各腔径、心室肌厚度和心肌重量等。腕部 X 摄片判断骨龄发育水平。

严重肥胖或病理性肥胖可进行头颅或腹部 MRI。

(五) 遗传学检查

对严重肥胖,同时合并其他临床表现如智力低下、矮小等,可选择染色体或基因诊断方法鉴别病理性肥胖如普拉德-威利综合征(Prader-Willi syndrome,PWS)、21-三体综合征等。

四、小结

系统且有针对性的查体可发现与肥胖及其并发症相关的身体标志,有助于鉴别继发性肥胖。根据儿童年龄、BMI、体格检查和高危因素选择合适的实验室检查,有助于评估肥胖代谢风险。

第四节 儿童肥胖的诊断和鉴别诊断

一、诊断流程

经体格测评达到超重、肥胖筛查标准时,需进行详细的病史询问、膳食调查、身体活动心理行为评估和体格检查等,并根据儿童年龄、高危因素和体格检查发现选择相应的实验室和影像学检查,评估儿童有无肥胖相关的代谢风险,为肥胖儿童诊断和分级管理提供依据。诊断流程见图 14-4-1。

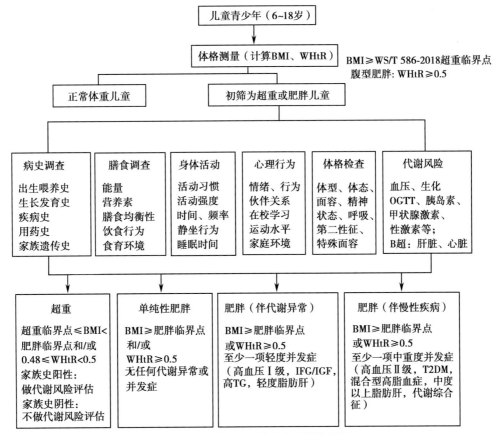

图 14-4-1 超重、肥胖儿童诊断流程图

二、并发症的诊断

(一) 2 型糖尿病

2 型糖尿病(type 2diabetes mellitus,T2MD)又称非胰岛素依赖型糖尿病,以胰岛素抵抗为主,伴或不伴胰岛素分泌不足,从而引起糖耐量异常和高血糖症。肥胖是儿童青少年 T2MD 最重要的危险因素。美国糖尿病学会(American Diabetic Association,ADA)2021 年发布的《糖尿病护理标准》中关于儿童青少年 T2MD 的诊断标准见表 14-4-1。糖尿病前期(pre-diabetes)为血糖超过正常值,但尚未达到糖尿病的诊断标准,在肥胖儿童中也有较高的检出率,有增加糖尿病和心血管疾病的风险,其诊断标准见表 14-4-2。

(二) 代谢综合征

代谢综合征(metabolism syndromes,MS)是中心性肥胖、高血压、脂代谢紊乱及糖代谢紊乱等多种代谢异常组分在同一个体集结的一种临床综合征。2012 年中华医学会儿科学分会发表了中国儿童青少年代谢综合征定义和防治建议(表 14-4-3)。

表 14-4-1　儿童青少年糖尿病诊断标准

符合下列①~④项中任意一项
①空腹(至少 8 小时没有摄入热量)血糖 ≥ 7.0mmol/L
②口服葡萄糖耐量试验(OGTT)2h 血糖 ≥ 11.1mmol/L
③糖化血红蛋白(glycosylated hemoglobin,HbA1c) ≥ 6.5%
④有典型的糖尿病症状,随机血糖 ≥ 11.1mmol/L

表 14-4-2　儿童青少年糖尿病前期诊断标准

符合下列①~③项中任意一项
①空腹血糖受损(impaired fasting glucose,IFG):空腹血糖 5.6~6.9mmol/L
②糖耐量减低(impaired glucose tolerance,IGT):OGTT 试验 2h 血糖 7.8~11.0mmol/L
③糖化血红蛋白(HbA1c)5.7%~6.4%

表 14-4-3　10~16 岁儿童青少年代谢综合征定义及其各组分切点

组分	MS-CHN 2012 定义	MS-IDF 2007 定义
中心性肥胖	腰围 ≥ 同年龄同性别儿童腰围的 90 百分位值的前提下,至少具备其余组分中的 2 项	
高血压	收缩压或舒张压 ≥ 同年龄同性别儿童血压的第 95 百分位值	收缩压 ≥ 130mmHg 或舒张压 ≥ 85mmHg
高血糖	空腹血糖 ≥ 5.6mmol/L;或口服葡萄糖耐量试验 2h 血糖 ≥ 7.8mmol/L,但 < 11.1mmol/L;或 2 型糖尿病	空腹血糖 ≥ 5.6mmol/L 或已是 2 型糖尿病
胆固醇代谢异常	高密度脂蛋白胆固醇 < 1.03mmol/L;或非高密度脂蛋白胆固醇 ≥ 3.76mmol/L	高密度脂蛋白胆固醇 < 1.03mmol/L
高甘油三酯血症	甘油三酯 ≥ 1.47mmol/L	甘油三酯 ≥ 1.7mmol/L

注:MS-CHN 2012 定义是指 2012 年中华医学会儿科学分会内分泌遗传代谢学组联合心血管学组及儿童保健学组共同推出的中国儿童青少年 MS 定义和防治建议;MS-IDF 2007 定义是指国际糖尿病联盟(International Diabetes Federation,IDF)提出的针对儿童青少年的 MS 全球统一定义。

(三) 儿童非酒精性脂肪肝

儿童非酒精性脂肪肝(nonalcoholic fatty liver disease,NAFLD)是年龄在 18 周岁以下的儿童及青少年肝脏慢性脂肪变性,累及 5% 以上肝脏细胞,并除外饮酒及其他明确致病因素导致肝脏慢性脂肪沉积的临床病理综合征,是与胰岛素抵抗和遗传易感性密切相关的代谢应激性肝损伤。根据组织学表现,NAFLD 可细分为三种类型其疾病谱包括非酒精性单纯性脂肪肝(nonalcoholic fatty liver,NAFL)、非酒精性脂肪性肝炎(nonalcoholic steatohepatitis,NASH)及其相关肝纤维化和肝硬化。根据儿童非酒精性脂肪肝病(NAFLD)诊断与治疗专家共识(2018)儿童 NAFLD 的临床诊断标准见表 14-4-4。

儿童 NAFLD 大多处于 NAFL 阶段,可无任何临床表现,仅有少部分进展为 NASH,伴严重肝损害时才表现出慢性肝病相关临床症状。临床分型可根据以下标准:

表 14-4-4　中国儿童 NAFLD 的临床诊断标准

符合表中①～⑤项,以及⑥或⑦中任何 1 项

①年龄在 18 周岁以下,无饮酒史或饮酒折合乙醇量男性<140g/ 周,女性<70g/ 周
②除外其他可导致脂肪肝的特定病因,如遗传代谢因素、药物化学因素等
③除原发疾病临床表现外,部分患者可伴有乏力、消化不良、肝区隐痛、肝脾肿大等非特异性症状及体征
④可有超重、肥胖(向心性肥胖)、空腹血糖升高、脂代谢紊乱、高血压等代谢综合征
⑤丙氨酸氨基转移酶(ALT)升高大于正常值上限的 1.5 倍(60IU/L)并持续 3 个月以上
⑥肝脏影像学表现符合弥漫性脂肪肝诊断标准
⑦肝活检组织学改变符合脂肪性肝病的病理学诊断标准

1. NAFL　凡具备下列第(1)、(2)项,同时满足第(3)、(4)项中任何 1 项者即可诊断:

(1)具备临床诊断标准 1~3 项。

(2)生化检查基本正常。

(3)影像学表现符合弥漫性脂肪肝诊断标准。

(4)肝脏组织学表现符合单纯性脂肪肝诊断标准。

2. NASH　凡具备下列第(1)、(2)、(3)项或第(1)、(4)项者即可诊断:

(1)具备临床诊断标准 1~3 项。

(2)不明原因血清 ALT>60IU/L 并持续 3 个月以上。

(3)影像学表现符合弥漫性脂肪肝诊断标准。

(4)肝脏组织学表现符合脂肪性肝炎诊断标准。

3. NASH 及其相关肝硬化　凡具备下列第(1)、(2)项,同时满足第(3)、(4)项中任何 1 项者即可诊断:

(1)具备临床诊断标准 1~3 项。

(2)有多元代谢紊乱和 / 或脂肪肝的病史。

(3)影像学表现符合肝硬化诊断标准。

(4)肝组织学表现符合肝硬化诊断标准。

(四)阻塞性睡眠呼吸暂停综合征

阻塞性睡眠呼吸暂停综合征(obstructive sleep apnea syndrome,OSAS)肥胖儿童是 OSAS 发生的主要因素之一,尤其是严重肥胖儿童。OSAS 的诊断需要结合临床表现和多导睡眠监测(polysomnography,PSG)。临床症状包括有无打鼾及打鼾的频率,以及有无睡眠憋气、呼吸暂停、张口呼吸、呼吸费力、反复觉醒、白天嗜睡、情绪行为异常、注意力缺陷或多动等。主要体征包括有无腺样体肥大、扁桃体肥大、腺样体面容等。PSG 是诊断儿童 OSAS 的标准方法,推荐阻塞性呼吸暂停低通气指数(obstructive apnea hypopnea index,OAHI)>1 次/h 作为儿童 OSAS 的诊断界值。

(五)多囊卵巢综合征

多囊卵巢综合征(polycystic ovarian syndrom,PCOS)可见于青春期肥胖女童,指卵巢功能不佳,被认为是雄性激素过量导致的疾病,起源于下视丘 - 脑垂体之促性腺激素分泌或卵巢功能障碍。PCOS 的诊断必须同时符合以下 3 条标准,包括:①初潮后月经稀发持续至少 2 年或闭经;②高雄激素临床表现或高雄激素血症;③超声下卵巢呈多囊卵巢表现。同时应排除其他疾病,例如其他导致雄激素水平升高的病因(如先天性肾上腺皮质增生、库欣综合征、分泌雄激素的肿瘤等)、其他引起排卵障碍的疾病(如高催乳素血症、卵巢早衰、下丘脑 - 垂体神经,以及甲状腺功能异常等)。

(六)肌肉骨骼问题

已有研究证实肥胖与关节疼痛、功能不佳,甚至与骨折都有相关。儿童时期肥胖对骨骼关节病变造成的影响,若没有及时改善,进入成人期经常需要相关骨科的治疗。体重和 BMI 都是肌肉关节结构受损的危险因子。

(七)心理行为问题

肥胖儿童可同时伴有心理行为问题,如注意缺陷多动障碍、焦虑症、抑郁症等。肥胖与心理行为问题的关联在 3 岁时便开始出现。多数肥胖儿童对自己的身材并不满意,也感到挫败,因此易落入一个扭曲的自我形象与持续或痛苦提升的恶性循环中。另外,肥胖与饮食疾病有很明显的重叠现象,尤其肥胖女孩更容易受到情绪和饮食问题的困扰,部分肥胖儿童会出现极端的体重控制行为,包括诱发呕吐、滥用泻药、减肥药、节食或吸烟等。因此,肥胖青少年有发生限制性饮食疾病的显著风险。

三、鉴别诊断

主要与中枢神经系统、内分泌代谢紊乱及遗传性综合征引起的继发性肥胖相鉴别(表 14-4-5)。

表 14-4-5 继发性肥胖的鉴别诊断要点

病名	病因	临床特征	辅助检查
库欣综合征	肾上腺皮质增生或肿瘤;长期使用糖皮质激素或促肾上腺皮质激素(adrenocorticotropic hormone,ACTH)抑制剂	向心性肥胖、满月脸,常伴高血压、皮肤紫纹 女孩可出现多毛、痤疮和不同程度的男性化体征	血皮质醇水平或24小时尿皮质醇含量测定;小剂量地塞米松抑制试验;腹部和垂体影像学检查
多囊卵巢综合征	病因不清,可能与神经内分泌功能紊乱、雄激素合成障碍、遗传等因素有关,下丘脑垂体功能障碍,卵巢甾体合成异常	肥胖、月经紊乱或闭经、不孕不育、多毛、黑棘皮病为其特征	血促卵泡素(follicle stimulating hormone,FSH)、黄体生成素(luteinizing hormone,LH)升高,高雄激素血症、高胰岛素血症;B超示卵巢增生性多囊改变
甲状腺功能减退症	甲状腺激素分泌不足或生理效应减低,体内代谢过程减慢	黏液水肿,身材矮小,表情呆滞,先天性者有克汀病的体态及特征	甲状腺激素水平低下,FT_3、FT_4下降
伴有发育落后的肥胖相关综合征			
普拉德-威利综合征(Prader-Willi syndrome)(低肌张力-低智力-性腺发育低下-肥胖综合征)	印记遗传,父源染色体15q11-q13缺失,包含 SNRPN 基因缺陷;或单亲二倍体;或印记突变	婴儿期表现为肌张力低、哭声弱、喂养困难,2~3岁后过度贪食、肥胖,伴有智能低下、特殊面容、外生殖器发育不良	甲基化特异性PCR(MSPCP),荧光原位杂交(FISH)技术进行基因分析
性幼稚-色素性视网膜炎-多指/趾畸形综合征(Bardet-Biedl综合征)	常染色体隐性遗传,属于纤毛病,已知 BBS1-19 等21个基因突变可致本症	视网膜变性、肥胖症、多指/趾畸形、性腺发育异常、智力发育迟缓及肾脏异常;糖尿病、身材矮小等	进行血浆LH、FSH和性激素、眼科检查、肾功能和肾脏B超;基因检测等
奥尔布赖特遗传性骨营养不良症(Albright hereditary osteodystrophy)	常染色体显性或隐性疾病;与 GNAS1 基因缺陷相关;多为母系遗传	身材矮小、肥胖、圆脸、指/趾短小畸形、智力减退和异位骨化、甲状旁腺激素抵抗	低钙、高血磷、高PTH;肾脏和骨骼检查;头颅CT
不伴有发育落后的肥胖相关综合征			
阿尔斯特伦综合征(Alstrom syndrome)	常染色体隐性遗传,2p13.1上 ALMS1 基因突变	色素性视网膜炎;感音神经性耳聋;肾小球硬化;肥胖;胰岛素抵抗/2型糖尿病;高甘油三酯;身材矮小、性发育不良等	心脏超声、眼科和五官科检查、OGTT、基因分析
MC4R缺失综合征	多为常染色体显性遗传,18号染色体上 MC4R 基因突变	肥胖;贪食;线性生长加速;高胰岛素血症;低血压或血压正常	胰岛素检测、血压监测、基因检测
瘦素或瘦素受体缺陷综合征	瘦素或瘦素受体基因突变	肥胖、异常贪食、反复感染、低促性腺激素性发育不良、轻度甲状腺功能减低症	瘦素水平检测、基因检测
肥胖生殖无能综合征(Frohlich syndrome)	常继发于下丘脑及垂体病变,如肿瘤、外伤、炎症	向心性肥胖,体脂主要分布在颈、颏下、乳房、会阴、臀部及下肢;手指、足趾纤细;矮身材;性发育不良	LH、FSH和性激素(睾酮)水平降低,头颅CT、MR检查有助于诊断

四、小结

儿童肥胖的诊断应建立在病史及膳食调查、体格检查、身体活动、心理行为和代谢风险评估基础上,同时应重视对肥胖相关并发症的诊断,鉴别中枢神经系统、内分泌代谢紊乱及遗传性综合征引起的继发性肥胖。

第五节　儿童肥胖的预防

一、政府的政策和行动

政府不失时机地发布政策和执行行动是遏制儿童少年肥胖问题发展的关键。2020 年国家卫生健康委、教育部、市场监管总局、体育总局、共青团中央、全国妇联等 6 部门联合印发《儿童青少年肥胖防控实施方案》。

(一) 总体目标

2020—2030 年 0~18 岁儿童青少年超重率和肥胖率年均增幅在基线基础上下降 70%。

(二) 个体目标

在保证儿童正常生长发育的前提下,控制体重增长,降低健康风险。

(三) 内容

以强化家庭、学校、医疗卫生机构、政府责任为核心。

1. 强化家庭责任,充分发挥父母及看护人在儿童营养、运动和生长监测中的作用。

2. 强化学校责任,通过教育、认识、营养和运动促进,维持儿童青少年健康体重。

3. 强化医疗卫生机构责任,优化体重管理服务。

4. 强化政府责任,加强支持性环境建设如知识普及,商业营销管理,体育设施建设。

二、健康教育

肥胖是危害人类健康的一个重要公共卫生问题,通过健康教育可纠正社会、家庭和肥胖儿童的错误观念,提高全社会对肥胖的认知能力,促使家庭养成良好的生活方式,从而减少或消除肥胖发生的危险因素。

学校及托幼机构是健康教育的主要场所,定期对教师进行肥胖专业知识培训,有助于提高学校对儿童肥胖的防治能力。学校应开发多种形式的健康教育材料和课程,面向学生及家长,通过多种形式传播肥胖防治相关知识,培养学生健康的生活方式和理念。

三、体格生长监测

可采取家庭监测和机构监测相结合的方式进行体格生长监测,采用体重 / 身长(身高)或 BMI 生长曲线图定期监测儿童的生长水平、生长速度和匀称度,对正常体重、超重或肥胖儿童应进行分类管理。

四、关键期的预防措施

预防儿童肥胖应当从宫内开始贯穿整个儿童时期,尤其在胎儿期、婴儿期、学龄前是脂肪组织积聚、肥胖发生的易感年龄,在关键期做好适宜的预防措施是青少年和成人期肥胖早期控制的第一道防线。

(一) 胎儿期

预防重点:重视孕期母亲体重管理,预防新生儿出生体重过重(表 14-5-1)。

(二) 婴幼儿期

预防重点:注重合理喂养,保持婴幼儿适宜的生长速度(表 14-5-2)。

(三) 学龄前期

预防重点:培养正确的饮食行为观念和运动习惯(表 14-5-3)。

(四) 学龄期

预防重点:平衡膳食,规律运动,监测体重,家长以身作则(表 14-5-4)。

表 14-5-1　胎儿期预防措施

时期	建议措施
孕前	• 备孕父母保持健康生活方式,调整孕前体重至适宜水平 • 控制好可能会影响怀孕结果的疾病 • 在适宜年龄怀孕
孕期	• 孕期体重适当增加,中国妊娠期妇女体重增长范围和增重推荐值见(第九章第一节表 9-1-4) • 孕期饮食均衡并控制热量,预防妊娠糖尿病 • 积极治疗孕期贫血或维生素 D 不足,可能有助于避免新生儿体重过轻以及日后肥胖的发生

表 14-5-2　婴幼儿期预防措施

项目	建议措施
喂养观念	• 生后尽早开奶,纯母乳喂养 6 个月 • 6 月龄起继续母乳喂养同时及时添加辅食,辅食保持原味 • 2 岁以下儿童不建议进食任何添加糖的食物,2 岁以上儿童添加糖不超每日总能量的 5% • 提倡回应式喂养,不用食物作为奖励
身体活动	• 0~1 岁婴儿每天以多种形式进行几次较活跃的身体活动,如在地板上爬行 • 1~2 岁幼儿每天 ≥180min 各种强度的身体活动,包括中高强度活动 • 2 岁以内婴幼儿不接触电子产品,避免利用视屏吸引儿童达到喂食目的 • 积极参与亲子游戏,减少婴幼儿在限制性设备中的时间,避免久坐
睡眠时间	• 保证睡眠时间,0~3 月龄婴儿 14~17h/d,4~11 月龄婴儿 12~16h/d,1~2 岁幼儿 11~14h/d
其他	• 不滥用抗生素,以避免影响婴儿正常肠内微生物菌群的建立与发展
生长监测	• 定期监测体格指标,对超重或肥胖婴幼儿应增加监测次数

表 14-5-3　学龄前期预防措施

项目	建议措施
饮食	• 每天吃早餐,在家用餐,少吃快餐 • 食用低热量、高营养密度的天然食物,如全谷类食物、蔬菜、水果、瘦肉、低脂鱼、豆类等。2 岁以后建议食用低脂乳制品 • 避免高度加工的高热量饮食,包括多脂肉类、油炸食物、烧烤食品、甜点等 • 家中用餐避免会导致幼儿分心的事物,如看电视 • 避免喝含糖饮料,包括汽水、冰茶、运动饮料、果汁等,鼓励喝白开水
身体活动	• 每天运动 ≥180min,其中户外运动 ≥120min • 每天中高强度运动 ≥60min • 鼓励日常活动、亲子运动、玩耍游戏及体育运动让儿童常处于活跃状态。减少久坐行为,每日屏幕时间 ≤60min,越少越好。睡前避免使用电子设备
睡眠时间	• 每天 10~13h 的睡眠时间(包括 1~2h 的午休或小睡时间),建立规律作息
生长监测	• 定期监测体格指标,对超重或肥胖儿童应增加监测次数

表 14-5-4 学龄期预防措施

项目	建议措施
饮食	• 每天吃早餐,但饮食内容须符合均衡饮食的食物种类和每日建议量 • 鼓励家庭用餐,培养规律就餐、自主进食不挑食的饮食习惯,减少快餐 • 鼓励食用低热量、高营养密度的天然食物 • 鼓励吃水果而非果汁,鼓励喝白开水而非含糖饮料 • 避免食用高热量食物
身体活动	• 每天 ≥ 60min 的中高强度身体活动,以全身有氧运动为主 • 每周 ≥ 3d 的高强度身体活动,3 次抗阻力运动和 / 或骨质增强型活动 • 提供有利于儿童从事身体活动的时间、空间与设备器材 • 减少静坐时间,每日屏幕暴露时间 ≤ 2h
睡眠时间	• 保证充足睡眠,6~12 岁每日 9~12h,13~18 岁每日 8~10h
生长监测	• 定期进行体重监测,发现体重增加过快时,应引起重视,及时调整
其他	• 家长以身作则,建立健康饮食与身体活动的楷模 • 促进儿童建立正向的同伴关系,协助同伴间形成健康饮食的楷模和运动的伙伴

五、小结

根据胎儿期、胎儿期、婴儿期、学龄前期和学龄期特点进行肥胖预防,预防措施包括膳食平衡、身体活动、睡眠时间和定期体格监测。

第六节 儿童肥胖的治疗

一、目标和原则

儿童肥胖的治疗目标需同时关注肥胖本身,以及和肥胖相关的并发症,应在保证儿童正常生长发育的前提下,控制体脂增长,改善儿童的健康状况和生活质量,并通过建立健康的生活方式促进儿童长期的身心健康。

1. 治疗原则 以家庭为单位,日常生活为控制场所,肥胖儿童、家长、教师、医务人员共同参与管理。深入了解肥胖儿童的生活方式、饮食模式、行为习惯、运动情况及家庭特点,制订适合其个体的健康生活方式(包括饮食、睡眠、体育活动和行为)。对于有明确病因的继发性肥胖或伴有肥胖并发症的患者,需要病因治疗或相应并发症的治疗。儿童处于生长发育时期,严禁使用饥饿或变相饥饿疗法、使用减肥药物或减肥饮品。

2. 减重目标 应依据儿童年龄、BMI 及肥胖相关的健康风险来制订,不建议使儿童体重下降过快。美国儿科学会于 2007 年发表的儿童青少年肥胖管理专家共识中提出的减重目标建议见表 14-6-1。

二、治疗措施

(一)健康教育

对肥胖儿童及其家长、老师的健康教育在肥胖管理过程中具有重要的意义,需要临床医师、营养师、心理医生、社会工作者和运动学家等在内的多学科综合参与。

健康教育的形式可以多元化,如门诊个体化宣教、现场讲座、科普手册、公众号、手机 APP、电台、电视等。治疗阶段的健康教育内容应有别于预防阶段,应重点宣教肥胖及其并发症带来的近远期危害,让肥胖儿童及家长引起重视并配合治疗。结

表 14-6-1　肥胖儿童青少年减重目标建议

年龄	BMI 严重程度	减重目标建议
2~5 岁	P₈₅~P₉₄，无健康风险	维持体重增加速度
	P₈₅~P₉₄，有健康风险	维持目前体重或减缓体重增加速度
	≥P₉₅	维持目前体重 如果 BMI>21kg/m² ，则可接受每月不超过 0.5kg 的减重程度
6~11 岁	P₈₅~P₉₄，无健康风险	维持体重增加速度
	P₈₅~P₉₄，有健康风险	维持目前体重
	≥P₉₅	渐进减重，以每月 0.5kg 为限
	≥P₉₉（或≥120% P₉₅）	减重，以每周 1kg 为限
12~18 岁	P₈₅~P₉₄，无健康风险	维持体重增加速度；如已经不再长高，则维持目前体重
	P₈₅~P₉₄，有健康风险	维持目前体重或是渐进减重
	≥P₉₅	减重，以每周 1kg 为限
	≥P₉₉（或≥120% P₉₅）	减重，以每周 1kg 为限

注：目前无儿童及青少年 BMI 第 99 百分位的标准值，因此以第 95 百分比的 120% 来估算较为实用。

合治疗方案，宣教科学的饮食模式及运动方式，帮助肥胖儿童纠正不良行为习惯，树立健康意识。

（二）营养干预

饮食疗法是肥胖治疗的最基本方法之一。饮食治疗的基本原则是在保证儿童正常生长发育的前提下，确定合理的膳食结构，控制总能量摄入，保证蛋白质、维生素和矿物质的充足供应，同时纠正儿童不良的摄食行为和家庭烹调方式，培养健康的饮食模式，达到减少体内脂肪储存、促进儿童身心健康的目的。

1. 能量控制　能量摄入大于能量的消耗是儿童超重和肥胖的根本原因，因此膳食干预的基本原则是采用合适的膳食模式使肥胖儿童的能量代谢处于负平衡状态。《中国超重 / 肥胖医学营养治疗指南（2021）》推荐肥胖儿童青少年采用限能量的平衡饮食，即根据《中国居民膳食指南（2022）》中的年龄、性别和体力活动水平推荐量（表 14-6-2、表 14-6-3），在不影响儿童的基本能量和营养素的原则下，逐步减少能量供给。按照平衡膳食原则，三大营养素供能比为碳水化合物 50%~60%，脂肪 20%~30%，蛋白质 15%~25%。在达到减重目标后循序渐进地调整至正常体重儿童青少年所需的能量水平。不推荐儿童青少年以减重为目的执行长期的低能量膳食。

表 14-6-2　儿童和青少年（男性）能量需要量（EER）

年龄 /岁	参考体重 /kg	轻体力活动水平		PAL TEE/BEE	中体力活动水平		PAL TEE/BEE	重体力活动水平		PAL TEE/BEE
		（MJ/d）	（kcal/d）		（MJ/d）	（kcal/d）		（MJ/d）	（kcal/d）	
1~	11.0	—	—	—	3.77	900	1.35	—	—	—
2~	13.5	—	—	—	4.60	1 100	1.35	—	—	—
3~	15.0	—	—	—	5.23	1 250	1.45	—	—	—
4~	17.5	—	—	—	5.44	1 300	1.45	—	—	—
5~	19.5	—	—	—	5.86	1 400	1.45	—	—	—
6~	22.0	5.86	1 400	1.35	6.69	1 600	1.55	7.53	1 800	1.75
7~	25.5	6.28	1 500	1.35	7.11	1 700	1.55	7.95	1 900	1.75
8~	28.5	6.90	1 650	1.40	7.74	1 850	1.60	8.79	2 100	1.80

续表

年龄/岁	参考体重/kg	轻体力活动水平 (MJ/d)	(kcal/d)	PAL TEE/BEE	中体力活动水平 (MJ/d)	(kcal/d)	PAL TEE/BEE	重体力活动水平 (MJ/d)	(kcal/d)	PAL TEE/BEE
9~	32.0	7.32	1 750	1.40	8.37	2 000	1.60	9.41	2 250	1.80
10~	35.5	7.53	1 800	1.45	8.58	2 050	1.65	9.62	2 300	1.85
11~	39.5	7.95	1 900	1.45	9.20	2 200	1.65	10.25	2 450	1.85
12~	44.0	8.58	2 050	1.45	9.62	2 300	1.65	10.88	2 600	1.85
13~	49.5	9.20	2 200	1.45	10.46	2 500	1.65	11.72	2 800	1.85
14~	54.0	9.62	2 300	1.45	10.88	2 600	1.65	12.13	2 900	1.85
15~	57.0	10.67	2 550	1.55	11.92	2 850	1.75	13.39	3 200	1.95
16~	59.0	10.88	2 600	1.55	12.13	2 900	1.75	13.60	3 250	1.95
17~	61.0	11.09	2 650	1.55	12.55	3 000	1.75	14.02	3 350	1.95

注：EER：平均能量需要量；身体活动水平（PAL）=总能量消耗（TEE）/基础能量消耗（BEE）。引自：中国营养学会．中国居民膳食营养素参考摄入量．2013版．北京：科学出版社，2014.

表 14-6-3　儿童和青少年（女性）能量需要量（EER）

年龄/岁	参考体重/kg	轻体力活动水平 (MJ/d)	(kcal/d)	PAL TEE/BEE	中体力活动水平 (MJ/d)	(kcal/d)	PAL TEE/BEE	重体力活动水平 (MJ/d)	(kcal/d)	PAL TEE/BEE
1~	10.5	—	—	—	3.35	800	1.35	—	—	—
2~	13.0	—	—	—	4.18	1 000	1.35	—	—	—
3~	15.0	—	—	—	5.02	1 200	1.45	—	—	—
4~	17.0	—	—	—	5.23	1 250	1.45	—	—	—
5~	19.0	—	—	—	5.44	1 300	1.45	—	—	—
6~	21.0	5.23	1 250	1.35	6.07	1 450	1.55	6.90	1 650	1.75
7~	24.0	5.65	1 350	1.35	6.49	1 550	1.55	7.32	1 750	1.75
8~	26.5	6.07	1 450	1.40	7.11	1 700	1.60	7.95	1 900	1.80
9~	29.5	6.49	1 550	1.40	7.53	1 800	1.60	8.37	2 000	1.80
10~	34.0	6.90	1 650	1.45	7.95	1 900	1.65	9.00	2 150	1.85
11~	38.0	7.32	1 750	1.45	8.37	2 000	1.65	9.20	2 200	1.85
12~	42.5	7.53	1 800	1.45	8.58	2 050	1.65	9.62	2 300	1.85
13~	46.0	7.74	1 850	1.45	8.79	2 100	1.65	9.83	2 350	1.85
14~	48.5	7.95	1 900	1.45	9.00	2 150	1.65	10.04	2 400	1.85
15~	50.0	8.58	2 050	1.55	9.62	2 300	1.75	10.67	2 550	1.95
16~	51.0	8.58	2 050	1.55	9.83	2 350	1.75	10.88	2 600	1.95
17~	52.0	8.79	2 100	1.55	9.83	2 350	1.75	11.09	2 650	1.95

注：EER：平均能量需要量；身体活动水平（PAL）=总能量消耗（TEE）/基础能量消耗（BEE）。引自：中国营养学会．中国居民膳食营养素参考摄入量．2013版．北京：科学出版社，2014.

2. 食物选择　为满足儿童生长发育的需要，蛋白质供应不宜低于每日 1~2g/kg，可占食物总量的 30%，且优质蛋白质（瘦肉、蛋、鱼、豆制品）占 1/2 以上；鼓励儿童食用低能量均衡饮食，包括全谷物食物、蔬菜、水果（而非果汁）、低脂乳制品、瘦肉、低脂鱼、豆类等；避免饮用含糖饮料（包括汽水、乳类饮品等）；避免食用高脂高能量食物（包括多脂肉类、油炸食物、烧烤食品、甜食、油类调味料）；保证必需脂肪酸和脂溶性维生素的摄入；避免高盐或高度加工食品的摄入。

饮食调整必须取得儿童及家长合作，经常鼓励，树立信心，持之以恒。为满足肥胖儿童食欲，可采用食物交换份概念，选择同样重量但体积大、能量低、膳食纤维含量多的食物以增加饱腹感。

3. 膳食安排　在饮食调整的同时，要合理分配餐次，配合行为矫正，使儿童建立正确的饮食习惯，按合理饮食方案进食，但要避免饮食单调或暴饮暴食。

进餐以少量多次为宜，可以变每日 3 餐为 5 餐，每天规律进食早餐，避免单餐大份量进食的用餐方式。热量的分配应加强早、中餐量，减少晚餐量，睡前 2 小时不再进食。进餐时宜先喝汤或少量水，并减慢进食速度，每次进餐时间控制在 20~30 分钟。增加咀嚼次数和时间，使唾液和食物充分拌和，以增加食物体积，加强饱胀感。小于 2 岁的儿童不主张减肥，但要适当调整膳食结构，可以用水果和蔬菜代替部分奶量。

4. 微量营养素的补充　研究显示，肥胖儿童由于膳食不均衡、代谢异常或节食过度容易导致微量营养素摄入不足，尤其是钙、铁、锌、维生素 A、维生素 D 的缺乏。营养干预过程，需监测和补充相应的微量营养素。

（三）运动处方

在营养干预的基础上，指导肥胖儿童进行身体活动，包括运动和日常家务劳动。运动要遵循有氧运动和抗阻训练相结合、运动强度和运动时间循序渐进的原则，鼓励平时走路上学，爬楼梯，参加一些力所能及的家务劳动。通过身体活动，有效减少脂肪，增加肌肉，改善心肺功能，提高机体代谢率。运动处方可参照（表 14-6-4）。建议肥胖儿童在达到一般儿童推荐量的基础上，在能力范围内，逐步

延长每次运动时间、增加运动频率和运动强度，达到有氧运动 3~5 次 / 周和抗阻运动 2~3 次 / 周，并形成长期运动的习惯。运动前后做好充分的准备和整理活动，运动中如果发生胸闷、胸痛、呼吸困难等情况，应立即停止运动，及时到医疗机构进行诊断处理。

表 14-6-4　儿童身体活动推荐和久坐行为推荐量

强度	时间	活动方式
中、高强度（有氧运动）	累计 ≥60min/d	如走路、跑步、跳绳、游泳、球类、骑自行车和跳舞等
高强度（抗阻运动）	每周 ≥3d	仰卧起坐、俯卧撑、哑铃、弹力棒、拉力带、器械等
久坐行为	屏幕时间<2h/d	减少因课业任务持续久坐行为 课间休息进行适当的身体活动

引自：张云婷，马生霞，陈畅，等. 中国儿童青少年身体活动指南. 中国循证儿科杂志，2017，12（6）：401-409.

（四）行为矫正

行为矫正是肥胖儿童治疗的关键，可有效促进患者的认知、行为改变，提高运动依从性及生活质量。对肥胖儿童个体认知、行为的矫正可分阶段逐步进行（表 14-6-5）。

表 14-6-5　肥胖儿童的行为矫正步骤

行为矫正步骤	方法和内容
确定需要纠正的肥胖相关行为	动机访谈 评估患儿及家庭成员心理状态、膳食习惯、身体活动、睡眠等
确定行为问题产生的原因和改进	目标制订 如外出就餐次数 ≤1 次 / 周 不在卧室摆放电视机、电脑 每天安排时间运动
行为疗法的具体措施	自我监控（如写日记） 强化法、奖励法、惩罚法 社会支持，刺激控制， 改变认知，强化或奖励
评价行为改变	持续改进，维持良好的行为习惯

（五）定期监测

肥胖的干预是一个持续的过程，需要定期监

测、评估和调整方案。利用生长曲线图监测肥胖儿童体格生长水平、生长速度和匀称度，超重或肥胖的婴幼儿在保证正常身长增长速度的前提下，控制体重的增长速度低于身高的增长速度。

学龄前至青春期前的肥胖儿童建议每1~3个月测评身高、体重、腰围和体脂含量。医疗机构、托幼机构、学校、家庭应共同参与。随访过程还应注意评价儿童的健康观念、膳食结构、运动水平、心理行为与生活质量，关注其青春期性发育的进程。

对肥胖合并症的儿童，应制订个体化检查方案、定期筛查相关的代谢指标，保证儿童青少年在正常生长发育的前提下，改善各项代谢功能，从而延缓并减轻并发症的发生和发展。

(六) 药物治疗

儿童青少年肥胖的治疗一般不主张用药。建议只有在经过正式的强化调整生活方式干预后，还未能控制体重增加或改善并发症，或有运动禁忌时，才能对肥胖患儿进行药物治疗。不建议在小于16岁的超重但不肥胖的患儿中使用减肥药物。应在专科医生的指导下进行药物治疗，严格把握用药指征。

1. 糖代谢紊乱的药物治疗指征　10岁以上，合并2型糖尿病患儿，应使用二甲双胍治疗。10岁以上，处于糖尿病前期(IFG或IGT)患儿，经3个月有效的生活方式干预(饮食控制、150min/周运动，减体重5%~10%)后，代谢异常指标仍无法逆转；或合并有以下任何一项危险因素如高血压、高甘油三酯(triglyceride, TG)、低高密度脂蛋白胆固醇(HDL-cholesterol, HDL-Ch)、糖化血红蛋白>6%、一级亲属有糖尿病的患儿，建议二甲双胍治疗。

2. 高血压的药物治疗指征　对于合并下述1种及以上情况，在非药物治疗措施基础上启动药物治疗：①严重高血压(高血压2级)；②出现高血压临床症状；③出现高血压靶器官的损害；④合并糖尿病；⑤非药物干预6个月无效者。

3. 血脂异常的药物治疗指征　年龄10岁及以上，饮食治疗6个月到1年无效，LDL-Ch ≥ 4.92mmol/L(190mg/dl)或者LDL-C ≥ 4.14mmol/L(160mg/dl)并伴有：①确切的早发冠心病家族史(一级男性亲属发病时<55岁，一级女性亲属发病时<65岁)；

②同时存在两个或两个以上的心血管疾病危险因素，且控制失败。只有少数儿童和青少年采用药物治疗，不可滥用，建议推荐至专业血脂中心进行治疗。

(七) 手术治疗

儿童青少年肥胖亦不主张手术治疗，手术适应证为对于生活方式及药物干预失败的重度肥胖人群，即仅在下列情况下考虑代谢减重手术：①BMI ≥ 32.5kg/m² 或 BMI ≥ P_{95} 的120%，且伴有严重肥胖相关并发症(如中、重度阻塞性睡眠呼吸暂停综合征，2型糖尿病，多囊卵巢综合征或重度脂肪性肝病及其他严重并发症等)；②BMI ≥ 37.5kg/m² 伴轻中度肥胖相关并发症者。

手术的禁忌证：①处于青春期前的儿童；②存在未解决的药物滥用、饮食失调、未经治疗的精神心理疾病，无法养成健康饮食和运动习惯的患者；③其他一切不耐受外科手术的情况。

三、分级管理方案

美国儿科学会于2007年发表的儿童青少年肥胖管理专家共识中提出了四阶段的分级管理方案，适用于年龄在2~18岁BMI ≥ P_{85} 的儿童青少年的肥胖管理。

(1) 第1阶段：加强性预防(prevention plus)。

(2) 第2阶段：结构式体重管理(structured weight management)。

(3) 第3阶段：综合多学科干预(comprehensive multidisciplinary intervention)。

(4) 第4阶段，三级医疗介入(tertiary care intervention)。

经由这样的阶段性模式，可以提供各种不同肥胖严重程度的儿童及青少年一个可以具体可行的减重计划架构。

(一) 加强性预防(第1阶段)

1. 管理目标　维持目前体重，BMI随年龄增长而下降。

2. 参与人员　由初级保健医生、营养师或其他健康专业人员实施。

3. 随访方案　每月随访，经3~6个月若BMI或体重没有改善，进入阶段2。

4. 干预措施　见表14-6-6。

表 14-6-6　第 1 阶段的干预措施

主题	目标	建议
果蔬摄入量	至少 5 份 /d，更推荐 9 份 /d	按照美国农业部对特定年龄的建议
含糖饮料	减少或消除饮用	喝大量含糖饮料的儿童将受益于减少摄入量至 1 份 /d
屏幕时间	≤2h/d	在儿童和青少年睡觉的房间里不安装电视
身体活动	≥1h/d	鼓励非结构化游戏（尤其是对幼儿）和结构化身体活动（如体育、舞蹈、武术、骑自行车和步行）
膳食准备	相比于餐馆食物要有更多的家庭食物	
早餐	每天吃早餐	鼓励食用健康的早餐食品
饮食控制	允许自己控制饮食，避免过于严格	
家庭参与	家人一起吃饭至少 5~6 次 / 周，让整个家庭都改变生活方式	根据家庭的文化价值观调整行为策略

（二）结构式体重管理（第 2 阶段）

1. 管理目标　维持目前体重，BMI 随年龄增长而下降。

2. 参与人员　由初级护理医师、营养师或其他在儿童体重管理和营养咨询中严格培训的健康专业人员实施。

3. 随访方案　每月随访，经 3~6 个月若 BMI 或体重没有改善，进入阶段 3。

4. 干预措施　在阶段 1 的基础上，增加一些更具体的进食和体力活动计划，涉及更多的支持和结构来实现特定的行为（表 14-6-7）。

（三）综合多学科干预（第 3 阶段）

1. 管理目标　维持目前体重或渐进减重，最终实现 BMI < P_{85}。

2. 参与人员　由初级保健医师、营养师及其他具有儿科体重管理经验的医护人员（如护士、心理学家、社会工作者和运动生理学家）组成的多学科肥胖管理团队。

表 14-6-7　第 2 阶段的干预措施

主题	目标	建议
膳食计划	遵循有计划的饮食，摄入平衡的营养素，强调低能量高营养密度的食物	用 DRI 来指导宏量营养素摄入
餐饮和零食的时间	提供结构化的日常饮食 / 零食；餐间不再提供食物或热量饮料	建议吃早餐、午餐、晚餐和 1~2 个计划好的零食
屏幕时间	≤ 1h/d	
身体活动	≥ 1h/d	包括有计划和监督的活动或主动游戏
自我监控	持续记录饮食和身体活动的行为	比如记录屏幕时间或 3d 的饮食情况
强化行为	设定明确的行为目标	

3. 随访方案　每周随访，至少持续 8~12 周。

4. 干预措施　在 2 阶段的基础上，增加了行为变化的强度，随访频率以及专家的参与。在基线上对身体测量、饮食和身体活动进行系统评估，并在整个项目中监测进展情况（表 14-6-8）。

表 14-6-8　第 3 阶段的干预措施

主题	目标	建议
膳食计划	遵循有计划的饮食或摄入平衡的营养素和低热量的食物	使用 DRI 来指导宏量营养素的分配
餐饮和零食的时间	提供结构化的日常饮食 / 零食	建议吃早餐、午餐、晚餐和 1~2 个计划好的零食
屏幕时间	≤ 1h/d	
身体活动	≥ 1h/d	包括有计划和监督的身体活动或主动游戏
行为纠正	提供结构化行为改变程序，强调自我监控，设定饮食和运动的短期目标，以及奖励 / 偶发事件管理	如果小于 12 岁，项目应包括父母一起参与
家庭环境	提供家长培训，改善家庭环境	

（四）三级医疗介入（第 4 阶段）

1. 管理对象　严重肥胖的青少年（BMI > P_{95}

且伴有显著的并发症),经第 1~3 阶段干预没有成功的肥胖儿童。

2. 参与人员 三级医疗机构的儿童青少年减重中心,拥有包括行为矫正顾问(社工师、心理师)、营养师、运动专家、儿科医师等在内的多学科肥胖管理团队。

3. 干预措施 持续的饮食监督和运动管理计划,采用极低能量饮食(但不低于 900~1 200kcal/d)、药物或减肥手术。

四、小结

以保证儿童生长发育为基础,促进身心健康为目的,在合理膳食和增加身体活动的基础上实施行为干预,而药物或手术治疗必须在专业儿科机构医疗中由多学科减重团队严格把握指征下执行。儿童肥胖的管理需要分阶段、分级管理形式,多学科、多部门共同参与。

【思考题】

单选题

1. 关于婴儿期肥胖的预防措施,哪项是正确的:
A. 鼓励配方奶喂养
B. 鼓励母乳喂养
C. 尽早添加辅食
D. 尽晚添加辅食
E. 多吃水果

2. 肥胖可发生于任何年龄,但最常见于:
A. 婴儿期
B. 幼儿期
C. 学龄期
D. 青春期
E. 婴儿期、5~6 岁和青春期

3. BMI 代表:
A. 体型
B. 身材
C. 生长速率
D. 肥胖指数
E. 皮下脂肪厚度

4. 脂肪组织分布在什么部位与肥胖并发症密切相关:
A. 上下肢
B. 臀部
C. 腹部
D. 背部
E. 头部

5. 儿童肥胖症治疗的首项措施是:
A. 饮食疗法和药物疗法
B. 饮食疗法 + 运动疗法 + 行为矫正
C. 饮食疗法和外科手术疗法
D. 饮食疗法和心理疗法
E. 运动疗法和药物疗法

多选题

1. 儿童超重肥胖的临床评估包括:
A. 体脂测定
B. 身高、体重和腰围
C. 体格检查
D. 家族史
E. 膳食评估

2. 下列疾病会引起继发性肥胖的是:
A. 多囊卵巢综合征
B. 皮质醇增多症
C. 甲状腺功能亢进症
D. 嗜铬细胞瘤
E. 普拉德 - 威利综合征

3. 代谢综合征包括以下哪些疾病:
A. 中心性肥胖
B. 高血压
C. 脂代谢紊乱
D. 糖代谢紊乱
E. BMI>P_{95}

4. 关于肥胖者的饮食治疗正确的是:

A. 饮食治疗的关键是控制饮食的总热量,而不是单纯地控制主食或几种食物

B. 适当提高蛋白质供量

C. 一般采用极低热量饮食减肥

D. 补充足量的维生素,微量元素和纤维素

E. 大量饮水

5. 控制儿童肥胖的运动方法主要包括:

A. 有氧运动

B. 中等强度的运动方式

C. 轻度强度的运动方式

D. 抗阻运动

E. 户外活动

参考答案:单选题 1. B;2. E;3. A;4. C;5. B。多选题 1. ABCDE;2. ABE;3. ABCD;4. ABD;5. ABD。

【参考文献】

[1] SOMMER A. Preventing blindness and saving lives: the centenary of vitamin A. JAMA Ophthalmol, 2014, 132 (1): 115-117.

[2] MUNNS CF, SHAW N, KIELY M, et a1. Global ConsensusRecommendations on Prevention and Management of Nutritional Rickets. Horm Res Paediatr, 2016, 85 (2): 83-106.

[3] LOW MSY, SPEEDY J, STYLES CE, et al. Daily iron supplementation for improving anemia, iron status and health in menstruating women. Cochrane Database Syst Rev, 2016, 4: CD009747.

[4] WHO. Guideline: Use of multiple micronutrient powders for point-of-use fortication of foods consumed by infants and young children aged 6-23 months and children aged 2-12 years. Geneva: World Health Organization, 2016.

[5] YOUNG GP, MORTIMER EK, GOPALSAMY GL, et al. Zine deficiency in children with environmental enteropathy development of new strategies: report from an expert workshop. Am J Clin Nutr, 2014, 100: 1198-1207

[6] ABE SK1, BALOGUN OO, OTA E, et al. Supplementation with multiple micronutrients for breastfeeding women for improving outcomes for the mother and baby. Cochrane Database Syst Rev, 2016, 2: CD010647.

[7] 中国营养学会. 中国居民膳食指南 (2022). 北京: 人民卫生出版社, 2022.

[8] ZHANG Q, QING, LIU Z, et al. Dietary balance index-07 and the risk of anemia in middle aged and elderly people in southwest China: a cross sectional study. Nutrients, 2018, 10: 162.

[9] WHO. WHO Guideline: Fortification of food-grade salt with iodine for the prevention and control of iodine deficiency disorders. Geneva: World Health Organization,, 2014.

[10] US Preventive Services Task Force. Screening for overweight in children and adolescents: US Preventive Services Task Force recommendation statement. JAMA, 2017, 317 (23): 2417-2426.

[11] GBD 2015 Obesity Collaborators. Overweight and obesity in 195 countries over 25 years. N Engl J Med, 2017, 377 (1): 13-27.

[12] Styne DM, Arslanian SA, Connor EL, et al. Pediatric obesity assessment, treatment, and prevention: an endocrine society clinical practice guideline. J Clin Endocrinol Metab, 2017, 102 (3): 709-757.

[13] Kumar S, Kelly AS. Review of childhood obesity: from epidemiology, etiology, and comorbidities to clinical assessment and treatment. Mayo Clinic Proc, 2017, 92 (2): 251-265.

[14] 中国营养学会. 中国肥胖预防和控制蓝皮书. 北京: 北京大学医学出版社, 2019.

[15] 《中国儿童肥胖的评估、治疗和预防指南》专家组. 中国儿童肥胖的评估、治疗和预防指南. 中国妇幼健康研究, 2021, 32 (12): 1716-1722.

[16] 中华医学会儿科学分会内分泌遗传代谢学组, 中华医学会儿科学分会儿童保健学组, 中华医学会儿科学分会临床营养学组等. 中国儿童肥胖诊断评估与管理专家共识. 中华儿科杂志, 2022, 60 (06): 507-515.

[17] 中国医疗保健国际交流促进会营养与代谢管理分会, 中国营养学会临床营养分会, 中华医学会糖尿病学分会, 等. 中国超重/肥胖医学营养治疗指南 (2021)[J]. 中国医学前沿杂志: 电子版 [2023-11-27].

(李晓南　史晓燕)

第十五章 喂养困难

 【学习目标】

掌握:喂养困难的概念、常见原因、评估与诊断流程。

熟悉:常见喂养问题的干预方法及预后。

了解:精神发育障碍儿童的喂养问题及其干预。

第一节 概 述

一、概念

喂养困难(feeding difficulty)为描述喂养问题的总称,多为照护者认为"有问题"的情况,目前缺乏统一定义,多数学者认为喂养困难是指固体食物或流质食物在口腔处理阶段发生异常,包括喂养进食技巧不成熟,口感/感觉厌恶、挑食偏食、进食时哭闹情绪、食欲低下及拒食等。

喂养困难是影响儿童健康的常见问题,其中大多数为轻度喂养困难,只有1%~5%的婴幼儿可能存在喂养障碍(表15-1-1)。国内的流行病学调查显示,发育正常儿童喂养困难发生率为25%~45%,而发育迟缓儿童中喂养困难发生率则高达80%。

二、常见原因

喂养困难的原因较多,根据是否存在与喂养困难相关的潜在疾病,可以分为器质性因素和非器质性因素两大类。

(一)器质性因素

器质性疾病是引起婴幼儿喂养困难的一个常见和重要的危险因素,也是临床上最早识别和优先考虑诱发喂养困难的重要原因。不仅涉及与食物的摄取、消化、吸收、转运和储存直接相关的消化系统疾病,还涉及间接影响进食行为的其他系统和全身性疾病。

1. 全身器质性疾病 解剖结构异常,如唇腭裂等;心肺疾病,如复杂先心病、慢性肺病等;神经肌肉疾病,如脑瘫、脑神经发育异常等;遗传性疾病,如普拉德-威利(Prader-Willi)综合征、21-三体综合征等;代谢性疾病,如甲状腺功能减退症;其他,如结核病、急慢性感染等。

2. 消化系统疾病 如食管狭窄、消化性食管炎、炎症性肠病、急慢性胃炎、消化性溃疡、腹泻及

表 15-1-1 喂养困难和喂养障碍定义

分类	定义	其他描述
喂养困难	包括喂养者与儿童互动不良(家长错误认知,儿童挑食、厌食等),对体格生长影响较小,症状轻	多为照护者认为有问题
喂养障碍	6岁以前,有潜在器质性疾病、营养素缺乏显著或心理社会功能受损,长期进食不足导致的体重不增或下降,不能以其他精神障碍或食物缺乏解释	DSM-5的回避/限制性摄食障碍 ICD10 婴幼儿和童年喂养困难

长期便秘、胃食管反流症、消化道变态反应,以及由于某些易于引起胃肠道刺激的药物如红霉素、磺胺类药物等导致的胃肠道损伤。

3. 口腔感觉/运动功能障碍

(1)口腔运动不协调:如肌张力低,影响舌部和口腔肌肉运动的协调性,易出现喂养困难。口腔运动不协调表现为:因不能正常调节进食时吞咽与呼吸行为之间的关系,导致进食时易呛咳、呼吸受挫等。

(2)口腔感觉异常:口腔敏感性高的婴幼儿表现为:对特定质地、口味和形状食物的主观感知高于正常,从而对进食此类食物表现出拒绝、逃避和减少主观摄入等行为;相反,口腔敏感性低的婴幼儿,因为其口腔对食物充盈的物理刺激及来自食物的味觉刺激的敏感性低于正常,从而表现为喜食辛辣等刺激性食物、流涎、口中易残留食物等。

(二)非器质性因素

1. 儿童自身因素　婴幼儿作为喂养行为的启动者和喂养结局的承担者,其自身发育或行为、心理等方面的异常,均可导致喂养困难的发生。

(1)婴幼儿出生时情况:早产儿较正常胎龄出生的婴幼儿喂养困难发生率高。新生儿出生的 Apgar 评分对喂养困难也有影响。Apgar 评分在 7 以下,可能存在不同程度的缺氧及其他基础疾病,特别是肌张力低的新生儿,在后期发生喂养困难的发生率增高。同时在新生儿期存在吸吮问题,婴幼儿期喂养困难的发生率亦可增加。新生儿期重症监护室的用药及机械通气时间,以及新生儿的异常进食,如胃管、肠外营养都可增加喂养困难的发生率。

(2)进食技能发展不良:婴儿期辅食添加阶段喂养不当,如缺乏味觉刺激,没有适时进行咀嚼、吞咽功能锻炼,出现挑、偏食细软食物,拒绝质地较硬或较长的食物。

(3)气质类型:气质类型部分决定了儿童的进食行为,也直接影响其与养育者间的互动模式与养育方式。如难养型气质的儿童进食无规律,厌恶吃东西,挑食,进食缓慢等。

(4)精神心理因素:儿童受到急性精神刺激,如惊吓;亚急性或慢性精神刺激,如离开亲人及熟悉环境进入陌生环境时,情绪低落,食欲降低,为神经性

厌食症。错误教育的影响,如限制自由;过分注意儿童进食,反复诱导或威胁致反感而厌食。不良的进食经历,如疾病情况下曾在进餐时出现疼痛、恶心等症状的儿童,病愈后可有食欲缺乏和厌食行为。

(5)微量元素缺乏:缺锌时酶活性下降,口腔黏膜增长及角化不全,半衰期缩短,易于脱落,大量脱落的上皮细胞掩盖和阻塞舌乳头中味蕾小孔,使味蕾功能降低、味觉迟钝。铁缺乏导致食欲不振、舌乳头萎缩、胃酸分泌减少及小肠黏膜功能紊乱。硒、铜、锰、铬等多种微量元素缺乏,也会影响儿童食欲。

2. 喂养者因素

(1)喂养者自身因素:喂养者的精神心理、性格、知识、对食物的选择与制备对儿童的饮食习惯有着至关重要的影响。喂养者缺乏正确的喂养知识可导致儿童的喂养困难。如儿童进食量虽少,但体格生长正常,家长仍误认为"食欲缺乏",进而采取不恰当的喂养方法,逼迫进食,长期可导致进食困难。18~24 月龄婴儿进食技能发育过程中出现不愿尝试新食物现象,即"厌新",易被家长误认为挑食,进而负面评价,有意回避此类食物,长期形成真正的挑食。

(2)喂养互动因素:良好的喂养行为需要喂养者和儿童之间建立起一种良性的交互和适应关系。抚养人在规范儿童进食习惯、管理儿童进食行为方面发挥着重要作用。不同类型的喂养行为对儿童饮食行为的发展和营养结局将产生不同的影响。

1)控制型:控制型的家长,采用强迫、惩罚及不恰当的奖励方式促进儿童进食。短期可能有效,但长期可导致儿童能量摄入不均衡、蔬菜水果摄入不足、营养不足或过剩风险增加。

2)溺爱型:溺爱型家长迁就、放任儿童,未设置进餐规则,只想满足进餐要求,不分时间、地点、环境为儿童准备特殊或多种食物,可导致儿童营养摄入不均衡,如高脂食物较多,增加儿童超重风险。

3)忽视型:与儿童缺少言语、肢体交流,忽视儿童进餐信号、生理、情感需求,甚至不为儿童提供食物,导致儿童生长障碍。此类型家长自身多存在情绪障碍。

4)应答型:既能有效区分不同角色承担的责任,如抚养人可决定儿童的进食地点、时间及食物,

判断儿童进食情况；设定进食规则、进餐示范，正面谈论食物；儿童根据自身饱足及饥饿情况决定吃不吃，吃多少。应答型喂养模式可以促进儿童进食，减少垃圾食品摄入及超重发生。

(3)喂养环境：如活动太少或活动过度；睡眠太晚；餐椅与餐桌不当；环境气温过高等均会影响儿童进食。进食频繁(>7次/d)、进食时注意力被分散(玩耍时进食)、无家庭进餐气氛；过多饮水、进食时间过长(>45分钟)等使儿童无饥饿感而缺乏

进食动力，缺乏进食技能学习和社交机会，导致喂养困难。

三、小结

喂养困难包含了儿童进食技巧不成熟、口感/感觉厌恶、挑食偏食、进食时哭闹情绪、食欲低下及拒食等系列喂养问题。而一般喂养困难的发生既有儿童自身因素，也可能与照护者喂养不当等有关，喂养障碍的儿童往往存在相关器质性问题。

第二节 喂养困难的临床评估和诊断分类

由于喂养困难病因及影响因素众多，可以发生在无潜在器质性疾病的婴幼儿，也可与影响食欲和喂养行为的多种疾病有关，因而诊断需要结合来自不同领域专家的经验进行综合评估和管理。团队一般包括儿科医生、心理学和言语治疗师等。通过团队的工作有助于精确诊断和识别任何与进食相关的器质性疾病及对喂养问题进行科学、完整的评估，进而制订与儿童具体进食行为相关的个体化饮食行为管理策略(图15-2-1)。

一、临床评估

(一)病史采集

详细询问与喂养困难相关的病史、出生史、

喂养史和膳食分析。了解儿童体重增长行为发育情况、厌食喂养困难出现时间、持续时间、程度、膳食摄入种类和量、伴随的疾病、家庭环境等。行为问题警示征象为：食谱狭窄、喂养不当、进食突然中断、呛咳窒息、生长障碍等。器质性疾病警示征象为：吞咽障碍、吸入、进食时明显疼痛、呕吐及腹泻、发育迟缓、慢性循环-呼吸道症状、生长障碍等。

(二)观察进食过程

这是临床评估的重要方法之一，通过医生现场观察或录像可了解儿童进餐情况，如姿势、位置、进食技能、行为状态、对外界环境反应、呼吸、心率等是评估儿童口腔功能、吞咽功能、呼吸协调的重

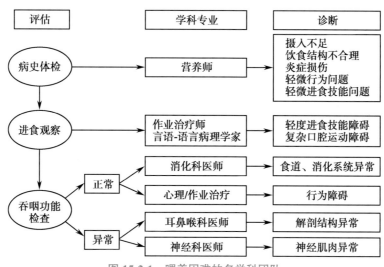

图 15-2-1　喂养困难的多学科团队

要信息,同时观察家长与儿童在进餐时的交流方式。观察儿童进食状况是否包括以下情形:①环境:过多刺激、分散注意力(电视、玩具);无家庭进餐气氛;②位置:餐椅与餐桌不当;③餐具:与发育水平不符;④食物:制作不当;⑤父母行为:高声、责骂、体罚、交流不恰当、自身不良进餐行为等。

观察不同的进食状态可帮助查找儿童进食困难的原因。如喂养开始时儿童表现的喂养问题常为拒绝张口,可能是由于抚养者强迫进食、与儿童关系紧张、儿童食欲不佳或进食姿势不当;疲倦、心肺功能不全或口咽性吞咽困难的儿童喂养过程可出现口腔运动和吞咽问题;喂养时吞咽的特殊姿势常常提示器质性疾病所致的喂养障碍,如脑瘫儿童进食时表现躯干、颈和四肢伸展为弓状;而肌张力降低、不能竖颈的儿童进食时咽部过度屈曲,二者均有食物吸入气管的危险。

(三) 量表评估

评估饮食行为问题,主要为各种现成的问卷和根据研究需要进行改良的评估量表,大多基于喂养人(父母)报告(表 15-2-1)。

表 15-2-1　儿童或照护者喂养行为量表

儿童进食行为量表	适用年龄
儿童饮食行为问题筛查评估问卷(IMFeD)	1~6 岁
蒙特利尔喂养困难评分量表(MCH-FS)	0~2 岁
儿童饮食行为问卷(CEBQ)	2~9 岁
儿童饮食行为清单(CEBI)	2~11 岁
学龄前儿童饮食行为量表(PEBS)	3~6 岁
行为儿科学喂养评估量表(BPFAS)	7 个月 ~13 岁
照护者喂养行为量表	
儿童喂养问卷(CFQ)	
学龄前儿童喂养问卷(PFQ)	
照护者喂养方式问卷(CFSQ)	
父母对儿童喂养控制问卷(PCOCF)	
NCAST 照护者 / 父母—儿童互动量表喂养情境	

(四) 体格检查

1. 体检与测评　体格测评、体格检查、神经心理行为检查包括运动发育、认知、语言、视觉追踪、肌力、肌张力、反射等。

2. 口腔功能检查　唇闭合情况、是否流涎、舌在口腔位置与运动情况、牙列、呼吸、下颚稳定性、咽反射、口腔畸形(唇腭裂)等。

(五) 实验室检查

根据病史、临床表现和行为特征,选择适宜的实验室检查如生化、内分泌激素、胃肠镜、钡餐检查、B 超、遗传代谢等排除器质性疾病(表 15-2-2)。

表 15-2-2　喂养障碍相关的器质性疾病

病因	疾病
解剖病变	唇裂或腭裂、皮 - 罗综合征、鼻后孔闭锁、喉裂巨舌、CHARGE 联合征
获得性结构异常	龋齿、扁桃体肥大、病毒性 / 炎症性口炎、咽喉肿块、念珠菌性口炎
心肺影响	慢性肺病、复杂先天性心脏病、反应性气道疾病、呼吸急促
神经肌肉疾病	脑瘫、假性延髓麻痹、颅内占位、肌肉营养不良疾病
食管先天异常	气管食管瘘、食管肿物、食管狭窄、食管环、血管环 / 血管异常、异物
消化道疾病	消化性食管炎、念珠菌性食管炎、炎症性肠病、白塞综合征
胃动力障碍	贲门失弛缓症、弥漫性食管痉挛、慢性肠梗阻、系统性红斑狼疮
遗传性疾病	普拉德 - 威利综合征、阿姆斯特丹型侏儒征(Cornelia de Lange syndrome)、雷特综合征(Rett syndrome)
代谢性疾病	尿素循环异常、遗传性果糖不耐受、甲状腺功能减退症
其他	胃食管反流、食物过敏、便秘、肠胀气综合、感觉丧失、倾倒综合征

二、诊断分类

按照儿童的症状及表现,喂养困难可以分为四类。

(一) 缺乏食欲型

主要表现为对进食不感兴趣,其中有一部分并不存在喂养问题,而是源于家长过度担心、焦虑,是被家长误解的"食欲缺乏"。真正的缺乏食欲型儿童有两类:

1. 精力旺盛型　儿童表现为平时精力充沛、活跃,对其他事物的好奇心和兴趣远大于对食物的兴趣,很难安坐进餐,进食量少,可伴有体重增长不良或生长迟缓,无潜在器质性疾病。

2. 淡漠型 儿童对食物和环境都缺乏兴趣，与家庭照料者互动很少，缺乏眼神交流，或伴有抑郁情绪，多伴有明显的营养不良。

（二）挑食型

是指对较多种熟悉的或新的食物表现出排斥，多次接触尝试后仍很难接受。挑食型喂养困难分两种：

1. 一般挑食 儿童摄入的食物种类比正常儿童要少，但能满足其正常的营养和能量摄入，通常不会影响儿童的生长发育。

2. 重度挑食 儿童对食物有强烈的挑剔性，拒绝尝试某种质地、性状、气味或外观的食物，摄入的食物种类非常有限，一般不超过 10~15 种，可伴有其他感觉异常表现，比如对大的声音、亮光或对皮肤接触时出现过激反应，多见于孤独症谱系障碍儿童。

"厌新"（neophobia）易被家长误认为挑食，需注意辨别。厌新是指婴幼儿进食技能发育过程中出现的不愿意尝试新食材的现象，是婴幼儿发育过程中的一种正常行为，一般于 1 岁左右出现，18~24 个月达到高峰期，之后逐渐消退。婴儿早期对新食物的拒绝也是一种适应性保护功能，如果婴儿有足够的机会（8~15 次），在愉快的环境下去尝试新食物一般可以很快从拒绝到接受。

（三）口腔感觉运动功能障碍型

主要表现为口腔的敏感性异常和口腔运动的不协调，其原因与早产、宫内发育迟缓、神经系统损伤、食物转换的关键期内未提供足够的学习机会等有关。

1. 口腔敏感性高 主要表现为对特定质地、口味和形状的食物的主观感知高于正常，进食此类食物表现出拒绝或逃避。

2. 口腔敏感性低 主要表现为喜食辛辣刺激性食物、流涎、口中易残留食物等。口腔运动不协调的婴幼儿主要表现为咬 - 咀嚼 - 吞咽的不协调，进食固体和半固体食物困难，或拒绝进食这类食物。

（四）恐惧进食型

多是在咽部或食道经历了一次或多次创伤，或经历了与进食相关的恐惧性事件后引起的拒绝进食，尤其是拒绝进食固体食物的现象，如在经历了严重的阻塞、呕吐、鼻饲或气管插管、口咽吸痰、强迫喂食后出现，源于对食物的恐惧而发生的抗拒行为，也被称为功能性吞咽困难、哽噎恐惧症、恐食症等。

（五）诊断流程

诊断流程如图 15-2-2。

三、小结

儿童喂养困难的临床诊断需要进行多学科综合评估和分类，喂养困难诊断流程为临床实践提供了较为明确的路径和内容。

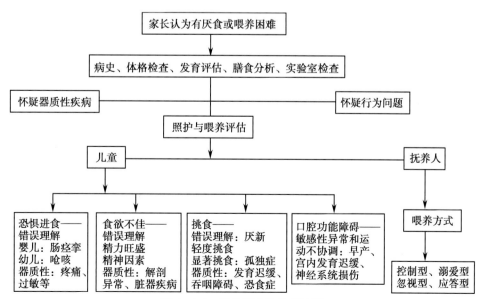

图 15-2-2 喂养困难的诊断流程

第三节　喂养困难的干预及预后

一、干预

(一) 基本原则

根据喂养困难的原因、诊断分类和严重程度进行个体化干预和随访。可设立喂养困难管理的短期和长期目标,循序渐进,逐步建立良好的进食行为,对严重喂养困难儿童或有生长障碍,需由多学科医生组成的喂养治疗小组对患儿进行综合性干预并定期监测,促进喂养困难儿童的身心健康(表 15-3-1)。

表 15-3-1　儿童喂养的基本规则

吃饭时避免用电视、手机、玩具等分散儿童注意力
用餐过程中保持愉快的平和态度:保持笑容,避免焦虑、生气或兴奋
促进食欲的喂养方式 　限制用餐时间(20~30min) 　每天 4~6 餐(包括零食),期间给予少量水
提供适合年龄的食物种类及质地
系统性引入新食物(尝试 8~15 次)
鼓励较大婴幼儿自主进食(抓食、进食)
允许与儿童年龄相符合的狼藉

(二) 干预方法

1. 健康教育　教育家长了解儿童进食的基本规则包括进食环境、时间和儿童进食技能。调整父母的喂养方式,鼓励应答式喂养模式,遵循责任划分的概念:父母决定孩子在哪里、什么时候、吃什么;孩子决定吃多少。可提供家长相关指导的书籍、文章和网站。

2. 根据喂养困难的类型进行个体化的进食行为的训练。

3. 喂养困难的儿童出现生长缓慢时,需要提供与儿童年龄相适应的营养咨询和营养支持,增加能量、蛋白质及其他各种营养素摄入,并定期监测儿童营养状况(见第十三章营养素缺乏性疾病)。

4. 器质性疾病导致的喂养困难处理通常是复杂的,需要多学科团队合作。干预原则:治疗器质性喂养障碍的原发疾病,通过药物、手术干预或改变喂养途径,使用营养补充剂以支持生长发育的需要。同时关注进食和吞咽的心理行为因素,让患儿最终获得自我进食能力(表 15-3-2)。

表 15-3-2　儿童饮食行为的干预

行为问题	干预方法
食欲缺乏	• 鼓励父母接受孩子自己对饥饿和饱足的理解,减少对儿童不适当进餐行为的过度关注和哄骗 • 制订喂养计划,设立饥饿与饱足的良性循环 • 父母必须树立健康饮食的榜样,坚持喂养计划,设定限制 • 对哭闹、拒绝进食的儿童采取暂时隔离法如移开食物,不理睬 • 停止夜间进食 • 鼓励自主进食
挑食偏食	• 把不喜欢食物从(1:1)~(2:1)或更多地加入喜欢的食物中 • 准备孩子喜欢的餐具,把食物摆放成孩子喜欢的图案 • 多次尝试,有时需要 15 次,尤其是新引入的食物 • 让孩子参与食物的准备 • 提供机会向进食好的孩子学习 • 重度挑食的孩子:用一种相似的食物替代 • 口腔发育迟缓的儿童,需要口腔科医生的治疗
恐惧进食	• 减少与进食相关的焦虑,并消除孩子的恐惧 • 降低孩子对喂食恐惧的敏感,在幼儿处于半睡半醒的放松状态时喂食,在幼儿醒了看见食物就紧张时,避免喂食 • 改变喂养环境和用品,以提高食物的接受度,如用带吸嘴的杯子或小勺替代奶瓶 • 不要吓唬或强迫喂食 • 建议父亲承担一些喂养和护理的责任 • 医生要查找引起哭闹的原因和解决方法(例如食物过敏)

二、预后

喂养困难常常带来家庭压力及体质量问题（包括体质量不足及超重）、营养相关健康问题、长期的行为问题等。儿童在2岁以前的生长发育差异可导致长期的健康困扰和生长发育障碍，并与儿童在校学习成绩差相关。大多数的喂养困难是暂时性的，轻者随年龄的增长而逐渐恢复正常；3%~10%的喂养困难较为严重且持续的儿童出现生长发育迟缓、营养不良、语言发育迟缓、构音障碍等问题，需要接受长期随诊。对于单纯喂养行为问题的儿童，经合理干预治疗后可予以矫正；虽短期内可影响营养摄入和生长发育，甚至出现心理行为问题，但长期预后良好。器质性疾病所致喂养困难儿童的预后与疾病严重程度和治疗效果相关，在治疗原发病的同时进行营养干预可改善预后。

三、小结

对喂养困难的干预应在掌握儿童喂养基本规则的基础上，采取健康宣教、个性化行为矫正、营养支持等综合策略和措施，对有器质性疾病的喂养障碍儿童，宜在原发病治疗基础上，多学科参与，精准施策。

第四节 精神发育障碍儿童的喂养问题及其干预

一、孤独症谱系障碍

孤独症谱系障碍是一类以不同程度的社会交往和交流障碍、狭隘兴趣和刻板行为为主要特征的发育行为障碍性疾病。该类患儿行为重复刻板、兴趣爱好狭隘和感知觉异常，可有不同程度的饮食行为问题。严重影响其认知、行为、身高和体重，以及成年后的健康状况，因此进行早期干预对改善患儿营养状况及生活质量意义重大。其饮食行为问题主要有4种表现：①偏爱零食、饼干、面食、土豆、油炸类食品、生食等；②较普通儿童选取食物种类的范围狭窄。只吃某几类食物，并拒绝接受尝试其他食物；③进食时看电视、玩玩具，进食时间往往超过30分钟，饭菜含在嘴里不下咽，需要特定的餐具或小道具才能完成吃饭行为；④较普通儿童更多具有异食癖现象。

干预要点：

1. 树立科学饮食观念 父母或养育人需充分意识到健康饮食对于儿童的重要性，从坚持母乳喂养开始，到保持与家人共食，营造愉悦的进食氛围，提供丰富的蛋白质、维生素、矿物质，维持大脑的良好生长发育。

2. 更加耐心细致 正常儿童饮食行为的干预同样适用于孤独症儿童，但孤独症儿童一些饮食行为比较机械、刻板，需要反复矫正，才能慢慢改观。

家人、父母尤其是母亲需要包容并付出巨大的努力与耐心，需要耗费常人难以想象的心血与精力。

3. 限制某些食物的摄入 需要警惕孤独症儿童可能同时存在食物过敏现象，对明确过敏的食物进行回避，同时需要补充缺乏的营养素。

二、发育迟缓与智力障碍

发育迟缓/智力障碍是发育过程中出现的认知及社会适应能力障碍。小于5岁的婴幼儿、学龄前儿童诊断发育迟缓，大于5岁儿童诊断智力障碍。患儿除了疾病特征性表现外，往往存在严重的挑食、偏食和厌食等饮食行为问题。儿童营养摄取方面的研究表明，患儿微量营养素普遍缺乏。

干预过程中需要注意以下几点：

1. 早期识别 进行病史调查和体格检查，生长发育评估，必要时做一些特殊的辅助检查，如可视吞咽检查等，有条件的可以在门诊中观察进食过程，同时做好定期随访。

2. 健康教育 由于发育迟缓与智力障碍儿童的饮食行为问题较正常儿童更顽固，父母往往感觉压力很大，不知道如何应对。因此，针对父母进行儿童饮食问题的科普教育很重要，包括了解儿童进食的基本规则、控制进食时间、培养儿童进食技能等有针对性、持续性的干预措施。

3. 行为干预 正常儿童饮食行为的干预同样

适用于神经发育障碍儿童,可围绕进餐过程进行相应干预。如进餐前鼓励玩食物性游戏,激发对食物的兴趣,控制餐间食物的摄入,使之有饥饿感;进餐中营造快乐进食氛围,不强迫进食,将儿童不喜欢吃和喜欢吃食物混在一起,对新的食物要多次尝试及减少进餐时的分心等;进餐后及时予以奖励、强化等。

4. 营养支持　可根据发育年龄选择不同的增加能量密度的方法,如喜欢吃的食物中加入油类、奶酪,或增加进食的频率和时间等。极度偏食引起的微量营养素缺乏可针对性补充营养素制剂如钙、锌、铁及各种维生素。具体可参照第十三章营养素缺乏性疾病。

5. 肥胖干预　随着年龄的增大,发育迟缓与智力障碍儿童往往出现进食时间过长、暴饮暴食,这些饮食问题带来的超重和肥胖同样需要干预。干预方法见第十四章儿童、青少年肥胖。

三、小结

孤独症谱系障碍和发育迟缓/智力低下患儿由于其神经运动、认知交流等的障碍,对其喂养困难的干预应多学科参与,宜将喂养困难的矫正干预与发育障碍的康复训练结合起来,融入日常训练和生活之中,同时注意做好健康教育与营养支持等。

【思考题】

单选题

1. 以下哪项不是喂养困难的临床特点:
A. 进食时间 20~30 分钟
B. 拒食>1 个月
C. 幼儿夜间仍进食
D. 儿童边看电视边喂食
E. 进食时哭闹情绪

2. 儿童与养育者的哪种互动方式有利于儿童的生长发育:
A. 溺爱型
B. 忽视型
C. 控制型
D. 权威型
E. 机会型

3. 以下哪种临床表现不支持喂养障碍的诊断:
A. 体格生长速度正常
B. 营养素显著缺乏
C. 依赖肠内营养或口服营养补充
D. 显著影响心理功能
E. 有器质性疾病

4. 下列哪项不是喂养困难儿的常见器质性原因:
A. 胃食管反流
B. 食物过敏
C. B 族维生素缺乏
D. 急慢性感染
E. 扁桃体肥大

5. 建议用下列方法进行喂养困难的行为治疗,除了:
A. 强迫进食
B. 限制进餐时间在 20~30 分钟
C. 餐间有 2~3 小时间隔
D. 给予小份食物
E. 幼儿自主进食

6. 下列均为器质性疾病的警示征象,除了:
A. 吞咽障碍
B. 吸入、进食时明显疼痛
C. 呕吐及腹泻
D. 食谱狭窄
E. 肌张力低

多选题

1. 下列哪种做法有利于纠正儿童偏食、挑食的习惯:
A. 鼓励尝试
B. 强迫进食

C. 家长的榜样作用

D. 注重烹调技巧

E. 让孩子参与食物的准备

D. 需要特定的餐具

E. 食物过敏

2. 下列哪种行为属于神经性厌食的表现：

A. 体重显著下降

B. 严格限制食物摄入

C. 短期食欲不振

D. 过度运动控制体重

E. 皮肤干燥或皮肤黄

4. 下列哪项为恐惧进食的干预措施：

A. 减少与进食相关的焦虑

B. 在幼儿处于半睡半醒的放松状态时喂食

C. 改变喂养环境和用品

D. 不要吓唬或强迫喂食

E. 寻找引起恐惧的原因或食品

3. 下列哪项为孤独症谱系障碍儿童的进食特点：

A. 进食时间 20~30 分钟

B. 多具有异食癖现象

C. 食谱狭窄

5. 下列哪项为预防挑食、偏食的方法：

A. 家长做榜样

B. 饥饿疗法

C. 增加能量消耗

D. 少吃多餐

E. 鼓励自主进食

参考答案：单选题 1. A；2. D；3. A；4. C；5. A；6. D。多选题 1. ACDE；2. ABDE；3. BCD；4. ABCDE；5. ABC。

【参考文献】

[1] 王小燕, 汪鸿, 赵职卫, 等. 6~24 月龄婴幼儿喂养困难综合干预研究. 中国儿童保健杂志, 2019, 27 (3): 343-345.

[2] 第五届儿童喂养困难识别和管理国际峰会会议纪要. 中国儿童保健杂志, 2013, 21 (12): 1344-1346.

[3] 纪文静, 梁爱民. 婴幼儿喂养困难的研究现状与展望. 中国儿童保健杂志, 2019, 27 (3): 277-280.

[4] 黎海芪. 实用儿童保健学. 2 版. 北京: 人民卫生出版社, 2022.

[5] 陈荣华, 赵正言, 刘湘云. 儿童保健学. 5 版. 南京: 江苏凤凰科学技术出版社, 2017.

[6] 中国营养学会. 中国居民膳食指南. 4 版. 北京: 人民卫生出版社, 2016.

[7] 克雷曼. 儿童营养学. 7 版. 申昆玲, 主译. 北京: 人民军医出版社, 2015.

[8] MAIN P A, ANGLEY M T, THOMAS P, et al. Folate and methionine metabolism in autism: a systematic review. Am J Clin Nutr, 2010, 91 (6): 1598-1620.

[9] 吴丹丹, 李晓南. 神经发育障碍儿童的饮食行为问题和对策. 发育医学电子杂志, 2019, 7,(2): 90.

(许培斌)

第三部分

PEDIATRIC
NUTRITION
CORE CURRICULUM

儿科疾病营养

第十六章 糖尿病患儿的营养支持治疗

第一节 概 述

糖尿病(diabetes mellitus,DM)是由于胰岛素分泌绝对或相对不足所致的以血糖升高为特点的糖、脂肪、蛋白质代谢紊乱症,部分合并胰岛素受体抵抗,根据病因可分为原发性和继发性两类。原发性儿童青少年糖尿病可分为T1DM(type 1 diabetes mellitus,T1DM)、T2DM(type 2 diabetes mellitus,T2DM)和其他特殊类型糖尿病等。其中,特殊类型糖尿病主要包括青少年的成年起病型糖尿病(maturity-onset diabetes of the young,MODY)和新生儿糖尿病(neonatal diabetes mellitus,NDM)等单基因糖尿病,约占1%~4%。T1DM是由于胰岛素β细胞破坏,胰岛素分泌绝对不足所致,必须使用胰岛素替代治疗,而T2DM是由于胰岛素分泌相对不足或靶细胞存在胰岛素抵抗所致。

目前90%的儿童青少年糖尿病为T1DM,随着生活水平的提高和生活方式的改变,儿童肥胖症逐渐增多,T2DM患病率有升高趋势。近年流行病学研究亦表明,在世界各国儿童糖尿病的发病率差异较大,糖尿病的发病年龄逐渐年轻化,儿童青少年糖尿病的整体发病率仍在逐年增高。

第二节 糖尿病患儿的能量和代谢特点

儿童青少年T1DM起病较急骤,可有多饮、多食、多尿和体重减少(即"三多一少")的典型症状,但婴幼儿常缺乏典型症状,不易被察觉,迅速进展为脱水和酮症酸中毒,年长儿还可因不典型表现而误诊漏诊,直至出现消瘦、乏力倦怠等体质显著下降症状,甚至于酮症酸中毒状态才被诊断,严重时可影响生长发育及智能发育,并有生命危险。相较于成人来说,儿童糖尿病发生短期严重不良事件如住院和低血糖等的概率较高。1型糖尿病患儿容易发生酮症酸中毒,不仅需要用胰岛素来控制高血糖,同时也面临更大的严重低血糖及其后遗症(如注意力差、认知功能障碍等)的风险。因此设定血糖目标时应考虑患者年龄因素，例如需关注幼儿无感知低血糖的发生等，美国糖尿病学会推荐的糖尿病儿童血糖控制范围要比成人稍高。

有证据表明，青少年 T2DM 不同于 T1DM 和成人 2 型糖尿病，具有独特的表现，如胰岛 β 细胞功能的快速进行性下降和糖尿病并发症的加速发生等。与身体发育和性成熟有关的胰岛素敏感性的变化一定程度上增加了血糖管理的难度。

糖尿病是导致营养不良及不良临床结局的风险因素。有研究表明，儿童青少年糖尿病患儿容易存在营养不良风险，无论是消瘦还是超重肥胖均需要营养干预和指导。由于受年龄、生长速度、疾病状态、治疗方案、能量消耗和其他重要环境因素影响，儿童糖尿病患者每日的能量摄入个体差异很大。糖尿病患儿多数可正常参与学校学习和活动，学校环境中的饮食监督和自我管理能力显得尤为重要。体力活动和体育锻炼中同样需要适当的饮食管理来处理好运动与饮食的关系。

糖尿病作为儿童最常见的慢性疾病之一，营养管理是长期疾病管理、治疗护理、教育的基础。糖尿病的治疗应由具备营养治疗、糖尿病医学治疗及行为干预等专业背景的多学科合作诊疗团队提供。作为糖尿病治疗的"五驾马车"之一的饮食治疗，即糖尿病的医学营养治疗（medical nutritional therapy，MNT），应包括对患者进行个体化营养评估、营养诊断，制订相应的营养干预计划并在一定时期内实施及监测。MNT 关注于以平衡膳食为原则进行营养干预，以确保儿童青少年的正常生长发育，促进健康的终身饮食习惯，达到最佳的血糖控制，预防糖尿病相关并发症及降低心血管风险，同时应关注儿童青少年的社会心理健康。

第三节　糖尿病患儿的营养评估

糖尿病儿童的饮食建议应由具有儿童糖尿病经验的专业儿科营养医师或营养师提供，对患儿进行个体化的营养评估及诊断，制订相应的营养干预计划，以便在保证儿童青少年正常生长发育的前提下，纠正已发生的代谢紊乱，并进行持续的评估、监测和支持。

在儿童青少年确诊糖尿病后应立即启动营养评估，由专业儿科营养医师或营养师进行营养风险筛查及营养状态评估，及时制订个体化营养治疗方案，并于整个治疗过程中定期复评和调整方案。营养评估应包括内容见表 16-3-1。

营养师应在儿童糖尿病诊断后尽早提供初始饮食建议，与患儿建立一种安全、信任和支持的关系，并在接下来随访的 2~4 周内密切监测并提供

表 16-3-1　营养评估内容

医疗史	诊断时所处阶段和诊断日期
	既往病史
	用药史及预期治疗方案
人体测量	近来生长趋势及生长曲线（年龄的体重、年龄的 BMI、年龄的身高），头围（2 岁以下婴幼儿）
	中臂围、(肱)三头肌皮褶厚度
	体成分测定（生物电阻抗测量）
饮食摄入评估	已有的家庭饮食习惯、传统和信仰
	患儿日常食物摄入，包括能量、碳水化合物和脂肪摄入及分布、食物选择质量、快餐和用餐时间或食物摄入模式
胃肠道症状/不良反应	恶心、呕吐、腹痛、便秘、腹泻
	口干、口呼气带有酮味、口腔溃疡
	乏力、头晕、大汗、心慌等低血糖反应等

续表

实验室评估	血糖、糖化血红蛋白、血尿酮体 血清白蛋白、尿蛋白、血脂 血常规、血气分析 肝肾功能、电解质等
生活质量	日常活动程度(包括幼儿园 / 学校活动、体育活动和锻炼计划) 社会家庭因素评估(家庭支撑体系、文化信仰、资金支持等) 心理评估(有无抑郁 / 焦虑、饮食障碍等)

更详细的信息、建议和教育。之后应至少每年 2~4 次的规律跟踪评估,特殊情况下需缩短评估时间并给予额外的膳食干预调整,及时解决糖尿病患儿疾病管理和生长发育过程中发生的能量需求、食欲和食物偏好、获取食物的方式的变化,以及机会、心血管风险、受心理社会因素影响的饮食依从性变化、生活方式改变带来的问题或其他特定饮食问题(如饮食失调等)。

第四节　糖尿病患儿的医学营养治疗

一、治疗目标

1. 鼓励适当的饮食行为和健康的终身饮食习惯,同时保持社会、文化和心理健康。

2. 实现食物摄入、代谢需求、能量消耗和胰岛素作用曲线之间的平衡,以实现最佳血糖控制。

3. 提供充足且适量的能量摄入和营养素,改善患者健康状况,保证儿童、青少年正常生长发育需要。

4. 通过健康膳食和体格锻炼,实现并维持适当的体重指数和腰围。通过优化脂质的均衡膳食供给,纠正代谢紊乱,使血糖和血脂谱尽可能维持正常水平,减少心血管疾病风险。

5. 预防和控制糖尿病相关急、慢性并发症。

6. 鼓励选择多样化食物以保持饮食乐趣,保持良好生活质量。

7. 建立一种有利的、信任的、同理心的、支持性的关系,以促进行为改变和随后积极的饮食调整。

二、具体 MNT 策略

糖尿病前期及糖尿病患者应接受个体化的医学营养治疗 MNT 以达到治疗目标。MNT 最好能由熟悉糖尿病 MNT 的临床营养医师或营养师指导,制订个体化的总能量受控的平衡膳食、最佳的适合患儿个人生活方式和管理目标的个性化自我营养治疗的方法。实施个体化的管理计划,应考虑患者年龄、学习或工作压力和状况、饮食习惯、体力活动、社会状况和文化等因素,以及有无糖尿病并发症或其他医疗条件。

儿童糖尿病多数为 T1DM,即胰岛细胞功能残存很少,都需要依赖胰岛素治疗。由于患儿处在生长发育期,所以对于能量的制订要考虑到其生长的需求。本文以介绍儿童青少年 T1DM 的医学营养治疗原则为主,如下文所述。

(一) T1DM

1. 总能量平衡　糖尿病确诊初期,体重减轻的补偿措施往往是通过增加进食和能量摄入实现的,但当体重恢复到适当健康标准时应改变策略,提供能保证正常体重增长和满足生长发育需求的能量即可。

应根据个体化评估给予充足能量以实现最佳生长并维持理想体重。

能量供给量可以根据以下公式计算:总能量(kcal)=1 000+ 年龄 ×(70~100)。需注意其中的系数(70~100)一般与年龄有关,年龄较小者较大,此外还与胖瘦程度、活动量有关,较胖的儿童能量应较低,活动量大的应适当增加。

目前儿童糖尿病患者并没有一个完全被认同的理想的碳水化合物、蛋白质和脂肪的热量比例推荐,所以宏量营养素的分配应根据总热量摄入和代谢控制目标进行个体化评估。一般建议,每日摄入总热量的分配(表 16-4-1)。

表 16-4-1　每日摄入总热量的分配推荐

分类	推荐量
碳水化合物	50%~55%
	适当的蔗糖摄入量(最多占总能量的 10%)
脂肪含量	30%~35%
	<10% 饱和脂肪 + 反式脂肪酸
	<10% 多不饱和脂肪
	>10% 单不饱和脂肪(高达总能量的 20%)
	n-3 脂肪酸(顺式构型):0.15g/d
蛋白质	15%~20%

2. 体重维持　尽管能量摄入受食欲影响较大,但在充足食物供应前提下,过量的能量摄入可导致患者的超重和肥胖。儿童肥胖症的发病率在逐年上升,对于糖尿病儿童来说,除了膳食营养过剩和体力活动消耗不足外,有时预防或治疗低血糖和过度胰岛素化、零食摄入不合理等也增加了超重或肥胖风险。研究表明在超重或肥胖的胰岛素抵抗个体中,适当减轻体重可改善胰岛素抵抗。

因此预防超重/肥胖是医学营养治疗及护理的关键策略,应包含以下几个方面:

(1)每 3 个月绘制 1 次生长曲线、BMI、腰围(如果可能)。

(2)定期检查、回顾胰岛素治疗方案,以尽量减少低血糖和对大量零食的需求。

(3)所有糖尿病诊疗团队成员就低血糖的预防和治疗策略(防止过度治疗)提供统一的建议。

(4)必要时应考虑对严重肥胖和饮食紊乱的年轻人进行心理咨询。

3. 具体食物成分推荐

(1)碳水化合物目标:碳水化合物(carbohydrate,CHO)占每日总能量摄入的 50%~55%。

根据患儿的年龄、食物摄入类型和胰岛素使用情况,患儿及家属应接受专业营养师关于每日碳水化合物摄入量、类型和分配的膳食指导教育。

目前大多数糖尿病饮食教育计划的前提是碳水化合物的数量和类型是影响餐后血糖反应的主要决定因素,与碳水化合物在饮食中的分配一起构成膳食建议的基础。但过度简化地认为血糖只受碳水化合物的影响是片面的,其他如内源性和外源性胰岛素水平、运动、膳食/零食的成分(蛋白质、脂肪、纤维素)、淀粉类型、碳水化合物的烹调方法、胃排空和激素功能等变量同样影响血糖水平。例如强化胰岛素治疗中的患者需要根据胰岛素/碳水化合物比值对碳水化合物的摄入进行更灵活的调整(具体详见表 16-4-2)。

目前常用的对碳水化合物的定量评估有以下几种方式:

1)碳水化合物计数法:碳水化合物计数法通过计算一日正餐和点心等食物中碳水化合物克数与餐后血糖水平相对准确地联系起来,通过平均分配一天各餐中含有碳水化合物的食物,并保持每餐或每顿点心摄入相似的碳水化合物数量,从而使糖尿病患者较容易地达到血糖控制目的,同时又可增加食物的选择性,允许患者最大限度地灵活选择食物。碳水化合物计数已经成为糖尿病患者可以信赖、简便的一项饮食管理策略。

2)食物交换份法:食物交换份法是指根据食物的来源进行分类,同种类食物的碳水化合物、脂肪、蛋白质和能量值大致相近,不同类的食物之间能够提供的能量大致相同。根据食物交换份法可以便捷地管理糖尿病患者的饮食管理。基于血糖负荷的食物交换份法既保留了传统交换方法简单易行的特点,又充分考虑了碳水化合物在质和量方面的差异,有助于在控制总能量的同时,定量预测或调整混合膳食的血糖应答效应。具体步骤是:

A. 确定患儿每日所需消耗的总热量。能产生 90kcal 热量的食物称为 1 份,根据总食物交换份数 = 总热量/90 的方法计算每日所需食物份数。

B. 根据个人饮食习惯、口味、嗜好选择食物,尽量多样化,做到平衡膳食,保证需要。根据饮食习惯和嗜好选择并交换食物。

C. 将食物安排至各餐次中,制订平衡膳食,定时、定量、定餐,根据病情和个体需要,将一天早餐、中餐、晚餐按照 1/5、2/5、2/5 或 1/3、1/3、1/3 比例分配,防止营养不良或发生低血糖。

3）血糖指数及血糖负荷：血糖指数（glycemic index，GI）表示含有 50g 碳水化合物的食物与相当量的葡萄糖相比，在一定时间内（一般为餐后 2 小时）引起体内血糖应答水平的百分比值。

用公式表示为：GI=（含有 50g 碳水化合物某食物的 2 小时血糖应答 /50g 葡萄糖的 2 小时血糖应答）× 100%。

GI 值影响食物的血糖生成曲线，即含有相同数量糖的不同食物，其消化吸收率和血糖应答水平不相同。GI 是衡量食物引起餐后血糖反应的一项生理学参数，能准确反映食物摄入后人体的生理状态。含有等量碳水化合物的食物，其消化吸收率和引起的血糖反应是不同的：高 GI 食物进入胃肠道后消化快、葡萄糖吸收进入血循环速度快、引起的血糖峰值高；而低 GI 食物则相反。

食物的血糖指数受多方面因素影响，包括食物中糖的类型（如葡萄糖和果糖）、糖的构成（如直链淀粉和支链淀粉的比例）、食物的物理性状和烹调加工（如淀粉的糊化程度、颗粒大小）、食物的化学成分和含量（如膳食纤维、脂肪、蛋白质、酸度等）。其中，食物淀粉的物理状态和烹调加工是影响 GI 的最重要因素。一般食物中果糖含量高时，GI 值偏低；直链淀粉含量高时，GI 值偏低；高脂肪、高蛋白、酸性食物能降低胃的排空能力，减少淀粉胶化，通常也有低的 GI 值，但对于糖尿病患者来说，所需要的是低脂肪、低血糖指数的食物，任何类型的高脂肪食物不管其 GI 的高低，都应该限制食用。

已经证明，使用血糖指数（GI）比单独考虑总碳水化合物时观察到的血糖控制有更多益处。一项使用食物 GI 的儿童对照研究发现，基于食物金字塔和低 GI 选择的灵活饮食指导在 12 个月后显著优于传统饮食建议。

血糖负荷（glycemic load，GL）：是预测餐后血糖反应的另一种方法，它同时考虑了食物的 GI 和份量。GL=GI × 碳水化合物含量（g）/100。需注意，GL>20 的为高 GL 食物；GL 在 10~20 的为中 GL 食物；GL<10 的为低 GL 食物。

餐后血糖水平除了与食物的 GI 高低有关外，还与食物中所含碳水化合物的总量有密切关系。GI 高的食物，如果碳水化合物含量很少，尽管其

容易转化为血糖，但其对血糖总体水平的影响并不大。单纯以 GI 高低选择食物可能会产生错误。例如南瓜的 GI 值为 75，属于高 GI 食物，但事实上南瓜中碳水化合物的含量很少，每 100g 南瓜中仅含有 5g 碳水化合物，故日常食用量并不会引起血糖的大幅度变化。由此看来，GI 值仅仅反映碳水化合物的“质”，并未反映出实际摄入碳水化合物的“量”，脱离碳水化合物含量及食物总体积、含水量等因素，仅看 GI 意义不大。血糖负荷 GL 是食物 GI 与其碳水化合物含量的乘积，因此避免了单纯使用血糖指数或碳水化合物含量评估的不足。

血糖控制达标的关键仍然是监测碳水化合物的摄入量。推荐每日碳水化合物供能比 50%~55%。建议碳水化合物来自低 GI，富含膳食纤维的食物，如全麦（全谷）粉、荞麦、黑米、粟米等，以及蔬菜、水果、豆类和奶制品。同时，很多研究引入 GL 这一指标。

尽管蔗糖引起的血糖升幅并不比相同能量的淀粉引起的升幅更高，但摄入量太高时可能升高血糖及 TG 水平，目前的指南和相关共识并不推荐常规摄入。同时，需要考虑伴随蔗糖同时摄入的其他营养素（例如脂肪）的摄入量，因此整体应符合中国居民膳食推荐摄入量，应避免含糖饮料的摄入，控制蔗糖食物的摄入。

目前的研究尚未证明，单独使用其中一种方法评估碳水化合物摄入（克 / 份 / 交换量）、类型（血糖指数和血糖负荷）和血糖反应之间关系的是否会优于其他方法。

（2）蛋白质目标：可按标准体重计算，即 4~7 岁，2g/（kg·d）；7~13 岁，1.5~2g/（kg·d）；13 岁以上，1.5g/（kg·d）。也可以按照总能量的 15%~20% 计算，优质蛋白占总蛋白的 50% 左右。

供给应充足，以满足患儿生长发育需要，目前没有足够的证据限制蛋白质的摄入。青春期蛋白质摄入的任何改变都不应干扰正常生长，需要接受营养专家的管理或咨询。

肾功能正常的糖尿病患儿，推荐蛋白质摄入量同正常同龄人，占总能量的 15%~20%。植物来源蛋白质，尤其是大豆蛋白更有助于降低血脂水平。有研究显示高蛋白膳食在短期内有助于减轻体重，但不建议超重或肥胖人群长期食用。当持续

性微量白蛋白尿或已确定的肾病发生时,蛋白质摄入过多可能有害,谨慎的建议是摄入量应在推荐范围的低水平。

(3)脂肪目标:脂肪占每日总能量摄入的30%~35%。

研究显示患有糖尿病的儿童青少年摄入的总脂肪量及饱和脂肪量往往高于饮食建议。关于饮食脂肪的主要目标是减少总脂肪、饱和脂肪及反式脂肪酸的摄入。可将单不饱和脂肪酸(monounsaturated fatty acid,MUFA)和多不饱和脂肪酸(polyunsaturated fatty acid,PUFA)用作替代品,将脂质摄入量保持在推荐范围内。

建议饱和脂肪酸和反式脂肪酸的能量低于10%。饱和脂肪是血浆低密度脂蛋白胆固醇(low-density lipoprotein cholesterol,LDL-C)的主要饮食决定因素。饱和脂肪存在于全脂乳制品、高脂肪肉类和高脂肪零食中。植物油经过加工和固化(氢化)后形成的反式脂肪酸存在于人造黄油、油炸脂肪、烹饪脂肪,以及饼干和蛋糕等制成品中。

不饱和脂肪酸是脂膜的重要组成部分。建议从MUFA获得10%~20%的能量。橄榄油、芝麻油和菜籽油,以及坚果和花生酱中的MUFA(尤其是顺式结构)可能有助于控制脂质水平,并对心血管疾病具有一定的保护作用。它们是饱和脂肪的推荐替代品。建议从PUFA获得的能量少于10%。从玉米、向日葵、红花和大豆等蔬菜中提取的PUFA或从油性海鱼中提取的PUFA在替代饱和脂肪时可能有助于降低脂质水平。可以给糖尿病患儿的建议是每周吃一到两次富含脂肪的深海鱼。部分研究推荐如果甘油三酯水平升高,应考虑补充n-3或增加油性海鱼的摄入量。

(4)膳食纤维:推荐糖尿病患者的膳食纤维摄入量为10~14g/4 184kJ(1 000kcal)。

膳食纤维可改善餐后血糖代谢和长期糖尿病控制,应鼓励摄入各种含膳食纤维的食物,如豆类、水果、蔬菜和全豆科谷物。

谷物膳食纤维还可增强胰岛素敏感性从而改善体内胰岛素抵抗。蔬菜、豆类和水果中的可溶性纤维可能有助于降低脂质水平、增强对心血管疾病的保护,食物中的不溶性纤维可促进肠道功能的健康。高纤维食物还可增加饱腹感,并可取代能量密

度更高的食物,有助于血糖的控制。

在日常膳食中的膳食纤维添加应缓慢增加,以防止产生腹部不适症状。同时,纤维摄入量的任何增加都应伴随着液体摄入量的增加。加工食品中的纤维含量往往较低,因此应鼓励尽可能使用未加工的新鲜食品。

(5)维生素、矿物质及微量元素:维生素作为机体物质代谢的辅酶和/或抗氧化剂,其缺乏及失衡在糖尿病及其并发症的发生发展中有重要作用。患有糖尿病的儿童与其他健康儿童一样需要维生素和矿物质,应保持最佳维生素、矿物质和抗氧化剂摄入量,以保护整体健康和减低心血管风险。许多新鲜水果和蔬菜天然富含抗氧化剂(生育酚、类胡萝卜素、维生素C、类黄酮等),在稳定血糖的前提下,可推荐给患有糖尿病的儿童青少年。应强调从天然来源和均衡饮食中获得维生素以达到每日需要量的重要性,某些特殊状态下必要时可额外补充。

未得到控制的糖尿病容易发生微量营养素的缺乏,对于有生长发育需求的儿童青少年糖尿病患者来说,钙磷代谢紊乱和维生素D缺乏较为常见。锌和镁是与胰岛素合成和糖代谢相关的重要元素,保证膳食摄入足够锌和镁有助于血糖控制,预防胰岛素抵抗及2型糖尿病。

(6)其他(食盐、酒精、人工甜味剂、"糖尿病患者专用食品"):食盐(氯化钠)推荐摄入量应低于5g/d。由于食盐被添加到许多加工食品中(通常只有20%的摄入量是在餐桌上和烹饪时添加的),许多国家和地区的实际食盐摄入量存在超标现象。全家人应减少食用加工食品,营养师应提供膳食相关实用建议,例如如何培养新鲜食品的烹饪技能等。部分研究建议减少到普通人群以下水平,在大多数欧洲国家甚至减少目标量的50%以上。

过量饮酒是危险的,酒精会抑制糖异生,并可能导致年轻糖尿病患者长期低血糖(饮酒后10~12小时或更长时间,取决于摄入的量)。由于地域文化及家庭社会环境影响,部分儿童及青春期后期患者开始有接触酒精问题时,应强调以下几点教育:①首先不建议饮酒;②对饮酒人群要提供低碳水化合物,以及"适合糖尿病人饮用的啤酒"也应谨慎看待,因为许多啤酒的酒精含量没有降低;③警

惕不同种类酒精饮料的酒精含量；④碳水化合物应在饮酒前后食用；⑤特别注意预防夜间低血糖症，在睡前吃碳水化合物零食，并在夜间和第二天比平时更频繁地监测血糖水平，至少到午餐时间。

为了提高糖尿病食物可接受度，出现人工甜味剂改善食物口感。部分国家对于人工甜味剂列出了可接受摄入量。虽然目前认为成人糖尿病患者适量摄入糖醇或非营养性甜味剂(如乙酰磺胺酸钾、阿斯巴甜、纽甜、食用糖精和三氯蔗糖等)是安全的，但并无肯定的代谢益处。在儿童青少年糖尿病患者中人工甜味剂的使用仍存在部分争议。

有些糖尿病食品为减少碳水而提高了脂肪含量或添加部分人工甜味剂。部分国家和地区允许出售的特殊标签的所谓"糖尿病食品"并未被指南推荐，因为往往价格昂贵，不是必需品。

4. 进餐模式　MNT 推荐的膳食计划应该考虑到食欲、进食形式、运动形式和程度，以及胰岛素治疗等情况。就餐时间和方式应规律，儿童和家庭成员共同就餐，利于形成好的饮食习惯并跟进了解患儿饮食情况。营养疗法的重要方面是对全天碳水化合物摄入的量、类型和分配的建议。涉及碳水化合物的分配还应考虑到零食及胰岛素治疗。通常结合膳食习惯、血糖尿糖升高时间、服用降糖药，尤其是注射胰岛素时间及病情是否稳定等因素，来确定其分配比例。尽可能少食多餐，定时定量，防止一次进食量过多加重胰岛负担，或一次进食量过少发生低血糖或酮症酸中毒。每餐摄入量可根据自己的饮食习惯，但要求均衡，并将每餐的 5%~10% 作为两餐中间的点心，睡前点心稍多。比如，早中餐之间一个水果，约 100~150g，中晚餐之间的苏打饼干，约 25g，睡前牛奶，约 250ml。

5. 特定胰岛素治疗方案下的营养治疗　目前推荐的不同胰岛素疗法(表 16-4-2)。

表 16-4-2　不同胰岛素疗法

胰岛素疗法	餐饮结构
每日 2 次，不同胰岛素剂量	每日 3 餐，3 次零食，固定时间以平衡胰岛素作用与每餐和零食的碳水化合物摄入量 治疗低血糖使用短效碳水化合物，之后长效碳水化合物
每日多次注射，长效胰岛素是基础治疗剂量，餐前使用速效胰岛素；进餐时间和食物量灵活性大，可以调整进餐时间和胰岛素使用	正餐之间零食不应超过 1~2 次碳水化合物(15~30g)除非额外注射 需要具备碳水化合物计量与胰岛素剂量间的知识并调整餐饮时间 治疗低血糖仅使用短效碳水化合物
胰岛素泵治疗给予连续的基础剂量，辅以根据碳水化合物摄入量，临时使用胰岛素	掌握餐饮时间和量最为方便，减少父母焦虑，因此尤其适用于婴幼儿 必须保证胰岛素剂量与所有餐饮(包括零食)中碳水化合物量之间的匹配 胰岛素必须餐前使用以确保血糖水平 血糖控制不佳最主要的原因是餐前忘记使用胰岛素 基础代谢率、胰岛素 - 碳水化合物比值和修正因素应个体化计算 胰岛素剂型和剂量可以根据餐饮的情况调整，可较好符合生理状况 治疗低血糖仅使用短效碳水化合物
所有胰岛素疗法，碳水化合物的量和分配应根据糖尿病患者食欲、频率、食物类型、运动和热量需要进行个体化建议。	

6. 运动影响下的营养治疗　运动也是糖尿病治疗的一个重要手段。适当运动可降低胰岛素抵抗，改善血糖、血脂水平。应鼓励患有糖尿病的儿童和青少年定期参加体育活动，因为这有助于心血管健康和体重管理。

有计划或无计划的体力活动是 T1DM 儿童青少年低血糖的最常见原因之一，根据运动的持续时间和强度，这可能发生在运动期间或之后，即胰岛素敏感性增加和肌肉恢复期间。剧烈的体力活动有时也会导致高血糖，因此要处理好运动与饮食的关系。体力活动的营养管理旨在防止潜在的低血糖和高血糖效应。

运动时间一般选择在饭后或加餐后 1 小时为宜，最好不要空腹作剧烈运动，防止低血糖的发生。

有条件者运动前监测血糖,过低时不要运动或加餐后再运动,运动前要多饮水,并携带食品和糖块以备急用。运动所需的碳水化合物量取决于运动开始时的血糖水平、运动强度、常规运动频率、当时的胰岛素水平和胰岛素方案。在中度运动期间,可能会消耗额外的碳水化合物以防止低血糖,约为每运动 1 小时消耗 30g 碳水化合物(CHO)或每小时消耗高达 1.0~1.5g/kg 碳水化合物(CHO)。除了在活动期后增加膳食 / 零食中的碳水化合物摄入量外,可能还需要减少夜间胰岛素剂量,以防止延迟性低血糖症。对于使用多次胰岛素剂量注射或胰岛素泵治疗的儿童,运动前应减少速效胰岛素,而不是摄入额外的碳水化合物,以防止体重过度增加。

因此定期参加体育活动、锻炼和竞技体育活动需要仔细规划和制订个人营养和胰岛素管理策略。

(二) T2DM

T2DM 的营养管理目标:达到正常血糖和糖化血红蛋白水平,防止体重指数在 P_{85}~P_{95} 的患儿体重进一步增加,并促进体重指数>P_{95} 的人群保证正常身高增长的同时实现减重,控制合并症,如高血压和血脂异常等。

大多数 2 型糖尿病儿童体重都超重或肥胖,因此营养建议应着眼于改变膳食结构和干预生活方式以避免增重及减轻体重。由于儿童监护人的行为和观念会影响儿童的饮食和活动状况,因此全体家庭成员都应接受教育。应建议家庭通过注重健康饮食、减少食物分量的策略,以及减少高能量、脂肪和含糖食物的摄入来减少能量摄入,应限制零食。用低 GI 食物替代高 GI 食物可能有助于控制 2 型糖尿病青少年的食欲、体重和血脂水平,T2DM 患者摄入蛋白质能增加胰岛素应答,但不升高血糖浓度。所以低血糖时不应用含蛋白质较高的碳水化合物。进行药物和胰岛素治疗者应进一步学习如何控制碳水化合物。应定期随访监测体重和血糖控制情况,预防糖尿病相关的并发症。

(三) 健康饮食教育工具及方法

在儿童糖尿病的 MNT 中,不同的教育工具和方法可用于辅助饮食指导方案的实施、提升患儿和家长的血糖管理和膳食平衡技能。它们的复杂性各不相同,应综合考虑患儿的年龄、家庭可操作度等因素选择合适的方法或工具,并在饮食教育中恰当地使用。所采用的方法应多种多样,适合儿童和家庭的需要,并以家庭感到舒适的节奏进行。必须为每个儿童和家庭仔细选择饮食教育工具,以实现最大程度的理解和遵守,同时注意不要过于教条,也不要采用过于困难的方法,导致过程混乱或失败。例如食物金字塔和盘子模型,它们从视觉上说明了含碳水化合物的食物与其他食物成分的关系,是对儿童有很好吸引力的视觉辅助工具。

(四) 饮食失调

糖尿病的独特之处在于它可以在不明显避免进食的情况下控制体重和体型。据报道,有 12%~15% 的青少年因体重和体型问题而故意减少胰岛素以控制体重。并且越来越多的人认识到,青少年可能会改变他们的胰岛素剂量和 / 或饮食,其方式可能不会立即或轻易被确定为饮食失调的症状。

传统的饮食失调诊断和管理方法需要修改,应该被纳入糖尿病治疗方案中的具体内容。专业营养医师在指导营养治疗方案时需要考虑胰岛素方案和潜在遗漏、代谢控制、饮食要求、食物操作、身体不适和家庭功能等因素。

(五) 不同年龄组的营养治疗问题

1. 婴幼儿　处于婴幼儿期的糖尿病患儿营养治疗过程中常见问题有食欲差、拒食、挑食等。虽然各国的传统和习惯各不相同,健康断奶饮食的供应情况不同,仍应鼓励母乳喂养 12 个月以下的婴儿。对已开始添加辅食的婴幼儿糖尿病患儿可根据胰岛素疗法的不同,提供适当频次的小食品以促进更好的血糖控制,鼓励患儿自己进食,也可以避免拒食问题。应注意使这种喂养模式与胰岛素水平相匹配,避免"乱食"和过量进食乳类。其中胰岛素泵疗法在婴幼儿糖尿病治疗中比较常见,有助于把握饮食行为;餐前使用胰岛素更好,当进食新的食物种类时,剂量可分成部分餐前,部分进餐时给予。

鼓励家常饮食,积极的父母榜样和早期参与家庭聚餐可以促进婴幼儿辅食顺利引入和健康食物选择方面的配合。同时,应鼓励食物的口味、颜色和质地的多样化。

2. 学龄期儿童　糖尿病患儿开始上学后变得更加独立,一些营养管理问题可以自理,但仍需要学校和家长的关心帮助。该时期的治疗重度在于调整糖尿病治疗方案,使其符合学校时间表和学校具体问题,如体育锻炼、学校活动、夏令营等。理想的进餐和零食时间应根据学校的日常规律设定,儿童应懂得食物中的碳水化合物含量以确保上学时适当的分配饮食,在家长的辅助下标识出午餐碳水化合物含量,下午茶歇时避免过食以减少晚餐前出现高血糖甚至额外使用胰岛素。

3. 青少年　随着生理心理发育的不断成熟,青少年糖尿病患者常出现不良饮食习惯如暴饮暴食、反复无常的饮食行为及饮食紊乱等,部分青春期患儿产生叛逆心理,生活方式改变表现为发展抽烟、喝酒等不良嗜好,晚归熬夜或睡懒觉,故意漏用胰岛素或缺餐等。因此更需要家长的监督和帮助,必要时需要心理专家的支持。

对于处在快速生长发育期的青少年糖尿病患者,该时期应强调规律用餐和控制零食过量摄入,避免下午过食或夜食,保持体重增加在正常范围内。建议通过体重监测尽早识别出体重减轻或体重增加的不当。发育不良可能与青春期延迟、相关疾病的征兆、能量摄入不足、胰岛素剂量不当、饮食紊乱、腹腔疾病,以及血糖控制不良等多方面相关。体重减轻或体重未能增加也可能与胰岛素对体重控制方面的缺失有关,提示可能存在饮食行为紊乱或饮食结构紊乱。另外,在日常生活中关注零食和外卖营养成分的信息也很重要。

4. 从青少年过渡到成人期　儿童青少年糖尿病过渡到成人期间,医疗卫生人员和家人必须结合他们的特点,从青少年早中期即开始,至少在过渡前1年做好转诊准备。儿科医师和成人医疗卫生人员应为青少年和刚成年的患者提供支持和相关的资源。青少年糖尿病患者随着年龄的增长进入成年阶段,在这重要的转折时期医疗保健的提供者会发生转变,常常会发生医疗服务的分散,是血糖稳定性恶化的潜在因素。目前对于如何将糖尿病医学营养治疗策略更好从儿科过渡到成人还有待更多的研究和实践。

三、肠外营养问题

肠内营养可作为糖尿病患者营养支持的首选方法,便于患者的长期营养治疗和综合管理。肠外营养属于无法进行肠内营养时的特殊营养支持,一般用于住院患者,对于住院糖尿病患儿,应常规进行营养筛查,经筛查发现存在营养不良或重度营养风险,即应制订营养支持计划。一般认为糖尿病患者使用肠外营养支持的适应证与非糖尿病患者没有区别。若糖尿病患儿接受肠外营养,相当于经静脉给高浓度葡萄糖,建议采用静脉泵入胰岛素以安全控制血糖浓度,这时理想输注速率是每千克体重每小时 0.5 单位的常规胰岛素。在使用单独的静脉通路输注胰岛素来控制血糖时,胰岛素和葡萄糖的输注速率至少都稳定 24 小时以上,才可停止单独输注胰岛素而将其事前加入静脉营养混合液中应用。

第五节　糖尿病患儿并发症及合并症的营养干预

一、糖尿病肾病

蛋白尿是评估糖尿病肾病的重要指标。糖尿病病程超过 5 年的患儿,应考虑至少每年筛查尿蛋白,取随机尿样检测白蛋白 / 肌酐比值。根据现有证据,儿童糖尿病肾病早期应避免膳食蛋白质的限制,因为低蛋白膳食可能会增加营养不良、生长不良等的风险,这些都是该人群的常见问题。对于慢性肾脏病(chronic kidney disease,CKD)2~5 期的患儿,其蛋白质摄入量不应低于推荐摄入量的低限水平,患儿透析时的蛋白质摄入量应高于非透析,以弥补透析蛋白的损失。

尿素水平可作为评估蛋白质摄入量的参考指标,并有助于确定何时可以考虑减少蛋白质的摄入量。CKD 2~5D 期患儿的尿素水平通常不在正常范围内,低水平可能表明饮食蛋白质不足。相比之下,尿素水平长期高于 CKD 程度的预期,最常见的原因是相对于能量摄入过量的膳食蛋白质,但也可能继发于分解代谢状态、急性或慢性脱水或类固醇治疗。

二、脂质代谢异常

对于合并脂代谢异常的糖尿病患儿,应减少饱和脂肪酸、反式脂肪酸及胆固醇的摄入量;适当增加 n-3 不饱和脂肪酸,膳食纤维及植物甾醇的摄入;控制体重、增加活动量。对于经调整血糖及调整膳食后仍存在高 LDL-C 和 / 或高甘油三酯血症的患者,应考虑结合药物治疗。

三、乳糜泻

在国外,乳糜泻可发生在 1%~10% 的糖尿病儿童中,虽然可能与生长不良、青春期延迟、营养缺乏和低血糖有关,但通常无症状。确诊的乳糜泻的患者应接受无麸质饮食(gluten-free diet,GFD)治疗,以避免并发症。GFD 要求清除小麦、黑麦、大麦、小黑麦,可能还有燕麦,以及从这些谷物中提取的产品。替代为如马铃薯、大米、大豆、木薯、荞麦,以及从这些和其他无麸质谷物中提取的产品。除了关于允许或避免食用的食物的建议外,还应强调 GFD 的营养质量,特别是铁、钙、纤维和 B 族维生素的摄入量。患有糖尿病和乳糜泻的儿童需要有无麸质饮食经验的儿科营养师进行更频繁的营养检查评估。

四、其他合并自身免疫性疾病或内分泌疾病

由于 1 型糖尿病中其他自身免疫性疾病的发病率增加,应考虑筛查甲状腺功能障碍和腹腔疾病。虽然比甲状腺功能不全和乳糜泻更不常见,但其他自身免疫性疾病,如艾迪生病(原发性肾上腺功能不全)、自身免疫性肝炎、自身免疫性胃炎、皮肌炎和重症肌无力,在 1 型糖尿患者群中比在一般儿科人群中更常见,应根据临床指示进行评估和监测。因此在诊断为 1 型糖尿病后不久应评估是否存在其他自身免疫状况,以及是否出现症状。

目前倾向于认为多囊卵巢综合征(polycystic ovary syndrome,PCOS)也是胰岛素抵抗综合征的一部分。T2DM 的女孩自诊断起每次随访中都应详细询问月经史,如果存在原发性或继发性闭经,多毛及严重痤疮,需考虑 PCOS 的存在。PCOS 的诊断需基于月经稀少或停经同时有高雄激素血症的临床或生化表现,可以合并或不合并多囊卵巢。控制体重、改善胰岛素抵抗、体育锻炼、口服二甲双胍均能改善卵巢功能,提高日后生育率。

第六节　糖尿病患儿营养教育

营养教育有助于改善糖耐量,降低糖尿病发病风险,并有助于降低糖尿病慢性并发症的发生。教育和指导应是长期和随时进行的,特别是当血糖控制较差需要调整治疗方案或因出现并发症需要进行胰岛素治疗时。

正确规范地治疗糖尿病对儿童的健康成长至关重要,由于儿童对疾病的认知能力及自我管理能力尚不足,有必要对患儿及其家长进行系统的、有针对性的健康教育。

一、血糖的自我监测和低血糖的识别

给患儿及家长讲解糖尿病的基础知识,讲解血糖监测的重要性、目的及必要的护理配合,告知患儿及家长出院前需自备血糖仪,并掌握血糖的自我监测。

要让患儿及家长了解低血糖反应的症状和及时处理的方法,当患者感到打哈欠、无神、疲惫、出虚汗、心跳加快、头晕乏力时,应立即处理。有条件的可进行血糖测定,如果不能应立即采取措施,根据轻重采取不同的处理方式:①较轻的患儿应立即进食糖类食物;②对严重的患儿可以注射胰高血糖素;③若血糖回升,患儿恢复知觉后可喂食糖水、果汁等;④若无备用胰高血糖素需立即去最近医疗机构予以葡萄糖注射治疗。

二、饮食指导

儿童年龄小,自控能力差,应告知家长饮食控制是糖尿病护理中的关键。基本原则是提供必要的充足的营养素的摄入,满足正常生长发育所需的前提下制订饮食计划,达到减轻胰岛 β 细胞的负荷,纠正已发生的代谢紊乱,延缓或减轻并发症发生和发展的目的。将糖尿病儿童食谱制作成小册子,教会家长使用食物交换份表和不同能量治疗饮食中各类食物交换份数。告知家长要注意防止患儿偷食等不遵守饮食治疗方案行为。定期监测患儿体重及身高,了解患儿生长发育情况。

三、应用胰岛素方案的饮食指导

无论是常规注射胰岛素方案还是使用胰岛素泵疗法,在胰岛素治疗期间,如果患儿或家人学会如何根据摄入的碳水化合物量调整短效/速效胰岛素,配合监测餐前和餐后的血糖,则可适当增加膳食中碳水化合物的摄入灵活性。但灵活性的增加并不代表放弃平衡膳食健康饮食原则下的完全自由,还应向患儿和家长宣教注意能量/碳水化合物的总摄入量、餐次安排或零食的时间安排,以实现良好的血糖控制并防止体重过度增加。

四、体育活动与运动的营养管理指导

糖尿病儿童运动的主要风险是低血糖,必须平衡好饮食、胰岛素和运动的关系。运动前尽量减少胰岛素用量或运动前后适当加餐,防止低血糖的发生。糖尿病患儿必须在血糖控制良好的情况下才能进行适当的运动,运动方式和运动量应个体化,如行走、慢跑、游泳、骑车等有氧运动都对儿童有益,运动应循序渐进,量力而行,注意安全。通常于餐后 1~3 小时之间活动为佳,因为此时患儿血糖水平升高,避免药物高峰及空腹运动出现低血糖现象,且运动时身边备好干果、饼干;当患儿外出活动时,不要远离人群,应告知家长运动的时间和地点,且佩戴联系卡,写清病情、家长联系方式,以便发生低血糖时得到及时救治。

五、心理辅助干预下的营养管理

青春期是饮食和糖尿病自我管理发展的关键阶段,行为障碍和抑郁等心理问题在糖尿病儿童中更为严重,而这反过来又与代谢控制不良有关。青少年糖尿病患儿容易出现冒险行为、饮食紊乱、进食障碍、不遵守糖尿病治疗方案等问题,必要时需要心理教育干预。更有效的家庭沟通和监护人的支持十分重要,及早识别体重控制困难或血糖控制欠佳背后的社会心理问题,及时地寻求专业团队帮助。

六、建立良好的医患关系

糖尿病的治疗是漫长过程,常常需要健康专业人员、儿童和护理人员之间建立信任关系,并建立良好的互动。医院或社区可提供延伸服务,如儿科医护人员和营养师主动加强与患儿家长的联系,定期进行电话随访,了解疾病动态、提醒注意事项;或建立糖尿病家长及医护人员沟通微信群,确保患者病情有变时,可得到及时的指导,保证糖尿病治疗规范;微信群亦可以让患儿家长与家长之间对患儿的疾病治疗相互沟通,相互借鉴宝贵的经验,提高战胜疾病的信心;同时医护人员可利用该微信群开设糖尿病健康教育课堂,每月开展糖尿病知识讲座,课后家长相互交流,从而提高对疾病的认知。

七、小结

营养疗法是儿童和青少年糖尿病的治疗和教育的基本内容之一。确诊糖尿病后,应由富于儿童糖尿病治疗经验的营养医师提供个体化的营养教育。定期与专业营养师接触以增进膳食知识并持续终身的依从治疗。应基于适用于所有儿童和家庭成员的健康饮食指南进行膳食推荐,目的是改善糖尿病预后及减低心血管疾病的风险。营养干预应着眼于维持理想的体重,最佳的生长及健康和发育。生长监测是糖尿病治疗的重要组成部分。成功 MNT 治疗结果的基本前提是专业医疗人员、营养专业人员、儿童和护理人员之间建立信任关系。预防儿童 1 型糖尿病患儿超重和肥胖也是治疗的关键之一,全体家庭成员应协同努力。针对体育活动、锻炼和竞赛应提供个体化的营养建议。2 型糖尿病的营养管理也同样需要家庭、社区共同努力以解决体重增加的问题,缺乏体育锻炼会增加心血管疾病的风险。

❓【思考题】

1. 儿童糖尿病分型中占比最多的是：
A. 1 型糖尿病
B. 2 型糖尿病
C. 其他特殊类型糖尿病

2. 下列哪项不是儿童糖尿病营养治疗策略：
A. 建议饮食多样化
B. 建议摄入营养平衡膳食
C. 无需关注膳食纤维补充问题
D. 需重视体力活动中的营养管理问题

3. 下列哪项说法不正确：
A. 对全天碳水化合物摄入的量、类型和分配的建议是糖尿病营养治疗中的重要部分
B. 强化胰岛素治疗中的患者需要根据胰岛素／CHO 比值对碳水化合物的摄入进行更灵活的调整
C. 血糖指数（GI）仅仅反映碳水化合物的"质"，并未反映出实际摄入碳水化合物的"量"
D. 营养治疗在 2 型糖尿病儿童的血糖管理中意义不大

参考答案：1. A；2. C；3. D。

【参考文献】

[1] SMART C, ASLANDER-VAN VLIET E, WALDRON S. Nutritional management in children and adolescents with diabetes. Pediatric Diabetes, 2009, 10 (Suppl. 12): 100-117.

[2] 中华医学会糖尿病学分会. 中国糖尿病医学营养治疗指南 (2013). 中华糖尿病杂志, 2015, 10 (7): 73-88.

[3] Chiang JL, Maahs DM, Garvey KC, et al. Type 1 Diabetes in Children and Adolescents: A Position Statement by the American Diabetes Association. Diabetes Care, 2018, 41 (9): 2026-2044.

[4] ASSOCIATION AD. Children and adolescents: standards of medical care in diabetes—2018. Diabetes Care, 2018, 41 (Suppl 1): S126.

[5] ASSOCIATION AD. Children and adolescents: standards of medical care in diabetes—2020. Diabetes Care, 2020, 43 (Suppl 1): S163.

[6] 王卫平, 孙锟, 常立文, 等. 儿科学. 9 版. 北京: 人民卫生出版社, 2018.

[7] KOLETZKO B, BHATIA J, BHUTTA ZA, 等. 临床儿科营养. 2 版. 王卫平, 主译. 北京: 人民卫生出版社, 2016.

[8] 汤庆娅, 洪莉, 冯一, 等. 儿童营养教育. 北京: 人民卫生出版社, 2021.

[9] GROUP T. Treatment options for type 2 diabetes in adolescents and youth: a study of the comparative efficacy of metformin alone or in combination with rosiglitazone or lifestyle intervention in adolescents with type 2 diabetes. Pediatric Diabetes, 2010, 8 (2): 74-87.

[10] SECKOLD R, HOWLEY P, KING BR, et al. Original research: Dietary intake and eating patterns of young children with type 1 diabetes achieving glycemic targets. BMJ Open Diabetes Research, Care, 2019, 7 (1): e000663.

[11] NANSEL TR, LIPSKY LM, HAYNIE DL, et al. Picky eaters improved diet quality in a randomized behavioral intervention trial in youth with type 1 diabetes. Journal of the American Academy of Nutrition and Dietetics, 2018, 118 (2): 308-316.

[12] ZAHARIEVA D P, ADDALA A, SIMMONS KM, et al. Weight management in youth with type 1 diabetes and obesity: challenges and possible solutions. Current Obesity Reports, 2020, 9 (4): 412-423.

[13] 中华医学会儿科学分会内分泌遗传代谢学组, 中华医学会儿科学分会心血管学组, 中华医学会儿科学分会儿童保健学组. 中国儿童青少年代谢综合征定义和防治建议. 中华儿科杂志, 2012, 50 (6): 420-422.

（贾雪琦　洪　莉）

第十七章　儿童围手术期营养支持治疗

儿童正处于生长发育的关键时期,营养除了提供基础代谢和活动所需外,还需要促进机体生长发育。围手术期的各种创伤所导致的应激和代谢改变,如内分泌激素和炎症介质的释放,糖原、脂肪和蛋白质的分解代谢,以及需要额外能量来修复创伤等,均可能加重患儿的营养不良。小儿围手术期营养不良的发生率为 18%~60%。对手术患儿来说,伤口衰竭、感染和死亡是与围手术期营养状况有关的主要结局。研究证明,营养不良是术后并发症的危险因素,优化围手术期代谢调理和营养管理,能减轻患儿分解状态和瘦体组织的丢失,促进蛋白质合成,从而减少并发症的发生,为最佳的创伤愈合和恢复提供保障。因此儿童围手术期的营养管理如能够做到标准化,为围手术期儿童选择合适的营养支持方案,使患儿能以良好的状态接受手术,将会减轻患儿围手术期的应激,减少并发症的发生,加快康复进程,提高生活质量。

围手术期是指从患儿决定需要手术治疗开始至完全康复的全过程,包括术前、术中和术后三个阶段。围手术期发生营养不良的原因很多,可分为原发性营养不良和继发性营养不良,前者主要是营养素摄入不足、营养素吸收不良及疾病状况所致;后者则由于手术创伤应激、炎症反应及疾病等因素导致分解代谢和机体自身组织消耗增加,从而产生营养不良。疾病造成的无法正常进食或进食不足;

术前禁食时间过长、手术创伤使肠壁通透性增高、肠道上皮绒毛萎缩,发生消化、吸收不良和肠屏障功能受损;术后较长时间无法正常进食,均可影响营养物质的摄入。手术创伤可引起机体的应激反应,激素、血液、代谢及免疫系统随之发生变化以维持机体内稳态,动员能源储备物质(糖原、脂肪、骨骼肌)来为代谢过程、组织修复、免疫反应、蛋白合成提供能量。围手术期的营养不足可能损害机体组织器官的生理功能,进一步还能导致术后并发症如感染、吻合口瘘等的发生率、病死率升高,ICU 滞留时间和住院时间延长,医疗费用增加,影响患儿的临床结局和生活质量。

对手术患儿来说,伤口愈合不良、感染、脏器衰竭和死亡是与围手术期营养状况有关的主要结局。因缺乏肠道耐受性,肠内营养通常不适于在术后早期立即使用,肠外营养(parenteral nutrition, PN)的出现改变了这类患者的术后现状。

营养支持是围手术期处理的重要组成部分,合理的围手术期营养支持可以改善患儿的营养状况,减轻其分解代谢状态和瘦体组织的丢失,帮助安全渡过手术创伤所致的应激反应,满足术后营养需求,维持机体有效的代谢和器官组织的功能,降低术后并发症发生率。

围手术期的营养除了人体的整体营养外,还有肠道营养的问题。肠道营养只能通过肠内营养支持来解决,随着肠道生理科学的进一步发展,对肠道在水、电解质、营养素吸收,以及免疫功能方面的复杂性的认识也越来越清楚。提供适当的营养有可能会增强患者的免疫功能,减少分解代谢相关并发症的发生,并全面改善结局。肠内营养支持具有促进肠道运动,减少肠管间粘连,刺激消化液和胃肠道激素分泌,改善胃肠道血液循环,促进吻合口愈合,保护黏膜屏障,增强机体对细菌和内毒素的免疫,减少细菌移位,避免肠源性感染等益处。

一、营养风险筛查和营养评估

目前对于儿童围手术期的营养问题重视还不够,常在术后出现相关并发症时才考虑到营养问题,现代医学的发展,尤其是加速康复外科理念的提出,使人们对围手术期的营养管理有了新的认识。研究发现,18%~60% 的小儿外科患者存在营养不良,而在住院期间 20%~50% 患儿的营养状况会持续恶化。欧洲临床营养与代谢学会(European Society for Clinical Nutrition and Metabolism, ESPEN)在"外科临床营养指南"中建议在大手术前、后对患者进行营养评定。小儿外科患者由于其疾病和代谢特点,更应在手术前、后进行全面的营养风险筛查和评估,以规范、安全、有效、及时、有针对性地对其进行营养支持治疗,优化患儿的营养状态。

营养风险筛查、营养评估与营养干预是营养支持治疗的三个关键步骤。国内和国际的指南均推荐在患儿入院 24 小时内即进行营养风险筛查,因此,临床需要快速、简便、准确的营养风险筛查方法和工具。

目前,成人已有公认的营养风险筛查方法,如营养风险筛查 2002(Nutritional Risk Screening 2002,NRS-2002)、主观全面评价法(The Subjective Global Assessment,SGA)等,但这些方法均只适用于成年住院患者,而儿童的营养风险筛查工具尚缺乏国际公认的统一标准。近年来,一些针对住院儿童营养风险筛查工具的研究陆续在欧洲国家出台,包括儿科营养风险评分工具(Pediatric Nutrition Risk Score,PNRS)、儿科主观全面营养风险评定(Subjective Global Nutritional Assessment,SGNA)、儿科 Yorkhill 营养不良评分工具(Pediatric Yorkhill

Malnutrition Score,PYMS)、儿童营养风险及发育不良筛查工具(Screening Tool Risk on Nutritional status and Growth,STRONGkids),以及儿科营养不良评估筛查工具(Screening Tool for the Assessment of Malnutrition in Pediatrics,STAMP)等。由于缺乏国际公认的统一标准,各医疗机构应制订营养风险筛查的相关制度和流程,采用适宜当地的营养风险筛查工具,在患儿入院 24 小时内即进行营养风险筛查,继而对有营养风险的患儿进行营养评估,并定期复评,使有营养风险的患儿得到及时的营养干预。

营养评估的定义为:使用包括病史、营养史、用药史、体格检查、人体测量和实验室数据等一系列组合,诊断营养问题的全面方法。营养评定能全面了解患儿的营养状况,分析其营养不良的病因,有利于实施个体化的营养干预。传统的营养评定方法包括人体测量(anthropometric)、实验室指标(biochemistry)、临床情况(clinic)、膳食(dietary)和环境家庭情况(environment and family information)简称"ABCDE"。在临床工作中,医务人员通常先对住院儿童进行营养风险筛查,再由富有经验的营养师或具有良好营养学基础的医师进行更进一步的综合营养评估。

二、术前营养管理

在术前对患儿进行营养风险筛查,继而对有营养风险的患儿进行全面的营养评估和合理的营养干预,可以保证规范、安全、有效、及时地对其进行营养支持治疗,改善患儿的营养状况或减轻营养不良程度,维持机体有效的代谢和器官、组织功能,提高其对手术创伤的耐受性,减少或避免术后并发症。许多研究结果表明,术前 1~2 周的营养支持对重度营养不良患儿临床结局的改善尤为明显,说明营养不良高风险患儿能从围手术期营养支持中明显获益,也预示着对于有高度营养不良风险的患儿,立即手术并非最佳选择,应在术前为其制订营养支持计划。如手术范围不大,损伤不重,营养状态良好的患儿,术前无须行营养支持治疗。而对存在营养风险或已经存在中、重度营养不良或手术范围较大,损伤程度较重的择期手术患儿,应在术前给予 1~2 周的营养支持治疗,以改善蛋白质的量和内稳态,以及器官功能和结构,使患儿以最佳的营养和生理状态迎接手术治疗,提高手术成功的可能性,降低手术风险。此类患儿即使因为术前营养支持而推迟手术,依旧会获益。营养风险虽高但病情较急,不宜后延手术者,则应以纠正水、电解质失衡为主,在术后适时补充营养。

营养支持的方式有肠内营养(enteral nutrition,EN)和肠外营养(parenteral nutrition,PN)。在消化道有功能时,应该进行肠内营养干预,如果不能经口或肠内途径营养支持,则给予肠外营养支持。

研究证明,在胃肠道有功能的营养不良患者中,EN与较少的并发症和较短的住院时间相关。EN有助于维持胃肠道的完整性,并能降低术后感染等并发症的发生率。对于有完好吸吮和吞咽功能且胃肠道耐受性良好的患儿,可首选经口喂养;对于胃肠道有一定功能,但无法经口进食

或经口进食后引起并发症的患儿,可选用管饲喂养。可根据胃肠道耐受性分别选择推注法、间歇输注法、持续输注法。推注法适合于胃肠道耐受性好、经口/鼻胃管喂养的患儿,但不宜用于胃食管反流和胃排空延迟者。间歇输注法:每次输注时间持续30分钟~2小时,根据患儿肠道耐受情况间隔1~4小时输注,适用于胃食管反流、胃排空延迟或造瘘后高流量肠液丢失等状况的患儿。持续输注法:连续20~24小时用输液泵输注喂养,输液泵中的配方奶应每3小时内进行更换,此方法仅建议用于上述两种管饲方法不能耐受的患儿。

无论足月儿和早产儿,母乳都是患儿进行EN的首选。但是对不具备母乳喂养的患儿,具体制剂的选择、适应证、禁忌证和注意事项见表17-1-1和表17-1-2。

表 17-1-1 新生儿期和婴儿期的常用肠内营养制剂

制剂	适应证	禁忌证/注意事项
母乳强化剂	体重<2.0kg的早产儿,母乳喂养量达到80~100ml/(kg·d)时使用	出院时仍生长迟缓并母乳喂养的早产儿,应使用强化母乳至校正胎龄40~52周
基于牛乳的早产儿配方奶	体重<2.0kg或胎龄<34周的早产儿	某些先天代谢性疾病;牛奶蛋白过敏;乳糖不耐受应慎重使用
基于牛乳的早产儿出院后配方奶	早产儿出院后喂养	同上
基于牛乳的婴儿配方奶	胃肠道供能正常的婴儿	同上
基于牛乳的免/低乳糖配方奶	乳糖酶缺乏或乳糖不耐受的婴儿	不适用于半乳糖血症
基于牛乳的高MCT配方奶	严重脂肪吸收障碍;乳糜胸,乳糜腹和乳糜泻等	需监测有无必需脂肪酸缺乏
大豆蛋白奶粉	半乳糖血症;乳糖酶缺乏;牛奶蛋白过敏	含有不恰当的维生素和矿物质量,不适于小于6个月的婴儿
适度水解蛋白配方奶粉	预防牛奶蛋白过敏	
深度水解蛋白配方奶粉	轻中度牛奶蛋白过敏	注意:严重牛奶蛋白过敏者,可能对水解配方亦有过敏
氨基酸配方奶粉	吸收障碍或严重牛奶蛋白过敏	需严密关注喂养的依从性
特殊氨基酸配方奶	先天代谢性疾病	需在医师或营养师指导下应用
高热卡配方	限液、高消耗、高营养需求如先天性心脏病和严重生长发育迟缓患儿	婴儿喂养浓度高于1kcal/ml,可能增加肾负荷,增加渗透压降低耐受性

表 17-1-2 儿童期常用肠内营养制剂

类型	亚型和 / 或特点	适应证
整蛋白配方	标准配方 / 营养素组成与正常饮食相同	胃肠道功能正常
	高蛋白配方 / 蛋白质供能比>15%	高分解代谢状态,创伤愈合期
	高能量配方 / 能量密度在 1.2~2.0kcal/ml	液体受限或高能量需求状态
	含纤维配方 / 额外添加可溶性或不可溶性纤维	肠道功能紊乱
短肽配方	肽类配方 / 水解蛋白质,可能含有 MCT	消化或吸收功能受损;牛奶蛋白过敏
氨基酸配方	氨基酸配方 / 渗透压偏高	消化或吸收功能受损;严重牛奶蛋白过敏
专病配方	包括肾病、肝病或代谢性疾病专用配方	适合不同疾病的儿童患者使用

注: MCT. medium chain triglycerides,中链甘油三酯。

对于完全或部分不能使用 EN 的患儿,可进行术前 PN 支持。研究表明严重营养不良的患者在重大胃肠道手术前进行 7~14 天的 PN 益处明显。在使用 PN 支持的 7 天内生理机能和全身蛋白水平可达到相当程度的恢复,而在第 2 周内将会有更大的改善。ESPEN 建议对严重营养不良的患者,术前 10~14 天营养支持治疗可以获得更大的益处。应根据患儿年龄、营养状况、手术创伤特点、胃肠功能和禁食时间等情况个体化应用 EN 和 / 或 PN。PN 的具体方法参考 ESPGHAN/ESPEN/ 欧洲儿科研究学会(European Society for Pediatric Research,ESPR)/ 中华医学会肠外肠内营养学分会(Chinese Society for Parenteral and Enteral Nutrition,CSPEN)在 2018 年联合发布的《儿科肠外营养指南》(Guidelines on pediatric parenteral nutrition)。

术前禁食时间问题虽然不是直接的营养问题,但与机体营养代谢密切相关,也是加速康复外科管理模式的重要内容。传统观点认为,择期手术患者应在麻醉前 12 小时禁食、6 小时禁饮,其目的是确保患儿麻醉时胃已排空以防止发生反流误吸,以及肠内容物过多影响手术操作。但目前没有证据表明在术前 2 小时口服清流质比传统 12 小时禁食有更大的误吸或反流风险,因为在无排空障碍情况下,流质饮食 60~90 分钟即可排空。而术前长时间禁食、禁水易导致低血糖、水电解质酸碱平衡紊乱,加重应激反应和内稳态失衡,促使机体蛋白质分解提前,增加机体自身组织消耗,不利于术后康复。且研究提示,麻醉前 2 小时口服含碳水化合物的清流质能减少禁食和手术所导致的分解代谢效应,降低术后

胰岛素抵抗、维持糖原储备、减少肌肉分解、保持氮平衡。麻醉前 2 小时口服含碳水化合物的清流质将使患者的糖原储存量增加,从而使患者在围手术期可以利用这些储存的碳水化合物,而不是以消耗瘦体组织来支持对葡萄糖生成底物需求的增加。国内外多个麻醉协会建议,除胃排空延迟或胃食管反流的患者外,择期手术患者均可在麻醉前 2 小时进食清流质。

三、术中处理

术中虽然关于营养支持的手段不多,但是外科医生要考虑术后患儿营养支持的措施和方法,对术后营养支持的途径和方案做出必要的事先安排。如果患儿术后长时间不能经口喂养的,应该术中同时进行胃造瘘;如果胃、空肠等上消化道功能障碍导致术后长时间不能经口、经鼻胃管喂养的,要在术中放置经鼻空肠管或经腹壁穿刺放置空肠营养管;如果术后远端消化道得不到合理、有效使用时,必要时要做近端造瘘(Santulli 造瘘)、远端造瘘(Bishop 造瘘)或双腔造瘘以便术后应用远端肠道,便于术后的营养管理。

术中要维持胃肠道的良好灌注,尽量减少阿片类药物的使用,控制性输液,尽量减少影响胃肠道蠕动、造成胃肠道水肿的因素,同时尽量减少术中肠道应激,包括采用微创手术,精细、轻柔操作,避免不必要的引流等。

四、术后营养管理

术后营养管理涉及手术患儿创伤愈合、感染

防治和肠道屏障功能的保护,目的在于采用科学、合理的营养支持方案,刺激胃肠道激素的合成和分泌,保持肠黏膜的完整和功能,同时提供能量来源,帮助重要器官生理功能恢复,加快术后康复,改善患者的临床症状,同时提高免疫力。

外科手术所致的代谢改变和生理创伤会使患儿营养状况恶化,而营养不良又会导致心、肺、肾、胃肠道等器官功能受损,降低机体免疫和肌肉收缩的功能,患儿容易出现感染并发症;同时营养不良还会导致伤口愈合延迟、活动受限、手术恢复和住院时间延长,再入院概率升高,医疗费用显著增加。

术后营养支持的指征有:①术前接受营养支持的患儿,术后应继续;②严重营养不良的患儿或急诊手术、限期手术患儿,术前未能进行营养支持,术后应进行;③术后预计超过5天不能进食者;④术后出现严重并发症,需要长时间禁食,或存在代谢明显增加的患儿。

术后的营养支持方式也包括肠内营养支持和肠外营养支持。当肠道有功能时应选择肠内营养支持,当EN提供能量不足时应加上PN作为补充,当肠道没有功能或存在EN禁忌证如完全性肠梗阻、血流动力学不稳定、肠缺血坏死等情况时,应及时采用TPN。

EN可以通过口服、经胃、经空肠途径供给,优先选择经口喂养途径,管饲常用鼻胃管、鼻空肠管;术中经皮空肠穿刺置管、内窥镜下经皮胃或空肠置管也是EN的理想途径,具有留置时间长、不损伤黏膜的特点,可以较长时间应用。具体途径的选择取决于患儿疾病情况、EN时间长短及胃肠道功能等,正确的EN途径可以避免或减少可能出现的并发症,管饲开始速度要慢,然后逐渐加快,喂养的速度应根据患儿的胃肠道耐受度来决定。EN不耐受的常见症状有腹胀、腹痛、腹泻、呕吐或胃潴留。若不耐受,可采取以下措施:①减慢EN的速度;②改用含有可溶性膳食纤维的EN配方;③如考虑消化吸收功能受损,可换用要素配方或深度水解配方。如怀疑胃排空延迟,需考虑减少镇静剂的使用剂量,及换用低脂配方的EN制剂,减慢输注速率和给予促胃动力药物

等。同时要持续监测患儿营养相关指标,以此来对其营养状态变化进行准确的评估,及时调整营养支持方案,在肠内营养未能达到目标剂量时宜同时使用肠外营养补充。对于术后伤口感染,吻合口瘘等并发症也应密切监测,一旦出现需及时处理。

术后早期EN可促进肠黏膜修复,维护肠黏膜屏障及免疫功能,防止肠道细菌移位,还可以降低机体高分解代谢反应和胰岛素抵抗,减少炎性因子释放、促进合成代谢。

对非消化道和非腹腔手术的患儿,在麻醉清醒后即可进食;对涉及消化道和腹腔手术患儿,应在术后尽早开始EN。关于术后早期EN的时机,已有超过20项的临床研究和6个荟萃分析均提出术后24~48小时内开始早期EN,同时证明术后早期EN并不增加吻合口破裂、误吸等风险,还能促进胃肠运动功能恢复,降低感染等相关并发症发生率和死亡率。

欧洲临床营养与代谢协会(European Society for Clinical Nutrition and Metabolism,ESPEN)对围手术期患者的营养支持指南建议:条件允许时EN应该在术后24~48小时内开始。多项临床研究均推荐各类手术后应鼓励患者早期经口进食或管饲EN,并根据耐受程度逐渐加量。因儿外科手术类型多,胃肠道功能状况各异,因此,术后早期EN应因人而异地"尽早开始",根据患儿的年龄、疾病特点和需求,从低浓度、小剂量开始,有计划、渐进性实施。

五、小结

儿童围手术期营养管理包括营养不良风险筛查、营养评估;营养支持治疗方案确定、实施与监测;营养方案的调整与宣教;治疗效果评价及出院指导。涉及营养途径的选择、营养制剂的配置和应用、并发症的处理,外科基础疾病治疗和营养支持治疗的有机统一。需要儿外科、临床营养科、护理、麻醉和镇痛等多学科相互协作(multiple disciplinary team,MDT),规范诊疗,促进围手术期营养管理取得最好效果。

❓【思考题】

1. 下列哪一项是开始肠内喂养的禁忌证：
A. 空肠回肠闭锁时通过鼻胃管排出胆汁
B. 食管闭锁修复术后 7 天出现明显的渗出物
C. 腹胀且缺乏瘘口排出
D. 以上三项都是

2. 3kg 婴儿在 NEC 切除术后吻合口已关闭，下列什么情况时应该进行肠内喂养：
A. 24 小时内排便超过 8 次
B. 还原性物质 < 1%~2%
C. 粪便 pH > 7
D. 黏液便

3. 下列哪种临床疾病可能会损伤肠道能动性且需要长期全 PN 支持：
A. 腹裂
B. 脐膨出
C. 先天性巨结肠
D. 肠旋转不良不伴中肠扭转

4. 术前对患儿进行营养支持治疗的目的在于：
A. 减轻患儿术后瘦体组织的丢失
B. 促进蛋白质合成
C. 减少术后并发症发生
D. 以上都是

参考答案：1. D；2. A；3. A；4. D。

参考文献

［1］ SHORES DR, ALAISH SM, AUCOTT SW, et al. Post-operative enteral nutrition guidelines reduce the risk of intestinal failure-associated liver disease in surgical infants. J Pediatr, 2018, 195: 140-147.

［2］ WEIMANN A, BRAGA M, CARLI F, et al. ESPEN practical guideline: Clinical nutrition in surgery. Clin Nutr, 2021, 40 (7): 4745-4761.

［3］ GREEN CK, TEAGUE EE. Pediatric Nutrition Assessment. Nutr Clin Pract, 2017, 32 (1): 40-51.

［4］ LOBO DN, GIANOTTI L, ADIAMAH A, et al. Peri-operative nutrition: Recommendations from the ESPEN expert group. Clin Nutr, 2020, 39 (11): 3211-3227.

［5］ MIHATSCH WA, BRAEGGER C, BRONSKY J, et al. ESPGHAN/ESPEN/ESPR/CSPEN guidelines on pediatric parenteral nutrition. Clin Nutr, 2018, 37 (6 Pt B): 2303-2305.

［6］ BRINDLE M, HEISS K. Commentary on early enteral feeding versus traditional feeding in neonatal congenital gastrointestinal malformation undergoing intestinal anastomosis: A randomized multicenter controlled trial of an enhanced recovery after surgery (ERAS) component. J Pediatr Surg, 2021, 56 (9): 1485-1486.

［7］ 洪莉. 围手术期营养筛查及营养支持对儿童快速康复的作用. 临床小儿外科杂志, 2014, 13 (2): 155-156.

［8］ LONGCHAMP A, HARPUTLUGIL E, CORPA-TAUX JM, et al. Is overnight fasting before surgery too much or not enough？how basic aging research can guide preoperative nutritional recommendations to improve surgical outcomes: a mini-review. Gerontology, 2017, 63 (3): 228-237.

［9］ 中华医学会肠外肠内营养学分会, 成人围手术期营养支持指南. 中华外科杂志, 2016, 54 (9): 641-657.

［10］ 欧洲儿科胃肠肝病与营养学会, 欧洲临床营养与代谢学会, 欧洲儿科研究学会, 等. 儿科肠外营养指南 (2016 版) 推荐意见节译 [J]. 中华儿科杂志, 2018, 56 (12): 12.

（潘莉雅　陈玉云　洪　莉）

第十八章 先天性心脏病患儿营养支持治疗

【学习目标】

掌握：先天性心脏病患儿围手术期的营养评估和营养治疗原则。

熟悉：先天性心脏病患儿的能量和营养素代谢特点。

了解：先天性心脏病患儿营养不良的主要影响因素。

先天性心脏病（congenital heart disease，CHD）是指在出生时发现的心脏结构畸形，是指宫内发育异常导致生后心脏结构和功能异常的疾病，是新生儿最常见的先天畸形之一，约占活产婴儿的1.0%~1.2%。CHD可以分为发绀型及非发绀型两大类。CHD患儿尤其是合并心功能衰竭、肺动脉高压等高危风险因素情况下，常常合并营养不良，急慢性营养不良发生率分别高达48.4%和37.5%，显著影响其生长发育、甚至其临床预后。许多CHD患儿需要手术治疗。近年来，随着对CHD疾病发展规律的全面认识和相关诊断及手术治疗技术的不断进步，CHD患儿生存率逐年增加。在生存率提高的同时，提高患儿生存质量、令其获得理想的追赶生长也越来越受到重视。该类患儿多出生体重正常，但出生后生长发育普遍受限。CHD患儿生长不足的病理学原因是多方面的，包括基因异常、能量消耗增加、能量摄入不足、吸收不良或术后液体限制等。CHD围手术期患儿代谢紊乱、能源物质储存减少、消耗增加及能量摄入受限等情况均会进一步恶化患儿营养状态。如

能量供给不足，势必影响患儿术后恢复与伤口愈合，延长住院时间，增加院内感染等并发症发生率，并可能对患儿的生长发育尤其是神经系统发育构成远期不良影响。而过度喂养则会造成二氧化碳（carbondioxide，CO_2）产生增加，引起CO_2潴留，撤机困难，免疫功能受损等。合适的能量摄入不仅指患儿所摄入的能量能够满足机体基础代谢需要量，还要求能避免CHD患儿尤其是已存在营养不良患儿的营养状况进一步恶化。因此正确认识CHD患儿代谢改变，及早发现CHD患儿面临的营养问题，改善CHD患儿围手术期营养状况，术后积极追赶生长，尽早、合理、全面给予CHD患儿营养支持治疗，对改善CHD患儿预后和长期生活质量有重要意义。中华医学会小儿外科学分会心胸外科学组、中华医学会肠外肠内营养学分会儿科学组在2016年综合中国先天性心脏病患儿相关外科及营养治疗现状，形成了CHD患儿营养支持专家共识，以期指导先心病患儿围手术期的营养支持治疗及术后长期营养支持，希望帮助先心病患儿顺利康复，并获得追赶生长。

第一节　先天性心脏病患儿能量及营养素代谢特点

能量是代谢、生长和活动的基础。能量失衡可能导致严重的生长、认知和运动受限。CHD患儿是能量失衡的高风险人群。大部分CHD患儿出生时体重与孕周相符，但在婴儿期即出现营养不良和生长迟滞，身高较体重更易受影响，小于2岁的CHD患儿49%有身材矮小问题。许多因素可能影响CHD患儿营养状况，导致营养不良（表18-1-1）。其中心脏病类型和疾病状况是影响营养状况的重要因素。发绀型先天性心脏病患儿如法洛四联症、大动脉转位等常常有不同程度发育迟

缓。非发绀型先天性心脏病和左向右分流型先天性心脏病（动脉导管未闭、室缺、房缺等）在婴儿期虽然体重增加少，但是生长发育尚能维持。但是如果存在肺动脉压力持续增高，则可能伴有严重生长迟缓。先天性心脏病常见的基因相关疾病如唐氏综合征、特纳综合征等也会影响能量摄入、胃肠道吸收功能，以及追赶生长等。

单心室的新生儿和婴儿能量消耗可能增加。此外，心肺转流术后早期引发的炎症级联反应可能进一步增加术后早期的能量消耗。

表 18-1-1　影响先心病患儿营养不良和生长发育迟滞的主要因素

1. 先天性心脏病类型
(1)发绀型先天性心脏病或非发绀型先天性心脏病
(2)分流类型
(3)充血性心衰
(4)手术时状态：年龄、术式、并发症
2. 能量代谢异常
能量消耗增加：心肌肥厚、人体成分异常、交感神经系统活性增加、造血组织增加、基础体温上升、反复感染、药物作用
3. 能量摄入减少
(1)厌食、早饱
(2)药物作用
(3)肝大导致胃容量减少
4. 胃肠功能异常
(1)吸收不良：肠道水肿和慢性缺氧；药物影响
(2)胃肠道发育迟滞
(3)肝大导致胃容量减少、胃食管返流增加
5. 产前因素
(1)染色体异常
(2)宫内因素
(3)出生体重

应激状态时机体通过释放细胞因子和炎症介质调节代谢反应。机体首先分解糖原储备提供能量，随着能源储备的耗竭，机体动员骨骼肌的氨基酸进行糖异生，维持生命器官功能、组织修复、伤口愈合等。先天性心脏病患儿围手术期处于应激状态，术后12~24小时内静息能量消耗（resting energy expenditure,REE）暂时增加，表现为心率和呼吸增加，此阶段骨骼肌分解是重要能量来源。有研究发现先心手术后患儿处于高代谢状态,24小时内即有所下降,5天后REE降至手术前水平。笔者研究团队也发现类似能量代谢变化，术后24小时REE短暂升高，术后7天恢复至术前水平。

CHD 患儿的营养底物利用异常也可导致营养不良的发生。围手术期分泌的应激性激素和治疗性给药导致儿茶酚胺增加,代谢转化为脂肪酸氧化为主,碳水化合物氧化受到抑制。REE 增加与炎症及心输出量较高直接相关,与抗炎治疗负相关。无论是单心室还是双心室心脏病变患儿,如果其在新生儿期进行心脏修复手术,在 3 月龄的年龄别体重 Z 评分(weight-for-age Z score,WAZ)低下,分析原因是脂肪含量低下,而脂肪低下是由于能量不足并不能达到能量正平衡,导致能量存储少。

新生儿与儿童相比,蛋白和脂肪储备均少,但有更高蛋白分解速率,因此新生先心患儿更易发生营养不良。另外体外循环导致过度炎症反应,临床常表现为水肿、毛细血管渗漏综合征和多器官功能衰竭。持续的炎症反应如果不进行营养干预,可能加重营养不良,导致瘦体重组织丢失,器官功能恶化。瘦体重组织丢失超过 1/3 可能出现呼吸急促和心律失常。疼痛是导致应激时代谢改变的另一因素。合理的镇痛和麻醉可减轻分解代谢的严重度和持续时间,反之,疼痛控制不充分可能加重代谢改变,影响先天性心脏病术后患儿预后。根治性手术后数月 CHD 患儿一般体重和生长有显著改善。但如患儿出生体重小、有智力发育障碍、术后仍有残余畸形,则其体重和生长改善受限。

先天性心脏病围手术期间,蛋白质分解及转化增加。需要持续的氨基酸流来满足新蛋白合成及组织修复、机体生长。对于重症患儿的营养支持目标是:提供足够的蛋白摄入量去满足新合成及伤口愈合,增加免疫调节,减少骨骼肌降解。除了能量摄入不足,重症患儿也易持续负氮平衡和蛋白质营养不良,早产儿更严重。有研究显示机械通气患儿的肠内蛋白质摄入情况独立于肠内摄入热量,与 60 天死亡率直接相关。研究显示,CHD 新生儿,急慢性蛋白质营养不良发生率高达 50%。即使在标准化喂养指南指导下,在术后第 7 天,只有 68% 患儿摄入热量达到能量需求,40% 患儿蛋白质摄入达到需求。关于何为重症患儿适宜蛋白质及能量摄入从而改善分解状态,标准不一。有研究提出 58kcal/(kg·d) 及蛋白质高于 1.5g/(kg·d),但是对象是镇静、肌松药物应用状态下的机械通气患儿,其能量消耗较低。

第二节　先天性心脏病患儿营养不良与营养评估

先天性心脏病患儿很容易发生蛋白质 - 能量营养不良。全面准确的营养评估是早期识别先天性心脏病患儿喂养困难和生长迟缓的基本步骤。这能够帮助早期营养治疗的介入来预防营养不足并改善生长状况。完整的 CHD 患儿营养评估需要包括:临床诊断,准确的喂养史,人体测量评估及部分实验室生化指标(表 18-2-1)。

人体测量数据如体重、身长 / 身高、头围、身高 / 体重、BMI 可以通过生长曲线图进行评估。建议连续测量并绘成曲线以随时监测确定生长速率和生长不良的程度。先天性心脏病可能与潜在的染色体异常同时出现。在这种情况下我们可以使用为 21- 三体、18- 三体、特纳综合征及早产儿专门设计的生长曲线表对人体测量数据进行评估。

表 18-2-1　先天性心脏病患儿营养评估主要内容

病史	病变类型(紫绀型或非紫绀型),当前药物治疗,其他治疗情况
喂养史	配方类型,配方的浓度,制备方法和食用量;一餐的持续时间
体格检查	液体分布 / 水肿,紫绀,呼吸频率(呼吸急促)
生化指标	血清电解质,白蛋白,前白蛋白,全淋巴细胞计数,粪便 α-1- 抗胰蛋白酶(如果怀疑有蛋白丢失性肠病)
人体测量	体重、身长 / 身高、身高 / 体重、BMI、三头肌皮褶厚度、上臂围;有条件时可行人体成分测量
生长评估	连续动态监测体重、身高(身长)的增加及线性生长
胃肠功能	胃肠道动力评估,食道钡餐检查(如需要)

第三节　先天性心脏病患儿的营养支持治疗

合理的营养支持治疗对先心患儿非常关键，可以降低其死亡率和发病率。Mehta 等分析了 500 例儿科重症患者（其中 100 例为先天性心脏病术后患儿），结果发现摄入量超过推荐量的 66.7% 的患儿死亡率显著小于摄入量低于推荐量的 33.3% 的患儿（OR 0.14,95% 置信区间为 0.03~0.61）。一个前瞻性随机对照实验研究分析能量摄入与临床结局的关系，结果发现低能量摄入组［<63kcal/(kg·d)］患儿机械通气时间显著增加，肠外营养（parenteral nutrition,PN）时间更长，与儿科重症监护的不良结果有关。由于先心病患儿围手术期代谢变化复杂，美国肠外肠内营养学会（ASPEN）建议使用间接能量测定法（indirect colorimetry,IC）确定危重患儿能量需求。

合理的营养支持不仅仅包括合适的能量给予，还包括宏量和微量营养素的合理供给。术后患儿处于高分解代谢状态，蛋白质需求通常较高。如何在有限的液量范围为先天性心脏病患儿提供足量热量和营养素，是先天性心脏病患儿营养支持面临的重要问题。

早期营养支持治疗对保持瘦体组织非常关键。营养治疗的目标是减少瘦体组织丢失，支持重要脏器功能。营养支持虽然可以减少瘦体组织的丢失，但不能阻止分解代谢。先天性心脏病术后有许多影响营养支持实施的情况，如血流动力学不稳定、低血压、高血糖、液体限制、机械通气、电解质紊乱、肾功能损伤等。先天性心脏病患儿术后液体量受限时，虽然肠外营养是能量密度相对较高的支持方式。但肠内营养有肠外营养不可比拟的优势，包括维持肠道完整性、恢复肠道动力、增强免疫功能、维持肠道菌群平衡。因此即使不能完全肠内喂养，也应在肠外营养的同时积极给予微量肠内喂养以起到维护肠屏障功能的目的。

先天性心脏病患儿的营养治疗应该从生后即开始，并且贯穿于患儿的整个病程，包括围手术期、术后监护期、出院后的随访。在病程的各个阶段的营养支持目标侧重点不同。围手术期对 CHD 的危重、复杂程度进行评估，此阶段目标在于维持患儿生命，此时进行的营养评估和营养干预尽量使患儿营养状况得到改善，以期能够耐受开胸或介入手术，纠治原发病。在术后早期阶段的营养支持目标在于维持重要脏器的功能，可根据病情选择合适的营养支持方案，以达到保证患儿存活率、减少后遗症的目的。待术后出院，心功能逐渐恢复，此阶段的营养支持重点在于指导患儿家长合理喂养，以期达到追赶生长，降低死亡率，改善患儿生存质量的目的。

一、先天性心脏患儿标准化营养支持方案及流程

建立标准化营养方案及流程对规范管理先心患儿术后营养支持治疗，改善患儿营养状况及相关临床结局非常重要。标准化营养方案需包括喂养起始量、增加速度、热量目标、明确喂养不耐受及避免不必要的喂养中断，密切评估生长发育及营养指标。不同的阶段营养支持流程重点不同。

术前的营养支持方案包括详细的营养状况评估，可使用营养风险筛查将高营养风险患儿筛查出来，对家庭进行喂养教育，如果患儿存在严重的营养不良，可根据胃肠道功能选择合适的营养支持方式，必要时可选择高热量肠内营养配方，术前目标热量根据不同年龄段有不同要求，可达 110~130kcal/(kg·d)，甚至 150kcal/(kg·d)；蛋白质能量比应达 8%~11.4%；补充必要的维生素和微量元素等，以期改善患儿营养状况，增加手术耐受性，提高手术成功率。

术后早期的营养支持应尽早启动，尤其是肠内喂养，如果肠内喂养不能达到目标热量，可加用肠外营养支持。在患儿的出院前的过渡期，应由专业的营养师或营养医师对监护人进行营养宣教并为其制订个体化的营养支持方案，指导家长出院后继续给予患儿合理的营养支持，进一步改善其预

后,并嘱其定期至营养门诊进行随访,进行详细的营养评估,评估其生长发育追赶情况,以及是否存在营养素缺乏。

二、肠内营养

肠内营养(Enteral Nutrition,EN)具有符合生理、有利于内脏蛋白质的合成及代谢调节、改善和维持肠黏膜细胞结构与功能的完整性、防止细菌移位等优点,是先天性心脏病患儿围手术期和术后优先选择的营养支持方式。对于消化道功能无明显异常的术前和术后患儿,应鼓励其进行肠内营养。如果术后患儿血流动力学稳定、无胃肠道功能障碍,可于术后 6~24 小时开始微量喂养 10~20ml/(kg·d),母乳或是配方奶(67kcal/100ml)鼻胃管重力间断推注最佳,如不耐受可改为连续滴注。微量喂养可以促进术后患儿胃肠道功能的恢复。虽然快速增加热量摄入有助于体重增加,但应警惕可能发生坏死性小肠结肠炎(necrotizing enterocolitis,NEC),尤其是早产儿合并先天性心脏病的患儿,NEC 发生率更高,因此在喂养过程中要密切监测喂养耐受程度如是否出现腹胀、胆汁残留、血便等,根据耐受情况逐渐增加喂养量。由于先心早产儿也需液量限制,而母乳热量偏低,因此当母乳喂养量达 50~100ml/(kg·d)时可考虑添加母乳强化剂提高其能量密度至 80kcal/100ml 和蛋白质等营养素,可在有限的液体量下获得更多的热量和蛋白的供给。当无法获得母乳喂养的婴儿或较大儿童需要 EN 时,也可选用高能量密度的配方替代。如果 EN 的热量无法达到目标热量,可添加肠外营养(parenteral nutrition,PN)。PN 随着 EN 增加而逐渐减少,直到 EN 达到 120~130kcal/(kg·d),同时,蛋白质和脂肪也可有效达到目标量,PN 只在蛋白质或热量已达到目标量时才停止。病程中应密切关注体重增加情况,每周测量体重、身长、头围,监测生长曲线,评估营养摄入情况。同时也应密切关注血尿素氮、白蛋白、前白蛋白、电解质、钙、磷、碱性磷酸酶水平等,评估营养状态。

对 CHD 患儿喂养的首要目标是最大化经口服摄入的能量。当单靠口服不能支持生长发育时,即要考虑采用管饲喂养,用于补充口服量的不足。

为了维护婴儿的饥饿和饱足生理循环,可以间断性用胃管喂养来补充口服摄入量的不足。为了保持婴儿的口腔运动功能和对吃的渴望,补充喂养应该在每餐婴儿口服进食 10~15 分钟后进行。

患有 CHD 的婴儿和儿童通常需要对液量进行限制。浓缩配方可以在限制液体摄入的同时帮助提供充足的热量。将配方从 67kcal/100ml 浓缩至 80~100kcal/100ml 可以通过添加组件配方(碳水化合物、植物油、MCT 油等)或减少水和固体奶粉的比率来实现。对于使用浓缩配方的婴儿仍需要小心监测水化状态和肾负荷状态,以便随时调整配方的浓度。

三、喂养方式的选择

接近 50% 的单心室 CHD 患儿在出院前需要接受鼻胃管或胃造口喂养,喂养效果各个中心不同。大多数中心在这些患儿出院时仍然给予补充性鼻胃管喂养,只对有声带损伤和有误吸病史或那些无法耐受经口喂养的患儿使用胃造口喂养。可根据患儿情况选择带鼻胃管或胃造口管出院喂养,或完全经口喂养。胃造口适应证包括严重胃食管反流导致生长停滞或严重误吸风险患儿。

如果间断性喂养由于蠕动障碍,呃逆或同时存在的呼吸窘迫而受到影响时,就应该考虑连续喂养。连续喂养以每小时小量供给的方式完成日需量,并能减少能量的消耗。连续的 24 小时鼻饲喂养是一种能增加摄入量、改善整体营养状态的安全有效的方法。如果预计患儿需要长期(如大于 8 周)的补充喂养,那么就应考虑放置胃造口喂养管。胃造口喂养管能降低长期鼻饲喂养带来的并发症,如鼻饲管移位,呃逆次数增多造成下食道括约肌松弛、鼻窦炎,以及鼻部皮肤和软骨破溃等均与长期使用鼻胃管有关。

四、肠外营养

肠外营养(parenteral nutrition,PN)作为患儿胃肠功能障碍不能完全或完全不能耐受 EN 时的替代治疗,是营养干预五阶梯治疗中重要的一部分。营养干预的五阶梯原则即:首先选择营养教育,然后依次向上晋级选择口服营养补充、全肠内营养、部分肠内联合部分肠外营养、全肠外营养。

从先天性心脏病患儿营养不良的高患病率的角度来看,在必要时,通过 PN 进行积极营养支持是防治其营养状况进一步恶化不可缺少的有效措施之一。先天性心脏病患儿常合并营养不良,在 EN 不能达到患儿目标热量时,利用 PN 使患儿获得更高的热量摄入,有利于患儿的恢复和追赶生长。但如果患儿术后血流动力学不稳定或有严重水电解质和酸碱平衡紊乱,以及肝肾功能衰竭及出凝血功能障碍时,应禁用 PN。由于高能量密度的 PN 配方为高渗性,如术前评估患儿已存在营养不良高风险,而且预计术后 EN 不能很快达到目标热量,可术中留置深静脉导管,以便术后尽早启用 PN。如果使用外周静脉输注 PN,建议 PN 配方的渗透压<900mOsm/L。使用 PN 制剂的先心病患儿,尤其同时还在用利尿剂及地高辛治疗的儿童需要对其进行紧密的电解质监测。

五、先天性心脏病患儿出院后喂养及追赶生长

出院之后 CHD 患儿的生长障碍问题是由多个原因造成。生长发育障碍是 CHD 婴儿的共同特征,大部分是由于摄入不足引起体重增加不足、身高增加迟缓。多个研究均显示新生儿期手术的单心室或双心室患儿在出院后生长发育迟缓发生率很高。

有研究评估 100 名先天性心脏病术后新生儿的肠内热量摄入情况,分为双心室缺陷组($n=52$)和功能性单心室组($n=48$)。研究结果显示只有48.4% 患儿达到 100kcal/(kg·d),19.7% 患儿达到目标热量 120kcal/(kg·d),两组患儿的平均体重 Z评分均有下降。有研究发现即使 70% 患儿使用84.5~100kcal/100ml 高热量配方,仍有将近 1/3 的

患儿出院体重 Z 评分低于出生体重 Z 评分。

虽然在新生儿期修复心脏缺陷通常可以在几个月内改善体重增加情况,身高及头围的追赶需要1 年甚至更久。相关研究发现 REE 在 3 个月大的时候可以恢复至正常同龄人水平。所以后期的生长迟缓可能是术前及术后阶段的严重喂养不足造成的营养亏空导致。应该密切关注这类患儿的饮食摄入及发育情况,根据生长情况给予个体化的目标热量及喂养方案。使用生长曲线作为营养干预是否成功的评估参考标准。

造成 CHD 患儿出院后经口喂养失败的原因包括:声带损伤、术后插管时间、经食道超声心动图、早产等。延长呼吸机插管时间、先天性心脏病手术风险评分(RACHS-1 评分)较高的患儿。出院管饲的危险因素通常与喂养情况差有关,例如胎龄、体重、心脏病变、术中插管时间,体外循环时间,经食管超声心动图检查及手术操作靠近主动脉弓等。有研究揭示了死亡或发生喂养障碍患儿与依赖分流,尤其是左心室发育不良等需前列腺素或体外循环治疗有关,即使在术前前列腺素治疗期间已开始营养支持,亦无法扭转该局势。

几种情况下会建议提前放置胃管喂养:严重CHD 患儿,尤其是 Norwood 术后患儿。有文献报道提前放置胃管可以提高 Norwood 术后至 2 期手术期间的生存率,但与住院时间缩短及改善生长没有联系。

出生后生长发育障碍,出院体重低于出生体重、喂养困难仍是一个很大的难题,即使在 CICU治疗期间亦是如此。故建立以循证基础的指南,提出关于何时开始喂养、怎么开始、目标热量、喂养方式,明确喂养方案,定期评估生长发育等,对于改善这类高营养风险患儿生长发育及预后极其重要。

第四节 先天性心脏病患儿术后并发症的营养管理

一、喂养困难

患儿在心外科手术后常常出现喂养困难。先天性心脏病手术风险评分(RACHS)较高、插管时

间的延长及手术过程中的经食道心脏超声被确定为是与先天性心脏病患儿在手术后出现喂养困难的相关风险因素。可能会遇到的喂养问题包括:达到喂养目标所需时间的延长、过渡到口服进食的

时间延长、需要放置胃管进行喂养,以及异物吸入或呕吐。术后患儿声带失功能也是心外科手术后的重要并发症,并且由于气道保护的缺失可能会增加异物吸入的风险。手术患者中有涉及喉神经操作的更大的声带损伤风险。对声带失功能的婴儿或儿童可进行吞咽评价来判断是否存在异物吸入风险。大多数这些患儿需要改进的口服喂养和/或积极的营养支持,包括管饲喂养。

患儿在心脏手术中进行过经食管心脏超声的也被认为会有很大的风险发生吞咽困难。经食道心脏超声已经被证实可能引发呼吸道梗阻、肺总静脉压迫、血管压迫、气管插管脱落、食道穿孔、胃穿孔和牙齿损伤。食道超声探头的尺寸与患儿的体重的比值被认为是发生吞咽困难的一项风险评判因素。在体重小于 3kg 的婴儿身上进行食道超声需要十分谨慎。

二、蛋白丢失性肠病

蛋白丢失性肠病(protein-losing enteropathy,PLE)是指消化道异常丢失蛋白质或消化道对吸收蛋白质的障碍。PLE 的患病率在接受了 Fontan 术(即下腔静脉和肺动脉吻合术,是三尖瓣闭锁、左心室发育不全和生理性单心室的首选矫治手术)的先天性心脏病患儿中非常突出。PLE 是一个会威胁到生命的并发症,它可能会在手术后 2 个月 ~10 年不等的时间里出现。在接受 Fontan 术后的 10 年里,大约 13% 的患者会出现 PLE。46% 的患者病情严重并且在 5 年内死亡。PLE 患儿可表现为从血液中丢失蛋白质分子到肠道内造成大便习惯改变、腹部不适和腹泻等。血清蛋白浓度低下导致低蛋白血症,尤其是低白蛋白血症。低钙血症和淋巴细胞减少症也十分常见。血清蛋白质的丢失降低了血管胶体渗透压,并且会引起水肿、腹水,以及胸腔和心包积液的发生。慢性低蛋白血症可能会继发小肠壁的水肿,导致营养吸收不良并促使腹泻恶化。

患有 PLE 的婴儿和儿童的营养管理应该与其肠道功能紊乱、腹泻和吸收不良相适应。日常饮食的改变应该包括增加蛋白质的摄入并将以长链甘油三酯(long chain triglyceride,LCT)为基础的饮食转变为以中链甘油三酯(medium chain triglycerides,MCT)为基础。肠上皮细胞可以直接将 MCT 吸收入血,在保证充足的热量运输的同时减少淋巴的回流,这样有利于病情的康复。MCT 在肠道内被迅速吸收并且减少了富含蛋白质的淋巴液在肠管中的流动,因而减少了蛋白质的丢失。对于那些患有顽固性腹泻而不能通过使用标准配方维持营养状态的婴儿和儿童,应该提供极高浓度(占总脂肪含量的 80%~90%)的 MCT 配方。当长期使用这些配方时,需要注意必需脂肪酸(essential fatty acids,EFA)的缺乏。在严重病例中,可以使用全肠外营养或部分肠外营养以使肠道得到休息以最小化淋巴回流并促使病情的康复。

三、乳糜胸

乳糜胸是一项已知的需要特殊营养支持的心外科手术并发症。乳糜胸是指淋巴液在胸膜腔内的堆积。淋巴的渗漏可以由胸导管损伤、副淋巴管破裂或者胸导管内全身静脉压过高引起。有研究指出,手术后乳糜胸并发症从 1970 年的 1% 上升到目前的 4.7%,这可能是由于手术的复杂性增加,也可能和肠内营养的提前应用有关。有报道指出,乳糜胸在心脏移植及 Fontan 术后有更高的发病率,达 3.8%。

在处理乳糜胸过程中的难点是在最小化淋巴渗漏的同时维持体液和电解质平衡。乳糜胸可以采取手术治疗,但是效果并不总是令人满意,而且对于已经患有先天性心脏病的儿童来说并不都是可行的。乳糜胸的不利影响包括:免疫抑制、长期放置胸腔导管、开放静脉通路,以及住院时间的延长。如果发生乳糜胸,手术后患者的平均住院时间将从 8 天显著延长至 22 天。通常在最终决定手术治疗前都会尝试保守治疗。

保守治疗包括:胸腔吸引、使用全肠外营养使肠道得到完全休息,在引流减少以后使用含 MCT 的低脂饮食。在喂养方面,需要使用含高 MCT 低 LCT 的配方。为了避免 EFA 的缺乏,总能量中的 2%~4% 应该来自亚油酸,0.25%~0.5% 应该来自亚麻酸。

早期的诊断和规范治疗可以减少乳糜胸的病程时间。目前治疗规范仍推荐乳糜胸保守治疗,以营养治疗为主。

四、小结

喂养困难和生长障碍是 CHD 患儿的终生问题。术前积极喂养，围手术期标准的营养支持，术后持续营养监测及管理对促进先心病患儿获得正常生长都有积极影响。未来的研究应该重点关注术后早期合理营养和促进术后追赶生长的策略。

❓【思考题】

1. 获取先天性心脏病患儿能量需求最准确的方法是：
   A. 根据 HB 公式计算
   B. 用间接能量代谢测定
   C. 用人体成分仪测定
   D. 根据平时进食量估算

2. 乳糜胸不适宜的营养支持方案为：
   A. 禁食
   B. 高 MCT 饮食
   C. 低脂饮食
   D. 普食

3. 影响先天性心脏病患儿营养不良和生长发育迟滞的因素包括：
   A. 能量代谢异常
   B. 胃肠功能异常
   C. 产前异常如染色体异常、宫内生长发育迟缓等
   D. 以上都是

4. 最能影响先天性心脏病患儿的生长和营养恢复潜力的是：
   A. 生长障碍的程度
   B. 喂食困难
   C. 能量的摄入 / 消耗
   D. 手术的时机和年龄

5. 患有先天性心脏病的婴儿需要摄入多少热量来满足生长：
   A. 100kcal/（kg·d）
   B. 120kcal/（kg·d）
   C. 90kcal/（kg·d）
   D. 140~200kcal/（kg·d）

参考答案：1. B；2. D；3. D；4. D；5. D。

参考文献

［1］ WU W, HE J, SHAO X. Incidence and mortality trend of congenital heart disease at the global, regional, and national level, 1990—2017. Medicine (Baltimore), 2020, 99 (23): e20593.

［2］ GU Y, HU Y, ZHANG H, et al. Implementation of an evidence-based guideline of enteral nutrition for infants with congenital heart disease: a controlled before-and-after study. Pediatr Crit Care Med, 2020, 21 (6): e369-e377.

［3］ SHI H, YANG D, TANG K, et al. Explainable machine learning model for predicting the occurrence of post-operative malnutrition in children with congenital heart disease. Clin Nutr, 2022, 41 (1): 202-210.

［4］ DIAO J, CHEN L, WEI J, et al. Prevalence of Malnutrition in Children With Congenital Heart Disease: A Systematic Review and Meta-analysis [published online ahead of print, 2021 Nov 3]. J Pediatr, 2021, S0022-3476 (21): 01065-01069.

［5］ PAN L, LIU Y, FENG Y, et al. Nutrition risk profile of 62 408 inpatients based on electronic health records in a tertiary children's hospital. Nutrition, 2021, 85: 111137.

［6］ KALRA R, VOHRA R, NEGI M, et al. Feasibility of initiating early enteral nutrition after congenital heart surgery in neonates and infants. Clin Nutr ESPEN, 2018, 25: 100-102.

［7］ MARTINI S, BEGHETTI I, ANNUNZIATA M, et

al. Enteral nutrition in term infants with congenital heart disease: knowledge gaps and future directions to improve clinical practice. Nutrients, 2021, 13 (3): 932.

[8] SCHWARZ SM, GEWITZ MH, SEE CC, et al. Enteral nutrition in infants with congenital heart disease and growth failure. Pediatrics, 1990, 86 (3): 368-373.

[9] ZHANG J, CUI YQ, MA MD ZM, et al. Energy and protein requirements in children undergoing cardiopulmonary bypass surgery: current problems and future direction. JPEN J Parenter Enteral Nutr, 2019, 43 (1): 54-62.

[10] MEHTA NM, BECHARD LJ, ZURAKOWSKI D, et al. Adequate enteral protein intake is inversely associated with 60-d mortality in critically ill children: a multicenter, prospective, cohort study. Am J Clin Nutr, 2015, 102 (1): 199-206.

[11] YAN W, HONG L, WANG Y, et al. Retrospective Dual-Center Study of Parenteral Nutrition-Associated Cholestasis in Premature Neonates: 15 Years' Experience. Nutr Clin Pract, 2017, 32 (3): 407-413.

[12] FLOH AA, SLICKER J, SCHWARTZ SM. Nutrition and mesenteric issues in pediatric cardiac critical care. Pediatr Crit Care Med, 2016, 17 (8 Suppl 1): S243-S249.

[13] MANCILLA EE, ZIELONKA B, ROIZEN JD, et al. Growth in children with a fontan circulation. J Pediatr, 2021, 235: 149-155.

[14] AL BALUSHI A, MACKIE AS. Protein-losing enteropathy following fontan palliation. Can J Cardiol, 2019, 35 (12): 1857-1860.

[15] Li L, Li K, An C, et al. Identification of risk factors affecting catch-up growth after infant congenital heart disease surgery: rationale and design of a multicentre prospective cohort study in China. BMJ Open, 2019, 9 (8): e030084.

（潘莉雅　洪　莉）

第十九章　血液实体肿瘤及骨髓移植的营养支持治疗

【学习目标】

掌握：血液肿瘤患儿的营养评估和营养治疗原则并学会具体应用。

熟悉：血液肿瘤患儿营养筛查工具和常见肠内营养制剂的选择。

了解：血液肿瘤患儿营养代谢特点及相关抗肿瘤治疗的营养支持实施。

第一节　概　　述

肿瘤是引起1~14岁儿童死亡的常见疾病。据统计，每475名儿童中约有1例可在15岁前发生肿瘤。因儿童时期生长发育及肿瘤代谢应激等原因，肿瘤患儿发生进行性体重下降和营养消耗情况非常常见，6%~50%的肿瘤患儿初诊时即可表现出急性营养不良。8%~32%的患儿则在生长过程中出现营养不良。肿瘤患儿在整个治疗过程中人体成分会发生改变，如白血病患儿在诱导缓解期体重下降，细胞内液、蛋白质、体细胞群和活动细胞群减少；进入巩固强化期后进一步出现细胞外液、无机盐、体脂肪、去脂体重骨骼肌重量下降；而在维持治疗期则以骨骼肌比重减少为主。

除疾病本身外，各种抗肿瘤治疗也可造成和加重营养不良。严重的营养不良常导致并发症和死亡率上升、治疗副反应增加、住院天数延长、生活质量下降，甚至生存期缩短。实体瘤和淋巴瘤患儿如在确诊时即存在营养不良，其存活率比无营养不良的患儿低很多，而营养不良的程度与疾病预后的正相关关系在实体瘤患儿中更明显。厌食、体重下降、组织消耗，直至死亡，是癌性恶液质的特点。老人及儿童尤为常见。且随病情发展更为突出。恶液质的发生率在进行性和转移性肿瘤患儿中高达40%，占直接死亡原因的20%，营养支持是近代医学领域重大进展之一。肿瘤患者接受营养支持的目的并非为了根治肿瘤，而是纠治营养不良，为患者机体提供对手术、放化疗的耐受基础，提高抗肿瘤治疗的成功率，减少并发症和降低死亡率；对于儿童肿瘤患者而言，还应保证和维护其正常的生长发育。

第二节　血液肿瘤患儿营养代谢特点

血液肿瘤患儿能量、碳水化合物、脂肪及蛋白质代谢均有很大程度改变，对营养供给不足的反应主要表现为能量消耗、蛋白质分解、糖异生增加的急性应激特点。能量消耗增加及低效利用常被认为是荷瘤机体营养不良的原因。

因胰岛被白血病细胞浸润，药源性（如糖皮质激素左旋门冬酰胺酶)胰岛功能损害及机体对胰岛素敏感性下降,白血病患儿葡萄糖耐受性可下降,糖代谢异常。非肿瘤患者在肌糖原和肝糖原消耗后,脂肪代谢逐渐代替肌肉蛋白分解,而节省肌肉蛋白。肿瘤患者因丧失了应激状态下保存体内蛋白的正常机制而致葡萄糖产生及蛋白质分解均增加,而相应的合成减少,大量氨基酸包括支链氨基酸(branched chain amino acid,BCAA)被用来进行糖原异生,血清氨基酸谱异常;对于那些自身不能合成的氨基酸,如谷氨酰胺(glutamine,Gln)、门冬酰胺,肿瘤细胞则大量摄取。Gln 不仅是肿瘤细胞生长必需,也是迅速生长的正常细胞如骨髓细胞、胃肠道黏膜细胞消耗的主要氨基酸之一,这些迅速生长的正常细胞对化疗十分敏感,再次修复时也需大量 Gln。

体内许多抗肿瘤反应的细胞因子,如肿瘤坏死因子(tumor necrosis factor,TNF)、白介素(interleukin,IL)-1、IL-1β 能增加脂肪分解。白血病患儿体内脂蛋白脂肪酶(lipoprotein lipase,LPL)活性低。脂蛋白中甘油三酯(三酰甘油)分解减少,血清三酰甘油升高。白血病细胞为合成细胞膜增加了对胆固醇的利用,使血清总胆固醇下降。同时化疗的副反应导致机体营养素摄入、吸收和利用均减少,最终出现总胆固醇下降。对于血液肿瘤患儿一方面脂肪分解增加、储存减少,需补充外源性脂肪;另一方面体内 LPL 活性下降,脂蛋白及三酰甘油分解减少,对外源性脂肪利用能力下降,易引起高甘油三酯血症。这些均给血液肿瘤患儿摄入脂肪和使用脂肪乳剂造成困难。

第三节　血液肿瘤患儿的营养筛查与营养评估

患儿被确诊为血液肿瘤时的营养状况与其治疗结果有关。进行合理的营养支持治疗,首先需正确评定血液肿瘤患儿的个体营养状况,以便早期发现、及时治疗。营养支持治疗的方式包括肠内营养和肠外营养,或联合使用。若患儿胃肠道功能存在并治疗许可,应首选肠内营养;若因局部病变或治疗限制而不能利用胃肠道营养,可考虑肠外营养。营养支持治疗的有效性往往与实施对象的病情、支持是否及时等诸多因素有关。

营养评估应在疾病确诊时即开始,一直持续进行至整个治疗过程中,同时需及时调整治疗方案。营养评估分两个步骤:首先进行营养筛查,其后进行综合评定。前者是为了发现已发生营养不良或存在营养风险的患儿,就诊时即应完成,通常由护理人员执行;后者需在任何需要的时候对营养状态评估的多项指标进行综合评定,以便发现营养不良引起的并发症、估计营养需要量、制订营养支持计划、评估营养支持疗效,通常由营养支持专业人员完成。

一、常见儿童营养风险筛查工具介绍

营养风险筛查方法具有简便、快捷、可操作性和高灵敏度的特点。近年来,世界范围内已逐步

推广了一些适用于成人营养风险筛查的工具,如营养风险筛查(Nutrition Risk Screening 2002,NRS 2002)评分系统,以及针对成人肿瘤患者的营养筛查评估方法。然而,由于儿童生长发育的特殊需要,至今仍无被一致公认的适用于儿童营养风险筛查的工具。2008 年欧洲制定了一种筛查儿科患者营养不良的工具(Screening Tool for the Assessment of Malnutrition in Pediatrics,STAMP),并于 2010 年进一步完善,该工具通过综合分析患儿疾病严重程度、营养摄入情况和身高体质量变化来筛查患儿的营养风险。STAMP 由三个部分评分组成:临床诊断(按影响营养状态的可能分类)、营养摄入和人体测量学指标。每一项都有评分,并且营养风险程度表示了患者需要进一步全面评估的必要性。上海交通大学医学院附属上海儿童医学中心自2010 年起获得国际医院联合会(Joint Commission International,JCI)的认证,并采用 STAMP 方法开始对所有入院患儿进行入院时的营养风险筛查评分,并指导营养干预。经过近 3 年的临床实践,我们对约 3 万例入院患儿进行了营养风险筛查,并抽样调查了 3 000 例患儿 STAMP 评分与其临床结局的相关性,发现约 25% 患儿在入院时有营养不良

高风险,并且有较高的院内感染发生率和较长的住院时间。实践表明 STAMP 评分可以有效评价住院患儿营养风险,但是在疾病诊断对营养风险的量化评分上还需要对评分者进行更多的培训和教育。同时,STAMP 评分对肥胖或超重患儿营养风险的评价上还存在缺陷,需要进一步研究。

营养状态及生长发育风险筛查工具(Screening Tool for Risk of Impaired Nutritional Status and Growth,STRONGkids) 被设计并在一项包括 424 名被收治于荷兰 7 家学院及 37 家一般医院平均年龄为 3.5 岁的儿童(31 天~17.7 岁)的多中心研究中进行了测试。STRONGkids 筛查工具由四个部分组成:主观临床评估、高风险疾病、营养摄入和体重减轻或增长不佳。同时也需对身高和体重进行测量。体重 - 身高标准差 Z 评分用于鉴别急性营养不良,身高 - 年龄标准差 Z 评分则鉴别慢性营养不良。研究数据表明,体重 - 身高 Z 值与 STRONGkids 高风险评分有着显著的关系。此外,住院天数在低风险组和高风险组中也存在着显著的差别。虽然作者认为他们的筛查工具使用非常便捷,但 STRONGkids 存在着两个缺点:首先"主观临床评估"需要由经验丰富的儿科医生完成,我们希望一个理想的筛查工具可以被所有的医务工作者使用;其次"体重减轻或增长不佳"或人体测量学指标的计算不仅需要关于儿童体重 / 身高(除婴儿期外较难获得)方面的专业知识而且也需要花费一定时间在这些指标的评估及解读上。

目前 STAMP 与 STRONGkids 是国际国内最常用的两种儿科营养风险筛查工具。

二、血液肿瘤患儿营养评估特点

经过筛查后,存在营养风险的患儿还需进一步进行营养综合评估(表 19-3-1),包括病史、体格检查、实验室检查、人体学测量等多项指标来综合判断。在病史收集中应做膳食调查,患儿或家属应将患儿每天的食物摄入情况做好记录,内容包括所有肠内外营养液、其他静脉补液和经口摄入食物,精准的膳食调查能为合理的营养支持提供可靠依据。2 岁以下儿童的体格检查还应测量头围。评价肿瘤患儿营养状况的标准往往与成人不同。糖皮质激素引起的水肿可能掩盖患儿的体重减少状况,化疗

带来的脱水也可能改变体质量,因此不能用体质量作为营养状态的精确评价指标。同时,体质量不能作为衡量长期体细胞质量的标准,因为在瘦体质量降低时体质量不一定减轻。另外,肌肉质量减低不代表脂肪质量的降低。肌肉质量的减轻与免疫系统和肺功能下降有关,从而增加了其致残率和致死率。因此,利用生物电阻抗(bioelectrical impedance,BIA)技术测定人体成分变化,将更能精确检测血液肿瘤患儿营养状态。因身高的体质量百分位与皮褶厚度和中臂围值有直接联系,对不能测得体质量,或体质量不能代表精确营养状态的情况下,可以测量(尤其是系列测量)中上臂围和三头肌皮褶厚度,也能较简便可靠地反映肿瘤儿童营养状况。

表 19-3-1　血液肿瘤患儿营养评估的内容

评估条目	评估内容
医疗史	诊断时所处阶段和诊断日期 既往病史 用药史 预期治疗方案
人体测量	体重随时间的变化曲线 年龄的 BMI 年龄的身高 中臂围 (肱)三头肌皮褶厚度 体成分(生物电阻抗 BIA 测量)
饮食摄入评估	目前摄入(等级、量、进食频率) 以往摄入量 摄食行为 经口进食受限程度 管饲(部位、输入量和频率) 肠外营养输入量 维生素 / 矿物质的补充
胃肠道症状 / 不良反应	恶心、呕吐、腹胀、腹痛、便秘、腹泻 口干、口味变化、口腔溃疡 吞咽困难 过早饱腹感
实验室评估	电解质 血糖 血清蛋白 全血细胞计数 肝功能 血清维生素和矿物质
生活质量	活动度 家庭支撑体系 抑郁 / 焦虑 疼痛 治疗方案 资产

血清蛋白标志物,如血清白蛋白、前白蛋白、运铁蛋白及视黄醇结合蛋白等的变化虽能反映出机体的营养状况,但因为其受肝脏合成、清除速率和循环系统漏出速率的影响,感染、肝功能受损及某些化疗药物也可改变其浓度,因此,仍需结合患儿本身情况进行营养评估。炎症急性期,肝脏加速合成铜蓝蛋白、C反应蛋白和铁蛋白,而其他急性期蛋白(例如白蛋白、前白蛋白、视黄醇结合蛋白和转铁蛋白)由于受到应激反应的影响,合成速率有所下降。另外,化疗药物和反复感染,以及脓毒症会更进一步加重体内营养物质的消耗(尤其是锌的消耗),这对于患儿生长发育是非常不利的。微量营养素的减少可能是由于进食减少、胃肠道丢失过多或机体对营养物质需求增加,这也使肿瘤患儿营养不良评估变得更为复杂。全面监测及评价血液肿瘤患儿电解质及维生素、微量元素的变化,并进行相应营养补充也是至关重要的。

第四节　血液肿瘤患儿的营养支持的途径与营养制剂的选择

一、营养治疗五阶梯步骤

中国抗癌协会肿瘤营养与支持治疗专业委员会提出了针对营养不良患者的五阶梯治疗步骤。由下而上首先选择口服饮食及营养教育,然后选择饮食+口服营养补充(oral nutritional supplementation,ONS)、完全肠内营养(enteral nutrition,EN)、部分肠内营养加肠外营养(parenteral nutrition,PN),最后选择全肠外营养。当下一阶梯不能满足60%目标能量需求3~5天时,应选择上一阶梯营养治疗。

血液肿瘤患儿饮食的总体原则是高蛋白、高热量、优质脂肪,并辅以适当的维生素和矿物质。个体病例应根据实际情况灵活调整。对患儿而言,营养补充的最大限制是患儿的接受及耐受能力,虽然医护人员为患儿提供了各种营养物质,但往往因为各种原因患儿无法完成营养物质的摄取。需要针对血液肿瘤患儿的常见症状给予相应的饮食干预策略(表19-4-1)。当肿瘤患儿存在营养不良、经口摄食少于需求量的80%时,应考虑进行肠内营养支持。

表19-4-1　血液肿瘤患儿常见症状的饮食干预策略

症状	饮食干预策略
恶心、呕吐	少食多餐,低纤维高碳水化合物膳食,不食用碳酸饮料、冷的食物和饮料,避免温度极端和煮得过老的食物,避免高脂肪含量的食物
食欲减退	少食多餐,食用含营养素丰富的食物和补充品,高碳水化合物和蛋白质,营造一个愉快的氛围,和小孩一起进餐,改变食物的形态、颜色、味道、质地
腹泻	食用低脂、室温下的食物,避免咖啡因,鼓励摄入足量的液体
味觉障碍	食用草药、香料和腌渍的冷而无味的食物和果味饮料,维持良好的口腔卫生,用薄荷漱口剂或柠檬味的饮料,酸口味
黏膜炎	软食,食用光滑、温和、湿润的食物,食用冰冻的雪泥/冷饮/冰激凌,喝卡路里高的液体饮料
口干燥(症)	食用湿润的食物,鼓励流质饮食,添加调味料/肉汁/黄油/肉汤,添加醋和柠檬来促进唾液分泌,维持良好的口腔卫生

造血干细胞移植后的患儿由于伴有中性粒细胞减少，大多数移植医疗中心都推荐移植后食用低细菌性饮食（无菌饮食）。中性粒细胞减少性饮食是对被认为含有大量潜在致病菌的食物进行限制，这些潜在致病菌可能会使缺乏免疫力的患者发生感染。这些食物包括未经巴氏消毒的乳制品，成熟干酪，新鲜水果和蔬菜，即食肉类和奶酪，熟食店的即食沙拉，未煮熟的肉类、家禽、鸡蛋、鱼和海鲜，用模具做的食物，鸡蛋和发霉的奶酪做的沙拉调味汁，烘焙食品等。食源性疾病最常见的致病菌有单核细胞增多性李斯特菌、大肠埃希菌、沙门菌、隐孢子虫和弯曲杆菌。食源性疾病的症状和体征包括胃痛、腹痛、腹泻、恶心、呕吐、头痛、发热和寒战。目前美国肠外肠内营养学会（American Society for Parenteral and Enteral Nutrition，ASPEN）关于造血干细胞移植（hematopoietic stem cell transplantation，HSCT）成人患者的指导方针表示，在进一步的研究成果出现之前，对中性粒细胞减少患者都应该谨慎限制如上所述的高风险食物。此外，还要鼓励患者和看护人实行安全的食品加工和处理。

二、肠内营养及肠内营养制剂选择

肠内营养是通过经口或管饲的方法将特殊医学用途配方食品（food for special medical purpose，FSMP）注入胃、十二指肠或空肠。口服 FSMP 能显著改善肿瘤患者体质量丢失，并减少并发症发生，增加其营养摄入改善生活质量。ONS 对继续推进儿童适当喂养的标准化和发展非常重要，因其在医学上是非常合理的，所以应尽可能多地鼓励患者进行 ONS。一般而言，肠内营养主要用于经口进食不能满足能量和营养需求而又保留一定胃肠道功能的患儿。与肠外营养相比，肠内营养有众多优点，如保持胃肠道功能、花费低、易于管理和安全性高等。对于行骨髓移植的患儿，肠内营养能改善其早期预后。不同肠内营养配方的原料、营养成分、能量密度、渗透压和价格各不相同。

肠内营养配方常用的原料有碳水化合物、麦芽糊精、水解淀粉或玉米糖浆、蛋白成分［大部分来源于牛奶（酪蛋白或乳清蛋白）或大豆］，脂类［主要是长链三酰甘油（long chain triglyceride，LCT），含或不含中链三酰甘油（medium chain triglyceride，MCT）］。与 LCT 相比，MCT 的优势为水解速度更快，且可被直接吸收进入外周血循环，即便在胰酶和胆汁酸浓度较低时；但其不足为不含人体必需脂肪酸、渗透压较高。所以中长链三酰甘油混合的配方临床实用性广。儿童肠内营养配方根据蛋白质水解程度不同分为 3 种：多聚体配方提供完整蛋白质；半要素配方或低聚体配方以短肽类为主；单聚体或要素配方的蛋白质成分为氨基酸。

对于血液肿瘤患儿而言，选择肠内营养配方时应考虑以下因素：①营养素和能量的需要量，并根据患儿年龄和身体状况进行调整。②有无食物不耐受或过敏史。③胃肠道功能，尤其是在放化疗和骨髓移植之后的胃肠道功能情况。④配方给予途径和方式：短期可通过鼻饲进行，长期则推荐采用经胃或肠造口管饲，特殊情况（如胰腺炎）下采用空肠管饲；可采用间断喂养、持续喂养，或两者相结合的方式进行。⑤配方本身特点：如渗透压、黏滞度、营养密度。⑥口味偏好。⑦价格。对于大多数患儿而言，标准多聚体配方已足够，且有较好的耐受性和性价比。

接受肠内营养的患儿应定期监测生长发育、液体量、营养素摄入情况和治疗效果。肠内营养可能会出现技术层面、代谢、胃肠道、感染及心理上的并发症，因此，需跨学科的营养支持团队（nutrition support team，NST）严密监测和管理。

三、肠外营养及临床应用

对于经口进食和肠内营养不足及因放化疗致严重胃肠道并发症的肿瘤患儿应进行肠外营养，此举非常必要且证明有效，不仅能提高肿瘤患儿对治疗的耐受性，还能加速骨髓功能的恢复。

葡萄糖是肠外营养液中的主要功能物质之一，是最易获得且经济有效的营养物质。因肿瘤患儿常使用一些影响糖代谢的药物（如激素、FK506 等），尤其是进行骨髓移植的患儿，因此常发生糖耐量受损和胰岛素抵抗，此时对其葡萄糖摄入量需做相应调整，避免过量。

脂肪乳剂作为肠外营养另一功能物质，也起到非常重要的作用。肿瘤患儿在疾病治疗前后可存在脂代谢紊乱，加上疾病本身和放、化疗致血液系统外周血全血细胞减少,以及肝功能和凝血功能受损,导致此类患儿对脂肪乳剂的应用受限。需在密切监测血脂、肝功能和凝血功能状况下,减量或慎用脂肪乳剂。静脉用脂肪乳剂输入之前应检测患者的空腹血甘油三酯浓度,以后在静脉用脂肪乳剂治疗持续期间每周测1次,注意采血需在静脉用脂肪乳剂输注结束后6小时并同样空腹的情况下进行,以避免结果的误差造成不必要的判断错误。环孢霉素、糖皮质激素、他克莫司和西罗莫司都可能使甘油三酯浓度升高,所以,如果患者服用上述任何一种药物也应该每周监测血清甘油三酯浓度。持此之外,在干细胞移植后最初4周,患者有发生肝静脉阻塞综合征的风险,所以必须每周至少做3次肝功能试验。如果肝功能指标有升高,那么患者就必须更频繁地检测肝功能。

值得庆幸的是,从最早的以大豆油为主的脂肪乳剂、中长链脂肪乳剂,到现在的结构脂肪乳剂、含橄榄油的脂肪乳剂、含鱼油的脂肪乳剂,脂肪乳剂的发展已经过了几代的升级。新型的多种油脂肪乳剂具有氧化更快、不易发生高脂血症、增强氮储留、减少炎症反应和血小板活化的特点,可阻碍肿瘤生长、提高免疫功能,为血液肿瘤患儿使用脂肪乳剂时增加了更多选择。

氨基酸方面,因疾病专用氨基酸配方在创伤、肝病、肾病等领域的肠外营养应用中取得了满意的临床疗效,将其应用于抑制肿瘤生长方面也逐渐被人们重视;但至今仍未见肿瘤专用氨基酸商品问世,仅个别氨基酸如谷氨酰胺(glutamine,Gln)受到重视和强调,尤其是应用于接受骨髓移植患者中。尽管目前已知Gln的众多有利的作用,但因缺乏高质量的循证临床研究,在传统肿瘤治疗和骨髓移植中的应用仍需进一步深入地研究。表19-4-2列出了血液肿瘤患儿营养治疗期间常规实验室营养指标监测建议。

表 19-4-2　血液肿瘤患儿营养治疗期间营养指标监测建议

实验室检查	频率
钠、钾、氯、碳酸盐、血尿素氮、肌酐	每天测量直至全胃肠外营养(TPN)稳定,以后长期TPN期间每周3次
钙、镁、磷	每周3次直至TPN稳定,以后每周1次
离子钙	低血钙时长期监测
肝功能、白蛋白、总胆红素	TPN期间每周测3次直至超过30天,以后每周1次
凝血酶原时间	使用多种抗生素时每周测1次
维生素 D [25-(OH)D$_2$+D$_3$]	移植前需检测,以后每3个月测1次直至满1年
锌	怀疑丢失量增加时检测
锰、铜、硒	长期TPN(4~6周)时每个月测1次
甘油三酯	经静脉输入脂肪乳剂时每周测1次
体重	住院患儿每天测量,门诊患儿每次就诊时测量
出入量	住院患儿每天监测

第五节　血液肿瘤患儿临床营养支持治疗的实施

一、造血干细胞移植营养支持治疗

造血干细胞移植(hematopoietic stem cell transplantation,HSCT)患儿发生各种并发症的风险极高,而这些并发症可对营养状况产生直接或间接的影响。应了解如下几种对营养状况影响最重的并发症及主要营养治疗原则。需要移植专业医护人员与营养专业多学科团队的共同管理。

(一)黏膜炎

黏膜炎即为覆盖在口腔和消化道黏膜的炎症和破坏,它在接受高剂量化疗的 HSCT 患者中发生率可达 100%。其严重程度取决于多种因素,包括化疗剂量强度和有无使用放疗。重度黏膜炎常需要静脉输入麻醉剂才能减轻。轻中度黏膜炎可以加强口腔护理,改变食物质地、性状、温度等方法提高食物摄入。必要时可采用 ONS 或鼻饲进行肠内喂养。存在有中重度黏膜炎时,患者几乎不能经口进食,此时 PN 是唯一的选择。

(二)移植物抗宿主病

移植物抗宿主病(graft versus host disease,GVHD)是造血干细胞移植最严重的与营养相关的并发症。是由免疫反应引起的,在这一免疫反应过程中,供体衍生的 T 细胞识别出宿主细胞,并将它们作为异物予以攻击。通常,急性 GVHD 发生于移植后 100 天之内,而慢性 GVHD 常在移植100 天之后逐渐出现,但是这种界定/分类目前已经被美国国立卫生研究院颁发的新的分类方法取代,它包括迟发型急性 GVHD(100 天之后)和兼有急性和慢性 GVHD 特征的重叠综合征。联合使用免疫抑制药物可预防 GVHD,如钙调磷蛋白磷酸酶抑制剂、环孢霉素和他克莫司通常与氨甲蝶呤、麦考酚酯、类固醇或西罗莫司联合使用。治疗急性GVHD 常使用大剂量类固醇。同时,类固醇也可以用于治疗慢性 GVHD,伴或不伴随使用钙调磷蛋白磷酸酶抑制剂。

急性 GVHD 最常影响的器官是皮肤(81%)、消化道(54%)和肝脏(50%),皮肤是最先受影响的器官。急性胃肠道 GVHD 的症状有恶心、呕吐、食欲缺乏、腹痛和腹泻,腹泻的本质是分泌增加且过多(重症患者>2L/d)。胃肠道 GVHD 最常影响的是下消化道,并导致与出血和痉挛样腹痛相关的严重大量腹泻,而上消化道的 GVHD 主要引起食欲下降、恶心和呕吐。活动性 GVHD 可引起黏膜变性、吸收不良和蛋白质丢失。虽然肝脏 GVHD 以胆汁淤积性高胆红素血症为特征,但是它很难与其他引起肝功能损害的原因相鉴别。鉴别诊断包括感染、脓毒症、药物效应、铁超负荷或 PN 诱导的胆汁淤积。临床上根据不同部位的受累的严重程度进行了分期(表 19-5-1),急性 GVHD 可根据皮肤、肝脏和消化道的受累程度分级(表 19-5-2)。Ⅲ级患者的长期生存率(5 年)为 25%,而Ⅳ级患者仅为 5%。接受完全匹配的同胞供体移植的患者其急性 GVHD 的患病率为 35%~45%,而接受有 1种 HLA 抗原不匹配移植的患者其急性 GVHD 的患病率为 60%~80%。HLA 不匹配程度相同时,接受脐血干细胞移植的患者发生急性 GVHD 频率较低(为 35%~65%,而接受无关供者移植物的患者为60%~80%)。

表 19-5-1　急性 GVHD 的分期

分期	皮肤*	肝胆红素	消化道^#
+	斑丘疹<25% 体表面积	2~3mg/dl	腹泻,500~1 000ml/d 或持续的恶心
++	斑丘疹累及 25%~50% 体表面积	3~6mg/dl	腹泻,1 000~1 500ml/d
+++	泛发性红皮病	6~15mg/dl	腹泻,>1 500ml/d
++++	脱屑和大水泡	>15mg/dl	腹痛,有或无肠梗阻

注:*使用"九分法"或烧伤图表来确定皮疹范围;^腹泻量使用成人标准;#持续恶心需要胃或十二指肠内窥镜活检有 GVHD 史证据。

表 19-5-2　急性 GVHD 的分级

分级	皮肤	肝脏	消化道	功能障碍
0(无)	0	0	0	0
Ⅰ(轻)	+~++	0	0	0
Ⅱ(中)	+~+++	+	+	+
Ⅲ(重)	+~+++	++~+++	++~+++	++
Ⅳ(威胁生命)	+~++++	++~++++	++~++++	+++

慢性 GVHD 可累及皮肤、消化道、肝脏、肺、眼、口腔和骨髓,诱发慢性 GVHD 危险因素包括患者的年龄和急性 GVHD 病史。约 22%~29% 的 GVHD 患儿可发生慢性 GVHD,而接受 HLA 匹配的同胞移植的成人患者,慢性 GVHD 的发生率为 30%~50%。

急性 GVHD 期间患者需进食低纤维、低乳糖、低脂的清淡饮食,但是使用这种调整的饮食并非准则。当患者腹泻恶化时,需联合使用 PN、EN 及经口摄食。在 GVHD 的恢复期,需根据患儿胃肠道功能恢复情况逐渐调整饮食(表 19-5-3)。

表 19-5-3　依据 GVHD 病程进行营养管理的主要策略

阶段	临床症状	营养管理策略	食物不耐受的临床症状
1. 肠道休息	肠胃痛性痉挛; 大量水样腹泻; 血清白蛋白降低; 肠道传输时间大大减少; 小肠梗阻或肠鸣音消失; 恶心和呕吐	经口:禁食 全肠外营养:满足能量和蛋白质应激需求	
2. 引入经口喂养	肠胃痛性痉挛极少 腹泻少于 500ml/d 改善传输时间(最短 1.5h) 恶心和呕吐的次数减少	经口:低残渣等渗低乳糖配方,开始每 2~3h 60ml,持续几天 部分肠外营养:补充能量和营养素需求	大便体积增加或腹泻呕吐增加 腹部痛性痉挛增加
3. 引入固体食物	肠胃痛性痉挛极少或没有 大便成形	经口:允许引入固体食物,每 3~4h 1 次;乳糖极少、低纤维、低脂(20~40g/d)、低酸性、对胃不刺激 部分肠外营养:补充能量和营养素需求	和阶段 2 相同
4. 扩展食谱	肠胃痛性痉挛极少或没有 大便成形	经口:极少乳糖、低纤维、低酸度、对胃不刺激;如大便显示脂肪吸收不良于低脂饮食* 部分肠外营养:补充能量和营养素需求	和阶段 2 相同
5. 正常饮食	无肠胃痛性痉挛 大便正常 肠道传输时间正常 血清蛋白正常	经口:每天引入 1 种限制食物逐步过渡到正常饮食:如含有肉类,含纤维,含乳糖的食物。添加食物的顺序可以根据个人的耐受和喜好变化。不再出现脂肪泻的患儿可慢慢解除脂肪限制 部分肠外营养:补充能量和营养素需求	和阶段 2 相同

注:*备注:低脂饮食中脂肪能量供给不足部分由中链甘油三酯(MCT)提供。

二、门冬酰胺酶相关性胰腺炎营养治疗

左旋门冬酰胺酶(L-asparaginase,L-Asp)是一种用来治疗急性淋巴细胞性白血病(acute lymphoblastic leukaemia,ALL)及其他血液系统肿瘤性疾病的重要化疗药物。L-Asp 对人体的副作用有超敏反应、肝脏毒性、胰腺炎和糖尿病等。其中门冬酰胺酶相关性胰腺炎(asparaginase-associated pancreatitis,AAP)是最常见导致治疗中断的原因。然而,AAP 的发生机制和遗传易感性目前尚不明确。目前有研究表明高年龄组儿童(≥10 岁)在 L-Asp 化疗后患 AAP 的风险高于小

年龄组儿童,提示年龄可能是 AAP 发病的危险因素。目前可供临床使用的 L-Asp 有 3 种,分别是大肠杆菌产 L-Asp、欧文菌产 L-Asp,以及聚乙二醇门冬酰胺酶(polyethylene-glycol asparaginase,PEG-Asp),目前研究表明上述三种药物在引起儿童 AAP 概率方面无明显差异。AAP 诊断要求满足下面 3 条标准中的至少 2 条:出现与胰腺炎类似的临床表现,淀粉酶或脂肪酶达到正常水平上限 3 倍以上,以及影像学符合胰腺炎改变。目前的治疗原则主要是抑制胰酶的分泌,禁食胃肠减压,纠正水电解质平衡,对症支持及营养支持治疗。如进展为严重出血坏死性胰腺炎,需要考虑急诊手术的必要性。其中营养支持治疗是所有治疗的基础。

治疗目标是减少胰酶的异常分泌,补充必要的营养素,控制患儿体重进行性下降,促进疾病恢复。

对于已经在 L-Asp 化疗后患 AAP 的儿童,研究表明当上述儿童再次暴露于 L-Asp 依然存在患 AAP 的风险,且严重程度不一。目前有学者认为对于首次 AAP 在 48 小时内能得到诊断,症状能够快速缓解,血清淀粉酶和脂肪酶能够降至正常高值的 3 倍以下,且无胰腺假囊肿形成及胰腺坏死出现者,可以尝试再次使用 L-Asp 治疗。但对于 AAP 复发者,不应再尝试使用 L-Asp 进行治疗,具体见第九章第四节。

三、小结

血液肿瘤患儿是营养高风险人群,其营养状况不仅影响化疗效果和患儿生活质量,更直接影响患儿临床预后。对患儿进行营养评估,选择合适的营养支持方式,改善其营养状况,可改善其预后,并提高生存质量。但规范的临床营养支持治疗的实施还需进一步研究完善。

❓【思考题】

1. 血液肿瘤患儿营养评估的内容不包括哪一项:

A. 实验室检查

B. 人体测量

C. 饮食摄入评估

D. 家庭收入情况

2. 营养不良五阶梯治疗原则时,当下一阶梯不能满足( )目标能量需求 3~5 天时,应选择上一阶梯营养治疗。

A. 50%

B. 55%

C. 60%

D. 70%

3. 急性 GVHD 最常影响的器官不包括:

A. 皮肤

B. 消化道

C. 肝脏

D. 心血管系统

4. 对于门冬酰胺酶相关性胰腺炎治疗,鼻空肠管较鼻胃管存在以下优点不包括哪一项:

A. 可避免胃轻瘫

B. 减少由炎症反应或胰腺假性囊肿引起的十二指肠梗阻风险

C. 操作简单

D. 增加小肠能量的供给,保证胰腺休息

5. 新型的多种油结构脂肪乳剂 SMOF 的优点:

A. 氧化更快

B. 不易发生高脂血症

C. 减少炎症反应

D. 以上都是

参考答案:1. D;2. C;3. D;4. C;5. D。

【参考文献】

[1] MATTIUZZI C, LIPPI G. Current cancer epidemiology. J Epidemiol Glob Health, 2019, 9 (4): 217-222.

[2] BAUMGARTNER A, KÄGI-BRAUN N, TRIBOLET P, et al. Individualised nutritional support in medical inpatients—a practical guideline. Swiss Med Wkly, 2020, 150: w20204.

[3] BOUMA S. Diagnosing pediatric malnutrition. Nutr Clin Pract, 2017, 32 (1): 52-67.

[4] 洪莉. 住院患儿营养风险筛查工具介绍. 中国小儿急救医学, 2015, 22 (2): 77-81.

［5］ ALEXIA JM, MELINDA W, SARAH AE, et al. Body composition of children with cancer during treatment and in survivorship. Am J Clinnutr, 2015, 102 (4): 891-896.

［6］ 中国抗癌协会. 肿瘤营养治疗通则. 肿瘤代谢与营养电子杂志, 2016, 39 (1), 28-33.

［7］ THOMPSON KL, ELLIOTT L, FUCHS-TARLOVSKY V, et al. Oncology evidence-based nutrition practice guideline for adults. J AcadNutr Diet, 2016, S2212-2672 (16): 30265-30269.

［8］ RAJA RA, SCHMIEGELOW K, ALBERTSEN BK, et al. Asparaginase-associated pancreatitis in children with acute lymphoblastic leukaemia in the NOPHO ALL 2008 protocol. British Journal of Haematology, 2017, 64 (1): 32.

（付欢欢　洪　莉）

第二十章 小儿肠衰竭营养支持治疗

小儿肠衰竭定义是由于肠道梗阻、动力障碍、外科肠切除、先天畸形或疾病相关的吸收障碍导致正常饮食时蛋白质能量、水电解质或微量营养素不能维持正常生长发育的患儿。肠衰竭发病率还没有精确报道，欧洲成人估计是 2/1 000 000，儿科在发达国家 NICU 入院新生儿中发病率是 7/1 000。其病死率各家报道不一，发达国家随着肠康复中心的建立，其病死率明显下降，总体报道在 10%~40%。发生小儿肠衰竭的主要疾病包括短肠综合征和慢性假性肠梗阻(肠动力问题)，下面分别描述。

第一节 短肠综合征

短肠综合征(short bowel syndrome，SBS)的全球发病率尚无准确资料。据报道，加拿大新生儿 SBS 的发病率在活产儿中估计是 24.5/100 000；英国 SBS 年发病率估计为(2~3)/1 000 000，其中半数是儿童；我国儿科 SBS 的发病率未见报道。随着国内医疗水平与经济水平的提高，临床上儿科 SBS 的病例数日益增多。为了提高这些患儿的生存率，积极促进剩余小肠的代偿，合理的营养支持非常重要，但相关并发症也较难处理，本节将对其合理应用作阐述。

一、儿科 SBS 定义

儿科 SBS 定义为：由于小肠大部分切除、旷置或先天性短肠、小肠吸收功能障碍等，无法满足患儿正常生长发育的需求，需要肠外营养(parenteral nutrition，PN) 支持 42 天以上者。也有定义为需 PN 支持 60 天或 PN 支持 90 天。由此，可以将儿童短肠综合征分为轻型(需 PN 42~60 天)；中等程度型(PN 61~90 天)；严重型(需 PN＞90 天)。由于不同年龄、不同原发病、不同部位残存肠管之间消化吸收功能差异较大，仅凭长度定义 SBS 并不理想。因此，近年来，逐渐倾向于根据剩余小肠是否能满足肠内营养物质消化吸收来定义，而不再单纯依据长度。

SBS 患儿临床表现为严重腹泻、水电解质紊乱、体重丢失和生长迟滞。根据病史、PN 使用时间并不难诊断。由于 SBS 患者的生存率和生存质量取决于剩余小肠的代偿程度，而剩余小肠的代偿与其年龄、剩余小肠长度、部位、是否保留回盲瓣和结肠，以及进食状况等因素有关。因此，应识别导致短肠的原发疾病，了解剩余解剖结构、营养状况，以此预测患儿肠康复潜能。

二、儿科 SBS 原因

由于导致儿科 SBS 的原因不同，剩余肠管的功能与预后亦存在差别，如腹裂与肠闭锁患儿术后剩余肠管的功能与代偿能力往往受损，因此，应注意识别原发疾病。临床上导致婴幼儿 SBS 常见的原发病如下：肠闭锁、坏死性小肠结肠炎、肠扭转、腹裂等术后。其他还包括：全消化道型无神经节细胞症、先天性短肠综合征等。

三、SBS 病理生理机制和分型

肠道吸收面积减少是导致 SBS 的主要病理生理机制之一，其原因通常为手术切除肠管过多。伴随的营养成分缺乏将加重 SBS 的症状。例如，末端回肠是维生素 B_{12}、脂溶性维生素和胆汁酸盐吸收的主要场所，该解剖部位缺失将造成上述营养物质吸收障碍，进而导致营养不良和伴发巨幼细胞性贫血、神经障碍、舌炎等疾病。远端回肠和回盲瓣的缺失将导致肠道抑制性调控信号减少，从而诱发肠道运输速率增加、胃液分泌过多和倾倒综合征。研究证实，回盲瓣的缺失会导致结肠内细菌逆行定植于小肠内，造成小肠细菌过度生长（small intestinal bacterial overgrowth，SIBO），这些细菌能够直接摄取维生素 B_{12} 和胆汁酸盐，加剧这类营养物质的消耗而使得 SBS 患者营养状况恶化。结肠在肠道营养吸收和代谢稳态中至关重要。结肠缺失直接导致水和钠盐重吸收减少，加重机体脱水状态，并可能导致肾功能受损。在结肠中，未充分吸收的碳水化合物通过定植微生物酵解作用，转化为短链脂肪酸，从而被重新吸收，为机体提供养分。因此，根据涉及肠道解剖部位和相应生理功能的不同，SBS 通常分为空肠造口型（Ⅰ型）、小肠-结肠吻合型（Ⅱ型）和小肠-小肠吻合型（Ⅲ型）。小肠-结肠吻合型（Ⅱ型）和小肠-小肠吻合型（Ⅲ型）又根据残余小肠主要类型进一步分为Ⅱ-A型（空肠为主）、Ⅱ-B型（回肠为主）和Ⅲ-A型（空肠为主）、Ⅲ-B型（回肠为主）。

SBS 分型有助于指导临床治疗和预后判定。Ⅰ型 SBS 病情最重，经空肠造口可丢失大量水和电解质，短期内可出现内环境稳态失衡。Ⅱ型 SBS 主要表现为渐进的营养不良，残留的部分结肠可产生高浓度的胰高血糖素-1（enteroglucagon-1）、胰高血糖素-2（enteroglucagon-2）和 YY 多肽（polypeptide YY），从而延长胃肠排空时间，增强空、回肠的吸收能力，提高肠道适应性。Ⅲ型 SBS 患者末端回肠长度通常 ≥ 10cm，并具有完整的结肠，由于回盲瓣的存在，此类型 SBS 通常预后较好。待残余肠道代偿充分后，大部分患者可摆脱对肠外营养的长期依赖。由于回肠对水、电解质、营养物质、胆盐及维生素的吸收功能，以及回肠中胰高血糖素-2 与 YY 多肽等促适应激素分泌功能均显著优于空肠，因此Ⅱ-B 和Ⅲ-B 型 SBS 通常预后较好。

四、SBS 治疗

以肠康复治疗为核心，即促进肠内自主营养，允许脱离 PN 的过程，通常由饮食、药物及外科等多种方案、多学科共同完成。治疗的基本原则：①供给充足的营养以实现正常的生长发育；②促进剩余肠道代偿；③避免与肠切除和应用肠外营养相关的并发症。剩余小肠得到代偿是指在脱离 PN 后，其肠道消化和吸收营养的能力可保证小儿正常生长和维持水、电解质平衡。本章主要聚焦营养支持及并发症防止等内容。

（一）营养评估

1. 消化道功能评估　通过影像学方法评估剩余小肠长度；另可口服碳片了解碳片通过肠道的时间，以帮助预估肠内营养（enteral nutrition，EN）的耐受情况评估消化吸收功能。

2. 营养状况评估　连续地精确测量体重、身高/身长和头围变化极为重要。但是，在脱水、水肿等情况下，建议监测中上臂围和三头肌皮褶厚度。生化检测还包括肝肾功能、白蛋白、前白蛋白、血小板和 C 反应蛋白等感染指标等。

（二）分阶段营养治疗

1. 第一阶段，急性期　此阶段以 PN 为主，尽早开始 EN，首要目标是稳定液体电解质平衡。在病情允许情况下，应尽早给予营养支持。EN 以微量喂养开始，逐渐缓慢加量。如是新生儿和婴儿

SBS 推荐母乳喂养,有利促进肠道代偿。术后早期往往伴随高胃泌素血症,需要进行抑酸治疗。肠道丢失量应额外补充液体和电解质溶液。

2. 第二阶段,代偿期　该阶段应逐渐提高 EN 应用比例,并逐步撤离 PN,主要目标为促进剩余肠管的最大代偿能力。但应注意肠道耐受性,识别喂养不耐受,定期评估营养状况。由于 SBS 患儿肠道吸收情况不尽相同,当肠内供给热卡不能完全吸收时,逐步撤离 PN 过程中不可按增加的 EN 热卡等量减少。代偿期可持续数月或数年,直至剩余肠管达到最大代偿能力。

3. 第三阶段,稳定期　剩余肠管的代偿能力已接近极限,以撤离 PN 为起始点,由 EN 提供全部热量所需,逐渐增加经口摄入量与种类。现有报道中,小儿 SBS 最终能获得肠道代偿,保留回盲瓣者中,剩余小肠长度最短仅 10cm;无回盲瓣者中,最短为 15~38cm。加强定期随访,监测营养指标,主要目标为减少 SBS 远期并发症的发生。

(三) 营养治疗途径和制剂选择

1. 肠外营养　推荐经周围置入中心静脉(peripherally inserted central catheter,PICC)或深静脉置管(central venous catheter,CVC)途径。需长期 PN 者建议予以非单一大豆油来源的脂肪乳剂。根据相关文献推荐:当肝功能受损时,建议采用含鱼油的脂肪乳剂。营养液应含有各种维生素和微量元素,以及钠、钾、氯、钙、镁、磷、铁等。对于回肠末端切除的患者,应特别注意补充维生素 B$_{12}$ 和脂溶性维生素(A、D、E、K)。

热量需求参考由 ESPGHAN 和 CSPEN 儿科学组专家共同修订的《儿科肠外营养指南(2016版)》,当肠内营养(enteral nutrition,EN)摄入不足,予以部分 PN 时,理论上应补充的热量计算公式为:PN 所需热量 =(1-EN 摄入热卡 /EN 推荐热量)× PN 推荐热量。然而,由于 SBS 患儿 EN 吸收的热量较正常肠功能的婴儿要低,且个体差异大,因此,PN 的实际供给量需要高于计算值,以保证良好的体重增长为目标。

PN 各成分推荐量、常见并发症和监测详见儿科肠外营养指南(2016 版)

2. 肠内营养　肠内营养是 SBS 治疗的重点,合理的 EN 可促进肠康复,尽早脱离 PN,缩短住

院时间。肠切除术后确认不存在禁忌证情况下,应尽早开始 EN,推荐微量喂养[婴儿喂养量为 12~25ml/(kg·d),持续 5~10 天],以充分利用剩余的肠道,促进其代偿。SBS 治疗早期,采用持续滴注并以 1ml/h 的速度增加可改善对 EN 的耐受,减少渗透性腹泻。当持续滴注的 EN 热量达到 50% 所需能量的情况下,可考虑过渡至间歇喂养,包括尽早开始少量经口喂养。完全管饲者也应辅以非营养性吸吮。管饲超过 3 个月者,应考虑予以经皮胃造瘘喂养。

婴儿 SBS 患者应鼓励母乳喂养。当母乳不可用或母乳不耐受时,可根据胃肠道耐受情况,合理选择要素配方、半要素配方或整蛋白配方。固体食物添加取决于年龄、肠切除术式、保留功能肠段的长度及患儿健康状况。6 月龄(早产儿根据校正月龄)可考虑开始添加固体食物,为防止腹泻建议每次少量给予。

EN 过程中,需每天记录呕吐、腹胀、排便量、大便 pH 及还原糖测定。及时识别喂养不耐受:①呕吐(超过每天 3 次或超过每日肠内摄入量的 20% 称为过量,表示不耐受);②每日排出粪便或造瘘量超过 50ml/(kg·d),或出现便血、脱水、体重降低的情况,应及时减少 EN 量与输注速度。

有研究指出,膳食纤维可改善 EN 的耐受性,在结肠存在的情况下可考虑使用,但应注意粪便或造瘘口排出量。

五、并发症与随访

SBS 治疗与随访过程中,需密切监测相关并发症,最重要的 2 个并发症为导管相关并发症和肠外营养相关性肝病(表 20-1-1)。为减少 SBS 治疗过程中并发症产生,建议 SBS 一旦诊断,过了急性期应尽早转诊至有经验的治疗中心进行肠康复治疗。

1. 静脉营养相关肝损害　静脉营养相关肝损害(parenteral nutrition associated liver disease,PNALD)的病因至今不明,相关因素包括高热量摄入、感染、植物固醇摄入过多、应用 PN 时间长、腹部外科手术次数、肠动力障碍等。一般来讲,PN 超过 3 个月的 SBS 患儿,会有肝损害表现,早期可以胆汁酸升高、直接胆红素升高,以及谷丙转氨酶、谷草转氨酶升高等,大多数停用 PN 后可以回到正

常。一旦出现肝功能损害,建议脂肪乳剂采用含鱼油的脂肪乳剂,剂量可以减至 1g/(kg·d),肝功能大多可以减轻或好转,但少数对不能脱离 PN 的严重 SBS 患儿有可能出现肝硬化及肝功能衰竭的报道。欧美国家这些情况有建议做肝肠联合移植。

2. 导管相关的感染　长期 PN 导管护理尤其重要,无论是 PICC 还是 CVC 都有发生导管相关感染的可能,一般发生率是每应用导管 1 000 天发生 1~3 次,主要致病菌是葡萄球菌,包括金黄色葡萄球菌和表皮葡萄球菌;此外还有肺炎球菌和大肠杆菌等。一旦诊断导管相关感染需拔除导管和应用合适抗生素 2 周。

建议营养专科门诊随访,进行营养评估和生长发育监测,包括身高/身长、体重、头围、中上臂围及皮褶厚度等;并检测总蛋白、前白蛋白、C 反应蛋白、血红蛋白、电解质、微量元素、25 羟维生素 D;必要时监测铁蛋白、视黄醇结合蛋白、叶酸、维生素 B_{12} 等。

表 20-1-1　SBS 相关并发症

并发症类别	常见并发症
中心静脉导管相关并发症	静脉栓塞 导管相关血流感染
肠外营养相关性肝病	胆汁淤积 脂肪性肝炎 纤维化/肝硬化 肝功能衰竭 胆石症 胆囊炎
代谢性并发症	水和电解质失衡 微量元素缺乏/中毒 D-乳酸性酸中毒
代谢性骨病	骨质疏松
肾脏并发症	肾结石 高草酸尿症
小肠细菌过度增殖	肠炎
胃肠道	消化性溃疡

第二节　慢性假性肠梗阻

假性肠梗阻是指肠道无法推动内容物前进,但是并不存在机械性梗阻情况。如果出生时即发病,症状需持续两个月以上,否则需持续六个月以上才可以诊断为慢性假性肠梗阻(chronic intestinal pseudo-obstruction,CIPO)。所有患者均累及小肠,而食管、胃、十二指肠、结肠在部分患者也受到影响。本病较为罕见,但是病情严重,患者往往不能维持正常的经口饮食营养,并造成严重营养不良,儿科患者中约 15% 最终出现肠功能衰竭。儿科 CIPO 患者的病情较成人患者更加严重,在 1 岁之内的死亡率也极高,总死亡率 10%~40%。

一、病因

虽然少数成人 CIPO 病例明确继发于代谢性疾病(如糖尿病)或自身免疫性疾病(如系统性红斑狼疮),但儿科病患主要为先天性,并常常累及膀胱等肠道外器官。本病多为散发病例,但有常染色体显性、常染色体隐性及 X 连锁遗传的报道。

随着全外显子扫描等基因技术的发展,许多 CIPO 亚类已找到部分相关基因,如 ACTG2 与巨膀胱小结肠肠蠕动不良综合征(megacystis microcolon intestinal hypoperistalsis syndrome,MMIHS)密切相关。

临床上对于病因的诊断一般依赖于病理结果,而肠壁全层活组织检查有助于正确诊断 CIPO 及其病理损害。CIPO 为肠道动力异常疾病,因而所有影响收缩功能的因素均可能引起 CIPO。CIPO 的主要病理基础包括神经病变、平滑肌病变、卡哈尔间质细胞(interstitial cell of Cajal,ICC)病变,以及炎症细胞浸润等,他们可以单独或混合存在。神经病变无论在成人还是儿科 CIPO 中更常见,但是平滑肌病变所造成的 CIPO 病情更加严重。

根据 2010 年 Gut 上发表的肠道神经肌肉疾病病理分类,先天性 CIPO 的主要病理改变包括无神经节细胞、神经节细胞减少、神经退行性变、固有肌层结构异常和平滑肌退行性变性;也有可能出现 B 型肠神经元发育不良（intestinal neuronal dysplasia,IND）,神经化学物质异常,神经元不成熟及 ICC 异常。而继发性 CIPO 的病理改变有神经、肌肉的退行性改变,以及炎症细胞造成的神经和肌肉损害。该指南对于上述每个病理改变都有详细的数量或质量上的标准,比如 IND 必须符合 HE 或 LDH 染色,25 个黏膜下神经节中,超过 20% 出现 8 个以上的神经元,而且这仅仅是个病理形态,并未纳入疾病范畴。

二、临床特点

儿科 CIPO 患者大多在出生或 1 岁之内发病,但许多患儿在产前已经出现征象,在孕晚期即可出现极度扩张的肠段。如果合并有泌尿道病变,产前超声或 MRI 都可以发现巨大的膀胱,严重病例合并输尿管扩张及肾盂积水。患儿如果出现反复感染、发热、全身麻醉等均是病情恶化的因素,合并泌尿道病变、肠旋转不良、短肠综合征,肌源性 CIPO 等,则提示预后不良。虽然主要为肠梗阻症状,但是肠道细菌过度生长后,患者常常出现便秘 / 部分梗阻和腹泻交替出现。对于已接受过多次手术,需要警惕肠粘连等并发症所造成的机械性肠梗阻在 CIPO 患者中不少见。造成死亡的主要原因是由于长期静脉营养及手术并发症;肠道细菌过渡生长后的感染性休克等。

三、诊断

诊断 CIPO 的主要依据为临床病史,并结合影像学资料。对于 CIPO 疑似病例,必须要先排除肠道器质性梗阻,并探究可能的致病原因及存在的并发症。

影像学检查是诊断 CIPO 最重要的检查之一。腹部平片可以见到典型的肠梗阻征象,如扩张的肠段伴多个气液平。所有患者建议行全小肠显影（small bowl follow through,SBFT）,除了可以排除机械性梗阻,还可能发现肠旋转不良或传输速度减慢现象,但是不能完全用造影来作为判断传输速度的依据。CT 及 MRI 则可以排除是否存在肠道外部压迫情况,多排螺旋 CT 和肠道 MRI 检查能更有效地评估肠壁和粘连情况。当患者出现泌尿道症状时,应该进行静脉尿路造影明确是否合并泌尿系统问题。

食管和结肠测压可以评估病变范围,直肠测压及直肠活检对排除巨结肠意义重大。小肠测压可以区分器质性或功能性梗阻,并且有助于区分病理机制,所以所有怀疑为 CIPO 的患儿均应该进行小肠测压。持续时间不等的不协调性收缩提示为神经源性 CIPO,而基础运动模式的整体节律正常,但是压力波幅明显下降是肌源性 CIPO 的特点,小肠机械性梗阻则表现为长时间同步收缩或簇状爆发性收缩波。

实验室检查方面,CIPO 患者除了要定期检测肠衰竭患者常规监测的营养学、肝功能指标外,炎症指标及抗神经自身抗体的检测有助于明确某些继发性 CIPO 的原因。

CIPO 患者进行病理检查时,如有可能应尽量取得扩张段及非扩张肠段的肠壁全层活检。除了常规染色之外,针对神经、肌肉、炎症及 ICC 的免疫组化检查也是非常重要的。

四、治疗

CIPO 治疗目前仍是一个难题,缺乏有效特异的治疗手段。治疗目标为改善营养状况;缓解症状;防治感染;如为继发性,则积极治疗原发病;而提高生活质量是最主要的目标。儿科病患正处于生长发育阶段,而且随着营养状况的改善,部分患者的肠道动力情况有所改善,所以营养支持可能是最重要的治疗手段。

儿科 CIPO 患者营养不良情况较成人更加严重,所有患者都应该由营养医师进行营养评估,营养支持原则和其他肠衰竭相似。肠内营养对于肠道动力仍有部分功能的患儿来说是首选,但是如果病变累及大部分小肠时,肠内营养很难耐受,此时肠外营养至关重要。要注意长期使用全肠外营养可能出现的肝功能损害,导管相关并发症,胰腺炎等严重并发症。特别是当患者小于 2 岁、肌源性病变、合并短肠综合征时,并发症风险会增加。国外近年来开展的家庭肠外营养明显提高了患者的生存概率,并且未降低患者的生活质量。

儿科 CIPO 的诊治需要多学科的合作;产前、产后的仔细检查防止误诊漏诊;严格手术指针,防止不必要的手术,术中尽量取得全层活检;个体化的营养支持;最终提高患者的生存率和生活质量。

五、小结

肠衰竭目前仍缺乏有效特异的治疗手段。通常由饮食、药物及外科等多种方案、多学科共同完成。以改善营养状况；缓解症状；防治感染；提高生活质量为目标。在治疗与随访过程中，也需要密切监测相关并发症。进行个体化的营养支持，最终提高患者的生存率和生活质量。

❓【思考题】

1. SBS 治疗的基本原则：
A. 供给充足的营养以实现正常的生长发育
B. 促进剩余肠道代偿
C. 避免与肠切除和应用肠外营养相关的并发症
D. 以上都是

2. SBS 的治疗核心：
A. 药物治疗
B. 营养治疗
C. 肠道康复
D. 手术治疗

3. SBS 急性期的首要目标是：
A. 促进剩余肠管的最大代偿能力
B. 尽快全 EN
C. 追赶生长
D. 稳定液体电解质平衡

4. SBS 代偿期的主要目标是：
A. 促进剩余肠管的最大代偿能力
B. 尽快全 EN
C. 追赶生长
D. 减少并发症

5. 下面哪项不属于 SBS 的肠外营养相关性肝病：
A. 胆汁淤积
B. 脂肪性肝炎
C. 肾结石
D. 肝功能衰竭

参考答案：1. D；2. C；3. D；4. A；5. C。

【参考文献】

［1］WALES P W, CHRISTISON-LAGAY E R. Short bowel syndrome: epidemiology and etiology. Seminars in pediatric surgery, 2010, 19 (1): 3-9.

［2］D'ANTIGA L, GOULET O. Intestinal failure in children: the European view. Journal of pediatric gastroenterology and nutrition, 2013, 56 (2): 118-26.

［3］李幼生, 蔡威, 黎介寿, 等. 中国短肠综合征诊疗共识 (2016 版). 中华医学杂志, 2017, 97 (8): 569-576.

［4］颜伟慧, 吴江, 王莹, 等. 儿科肠外营养指南 (2016 版) 推荐意见节译. 中华儿科杂志, 2018, 56 (12): 885-896.

［5］DORE M, JUNCO P T, MORENO A A, et al. Ultrashort Bowel Syndrome Outcome in Children Treated in a Multidisciplinary Intestinal Rehabilitation Unit. Eur J Pediatr Surg, 2017, 27 (1): 116-120.

［6］MAYER O, KERNER J A. Management of short bowel syndromein postoperative very low birth weight infants. Semin Fetal Neonatal Med, 2017, 22 (1): 49-56.

［7］STUECK A E. Intestinal failure-associated liver disease: risksand regression. Liver Int, 2018, 38 (1): 35-37.

［8］BILLIAUWS L, CORCOS O, JOLY F. Dysmotility disorders: a nutritional approach. Curr Opin Clin Nutr Metab Care, 2014, 17 (5): 483-488.

［9］LU W, XIAO Y, HUANG J, et al. Causes and prognosis of chronic intestinal pseudo-obstruction in 48 subjects: A 10-year retrospective case series. Medicine (Baltimore), 2018, 97 (36): e12150.

（付欢欢   洪莉）

第二十一章　早产低体重儿的营养支持治疗

早产低体重儿是指出生胎龄小于 37 周、出生体重低于 2 500g 的新生儿。2019 年研究报告显示，全球早产儿发生率 10.6%（9.0%~12.0%），中国早产儿发生率 6.9%（5.8%~7.9%）。随着围产医学和重症监护技术的不断进步，越来越多小胎龄、低出生体重的早产儿得以存活，营养管理成为提高早产儿生命质量的重要工作之一。尤其是极低体重儿（very low birth weight infant，VLBW）和超低体重儿（extremely low birth weight　infant，ELBW）早产儿各器官系统发育不成熟，易发生喂养不耐受，同时各种疾病及治疗措施也可影响早产儿的生长发育，使得早产儿出生后营养摄入不能达到宫内生长速度，生长持续落后于正常的生长曲线，发生宫外生长发育迟缓。因此，早期营养支持是早产儿救治的重要组成部分，是早产儿存活及远期生存质量的保障和基础。

通常将营养支持分为 3 个时期：①过渡期，为出生后从宫内到宫外适应期，一般 1~2 周，营养支持目标为维持代谢稳定，防止发生分解代谢；②稳定生长期，经肠外及肠内提供营养支持，营养支持目标为使生长速度接近宫内及维持适当追赶生长；③出院后，营养支持目标为完成追赶生长。

第一节　营　养　评　估

进行营养评估时，应考虑各方面的相互作用。营养素并非各自独立发挥作用，其间可能存在某种"权衡"。"ABCDE 评估方法"（表 21-1-2），是一种用于 NICU 营养评估的简单实用的方法，即体格测量（A，anthropometry）、血生化指标（B，biochemistry and bloods）、临床表现和体征（C clinical examination and status，）、营养摄入（D，dietary intake）和环境和评估（E，environment and evaluation），有助于保证患儿的营养供给。

一、体格测量

基本指标包括体重、身长和头围。早产儿早期的生长可参照正常胎儿在宫内的生长速率，即 15~20g/（kg·d），身长增长 1cm/ 周，头围增长 0.5~1cm/ 周。胎儿在宫内的生长是非匀速的，因此评估不同胎龄早产儿生长速率需要参考胎龄（表 21-1-1）。

表 21-1-1　胎儿宫内的生长速率

单位：g/(kg·d)

胎龄/周	体重增长	胎龄/周	体重增长
<28	20.0	34~36	13.0
28~31	17.5	37~38	11.0
32~33	15.0	39~41	10.0

胎龄 40 周前按照 2013 年修订后的 Fenton 早产儿生长曲线图（分性别），胎龄 40 周后按照校正年龄参照正常婴幼儿的生长标准进行，与群体的横向比较采用 2006 年世界卫生组织儿童生长标准。早产儿出生后生长速率参照值为纵向比较，可反映早产儿的生长趋势和追赶生长的特点。Fenton 宫内生长曲线和世界卫生组织儿童生长标准属于横向比较，反映个体早产儿与同月龄群体间的差异。

在评估早产儿生长状况时要注意全面衡量其体重、身长和头围各项指标及其关系，包括：①年龄的体重；②年龄的身长；③年龄的头围；④身长的体重。早产儿的生长评估重要的是关注其生长趋势。要根据个体生长曲线的动态变化及其与标准生长曲线的关系，对早产儿进行客观的评价，以进行有针对性的干预和指导。

二、血生化指标

血红蛋白（hemoglobin，Hb）、尿素氮（BUN）、碱性磷酸酶（ALP）、钙（Ca）、磷（P）、前白蛋白（prealbumin，PA）和 25 羟维生素 D［25-(OH)D］水平等。对铁缺乏高风险的早产儿，还应关注平均红细胞容积（MCV）和平均红细胞血红蛋白含量（MCH）的变化，必要时检测血清铁蛋白，及早识别铁缺乏。血清磷<1.8mmol/L，同时 ALP>500IU/L 提示早产儿代谢性骨病，母乳喂养儿应尤其注意。骨密度：双能 X 线吸收测定法是诊断的金标准，超声骨密度结果仅作为参考。

三、临床表现和体征

早产儿营养不良几乎没有症状和体征，因此容易进展为营养不良状态而不被察觉。少数婴儿可能会因为锌缺乏而导致伤口愈合不良。不同状态的婴儿的营养需求存在个体差异。例如严重的肺部疾病可能需要更多能量；肠造瘘患儿因肠道排泄增加而需要更多的钠和矿物质；短肠综合征患儿因肠道吸收功能不良，营养需求更大。体格检查时要注意有无水肿，如有水肿，要注意水肿的程度，判断是否因体重增加不合理所致。坏死性小肠结肠炎（necrotizing enterocolitis，NEC）或脓毒症患儿不能代谢大量的氨基酸，并易于发生高血糖或高脂血症。尽管缺乏高质量的临床研究，但慎重起见，可在密切监测血糖、血钠和炎症反应的同时，将营养素摄入量减少到常规量的 50%~70%，并持续 1~3 天。

四、营养摄入

计算 24 小时内的蛋白质实际摄入量，包括肠外营养、肠内营养和强化剂中的蛋白质总量。蛋白质摄入目标：肠外营养 3~3.5g/(kg·d)，肠内营养 3.5~4.5g/(kg·d)。将碳水化合物（4kcal/g）、脂肪（9kcal/g）和蛋白质（4kcal/g）的能量相加，计算实际能量摄入总量，目标能量为 110~135kcal/(kg·d)。较成熟婴儿的目标量可为参考范围低限，最不成熟的婴儿肠内营养设定的目标量可为参考范围高限。某些特殊情况下，婴儿可能需要更高的摄入量。如果使用标准化的溶液，则不需要计算微量营养素的摄入量，除非该婴儿病情特别复杂。

五、环境和评估（environment and evaluation）

广义的环境因素包括以下方面：NICU 是否足够安静，以方便袋鼠式护理；是否提供母亲备奶的空间；营养摄入能否满足需要；生长曲线图中的变化如何；与临床团队（包括护士、药剂师、营养师、医生和多学科团队的其他成员）讨论评估结果；向父母解释使用补充剂和强化剂的理由，解释婴儿的生长曲线。评估营养状况的 ABCDE 方法见表 21-1-2。

表 21-1-2 评估营养状况的 ABCDE 方法

评估	典型要素
体格测量	定期测量体重、身长和头围,并描记在适宜的生长曲线图中
血生化指标	葡萄糖、电解质、血红蛋白、矿物质的水平
临床表现和体征	检查(皮疹、消瘦等)、水肿、特殊情况(造瘘)或疾病(心脏、肾脏、肺等)
营养摄入	计算 24h 肠外和肠内(包括添加剂)摄入的蛋白质和能量
环境和评估	NICU 流程和环境(噪声、灯光、位置等)、家长参与、母亲支持、多学科团队规划

第二节 肠内营养支持

一、营养素推荐摄入量

(一)能量

早产儿的能量需要包括估计静息能量消耗(resting energy expenditure,REE)、活动(包括喂养)、体温调节、粪便丢失、生长和慢性病消耗所需能量。早产儿有比足月儿高的能量需求,因为较高的静息能量消耗、较快的生长速率和较多的大便中能量丢失。早产儿经肠道喂养需提供约 110~135kcal/(kg·d)的能量,超低体重儿(ELBW)则可增至 150kcal/(kg·d),才能达到理想体重增长速度(表 21-2-1)。

(二)蛋白质

早产儿应在出生后立即开始供给蛋白质以预防内源性储备的丢失。由于疾病因素和从肠外营养向肠内喂养的过渡,早产儿常累积了大量的蛋白质亏空,因此,稳定生长期的早产儿需要 3.5~4.5g/(kg·d),<1kg 需 4.0~4.5g/(kg·d),1~1.8kg 需 3.5~4.0g/(kg·d)(表 21-2-1)。早产儿蛋白质:热量 = (3.2~4.1)g:100kcal。

(三)脂肪

脂肪是饮食能量的主要来源,早产儿需要 4.8~6.6g/(kg·d),占总能量 40%~50%。亚油酸和 α 亚麻酸是对于脑发育和前列腺素合成所必需的脂肪酸。其衍生物分别为花生四烯酸(AA)和二十二碳六烯酸(DHA),是脑、视网膜和红细胞膜中磷脂的组成,与体格生长、视觉和认知功能的发育密切相关,推荐的 DHA 和 AA 的摄入量分别为 12~30mg/(kg·d)和 18~42mg/(kg·d)(表 21-2-1)。

(四)碳水化合物

碳水化合物以乳糖、葡萄糖或葡萄糖聚合物的形式提供。推荐摄入量为 11.6~13.2g/(kg·d),占总能量 40%~50%(表 21-2-1)。

(五)维生素与矿物质

1. 维生素 早产、低出生体重儿应在出生后补充口服维生素 A 制剂 1 500~2 000IU/d,前 3 个月按上限补充,3 个月后可按下限补充;补充维生素 D 制剂 800~1 000IU/d,3 个月后改为 400~800IU/d(表 21-2-1)。该补充量包括食物、日光照射、维生素 D 制剂中的维生素 D 含量。

表 21-2-1 早产儿肠内营养素推荐摄入量

营养素	推荐量/(kg·d)$^{-1}$	营养素	推荐量/(kg·d)$^{-1}$
液体 /ml	135~200	氟 /μg	1.5~60
能量 /kcal	110~135	碘 /μg	11~55
蛋白质 /g(<1kg)	4.0~4.5	铬 /μg	30~1 230
蛋白质 /g(1~1.8kg)	3.5~4.0	钼 /μg	0.3~5
脂肪 /g(<40%MCT)	4.8~6.6	硫胺素 /μg	140~300

续表

营养素	推荐量 /(kg·d)⁻¹	营养素	推荐量 /(kg·d)⁻¹
亚油酸 /mg	385~1 540	核黄素 /μg	200~400
α- 亚麻酸 /mg	>55	烟酸 /μg	380~5 500
DHA/mg	12~30	泛酸 /mg	0.33~2.1
AA/mg	18~42	吡哆素 /μg	45~300
碳水化合物 /g	11.6~13.2	钴胺素 /μg	0.1~0.77
钠 /mg	69~115	叶酸 /μg	35~100
钾 /mg	66~132	L- 抗坏血酸 /mg	11~46
氯 /mg	105~177	生物素 /μg	1.7~16.5
钙 /mg	120~140	维生素 A/μg RE，1μg RE =3.33IU	400~1 000
磷 /mg	60~90	维生素 D/(IU·d⁻¹)	800~1 000
镁 /mg	8~15	维生素 E/mg	2.2~11
铁 /mg	2~3	维生素 K₁/μg	4.4~2.8
锌 /mg	1.1~2.0	核苷酸 /mg	NS
铜 /μg	100~132	胆碱 /mg	8~55
硒 /μg	5~10	肌醇 /mg	4.4~53
锰 /μg	≤27.5		

2. 矿物质　纯母乳喂养应从 2~4 周龄开始补铁，剂量 2~4mg/(kg·d) 元素铁，直至 1 周岁。钙推荐摄入量 90~120mg/(kg·d)，磷 60~90mg/(kg·d)（表 21-2-1）。所有矿物质补充量包括配方奶、母乳强化剂、食物和铁钙磷制剂中的含量。

二、母乳和肠内营养制剂

(一) 母乳

母乳喂养有助于早产儿尽快建立肠道营养、减少住院期间感染及坏死性小肠结肠炎等疾病的发生，并有利于远期神经系统发育。世界卫生组织等积极倡导在新生儿重症监护病房进行母乳喂养，首选生母母乳喂养，其次为捐赠母乳，以降低早产相关疾病的发生率。出院后母乳仍为早产儿的首选喂养方式，并至少持续母乳喂养至 6 月龄以上。

(二) 母乳强化剂

母乳中加入母乳强化剂可提高母乳中部分营养素的含量及能量密度，满足早产儿的生长发育需求。推荐出生体重<1 800g 的早产儿使用母乳强化剂。宫外生长迟缓(extra uterine growth retardation，EUGR) 早产儿、尚未完成追赶生长的

小于胎龄早产儿、因疾病状况限制液体入量的早产儿、出院后早期生长落后的早产儿，考虑使用母乳强化剂。对于有母乳强化剂使用指征的早产儿，建议母乳喂养量达 50~100ml/(kg·d) 时开始使用母乳强化剂，需注意早产儿个体差异。出生早期不具备母乳强化剂使用指征的早产儿，如后期出现生长落后或因疾病限制液体入量而需要使用相对高能量密度喂养物时，可择时使用。母乳强化从半量强化开始，如早产儿耐受半量强化，3~5 天内应达到标准的足量强化；如早产儿对母乳强化剂耐受性差，可适当延长达到足量强化的时间。早产儿出院后营养强化及时间需根据生长状况决定及调整。根据体格生长状况决定何时停用母乳强化剂，通常停用标准为体重、身长及头围达到相同校正月龄、同性别婴儿测定值的第 25~50 百分位(P25~P50)，同时还需考虑个体生长指标增长速率，但也需注意避免身长的体重(体重 / 身长)>P90。对于小于胎龄早产儿各指标达到 P10 即可，继续追赶生长在后期逐渐完成。

(三) 早产儿配方

适用于胎龄<34 周、出生体重<2 000g 的

早产儿在住院期间应用。与普通婴儿配方相比，早产儿配方增加了能量密度及蛋白质等多种营养素，以满足早产儿在出生后早期生长代谢的需求。

（四）早产儿出院后配方

适用于早产儿出院后持续喂养。出院时仍有生长迟缓的早产儿，建议定期监测生长指标以做出个体化喂养方案选择，生长指标达到生长曲线图的第 25~50 百分位左右（用校正年龄），可以转换成普通配方。

（五）标准婴儿配方

适用于胃肠道功能发育正常胎龄的足月新生儿或胎龄≥34 周且体重≥2kg 的早产儿。

（六）水解蛋白配方和游离氨基酸配方

游离氨基酸配方由于其渗透压高，不适用于早产儿。不耐受整蛋白配方乳喂养的肠道功能不全（如短肠、小肠造瘘等）者，可选择不同蛋白水解程度的配方。水解蛋白配方虽然其营养成分不适合早产儿喂养，但当发生喂养不耐受或内外科并发症时可以考虑短期应用。

三、喂养方式

（一）喂养指征

无先天性消化道畸形及严重疾病，但血流动力学相对稳定者应尽早开始喂养。出生体重>1 000g、病情相对稳定者可于出生后 12 小时内开始喂养。有严重围产窒息（Apgar 评分 5 分钟<4 分）、脐动脉插管或超低出生体重儿（出生体重<1 000g）可适当延迟开始喂养时间至 24~48 小时。

（二）肠道喂养禁忌证

先天性消化道畸形等原因所致消化道梗阻；怀疑或诊断 NEC；血流动力学不稳定（如需要液体复苏或血管活性药多巴胺）、各种原因所致多器官功能障碍等情况下暂缓喂养。

（三）喂养途径

喂养方式的选择取决于吸吮、吞咽、呼吸和三者间协调的发育成熟度。

1. 经口喂养　适用于胎龄≥32~34 周以上、吸吮和吞咽功能较好、病情稳定、呼吸<60 次/min

的早产低体重儿。

2. 管饲喂养　适用于胎龄<32~34 周、吸吮和吞咽功能不协调或由于疾病因素不能直接喂养的早产低体重儿。

（四）管饲途径

1. 口/鼻胃管喂养　是管饲营养的首选方法。喂养管应选用内径小而柔软的硅胶或聚亚胺酯导管。

2. 胃造瘘术/经皮内镜胃造口术（percutaneous endoscopic gastrostomy，PEG）　适用于长期管饲、食管气管瘘和食管闭锁等先天性畸形、食管损伤和生长迟缓。

3. 经幽门/幽门后喂养　包括鼻十二指肠、鼻空肠、胃空肠和空肠造瘘/经皮空肠造瘘，适用于上消化道畸形、胃动力不足、吸入高风险、严重胃食管反流。

（五）管饲方式

1. 推注法　适合于较成熟、胃肠道耐受性好、经口/鼻胃管喂养的早产儿，但不宜用于胃食管反流或胃排空延迟者。需注意推注速度。

2. 间歇输注法　每次输注时间应持续 30 分钟~2 小时（建议应用输液泵），根据患儿肠道耐受情况间隔 1~4 小时输注。适用于胃食管反流、胃排空延迟和有肺吸入高危因素的患儿。

3. 持续输注法　持续 20~24 小时用输液泵输注喂养法，输液泵中的配方奶应每 3 小时内进行更换。此方法仅建议用于上述两种管饲方法不能耐受的早产儿。

（六）微量喂养

适用于无肠道喂养禁忌证，但存在胃肠功能不良的早产儿，其目的是促进胃肠道功能成熟，改善喂养耐受性，不属于营养性喂养。应生后尽早开始，以输液泵持续或间歇输注法经鼻胃管输注配方奶或母乳 10~20ml/(kg·d)，可持续 3~5 天。

（七）管饲喂养的添加速度

应根据早产儿的喂养耐受情况个体化增加奶量，并根据胎龄和出生体重缩短或延长间歇时间（表 21-2-2）。

表 21-2-2　早产儿管饲喂养用量与添加速度　　　　　　　　单位：ml/（kg·d）

出生体重 /g	喂养种类	间隔时间	起始速度	增加速度	最终喂养量
<750	母乳 /PF12/PF24	C/I, q.2h.	≤10,共 1 周	15	150
750~1 000	母乳 /PF24	C/I, q.2h.	10	15~20	150
1 001~1 250	母乳 /PF24	C/I, q.2h.	10	20	150
1 251~1 500	母乳 /PF24	q.3h.	20	20	150
1 501~1 800	母乳 /PF24	q.3h.	30	30	150
1 801~2 500	母乳 /PDF	q.3h.	40	40	165
>2 500	母乳 / 足月儿奶	q.4h.	50	50	180

注：母乳喂养不推荐持续喂养，可从 1ml,q.12h.,开始逐渐过渡为 q.2~3h.。C,持续喂养；I,间隙喂养；PF,早产儿配方；PF12,指热量 40kcal/100ml；PF24,指热量 80kcal/100ml；PDF,出院后配方。

（八）喂养耐受性评估

胎龄<32 周或出生体重<1 500g 的早产儿常发生喂养不耐受，临床表现为胃残余量超过前一次喂养量的 50%,伴有呕吐和 / 或腹胀,喂养计划失败,包括减少、延迟或中断肠内喂养。可能与早产致肠道发育不成熟有关,也可能是 NEC 或败血症等严重疾病的早期临床表现。不推荐通过测量腹围或观察胃残余物的颜色来诊断喂养不耐受。重新开始喂养推荐首选母乳喂养,母乳不足或缺乏情况下,推荐使用早产儿配方奶,不推荐常规使用水解蛋白或氨基酸配方奶,仅对极重度喂养不耐受时可考虑使用,不推荐常规使用低乳糖配方奶或乳糖酶。

（九）肠内营养的监测

肠内营养的监测见表 21-2-3。

表 21-2-3　肠内营养监测

	监测项目	开始时	稳定后
摄入量	能量 /（kcal·kg^{-1}）	q.d.	q.d.
	蛋白质 /（g·kg^{-1}）	q.d.	q.d.
喂养管	喂养管位置	q.8h.	q.8h.
	鼻腔口腔护理	q.8h.	q.8h.
	胃 / 空肠造瘘口护理	q.d.	q.d.
临床症状、体征	胃潴留	每次喂养前	每次喂养前
	大便次数 / 性质	q.d.	q.d.
	呕吐	q.d.	q.d.
	腹胀	q.d.	q.d.
体液平衡	出入量	q.d.	q.d.
生长参数	体重 /kg	q.d.~q.o.d.	b.i.w.~t.i.w.
	身长 /cm	q.w.	q.w.
	头围 /cm	q.w.	q.w.
实验室检查	血常规	q.w.	q.w.
	肝功能	q.w.	q.w.
	肾功能	q.w.	q.w.
	血糖	q.d.~t.i.d.	q.w.
	电解质	p.r.n.	p.r.n.
	粪常规 + 隐血实验	p.r.n.	p.r.n.
	大便 pH	p.r.n.	p.r.n.
	尿比重	p.r.n.	p.r.n.

注：q.d.,每日 1 次；q.8h.,每 8 小时 1 次；q.o.d.,每 2 日 1 次；q.w.,每周 1 次；b.i.w.,每周 2 次；t.i.w.,每周 3 次；t.i.d.,每日 3 次；p.r.n.,必要时。

第三节　肠外营养支持

一、能量

早产儿出生第 1 天,应提供至少 45~55kcal/kg 以满足最低能量需求。极低出生体重儿生理性体重减轻至最低点后,每天增重目标为 17~20g/(kg·d),以防止生长落后。为了使极低出生体重儿瘦体重接近宫内增长,应提供 90~120kcal/(kg·d) 的能量摄入量。

二、氨基酸

早产儿生后第 1 天就应该给予氨基酸,补充量至少 1.5g/(kg·d) 以达到合成代谢需求。早产儿生后 2 天起肠外营养中氨基酸供给量应达到 2.5~3.5g/(kg·d),并保证非蛋白能量摄入 >65kcal/(kg·d) 和充足的微量营养素。除外临床试验,早产儿肠外营养氨基酸的供给量不应高于 3.5g/(kg·d)。早产儿应给予具有生物活性的半胱氨酸 50~75mg/(kg·d),但更高的剂量并不能改善预后。早产儿酪氨酸供给量的下限应为 18mg/(kg·d)。早产儿每日适宜的酪氨酸摄入量为 94mg/kg。补充精氨酸可预防早产儿新生儿 NEC 的发生。

三、脂肪乳剂

无论是全肠外营养还是肠外肠内营养联合应用,静脉脂肪乳剂(intravenous lipid emulsions,ILE)都是患儿肠外营养不可缺少的组成部分。早产儿可在出生后立即使用脂肪乳剂,不应晚于生后 2 天。早产儿的肠外脂肪乳剂摄入量不应超过 4g/(kg·d)。为预防早产儿必需脂肪酸缺乏,可给予最低含 0.25g/(kg·d) 亚油酸的脂肪乳剂。对于目前

可应用于儿科的 ILE,该剂量亦可保证充足的亚麻酸摄入。对于接受长时间肠外营养的早产儿,不应使用纯大豆油配方 ILE,含或不含鱼油的混合 ILE 应作为首选。早产儿使用 ILE 时应采取有效的避光措施。早产儿应用 ILE 应连续输注 >20 小时。

四、碳水化合物

肠外营养中葡萄糖供给量应在满足能量需求与过渡喂养或葡萄糖超载风险、疾病不同进展阶段(急性期、稳定期、恢复期)、肠内及肠外营养中宏量营养素的量,以及非营养途径给予的葡萄糖剂量(如药物治疗)之间达到平衡。应避免摄入过量的葡萄糖,防止发生高血糖,引起脂肪合成和脂肪组织沉积增加,以及相关的肝脏脂肪变性和肝脏生成极低密度脂蛋白甘油三酯水平增加,或可能导致 CO_2 产量和分钟通气量增加。早产儿肠外营养中葡萄糖的推荐量以 mg/(kg·min)[g/(kg·d)]为单位:早产儿第 1 天开始剂量 4~8(5.8~11.5),第 2 天起的 2~3 天逐渐增加至目标量 8~10(11.5~14.4),最低量 4(5.8),最高量 12(17.3)。高血糖与发病率和病死率增加有关,新生儿重症监护病房(NICU)患儿应避免血糖 >8mmol/L(145mg/dl)。NICU 患儿如血糖反复 >10mmol/L(180mg/dl),调整葡萄糖输注速度无效时应使用胰岛素治疗。

五、液体和电解质

对于 ELBW 和 VLBW 早产儿,考虑到他们的身体含水量较高及液体超负荷等相关并发症,出生后早期可接受的体重下降范围在 7%~10%。逐渐增加早产儿出生后液体摄入量(表 21-3-1 和表 21-3-2)。

表 21-3-1　不同出生体重早产儿不同的日龄液体和电解质需要量

	第 1 天	第 2 天	第 3 天	第 4 天	第 5 天
液体 /[ml·(kg·d)⁻¹]					
≥1 500g	60~80	80~100	100~120	120~140	140~160
(1 000g~1 500g)	70~90	90~110	110~130	130~150	160~180
<1 000g	80~100	100~120	120~140	140~160	160~180

续表

	第1天	第2天	第3天	第4天	第5天
钠 / [mmol·(kg·d)$^{-1}$]					
≥1 500g	0~2(3)	0~2(3)	0~3	2~5	2~5
<1 500g	0~2(3)	0~2(3)	0~5(7)	2~5(7)	2~5(7)
钾 / [mmol·(kg·d)$^{-1}$]	0~3	0~3	0~3	2~3	2~3
氯 / [mmol·(kg·d)$^{-1}$]	0~3	0~3	0~3	2~5	2~5

表 21-3-2   不同出生体重早产儿不同时期的液体和电解质需要量

	液体 / [ml·(kg·d)$^{-1}$]	钠 / [mmol·(kg·d)$^{-1}$]	钾 / [mmol·(kg·d)$^{-1}$]	氯 / [mmol·(kg·d)$^{-1}$]
过渡期(第二阶段)				
≥1 500g	140~160	2~5	1~3	2~5
<1 500g	140~160	2~5(7)	1~3	2~5
稳定生长期(第三阶段)				
≥1 500g	140~160	3~5	1~3	3~5
<1 500g	140~160	3~5(7)	2~5	3~5

六、钙、磷和镁

早产儿肠外营养中钙、磷和镁的推荐摄入量见表 21-3-3。

七、维生素和微量元素

早产儿应补充充足的微量营养素,以避免发生微量营养素缺乏并影响生长发育。推荐应用小儿专用维生素和微量元素制剂(表 21-3-4 和表 21-3-5)。

八、肠外营养的监测

肠外营养的监测见表 21-3-6。

表 21-3-3   早产儿肠外营养中钙、磷和镁的推荐摄入量

单位: mmol/(kg·d),括号内为 mg/(kg·d)

年龄	钙	磷	镁
出生早期的早产儿	0.8~2.0(32~80)	1.0~2.0(31~62)	0.1~0.2(2.5~5.0)
生长中的早产儿	2.5~3.5(100~140)	2.5~3.5(77~108)	0.2~0.3(5.0~7.5)

表 21-3-4   早产儿肠外营养每日所需维生素推荐量

维生素	早产儿	维生素	早产儿
脂溶性维生素		维生素 B$_2$	0.15~0.2mg/(kg·d)
维生素 A[*]	700~1 500IU/(kg·d) 或 227~455IU/(k·d)	维生素 B$_6$	0.15~0.2mg/(kg·d)
维生素 D[*]	200~1 000IU/d 或 80~400IU/(kg·d)	烟酸	4~6.8mg/(kg·d)
维生素 E[*]	2.8~3.5mg/(kg·d) 或 2.8~3.5IU/(kg·d)	维生素 B$_{12}$	0.3μg/(kg·d)
维生素 K	10μg/(kg·d)	泛酸	2.5mg/(kg·d)
水溶性维生素		生物素	5~8μg/(kg·d)
维生素 C	15~25mg/(kg·d)	叶酸	56μg/(kg·d)
维生素 B$_1$	0.35~0.50mg/(kg·d)		

注:[*]1μg 视黄醇当量(RE)=1μg 全反式视黄醇 =3.3IU 维生素 A;10μg 维生素 D=400IU;2.8mg α 生育酚 =2.8IU 维生素 E。

表 21-3-5　早产儿肠外营养每日所需微量元素推荐量

微量元素	早产儿 [μg·(kg·d)$^{-1}$]
铁	200~250
锌	400~500
铜	40
碘	1~10
硒	7
锰	≤1
钼	1

表 21-3-6　肠外营养监测

	监测项目	第 1 周	稳定后
摄入量	能量 /(kcal·kg^{-1})	q.d.	q.d.
	蛋白质 /(g·kg^{-1})	q.d.	q.d.
临床体征观察	皮肤弹性	q.d.	q.d.
	黄疸、水肿	q.d.	q.d.
生长参数	体重	q.d.~q.o.d.	b.i.w.~t.i.w.
	身长	q.w.	q.w.
	头围	q.w.	q.w.
体液平衡	出入量	q.d.	q.d.
实验室检查	血常规	b.i.w.~t.i.w.	q.w.~b.i.w.
	血钠、钾、氯	b.i.w.(或调整电解质用量后第 1d)	q.w.(或调整电解质用量后第 1d)
	血钙	b.i.w.	q.w.
	血磷、镁	q.w.	p.r.n.
	微量元素	p.r.n.	p.r.n.(肝肾功能不全、长期应用肠外营养)
	肝功能	q.w.	q.w.~q.o.w.
	肾功能	q.w.	q.w.~q.o.w
	血浆甘油三酯、总胆固醇	q.w.	p.r.n.
	血糖	q.d.~q.i.d.	p.r.n.(调整配方后或有临床低 / 高血糖症状)
	尿糖(无法监测血糖时)	同上	同上
中心静脉导管监测	渗出	b.i.d.~t.i.d.	b.i.d.~t.i.d.
	肢体肿胀	b.i.d.~t.i.d	b.i.d.~t.i.d.
	肤色	b.i.d.~t.i.d.	b.i.d.~t.i.d.

注:血脂测定标本采集前 6h 内,应暂停输注含脂肪乳剂营养液;q.d.,每日 1 次;q.o.d.,每 2 日 1 次;q.w.,每周 1 次;b.i.w.,每周 2 次;t.i.w.,每周 3 次;q.o.w.,每 2 周 1 次;b.i.d.,每日 2 次;t.i.d.,每日 3 次;p.r.n.,必要时。

九、肠外营养相关并发症

肠外营养相关并发症包括：①中心静脉导管相关血行性感染：长期应用肠外营养比短期者更易发病。②代谢紊乱：如高血糖、低血糖、高甘油三酯血症、代谢性骨病。尤其应注意早产儿和长期应用者发生骨质减少。③肝脏并发症：如胆汁淤积、肝损害。与肠外营养持续时间、NEC 和败血症有关，而与静脉高剂量蛋白质无关。尽早建立肠内营养可以降低胆汁淤积发病率和严重程度。

十、小结

总之，早产、低出生体重儿的营养管理目标是满足生长发育的需求，促进各组织器官的成熟，预防营养缺乏和过剩，保证神经系统的发育，利于远期健康。

【思考题】

1. 早产低出生体重儿是指：
   A. 胎龄<32 周，出生体重<1 500g
   B. 胎龄<32 周，出生体重>1 500g
   C. 胎龄<37 周，出生体重<2 500g
   D. 胎龄<37 周，出生体重>2 500g

2. 母乳强化剂适用于（　　　）的早产儿使用。
   A. 出生体重<1 800g
   B. 出生体重>1 800g
   C. 出生体重<2 500g
   D. 出生体重>2 500g

3. 对于有母乳强化剂使用指征的早产儿，建议母乳喂养量达（　　　）时开始使用母乳强化剂。
   A. 50~60ml/(kg·d)
   B. 50~80ml/(kg·d)
   C. 60~80ml/(kg·d)
   D. 80~100ml/(kg·d)

4. 肠外营养相关并发症包括：
   A. 中心静脉导管相关血流感染
   B. 代谢紊乱，如高血糖、低血糖、高甘油三酯血症、代谢性骨病
   C. 肝脏并发症，如胆汁淤积、肝损害
   D. 以上都是

5. 营养评估包括：
   A. 体格测量
   B. 血生化指标
   C. 临床表现和体征
   D. 营养摄入
   E. 以上都是

参考答案：1. C；2. A；3. B；4. D；5. E。

【参考文献】

[1] 中华医学会肠外肠内营养学分会儿科学组,中华医学会儿科学分会新生儿学组,中华医学会小儿外科学分会新生儿外科学组,等. 中国新生儿营养支持临床应用指南. 中华小儿外科杂志, 2013, 34 (10): 782-787.

[2] AGOSTONI C, BUONOCORE G, CARNIELLI VP, et al. Enteral nutrient supply for preterm infants: commentary from the European Society of Paediatric Gastroenterology, Hepatology and Nutrition Committee on Nutrition. J Pediatr Gastroenterol Nutr, 2010, 50 (1): 85-91.

[3] 《中华儿科杂志》编辑委员会, 中华医学会儿科学分会儿童保健学组, 中华医学会儿科学分会新生儿学组. 早产、低出生体重儿出院后喂养建议. 中华儿科杂志, 2016, 54 (1): 6-12.

[4] MIHATSCH W, THOME U, SAENZ DEPM. Update on Calcium and Phosphorus Requirements of Preterm Infants and Recommendations for Enteral Mineral Intake. Nutrients, 2021, 13 (5): 1470.

[5] 早产儿母乳强化剂使用专家共识工作组,《中

华新生儿科杂志》编辑委员会. 早产儿母乳强化剂使用专家共识. 中华新生儿科杂志 (中英文), 2019, 34 (5): 321-328.

［6］GROH-WARGO S, SAPSFORD A. Enteral nutrition support of the preterm infant in the neonatal intensive care unit. Nutr Clin Pract, 2009, 24 (3): 363-376.

［7］中国医师协会新生儿科医师分会循证专业委员会. 早产儿喂养不耐受临床诊疗指南 (2020). 中国当代儿科杂志, 2020, 22 (10): 1047-1055.

［8］LI YF, LIN HC, TORRAZZA RM, et al. Gastric residual evaluation in preterm neonates: a useful monitoring technique or a hindrance？. Pediatr Neonatol, 2014, 55 (5): 335-340.

［9］欧洲儿科胃肠肝病与营养学会, 欧洲临床营养与代谢学会, 欧洲儿科研究学会, 等. 儿科肠外营养指南 (2016

版) 推荐意见节译. 中华儿科杂志, 2018, 56 (12): 885-896.

［10］JOCHUM F, MOLTU SJ, SENTERRE T, et al. ESPGHAN/ESPEN/ESPR/CSPEN guidelines on pediatric parenteral nutrition: Fluid and electrolytes. Clin Nutr, 2018; 37 (6 Pt B): 2344-2353.

［11］DOMELLÖF M, SZITANYI P, SIMCHOWITZ V, et al. ESPGHAN/ESPEN/ESPR/CSPEN guidelines on pediatric parenteral nutrition: Iron and trace minerals. Clin Nutr, 2018, 37 (6 Pt B): 2354-2359.

［12］中华医学会肠外肠内营养学分会. 多种微量元素制剂临床应用专家共识. 中华外科杂志, 2018, 56 (3): 168-176.

［13］EMBLETON NICHOLAS D. 早产儿的 15 分钟营养评估法: ABCDE. 中华围产医学杂志, 2021, 24 (9): 646-650.

（顾莹芬　洪　莉）

第二十二章　食物过敏的营养支持治疗

掌握:食物过敏患儿的营养评估和营养治疗原则。
熟悉:食物过敏患儿的过敏进展评估和食物再引入。
了解:特殊食物过敏患儿的营养管理原则。

食物过敏(food allergy,FA)在世界范围内非常普遍,已经成为一个主要的公共卫生问题。食物过敏是一种免疫学机制介导的食物不良反应,即一种或多种特定食物成分进入人体后使机体致敏,再次反复进入导致机体对之产生异常或过强的免疫反应。其产生机制包括免疫球蛋白E(immunoglobulin E,IgE)介导、非IgE介导和混合型。在过去的二三十年中,全球食物过敏的患病率呈现上升趋势,根据世界过敏组织的数据,西方发达国家学龄前儿童食物过敏患病率高达10%,婴幼儿和儿童发生更常见。食物过敏可导致人体生理功能紊乱和/或组织损害,主要累及消化系统、呼吸系统、皮肤、心血管系统、神经系统等,分为轻中度和重度食物过敏(发生生长发育迟缓、贫血、低蛋白血症等)。食物过敏不仅影响患儿生活质量,也给家庭和社会带来沉重的经济负担,因此早期发现食物过敏患儿的代谢改变和营养问题,给予客观、准确、全面的营养风险评估、营养评估和过敏进展评估,给予早期、合理、全面的营养支持治疗和纵向随访,对于改善食物过敏患儿的预后和长期生活质量有重要意义。

第一节　常见食物过敏原及其营养素

绝大多数的食物过敏原为蛋白质或糖蛋白,存在年龄、地域、制作方式和种族差异。婴幼儿常见过敏食物为牛奶、鸡蛋、花生、坚果、大豆、小麦、鱼、虾等8种食物,均富含各种重要的营养素(表22-1-1)。年长儿常见的过敏食物为水果、蔬菜、鱼、虾、花生等,与此期儿童的饮食成分改变相关。苹果、桃子、李子、柠檬、西瓜、香蕉或杏等水果的致敏成分主要分布在果皮,可引起部分儿童出现口腔过敏症,表现为口腔黏膜瘙痒或水肿。

表 22-1-1　常见过敏原食物的营养素状况

食物	富含的营养素
牛奶	Vit A、Vit D、Vit B$_2$、Vit B$_{12}$、钙、磷
贝类	锌、碘
乳糖	Vit A、Vit D、钙、镁、磷
花生	Vit E、镁
鸡蛋	Vit A、Vit D、Vit E、Vit B$_2$、硒、碘
坚果	不同坚果营养素不同
芝麻	Vit E、钙、钾、磷、铁
小麦	Vit B$_1$、Vit B$_2$、钙、铁
鱼	Vit A、Vit D、钙、磷
大豆	Vit B$_1$、Vit B$_2$、钙、磷、镁、铁、锌

在全球范围内,牛奶、鸡蛋是最常见的过敏食物。在北美及欧洲国家,花生、坚果、贝类、鱼也是常见过敏食物,在亚洲,如日本、中国、韩国等国家,小麦和荞麦过敏则更为常见。

相同种类的食物过敏原之间存在交叉过敏反应,例如,牛乳、羊奶、马奶等其他动物乳中均含有酪蛋白、α- 乳清蛋白、β- 乳球蛋白等蛋白质成分,牛奶过敏儿童摄入羊奶或其他动物乳制品时,可能发生过敏反应。植物过敏原食物之间的交叉过敏反应更为普遍,如苹果过敏原 Mald 4 蛋白与桃、芒果、甜樱桃、草莓中的前纤维蛋白氨基酸序列同源性达 88% 以上,空间构象相似,苹果过敏的儿童在进食桃、芒果、甜樱桃和草莓的时候可能发生交叉反应。不同种类食物过敏原之间也会发生交叉过敏,因为具有相似功能的一些保守蛋白质可存在于不同的物种中。如半乳 αS1- 酪蛋白和大豆 GlymBd 60K

蛋白序列的相似性有 39%,可以产生交叉免疫反应。常见食物交叉过敏反应见表 22-1-2。

表 22-1-2　发生交叉过敏反应的常见食物

过敏食物	交叉过敏风险食物	交叉过敏率
一种豆类,如花生	其他豆类:豌豆、扁豆、黄豆	5%
一种木本坚果,如胡桃	其他木本坚果:巴西豆、腰果、榛子	37%
一种鱼类,如鲑鱼	其他鱼:剑鱼、鳎目鱼	50%
一种甲壳类,如虾	其他甲壳类:蟹、龙虾	75%
一种谷物,如小麦	其他谷物:大麦、黑麦	20%
牛奶	牛肉、含牛肉的汉堡	10%
牛奶	羊奶、山羊肉	92%
牛奶	马奶、马肉	4%

第二节　食物过敏的临床表现及诊断

食物过敏症状常表现于皮肤和消化道,很少单独出现呼吸道症状。严重过敏反应可在暴露于可疑过敏原后数分钟或数小时内症状快速进展,一般累及 2 个系统以上,如呼吸或心血管系统,治疗不及时可导致死亡。一旦发生严重过敏反应,如消化道(痉挛性腹痛、呕吐、腹泻等)、皮肤及黏膜(突发全身性荨麻疹、瘙痒、脸红、唇 - 舌 - 悬雍垂肿胀等)、呼吸系统(喘鸣、哮喘、呼吸费力、持续剧烈咳嗽、发绀等)、心血管系统(低血压、心律失常、晕厥等)症状,应即刻抢救。常见食物过敏在各个系统 / 器官的临床表现见表 22-2-1,不同免疫类型的食物过敏在不同的器官系统表现出不同的临床症状(表 22-2-2)。

表 22-2-1　常见食物过敏在各个系统的临床表现

各系统 / 器官	表现
皮肤	红斑、荨麻疹、血管性水肿、瘙痒、灼热感、湿疹
黏膜	结膜充血和水肿、瘙痒、流泪、睑缘水肿
	流涕、鼻塞、打喷嚏
	口腔、咽部、嘴唇、舌头有不适感或肿胀
呼吸系统	咽喉不适、发痒或紧绷感;声音嘶哑、吞咽困难、咳嗽、喘息、胸闷、呼吸困难、发绀
消化系统	恶心、呕吐、腹痛、腹泻、便血
神经系统	头痛、乏力、易激怒、意识障碍、大小便失禁
循环系统	血压降低、心动过速、心动过缓、心律不齐、四肢发冷、面色苍白(周围循环衰竭)

表 22-2-2　不同免疫类型的食物过敏疾病及临床表现

免疫类型	主要疾病和临床表现
IgE 介导	口腔过敏综合征:与花粉相关的口腔过敏综合征表现为嘴唇、上颚、舌头及口咽部的瘙痒等,主要发生在口腔黏膜接触新鲜水果和蔬菜之后。经过烹饪后,一般不会出现这一现象。植物花粉和水果之间的交叉免疫反应是该临床综合征的原因。如对花粉过敏的患儿,在摄入苹果、梨、芹菜、胡萝卜或是桃子时,就可能会出现过敏症状
	严重过敏反应:是速发型超敏反应中最为严重的形式,一般同时累及 2 个系统以上。包括低血压、荨麻疹、血管神经性水肿、呼吸系统受损(包括喉头水肿)和胃肠道症状(如疼痛、呕吐及腹泻)等。常见过敏食物是花生、坚果或海鲜
	荨麻疹
	血管神经性水肿
混合 IgE 或非 IgE 介导	嗜酸性粒细胞性食管炎:5 岁以下儿童表现为拒食、反流、呕吐、腹部症状和生长缓慢。随年龄增长,吞咽困难和食物嵌入等症状越来越常见
	嗜酸性胃炎
	嗜酸性胃肠炎
	特应性皮炎
	注:这些疾病的特征在于嗜酸性粒细胞浸润食道、胃或肠黏膜。往往表现为呕吐、腹部疼痛、体重减轻及增长障碍等。内镜检查和活组织检查可诊断
非 IgE 介导	食物蛋白诱导的小肠结肠炎
	食物蛋白诱导的肠病
	食物蛋白诱导性小肠结肠炎综合征(food protein-induced enterocolitis,FPIES):1 岁内好发,在摄入致病物后数小时出现呕吐和 / 或腹泻等症状。有些儿童呈现濒死状态、休克及代谢性酸中毒。致病食物是牛奶或大豆,肉类、蔬菜和谷物也与该病有关
	疱疹样皮炎
	注:这些疾病被认为是由不涉及 IgE 的其他免疫机制所致。典型症状包括反复呕吐或腹泻。在婴儿期,往往与牛奶蛋白或大豆蛋白过敏有关

食物过敏的诊断主要依据临床病史、体格检查,以及相关食物过敏的评估检查。病史主要包括发病时间、过敏症状、喂养或进食情况(食物种类、摄入量及时间、暴露途径)、有无减轻或加重因素、过敏史或家族史等情况。检测方法主要包括皮肤点刺试验(skin prick test,SPT)、血清特异性 IgE (sIgE)检测、斑贴试验(atopy patch test,APT)、食物激发试验(oral food challenge,OFC)、双盲安慰剂对照的食物激发试验(double blind placebo-controlled food challenge,DBPCFC)、消化内镜等方法。具体可疑食物过敏的评估流程见图 22-2-1。食物过敏症状无特异性,临床需与感染性疾病、外科急腹症等鉴别,包括食物不良反应、消化道疾病、肠套叠,以及由解剖学、神经系统异常、酶缺乏、代谢性疾病、毒素胃肠道感染导致的各种疾病。

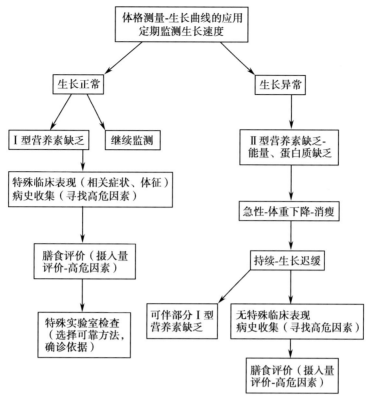

图 22-2-1 对可疑食物过敏的评估流程

第三节 食物过敏的营养不良风险及风险评估

对处于生长发育期的儿童而言,所有的宏量营养素、微量营养素和液体都是非常关键的。一般来说,食物过敏的儿童对于营养的需求和正常儿童一样。但部分食物过敏可致患儿喂养困难、恐惧进食、消化功能紊乱影响生长发育;一些不当的饮食回避、不良的饮食行为导致食物过敏患儿出现钙、维生素 D、铁和锌等关键营养素的摄入不足、营养失衡或生长受限。研究显示约20%的食物过敏儿童可发生生长迟缓和营养不良,需要增加热量和蛋白质的摄入,以满足其追赶性生长的需求。

食物过敏患儿如有以下状况:诊断过晚、早期发病、多种食物过敏、处于疾病活动期、持续肠道炎症(亚临床)、回避过多食物、持续回避高营养价值食物(牛奶、鸡蛋)、个人饮食管理依从性差、不愿意扩展饮食范围、过度自我限制饮食,导致患儿发生低体重、消瘦、生长迟缓/矮小的风险更高,多种食物过敏比单一食物过敏的患儿体重更低、身高更

矮。原因可能在于:①过度、长期回避导致患儿被动和主动的食物/营养素摄入更少,导致热量和营养素极度不足;②食物过敏并发的炎症反应导致患儿体内的内分泌功能紊乱,使有关小儿生长的激素分泌不足或抵抗,导致患儿生长缓慢或生长障碍;③食物过敏随年龄增长可能发生、发展为其他特应性疾病(哮喘、变应性皮炎)或功能性胃肠病,需要更高的热量和蛋白质需求,从而加剧营养风险。

对营养不良风险的评估可以采用营养发育状态风险筛查量表(STRONGkids)、儿科营养不良评估筛查工具(Screening Tool for the Assessment of Malnutrition in Pediatrics,STAMP)、Yorkhill 儿科营养不良筛查工具(Peadiatric Yorkhill Malnutrition Score,PYMS)、儿科营养风险评分(Pediatric Nutritional Risk Score,PNRS)等。对于食物过敏儿童营养不良的风险评估可以简单询问几个问题见表22-3-1。

表 22-3-1　食物过敏儿童营养不良风险评估表

问题	结论
需要回避几种食物?	需要回避的食物越多,风险越大
对营养素有什么影响?	随着下列受影响营养素的种类增加,发生营养不良的风险会随之增加
	能量
	蛋白质
	脂肪
	微量营养素
是否存在影响食物摄入的其他因素?	如果有其他医学或心理上会影响摄入量的疾病,风险会增加
	吞咽/咀嚼困难
	心理疾病影响摄入量
	喂养障碍

第四节　食物过敏的营养评估

为避免患儿在回避食物后发生医源性营养不良,可依序开展病史询问、体格检查、体格测量、膳食评估、临床和实验室生化评估。食物过敏营养评估流程参考图 22-4-1。

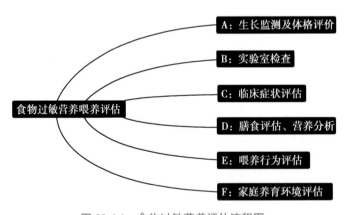

图 22-4-1　食物过敏营养评估流程图

一、生长监测与体格评价

营养状况评估的最简单方法是体格生长评价。测量患者的身高和体重,完成生长曲线绘制,参照统一的体格生长标准(中国或世界卫生组织),评价食物过敏患儿的生长水平、生长速度和匀称度(表22-4-1)。如已发生营养不良则同时进行分型和程度的评估。营养不良的分型和分度见表22-4-2。

表 22-4-1　食物过敏儿童的生长检测

年龄段	<6月龄	6月龄~1岁	>1岁
频次	每月1次	每2月1次	每3~6月1次
内容	体重、身长、头围	体重、身长、头围	体重、身长
指标	生长水平、生长速度、匀称度、皮褶厚度		

表 22-4-2 食物过敏儿童营养不良的判断标准

分型	分度	
	中	重
低体重(同年龄下体重<-2 *SD*)	≤ -3 *SD*~-2 *SD*	≥ -3 *SD*
生长迟缓(同年龄下体重<-2 *SD*)	≤ -3 *SD*~-2 *SD*	≥ -3 *SD*
消瘦(同年龄下体重<-2 *SD*)	≤ -3 *SD*~-2 *SD*	≥ -3 *SD*

二、膳食评价和营养分析

为避免患儿在回避食物后发生医源性营养不良,需及时进行膳食评价及营养分析。定期的膳食评价及营养分析帮助判断患儿进食食物中各种营养素的摄入量、进食食物种类、不同餐次的营养分配是否达到该年龄段的要求,找到食物过敏患儿在膳食安排和营养配制方面的问题和影响因素。儿童膳食调查方法有 24 小时膳食回顾法、膳食史法、食物频数法、72 小时前瞻性膳食摄入资料调查或 72 小时即时性膳食摄入资料调查等。营养师可根据每种调查方法的特点,结合临床和科研需求进行选择运用(表 22-4-3)。

通过膳食调查,可以获得患儿的膳食营养素状况及食物种类的多样性。个体膳食营养素的判断标准见表 22-4-4。

表 22-4-3 食物过敏儿童的膳食调查方法

调查方法	特点	影响因素	质量控制
24 小时膳食回顾法	省力,简便易行。调查过程中不影响饮食和进餐,调查结果较为客观,反映日常膳食状况,可连续多天进行	被调查者记忆和调查者判断膳食内容、食物分量的能力	培训调查者的访谈技能、判断膳食内容和食物分量能力及掌握食物成分表,熟悉常见食物的烹调方法和特征
膳食史法:回顾目前或过去某个时期总体膳食情况	程序简单,可获得概括性的膳食信息,适用于膳食规律的个体或群体	方法费时;准确性不足;被调查对象表述的准确性	被调查者的有效选择
食物频数法:问卷形式获得某段时期内摄取食物的种类和频率	不强调摄取食物的量,为定性资料	适用性、有效性和准确性较受限,依赖被调查者的记忆,准确性差,有一定偏倚	被调查者的有效选择
前瞻性膳食摄入资料调查:称重记录法	不依赖被调查者的记忆,获得的数据可靠,准确性高	食物制作人配合情况,生/熟食物及剩余食物重量	培训食物制作人主动配合调查。仔细称量各种食物的生、熟重量,获得较准确的生重/熟重
前瞻性膳食摄入资料调查:记账或查账法	不依赖被调查者和调查者的记忆,遗漏食物少,操作较简单,适用于大样本调查	调查儿童年龄与人数差别	准确记录膳食与用餐人数是获得较准确结果的关键
即时性膳食摄入调查	有效避免回顾性调查队记忆和描述能力的依赖,省去称重等烦琐过程	对技术、设备要求较高	后方技术平台根据图谱估计摄入食物量

表 22-4-4 个体膳食营养状况判断标准

	DRI	结论	不足风险概率
平均摄入量	EAR	营养素摄入不足	>50%
	>EAR,但 ≤ RNI	营养素摄入不足	2.5%~50%
	≥ RNI	营养素摄入充足	
	>UL	警惕过量	

三、临床评估和实验室评估

临床评估非常重要。阳性的病史和查体对过敏判断的准确率大约50%，反复多次在进食同一食物后出现相同或类似的症状，就需要考虑食物过敏的可能性。根据进食后出现症状的时间早晚和程度可以帮助判断是 IgE、非 IgE 或混合型的食物过敏，以及轻中度或重度食物过敏。根据临床症状的发生、发展及演变，可以了解食物过敏受累的脏器或系统，也可以了解是否有湿疹、哮喘、鼻炎、营养不良等并发症发生。

根据患儿的临床表现和体征，结合前述的膳食调查，包括维生素和矿物质制剂补充情况的调查，临床医师可初步评估患儿是否存在宏量或微量营养素的缺乏或紊乱，可以开展有针对性的实验室评估，如检测血液和尿液中的血红蛋白、白蛋白、营养素、代谢产物、消化酶活性水平等生化血清学指标，以客观评估患儿的营养状况（表 22-4-5）。

表 22-4-5　实验室评估指标

样本	目标标志物
血液（血清、血浆、红细胞、白细胞）	营养素或相关代谢物或其他相关标志物水平 与营养素有关的血液成分或酶活性水平 异常代谢产物
尿液	营养素或代谢产物的排泄量 异常代谢产物

四、喂养行为评估

儿童早期是体格快速成长、认知和口腔运动发育的时期，也是建立良好喂养模式和喂养习惯的时期。据报道，40%~90% 的食物过敏儿童因为腹部不适存在喂养困难。食物过敏儿童在生后的第一年进行过食物回避，即使现在已经脱敏，患儿仍可能继续喂养困难，表现为厌恶进食及挑食。饮食回避改变了食物摄入的模式，变得单一和紧张，可能增加儿童或父母在用餐时的焦虑。饮食回避、喂养困难和食物过敏可以相互作用导致生长障碍。由于对新食物过敏反应的恐惧，父母常误认为自己的孩子对多种食物过敏，而采用不正确的饮食限制，使用不适当的食物替代品，却没有意识到孩子有可能只是因为喂养技能差和/或存在不良的喂养行为，导致患儿出现了喂养困难和生长障碍。

婴幼儿的饮食行为主要由家长引导，包括制备婴幼儿食物的行为、喂养时喂养者的行为、接受喂养时儿童的行为、喂养的环境等一系列复杂的行为。目前研究发现食物过敏可能影响家长的喂养行为及儿童的饮食行为。儿童喂养问卷（Child Feeding Questionnaire，CFQ）是为测量 2~11 岁儿童家长的喂养理念、态度和行为及其与幼儿食物接受模式，食物摄入量以及肥胖之间的关系。养育人喂养行为量表（Caregiver's Feeding Style Questionnaire，CFSQ）采用通用的家长喂养行为模型，是 CFQ 的延伸，通过反应子量表和喂养子量表将家长分型。家长喂养行为问卷（Parental Feeding Style Questionnaire，PFSQ）增加了 CFQ 没有的一些维度，是对 CFQ 的补充。综合喂养行为问卷（Comprehensive Feeding Practices Questionnaire，CFPQ）比较全面，条目较多。婴幼儿喂养行为问卷（Infant Feeding Style Questionnaire，IFSQ）是针对 2 岁以下婴幼儿的喂养行为问卷，效度较好。

五、家庭养育环境评估

良好的家庭养育环境对过敏患儿影响巨大。进食的食物种类、质地、大小是否符合患儿，是否有合适的餐具、餐桌和共餐氛围，进食中是否有情感交流、是否顺应性喂养，是否各司其职和相互信任，父母是否能顺应喂养（放任型、控制型、忽略型、应答型），对于患儿安全快乐进食有重要意义。进食评估可以采用"家庭养育环境评估量表"进行定期评估，不断改善家庭养育环境，具体内容见表 22-4-6。对于吸入性过敏的儿童应注意家庭环境的维护。

表 22-4-6　家庭养育环境评估问卷量表

我们家庭成员都总是相互给予最大的帮助和支持	□ 是	□ 否
家庭成员总是把自己的感情藏在心里不向其他家庭成员透露	□ 是	□ 否
家中经常吵架	□ 是	□ 否
在家中我们很少自己单独活动	□ 是	□ 否
家庭成员无论做什么都是尽力而为的	□ 是	□ 否
我们家经常谈论政治和社会问题	□ 是	□ 否
大多数周末和晚上家庭成员都是在家中度过,而不外出参加社交或娱乐活动	□ 是	□ 否
我们都认为不管有多大困难,子女应该首先满足老人的各种需求	□ 是	□ 否
家中较大的活动都是经过仔细安排的	□ 是	□ 否
家里人很少强求其他家庭成员遵守家规	□ 是	□ 否
在家里我们感到很无聊	□ 是	□ 否
在家里我们想说什么就说什么	□ 是	□ 否
家庭成员之间很少公开发怒	□ 是	□ 否
我们都非常鼓励家里人具有独立精神	□ 是	□ 否
为了有很好的前途,家庭成员都花了几乎所有的精力	□ 是	□ 否
我们很少外出听讲座、看戏或去博物馆及看展览	□ 是	□ 否
家庭成员常常外出到朋友家里去玩并一起吃饭	□ 是	□ 否

第五节　食物过敏进展评估

一、生活质量评估

食物过敏可能影响患者、其家庭成员及社会关系成员的生活质量。食物过敏会增加患病儿童及其家庭成员的焦虑情绪,降低他们的生活质量,主要表现在身体机能和社会活动受限、低自尊和家庭凝聚力较差等方面,具体内容见食物过敏生活质量问卷-家长量表(表 22-5-1)。随年龄增长,患儿在食物选择上的压力更大,对疾病的担忧程度更高,尤其过敏反应反复持续发生的患儿其生活质量更低。原因包括食品购买的经济负担增加、食品制备时间增加、对意外接触和过敏反应的焦虑和恐惧、避免过敏原的持续警觉负担及受限活动的社会隔离。母亲往往负责儿童饮食,其生活质量也易下降。作为有较多孩子或孩子是多种食物过敏的照料者,她们的生活质量也低。

表 22-5-1　食物过敏生活质量问卷-家长量表

因为食物过敏,我的孩子感觉……	从不	几乎不	偶尔	很少	有时	经常	总是
	0	1	2	3	4	5	6
1. 担心进食的食物	□	□	□	□	□	□	□
2. 感觉自己和其他孩子不一样	□	□	□	□	□	□	□
3. 饮食限制让他/她感到沮丧	□	□	□	□	□	□	□
4. 害怕尝试不熟悉的食物	□	□	□	□	□	□	□
5. 担心我会因为他/她对食物的反应而焦虑	□	□	□	□	□	□	□
因为食物过敏,我的孩子……							

续表

因为食物过敏,我的孩子感觉……	从不	几乎不	偶尔	很少	有时	经常	总是
	0	1	2	3	4	5	6
6. 感到痛苦、难受等身体不适	☐	☐	☐	☐	☐	☐	☐
7. 出现沮丧、苦恼等情感问题	☐	☐	☐	☐	☐	☐	☐
8. 感到食物种类缺乏或单调	☐	☐	☐	☐	☐	☐	☐
因为食物过敏,我的孩子感到沮丧或不舒服,由于……							
9. 相比其他同龄孩子,受到更多的关注	☐	☐	☐	☐	☐	☐	☐
10. 相比其他同龄孩子,成长的更慢	☐	☐	☐	☐	☐	☐	☐
11. 相比其他同龄孩子,环境被限制	☐	☐	☐	☐	☐	☐	☐
因为食物过敏,我的孩子社会环境被限制,由于……							
12. 餐馆的局限性(我们能安全进入的)	☐	☐	☐	☐	☐	☐	☐
13. 度假目的地的局限性(我们能安全出游的)	☐	☐	☐	☐	☐	☐	☐
因为食物过敏,我的孩子参加社会活动能力受到限制……							
14. 在别人家进行社会活动受到限制(比如过夜、聚会、玩耍等)	☐	☐	☐	☐	☐	☐	☐

二、过敏再评估

食物过敏儿童应至少每年去过敏和免疫学专病门诊就诊一次。应定期评估以下内容:过敏进展评估,包括意外摄入、急性过敏反应发生及处理、肾上腺素应用等;是否接受过食物过敏的预防、治疗及管理的知识和技能的健康教育评估;过敏性鼻炎、哮喘或特应性皮炎等共病的评估;过敏食物的耐受评估等。

对于何时进行过敏再评估,目前没有足够证据给出具体时间建议,因为不同过敏食物的耐受时间长短不一,差异很大,如牛奶和鸡蛋过敏可能很快消失,而花生和坚果过敏则持续较长时间,甚至终身。目前的建议是每6个月重新评估以调整饮食回避时间,但针对有过敏性休克家族史、坚果或海产品过敏、曾发生严重过敏症状的食物过敏儿童,其过敏再评估时间需适当延长(表22-5-2)。过敏食物的耐受评估的流程(图22-5-1)仍然是根据病史和体征,依序开展sIgE或SPT、饮食排除试验、口服食物激发试验,来判断原过敏食物是否已经耐受、是否有新食物过敏,也结合其他专科检查,明确是否有其他过敏性疾病如鼻炎、哮喘或特应性皮炎等。无论之前的检查结果如何,有研究建议过去一年内有过敏史的患者不应进行口服激发试验;那些已经进食过敏食物而没有任何过敏症状的儿童不需要再测试。

表 22-5-2　重度食物过敏再评估的时间建议

过敏原	检查方法	≤5 岁	>5 岁
牛奶、鸡蛋、小麦、大豆、花生	sIgE,SPT	每 12~18 个月	每 2~3 年
坚果、鱼类、贝壳类	sIgE,SPT	每 2~4 年	每 2~4 年

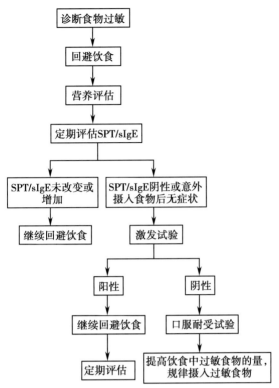

图 22-5-1 过敏食物的耐受性评估

第六节 食物过敏的营养支持治疗

一、食物过敏的营养支持治疗

食物过敏患儿应严格回避过敏食物及含有这种成分的加工食物至少 3~6 个月,并定期监测过敏发生发展变化情况。医生及营养师应在饮食回避过程中密切随访、及时调整膳食结构和补充微量营养素,以维持患儿正常生长发育。

(一)饮食回避

过敏原食物回避是目前治疗食物过敏唯一有效的方法。大多数食物过敏症状可在饮食回避 2~4 周缓解。饮食回避可采用要素饮食法、根据过敏测试回避法及经验性饮食回避法。要素饮食法主要在饮食回避后应用要素饮食 / 氨基酸配方奶粉(amina acid formula,AAF)替代,缓解症状迅速,但依从性差;根据过敏测试回避饮食可以取得 55%~75% 的缓解率;经验性的饮食回避可以有"上阶梯回避法"或"下阶梯回避法",前者是针对病史中有可疑食物摄入及症状相对轻者,仅回避可疑的 1~2 种食物的摄入,后者是针对症状重或可疑食物不太明确者,同时回避多种食物,只进食几种极少引起过敏的食物,待症状缓解后逐步引入前面回避过的食物。目前报道经验性 6 种食物(即牛奶、鸡蛋、海鲜、坚果、小麦、大豆)回避(six food elimination diet,SFED)可取得 94% 的症状缓解率。母乳喂养者建议继续母乳喂养,母亲进行饮食回避,而非停母乳,除非母亲饮食回避后症状严重且持续;母亲有其他严重疾病或影响母亲健康;或母亲心理无法承受。家长们要学会查看食物成分表,避免进食含有过敏原食物的加工食品。

(二)食物替代

1. 牛奶过敏的替代

(1)人乳喂养婴儿:多因母亲摄入牛奶制品致婴儿牛奶蛋白过敏。建议母亲持续回避奶制品并继续人乳喂养,但哺乳母亲需补钙(800~1 000mg/d)。若母亲回避奶制品仍不能缓解患儿的过敏症状,则应采用低敏配方进行喂养,可以保证患儿匀速生长。

(2)配方乳喂养婴儿：可选用低敏配方喂养（氨基酸配方或深度水解蛋白配方）。AAF 不含牛奶蛋白，适于重度牛奶过敏患儿或多食物过敏的患儿。深度水解蛋白配方（extensive hydrolyzed formula, eHF）仍残留少许免疫原性，约 10% 婴儿不能耐受，适于轻中度牛奶过敏患儿。eHF 和 AAF 的口感均较差，导致家长和患儿的依从性均较差，因此需要逐步添加或适度调整其口感，让患儿最终能接受，以保证进食量，促进体格生长。如果患儿拒绝进食低敏奶粉，而且没有大豆蛋白过敏，经济状况欠佳等情况下，患儿可在半岁后选择大豆蛋白奶粉进行喂养。羊奶与牛奶有交叉过敏，各国指南均不建议采用羊奶来替代牛奶。

2. 其他过敏食物的替代 患儿常见过敏原食物包括牛奶、鸡蛋、鱼虾、花生、大豆、坚果、小麦、柑橘等 8 种食物，含有各种必需氨基酸、必需脂肪酸和微量营养素。如果长期回避，就可能缺乏这些食物中的量和微量营养素。如果回避时间发生在辅食添加的关键年龄段，更容易导致婴幼儿营养不良

和生长障碍，因此目前的建议是不延迟辅食添加的时间，从生后 6 月龄即可开始，不早于生后 4 个月，也不晚于生后 8 个月，不建议无指征随意回避高过敏风险食物（只有对有明确过敏原的食物才进行严格回避）。食物过敏患儿添加辅食可先加含铁米粉、蔬菜等，逐步过渡到肉类食物、鸡蛋、海产品。如果同时需要进行从 AAF 到 eHF 转换，则暂停添加新辅食，先进行转换。对于非 IgE 介导的过敏患儿鼓励尽量尝试多种食物。辅食添加仍遵循由一种到多种、由少到多、由稀到稠、少油不盐、顺应喂养、不强迫进食的原则，其间密切观察是否出现腹泻、呕吐、便血、皮疹等不适。

一旦明确某种食物是过敏性食物，则严格回避该食物及含有这种成分的加工食物，选其他食物进行替代（表 22-6-1）。

如果患儿已经接受了膳食评价和营养分析，那么营养师可根据分析结果推荐患儿进食富含相关营养素的自然食物及强化食物，以避免长期营养不良（表 22-6-2）。

表 22-6-1 常见过敏原中所含的微量营养素及替代食物

致敏食物	提供的微量营养素	适宜的替代食物
牛奶	维生素 A、维生素 D、核黄素、泛酸、维生素 B_{12}、钙、磷	肉类、豆类、粗粮、坚果、强化食物／饮料（含 B 族维生素、钙和维生素 D）
鸡蛋	维生素 B_{12}、核黄素、泛酸、生物素、硒	肉类、豆类、全谷类
大豆	硫胺素、核黄素、吡哆醛、叶酸、钙、磷、镁、铁、锌	肉类、豆类
小麦	硫胺素、核黄素、烟酸、铁、叶酸	谷物（大麦、大米、燕麦、玉米、黑麦、藜麦、大豆等）及土豆
花生或坚果	维生素 E、烟酸、镁、锰、铬	全谷类、植物油
鱼或贝类	维生素 B_6、维生素 E、烟酸、磷、硒、ω-3 脂肪酸、叶酸、铜、锌、钾	全麦、肉类、油、大豆、亚麻籽、坚果

表 22-6-2 常见营养素的食物来源

营养素	食物来源
钙	强化饮品（大豆、大米、燕麦、杏仁、可可、亚麻、土豆）、钙强化豆腐、钙强化果汁、虾皮
Vit D	强化饮品、强化奶油、强化替代酸"奶"、鱼油、三文鱼和其他多脂鱼
Vit B_{12}	肉、鱼、家禽、鸡蛋、强化代"奶"饮品
Vit A	肝、蛋黄、奶油、深叶蔬菜、深橙色水果和菜、强化替代饮品
铁	动物血、肝、红肉类
锌	红肉类、动物内脏
脂肪	植物油、奶油、鳄梨、肉、鱼、花生、坚果、种子
蛋白	肉、鱼、家、鸡蛋、大豆制品、花生、其他豆类、坚果和种子

（三）药物治疗

回避致敏食物的同时，如症状严重需转皮肤科、呼吸科、耳鼻咽喉科及消化科医生对症治疗。食物蛋白诱发的严重过敏反应危及生命，需迅速处理。肾上腺素是治疗严重过敏反应的首要药物。

二、食物过敏原的再引入

绝大多数的食物过敏随着年龄会逐渐耐受。临床医师每6~12个月定期给患儿进行食物过敏的耐受评估，如果口服激发试验结果是阴性，则可以在家庭或医院内进行口服耐受试验，即少量持续引入原过敏食物，如果口服耐受试验阴性，则可以在儿童膳食中重新引入原过敏食物。

家庭再引入原过敏食物的适应证：轻度过敏症状者；过去6个月无过敏反应者；SPT显著降低（IgE介导）者。

医院内再引入原过敏食物的适应证：中重度过敏反应者（包括FPIES）；微量食物暴露出现严重反应者；常规哮喘预防性治疗者；多种食物过敏者或过敏累及多个器官者；患儿父母无法理解激发试验方案者。

家庭食物重新引入过程，以轻度牛奶蛋白为例：患儿12月龄起可考虑再引入牛奶蛋白，从引入致敏性低的烘烤后的牛奶蛋白开始，采用牛奶梯度方法逐步引入牛奶蛋白。第1步：从少许饼干（牛奶蛋白<1g）逐渐增加至整块饼干超过5周。第2步：进食其他含牛奶蛋白的烘烤产品，如饼干、蛋糕、华夫饼、苏格兰饼、黄油、人造奶油、调味奶酪粉等。第3步：含熟奶酪或加热的全奶成分，如奶油冻、芝士酱、披萨、大米布丁、巧克力、巧克力包被的食品、发酵甜品、酸奶等。第4步：鲜奶制品。如果出现过敏再返回上一步。如果反复引入失败，多个指南，如预防牛奶过敏的诊断和基本原理（Diagnosis and Rationale for Action against Cow's Milk Allergy，DRACMA）、英国变态反应和临床免疫学会（British Society for Allergy and Clinical Immunology，BSACI）、国际MAP指南（International MAP Milk Allergy in Primary Care guideline，IMAP）等建议可以维持低敏奶粉饮食到2岁，2岁后可采用无奶饮食。

第七节 特殊食物过敏的营养管理

一、消化道食物过敏的营养管理

消化道食物过敏是指食物过敏引起消化道黏膜损伤，以消化道症状为主要表现的一类疾病，临床表现为呕吐、反流、喂养困难、拒食、易激惹、腹痛、腹胀、腹泻、便秘、消化道出血、生长发育障碍等。

消化道食物过敏的管理原则：①回避饮食：过敏原明确时，进行回避或采用加热或消化酶处理，减轻致敏原性；过敏原不明确时，可以短期采用限制性食物疗法。即在2~4周内限定患儿只食用很少引起过敏的食物，如大米、蔬菜、猪肉等。如果在这段时间过敏症状消失，可以定期有计划、有步骤地引入单一食物，如发生过敏则再进行回避。牛奶蛋白过敏的婴儿除回避外还需要进行特殊配方粉替代治疗；不推荐以其他动物（水牛、山羊、马、猴、驴）来源的奶粉作为牛奶蛋白过敏患儿的代用品。不推荐大豆基质配方作为6个月以下牛奶蛋白过敏患儿的代用品。4个月以上患儿可尝试深度水解米蛋白配方粉。教育家长认真阅读食物和营养补充剂的标签。②必要时给予相应的药物治疗。③监测患儿营养状态和生长发育状况，母乳喂养的患儿需要评估母亲营养状态。④注意各种营养素的补充，如维生素A、D、E的补充（表22-7-1）。

二、重度食物过敏的营养管理

食物过敏儿童，如果长期、过度回避多种营养食物，未及时进行营养补充，则会发展为营养不良、贫血和生长障碍，成为重度食物过敏，需要临床医师和营养师重点关注。治疗原则：依据营养不良严重程度采取相应的措施。补足微量营养素的储存，恢复异常机体成分，促进体重和身高增长。

表 22-7-1   常见消化道食物过敏的处理原则

疾病类型	处理原则
食物蛋白诱导的直肠结肠炎(food protein-induced allergic proctocolitis,FPIP) (母乳喂养婴儿:母亲进食牛奶、鸡蛋、大豆、海产品等;配方奶喂养:牛奶)	①病因不清时,回避豆类、鱼、鸡蛋、小麦、牛奶等 ②确诊牛奶蛋白过敏:eHF(腹泻者选用无乳糖的,无腹泻选用含乳糖的)或 AAF 喂养至 6 个月或至患儿 9~12 月龄;③母乳喂养者继续哺乳。若母亲严格回避下,患儿症状持续存在、有生长迟缓和其他营养缺乏;母亲自身严重体重减少和影响健康,无法应对心理负担时,则停止母乳喂养
食物蛋白诱发的小肠结肠炎综合征(FPIES) (最常见的诱因:牛奶、大豆和谷类;最常见的固态食物诱因:大米和燕麦)	①病因不清时,回避牛奶蛋白,鸡蛋、大豆、南瓜、豆类蔬菜、燕麦、米、大麦、马铃薯、鱼、鸡、火鸡等引起过敏的食物;②确诊牛奶蛋白过敏的患儿:同 FPIP;③对症:止吐、纠正脱水、抗休克
食物蛋白诱导的肠病(food protein-induced enterocolitis,FPIE) (常见过敏原:牛奶蛋白预后较好,在 3 岁左右消失)	①病因不清时,回避牛奶、大豆、鸡蛋、鱼、鸡和米等;②加强营养管理
嗜酸细胞性食管炎(eosinophilic esophagitis,EE) (常见过敏食物:牛奶、小麦、大豆、鸡蛋)	①有针对性地进行回避;②局部激素应用,无效可全身应用激素;③选用奥美拉唑、埃索美拉唑等质子泵抑制剂进行治疗;④免疫抑制剂治疗,尚需临床验证;⑤食管狭窄时,可进行食管扩张治疗
嗜酸细胞性胃肠炎(eosinophilic gastroenteritis,EG)	①饮食治疗:采用要素饮食法、根据过敏测试回避法及经验性饮食回避法;②药物治疗:肾上腺皮质激素,极少数需免疫抑制剂,质子泵抑制剂,抗 IL-5 抗体、抗 IgE 抗体、抗 TNF-α 抗体等生物制剂
口腔过敏综合征(oral allergy syndrome,OAS) (常见的过敏原:蔬菜、水果)	①回避蔬菜水果,或将其煮熟或削皮;②6 个月以上较重患儿:西替利嗪
乳糜泻	①回避麦类,去掉面粉中面筋即可食用。②以高蛋白、高热量、低脂肪、无刺激性易消化的饮食为主。③补充维生素 A、B、C、D、K 及叶酸。纠正水电解质平衡失调。④应用肾上腺皮质激素、环孢素等抗炎

(一)营养支持治疗路径

肠内营养:如果没有禁忌证,一般建议肠内营养。事实上,大部分患儿均可耐受肠内营养。如胃肠道功能正常,鼓励口服摄入。如果患者口服摄入不够充分和足量,可考虑鼻胃管或鼻空肠管内鼻饲 4~6 周。若不能对患者行肠内营养,可考虑肠外营养。肠外营养:只有在肠内营养不安全或无法实施时,且患者需要禁食 72 小时以上者,才可考虑肠外营养。

(二)营养支持治疗具体方案

1. 中度营养不良   首先参照食物过敏病因治疗去除病因,然后根据膳食分析结果和喂养行为评估结果等,调整家长喂养方式或行为,适量补充蛋白质、能量和相应的营养素。

2. 重度营养不良

(1)蛋白质的摄入:蛋白质从 1~2g/(kg·d)逐渐增加至 3~4.5g/(kg·d)。

(2)能量的摄入:WHO 建议小于 3 岁营养不良儿童的能量补充计算可分 3 步进行:第 1 步维持现有体重,先计算出已获得的食物能量,与现有体重的能量需要比较;第 2 步逐渐增加能量,使体重达实际身高体重的 P_{50} 或均值,按此计算应该获得的能量,又因营养不良儿童多有感染,能量需要较正常儿童增加 8kcal/kg;第 3 步估算生理需要量,即营养不良儿童的能量摄入按实际年龄的体重(P_{50} 或均值)计算。

(3)维生素及矿物质摄入:不仅要考虑蛋白质 - 能量营养不良,更不能忽视特殊微量元素的缺乏。根据血液生化评估指标,及时补充铁、钙、维生素 A 及维生素 D 等。

(4)药物治疗:帮助消化功能的药物包括胃蛋白酶、胰酶和 B 族维生素。适当补充锌营养素能提高味觉敏感度,促进食欲。

三、多种食物过敏儿童的营养管理

每年大概有 8% 的儿童会发生食物过敏,其中大约有 30% 为多种食物过敏。广泛的饮食回避限制了食物营养素的来源,再加上过敏儿童肠道通透性增加,营养物质吸收减少,导致多种食物过敏儿童比单一食物过敏儿童的身材更加矮小,超过 25% 的儿童钙、维生素 D 和维生素 E 低于推荐量的 67%。多食物过敏与湿疹常同时出现,并在儿童后期发生过敏性哮喘和 / 或过敏性鼻炎,进一步增加能量需求和肠道通透性,导致营养缺乏和生长迟缓更易发生。因此,多种食物过敏患儿更需积极的营养支持治疗。

(一)定期营养评估及营养干预

定期体格测量、生长评价、膳食调查、喂养行为及喂养环境调查,必要时完善实验室检查,了解患儿的营养状况、生长状况及有无病态的喂养行为问题,进行针对性的膳食调整、行为矫正和各种营养素的补充支持治疗。

(二)定期过敏评估和指导

多种食物过敏诊断的金标准是饮食回避后激发试验,由于涉及多种致敏食物,需要多次单一食物激发试验,每次激发的时间间隔通常需要 2~4 周以上,这可能会大大增加成本,还会引起严重的过敏反应。因此需要谨慎对待过敏评估的各项实验检测结果,结合病史做出准确判断。一旦明确为新食物过敏或原有过敏食物还没耐受,应严格回避至少 6 个月后,再考虑是否评估。多种食物过敏需要个体化、长期、规范的健康管理,需选择低敏的替代食物以确保营养,不可盲目避食其他营养食物。如患儿的过敏食物特多,无法逐一选择替代或者无

法口服,则可营养专科就诊,给予静脉营养补充,避免发生营养不良、生长障碍及隐性饥饿。

定期教育或提醒所有家庭成员和患儿,协助或督促患儿做好过敏原食物摄入的自我控制,同时告知学校或机构患儿的过敏食物,避免意外提供,同时必须熟悉周边的就医环境,学习严重过敏反应发生时的紧急处理,避免耽误急救。

(三)定期健康评估

定期监测和评估患儿及其父母或代养人的生活质量、睡眠状况(如行为失眠、睡眠昼夜节律紊乱等)和心理状况(焦虑、恐惧、孤僻、注意缺陷多动障碍等),给予及时的睡眠干预、心理指导和心理治疗。

四、小结

食物过敏是由免疫机制介导的食物不良反应,累及消化系统、呼吸系统、皮肤、心血管系统、神经系统等,可导致儿童生长迟缓、贫血、低蛋白血症等发生,甚至出现过敏性休克危及生命,不仅影响患儿生活质量,也给家庭和社会带来沉重的经济负担。近年来,全球食物过敏发生呈现上升趋势,已经发展为常见的公共卫生问题,需要重点关注。定期开展食物过敏患儿的营养风险评估、全面的营养评估(体格评价、膳食评价、临床评估、实验室评估、喂养行为评估、喂养环境调查)、过敏进展评估(生活质量评估、过敏再评估),并根据评估结果进行针对性的合理、足够的营养支持治疗、饮食治疗(过敏原食物的严格回避、进食替代食物、过敏原食物的再引入)、对症处理等规范的营养管理,可有效改善食物过敏患儿及其家庭成员的生活质量,避免患儿不良预后的发生。

【思考题】

1. 食物过敏儿童的营养评估不包括:
A. 体格评价、膳食评价、临床评估
B. SPT、sIgE、OFC 检测
C. 喂养行为评估、喂养环境调查
D. 实验室评估

2. 以下是食物过敏的营养支持治疗,不正确的是:
A. 过敏原明确的时候,应严格回避过敏原食物
B. 严格回避过敏原食物的时候,要及时进食对应的替代食物
C. 确诊牛奶蛋白过敏可以选择适度水解蛋白奶粉喂养

D. 母亲哺乳期间严格限制过敏食物后身心健康受影响时可以停止母乳喂养

3. 以下说法错误的是：

A. 家庭再引入原过敏食物的适应证：轻度过敏症状者

B. 医院内再引入原过敏食物的适应证：患儿父母无法理解激发试验方案者

C. 轻度牛奶蛋白过敏患儿从患儿 12 月龄起可采用牛奶梯度方法引入牛奶蛋白

D. 持续牛奶过敏的学龄前患儿必须维持低敏奶粉饮食

4. 牛奶过敏儿童的替代食物不宜的是：

A. 肉类

B. 豆类

C. 其他动物奶

D. 坚果

E. 强化食物 / 饮料

5. 食物过敏的检测方法不包括：

A. 皮肤点刺试验

B. 血清 sIgE 检测

C. 食物特异性 sIgG 检测

D. 食物激发试验

参考答案：1. B；2. C；3. D；4. C；5. C。

【参考文献】

[1] 黎海芪, 实用儿童保健学. 北京: 人民卫生出版社, 2016.

[2] SCOTT H. SICHERER MD. Food allergy: A review and update on epidemiology, pathogenesis, diagnosis, prevention, and management. J Allergy Clin Immunol, 2018, 141 (1): 41-58.

[3] DURBAN R, GROETCH M, MEYER R, et al. Dietary Management of Food Allergy. Immunol Allergy Clin North Am, 2021, 41 (2): 233-270.

[4] EBISAWA M, ITO K, FUJISAWA T. Committee for Japanese Pediatric Guideline for Food Allergy, The Japanese Society of Pediatric Allergy and Clinical Immunology; Japanese Society of Allergology. Japanese guidelines for food allergy 2020. Allergol Int, 2020, 69 (3): 370-386.

[5] CHIERA F, CAMINITI L, CRISAFULLI G, et al. Advances in Management of Food Allergy in Children. Curr Pediatr Rev, 2020, 16 (2): 123-128.

[6] DEVDAS JM, MCKIE C, FOX AT, et al. Food allergy in children: an overview. Indian J Pediatr, 2018, 85 (5): 369-374.

[7] DAVIS CM, KELSO JM. Food allergy management. Immunol Allergy Clin North Am, 2018, 38 (1): 53-64.

[8] HELYEH S, DAVID L, GARY S. Advances in the Management of Food Allergy in Children. Curr Pediatr Rev, 2018, 14 (3): 150-155.

[9] CARDONA V, ANSOTEGUI IJ, EBISAWA M, et al. World allergy organization anaphylaxis guidance 2020. World Allergy Organ J, 2020, 13 (10): 100472.

[10] CALVANI M, ANANIA C, CAFFARELLI C, et al. Food allergy: an updated review on pathogenesis, diagnosis, prevention and management. Acta Biomed, 2020, 91 (11-S): e2020012.

[11] 《中华儿科杂志》编辑委员会, 中华医学会儿科学分会. 儿童过敏性疾病诊断及治疗专家共识. 中华儿科杂志, 2019, 57 (3): 164-171.

[12] 中国医师协会皮肤科医师分会儿童皮肤病专业委员会, 中华医学会皮肤性病学分会儿童学组, 中华医学会儿科学分会皮肤性病学组. 儿童特应性皮炎相关食物过敏诊断与管理专家共识. 中华皮肤科杂志, 2019, 52 (10): 711-716.

[13] 李中跃. 儿童消化道食物过敏诊治策略. 中华实用儿科临志, 2017, 32 (19): 1441-1444

[14] 余晓丹. 婴幼儿食物过敏的营养问题. 中华实用儿科临床杂志, 2019, 34 (21): 1614-1617.

（王念蓉）

第二十三章　肾脏疾病的营养支持治疗

【学习目标】

掌握:肾脏疾病患儿的营养评估和营养支持治疗原则。

熟悉:肾脏疾病患儿的能量和营养代谢特点。

了解:其他肾脏疾病如肾病综合征、肾结石和肾小管等疾病营养需求。

第一节　概　　述

肾脏是机体重要器官,在调节机体水、电解质及酸碱平衡,以及物质代谢中起着十分重要的作用。肾功能正常的人体在摄取营养物质的数量和性质上有很大的选择空间。当肾脏发生疾病使其功能受损时,机体可发生一系列代谢改变,出现水、电解质及酸碱平衡失调和代谢异常、营养状况的改变而影响婴幼儿和儿童的营养摄入和生长发育。

在感染、脓毒症或多系统器官衰竭时可能会导致急性肾损伤(acute kidney injury,AKI)。而先天性或自身免疫性疾病会导致慢性肾脏疾病(chronic kidney disease,CKD),CKD通常是进行性的。营养不良是造成急性肾功能衰竭(acute renal failure,ARF)患儿住院死亡率增加的独立危险因素。有调查发现ARF住院患者重度营养不良的发生率为42%,营养不良的ARF患者无论是住院时间或死亡率均显著升高。营养不良是CKD的重要并发症,蛋白质-能量营养不良(protein-energy malnutrition,PEM)对生长发育影响深远,可增加血液透析患儿住院和死亡的风险。慢性肾功能衰竭患儿容易出现生长发育迟缓,在接受换肾治疗前的患儿中有50%左右已低于正常身高,身高不足与死亡率增加相关。尿毒症透析患儿营养不良发生率高达30%~60%,部分透析患儿可出现尿毒症性营养不良-恶液质综合征(低蛋白血症、低脂血症、低肌酐、低血压、低体重等),使患儿生活质量降低、心血管、感染等并发症发生率高,死亡率高。

不管患儿肾损伤的原因如何,通常都存在各种代谢及营养问题,应该给予最佳的营养管理。对肾脏疾病患儿进行合理的代谢和营养支持,不仅能补充及维持机体营养物质的需要和蛋白质的储备,纠正机体存在的营养不良状况,预防和治疗电解质紊乱和代谢产物的堆积,而且可减少代谢废物潴留引起的尿毒症毒性反应,减轻肾脏负担,确保现有的肾脏生理功能,减缓肾功能不全的发展程度,延迟透析治疗的时间,改善患儿的生存质量,降低并发症和死亡率。

第二节   肾脏疾病患儿营养代谢特点

肾脏是维持人体多种功能的关键，一旦肾脏功能受损，可能会显著改变体内稳态，对水电解质、酸碱平衡，糖、脂肪、蛋白质及钙、磷、维生素 D 代谢，促红细胞生成素的产生，血压等产生影响。

急性肾功能衰竭时，机体内环境紊乱和代谢失衡，不仅发生水电解质紊乱，代谢性酸中毒，而且由于多种应激因子产生增加导致高分解代谢，出现负氮平衡，蛋白质和能量代谢均发生紊乱。这些代谢紊乱包括蛋白质合成的减少和细胞对蛋白质的利用不充分，氨基酸库的改变；继发于胰岛素抵抗的高血糖症；脂解作用受损，酸中毒和电解质失衡引起的脂质改变。CKD 儿童由于摄入不足、吸收不良、肾脏新陈代谢异常、药物相互作用，以及潜在的透析损失而导致蛋白质 - 能量营养不良的发生率高，并存在微量营养素、维生素缺乏症的风险。随着肾小球滤过率（glomerular filtration rate，GFR）的下降，血浆中 1,25- 二羟基维生素 D［1,25-$(OH)_2$D］的浓度同时下降。通常会同时出现甲状旁腺激素（parathyroid hormone，PTH）水平升高，从而引起继发性甲状旁腺功能亢进，导致血磷和血钙异常。肾脏功能受损可导致促红细胞生成素（erythropoietin，EPO）的产生不足导致贫血。随着肾衰竭的进展，肾脏排泄钾的能力降低致高钾血症，使包括心脏在内的肌肉功能受损。慢性肾衰竭患儿因外周胰岛素抵抗和胰岛素分泌障碍导致糖耐量降低，易引起血糖异常。

腹膜透析（peritoneal dialysis，PD）在去除肌酐等废物的同时也容易在整个腹膜上损失大量的钾和氨基酸，使血浆蛋白（白蛋白、总蛋白、转铁蛋白和单个氨基酸）减少，能量损失过多，通常不到其目标推荐需求量的 75%。热量摄入不足或尿毒症会影响氨基酸和蛋白质谱，导致慢性肾病儿童的身高、体重和肌肉量下降。腹膜透析中右旋糖酐的输注可致患儿血清甘油三酯和胆固醇升高。小于 10 岁的儿童通常比年龄较大儿童更易发生脂质异常。

肾移植患者易发生高脂血症，高同型半胱氨酸血症、炎症、营养不良、贫血、高血糖症或胰岛素抵抗等。移植药物的不良反应如高血压、高脂血症、高血糖症、食欲增加等会导致体重增加、消化道溃疡、骨质疏松、肌肉萎缩和感染等风险增加。环孢霉素和他克莫司可引起高血糖、低镁血症、高钾血症、高血压和肾毒性。西罗莫司会引起高甘油三酯血症、高胆固醇血症、腹泻、伤口愈合延迟和口腔溃疡等副作用。吗替麦考酚酯和硫唑嘌呤可能会导致胃肠道副作用如恶心、腹泻、咽喉痛或味觉改变等。

心血管疾病是慢性肾脏疾病患儿死亡的主要原因，约占死亡病例的 25%。终末期肾衰竭儿童的心源性死亡风险比非终末期肾衰竭的患儿高 1 000 倍。CKD 儿童是心血管疾病的高危儿科人群之一。由于血管钙化和动脉硬化引起的血管损伤、炎症、贫血、体液潴留和蛋白尿在慢性肾脏疾病患者中非常普遍。血脂异常通常也随着 CKD 的进展而发生，表现为高甘油三酯血症，以及极低密度脂蛋白（very low-density lipoprotein，VLDL）、低密度脂蛋白（low-density lipoproteins，LDL）和总胆固醇水平的升高，以及高密度脂蛋白（high-density lipoprotein，HDL）降低。

生长发育迟缓是 CKD 儿童的常见表现。生长速度随着肾小球滤过率的下降而下降。导致生长迟缓的因素很多，包括食欲缺乏、能量摄入不足、酸中毒、尿钠过多流失、肾性骨营养不良和生长激素 - 胰岛素样生长因子（growth hormone-insulin-like growth factor，GH-IGF）轴异常等。类固醇治疗也可能导致生长发育不良。还有许多因素如肾脏疾病的发作年龄、原发性肾脏疾病及残余肾功能的数量等也可影响生长。生长激素不敏感或抵抗，以及生长激素轴的改变是影响 CKD 儿童生长的另外重要因素。

第三节 肾脏疾病患儿的营养评估

营养评估包括临床病史资料、人体测量、饮食摄入、血生化检查、人体成分分析等。

一、病史资料

包括肾脏疾病类型、病情、病程,以及用药情况等。

二、人体测量

包括体重、身高、体重指数(body mass index,BMI)、肱三头肌皮褶厚度(triceps skinfold,TSF)、中上臂围(mid-arm circumference,MAC)。因体液超负荷使体重测量存在一定误差,需与其他评估方法相结合。

三、膳食调查

可通过 24 小时或 3 天饮食回顾或记录来反映患儿每日的蛋白质和能量摄入情况。该方法可以准确记录患儿每天进食各类营养物质的定量信息,操作简单,有助于了解实际的摄入方式和饮食行为,但精确度较差。如采用前瞻性的称重记录法则可获得较为精确的结果。

四、血生化指标

主要包括血清白蛋白、转铁蛋白、前白蛋白、肌酐等。临床上多采用血清白蛋白来评价营养状况的指标,但最近的研究强调了应用该指标的局限性,包括其半衰期长和多余液体的稀释作用等。同时,血清白蛋白水平受到炎症、感染、失血和从腹膜透析液中丢失的影响,且较低的白蛋白水平与高死亡风险有关。因此,血清白蛋白可以用作营养状况的指标,但是在低白蛋白血症(例如急性生理压力或体液超负荷)时要谨慎使用。

五、人体成分分析

是通过生物电阻抗分析(bioelectrical impedance analysis,BIA)的方法来评估身体组成的一种评估方法,能动态监测细胞内外液的变化,其重要参数相位角与患儿的营养状况有关,可反映患儿肌肉功能及临床预后。

第四节 肾脏疾病患儿的营养支持治疗

一、肾脏疾病患儿的营养需求

(一) 慢性肾脏疾病患儿的营养需求

1. 能量及蛋白质 对于慢性肾脏疾病(CKD)儿童饮食提供的能量应达到同年龄儿童膳食参考摄入量(dietary reference intake,DRI)的 100%~120%。小儿肾脏营养工作组(Pediatric Renal Nutrition Team,PRNT)2020 建议将 CKD 2~5D 期患儿能量摄入调整到建议膳食摄入量(suggested dietary intake,SDI)的上限(表 23-4-1、表 23-4-2)。碳水化合物摄入占总能量的 45%~65%,脂肪的摄入量占总能量的 30%~40%。由于心血管疾病

(cardiovascular disease,CVD)是儿童 CKD 的重要且多发的并发症,因此在血脂异常的情况下,应密切监测和改变碳水化合物和脂肪的来源。血脂异常的饮食管理应包括有益心脏健康的脂肪,如单不饱和脂肪、多不饱和脂肪,而不是饱和或反式脂肪,并增加纤维和限制单糖的摄入量,复杂的碳水化合物应代替简单的糖。如果需要碳水化合物和脂肪组件来增加热量以促进生长,同时限制液体,则应按比例添加以使宏量营养素含量与标准配方保持一致。

应避免在儿童 CKD 早期阶段限制饮食中的蛋白质,建议 CKD 2~5D 期儿童的目标蛋白质摄入量也应处于 SDI 的上限,以促进最佳生长(表

23-4-1、表 23-4-2)。透析儿童的蛋白质摄入量可能需要高于非透析患者的 SDI，以弥补透析液蛋白质损失。接受血液透析滤过的儿童通常饮食不受限制，对于血尿素水平持续偏高的儿童，排除其他导致血尿素水平高的原因后，可将蛋白质摄入量调整到 SDI 的下限。

表 23-4-1　CKD2~5D 期婴儿能量和蛋白质需求

年龄/月	SDI 能量/ [kcal·(kg·d) ⁻¹]	SDI 蛋白质/ [g·(kg·d) ⁻¹]	SDI 蛋白质/ (g·d) ⁻¹
0	93~107	1.52~2.5	8~12
1	93~120	1.52~1.8	8~12
2	93~120	1.4~1.52	8~12
3	82~98	1.4~1.52	8~12
4	82~98	1.3~1.52	9~13
5	72~82	1.3~1.52	9~13
6~9	72~82	1.1~1.3	9~14
10~11	72~82	1.1~1.3	9~15
12	72~120	0.9~1.14	11~14

表 23-4-2　CKD 2~5D 期儿童及青少年能量和蛋白质需求

年龄/岁	SDI 能量/ [kcal·(kg·d) ⁻¹]		SDI 蛋白质/ [g·(kg·d) ⁻¹]	SDI 蛋白质 (g/d)
	男	女		
2	81~95	79~92	0.9~1.05	11~15
3	80~82	76~77	0.9~1.05	13~15
4~6	67~93	64~90	0.85~0.95	16~22
7~8	60~77	56~75	0.9~0.95	19~28
9~10	55~69	49~63	0.9~0.95	26~40
11~12	48~63	43~57	0.9~0.95	34~42
13~14	44~63	39~50	0.8~0.9	34~50
15~17	40~55	36~46	0.8~0.9	男性：52~65 女性：45~49

CKD 3 期儿童的蛋白质摄入量限制在参考摄入量（DRI）的 100%~140%，而在 CKD 4 期儿童的蛋白质摄入量限制在 100%~120% 是有益的。血液透析患者蛋白质仅比 DRI 可能多需要 0.1g/（kg·d）的透析损失。腹膜透析患者仅比 DRI 可能多需要 0.2~0.3g/（kg·d）。对蛋白质的摄入量，应考虑可能会导致蛋白质分解代谢增加因素，如炎症或近期感染等。

2. 维生素及微量元素　由于饮食限制、透析损失和口服摄入量不足，CKD 儿童存在维生素和微量营养素缺乏症的风险，应鼓励摄入足够的脂溶性和水溶性维生素及锌和铜。透析中和透析前肾功能不全的患者均具有较高的视黄醇水平，不建议对肾功能不全的患者补充维生素 A，但不应限制食物中的口服摄入量；CKD 中的血清维生素 E 水平通常升高，并且透析后无法很好地清除维生素 E，不建议摄入过多的维生素 E；患有 CKD 的患者通常需要补充具有活性的维生素 D 骨化三醇，KDOQI CKD 儿童营养临床实践指南建议，如果血清 25- 羟基维生素 D 水平低于 30ng/ml，则补充维生素 D₂（麦角钙化醇）或维生素 D₃（胆固醇）。每天补充 5mg 的叶酸可改善小儿和青少年血液透析患者的血红蛋白水平并减少对血红蛋白的需求；因为 CKD 患儿血清维生素 B₆ 水平低，应补充 2mg/d 的维生素 B₆。维生素 C 会通过透析治疗而丢失，建议给 3~5 期 CKD 患儿以及所有 CKD 5D 期的患儿补充维生素 C。对于透析患者建议每半年评估 1 次血清锌和铜水平，如果锌和铜较低，则补充参考摄入量；伴贫血的 CKD 患者通常也需要补铁治疗。

3. 液体及电解质　根据尿量、CKD 的阶段、原发疾病和血清电解质水平的不同，液体和电解质的限制因人而异。液体控制对于透析患儿透析时体重变化的最小化很重要。透析时体重变化<5% 是最佳选择。液体控制对控制血压也是必要的。

经常限制钠以帮助控制容量超负荷和血压。钠限制量应根据患儿不同情况来决定，如血压、体液增加和营养摄入等指标。一般限制钠的摄入量为 2 000~3 000mg/d。患有 CKD 的婴儿和儿童通常伴有原发性疾病，例如后尿道瓣膜引起尿频和盐分损失，这些儿童必须补充钠和水分，以保持适当的平衡。可限制饮食中的钾以防止高钾血症，当饮食管理不足以保持正常血清钾水平时，需要用药预防或治疗高钾血症。某些药物如类固醇和血管紧张素转化酶抑制剂具有药物 - 营养相互作用，会引起高钾血症。儿童钾的摄入量为小于 30~40mg/（kg·d）或 0.8~1mmol/（kg·d）。对于婴幼儿 1~3mmol/（kg·d）可能是一个合适的起点。而在某些情况如存在肾小管缺陷的范科尼综合征、接受腹膜透析治疗的 CKD 5D 患儿中可发生低钾血症，经常需要高钾饮食以维持正常的血钾水平。故需根据个人的耐受性和血钾水平来调整。

4. 钙和磷　CKD 患儿钙磷的调节需要结合血清钙、磷、甲状旁腺激素、碱性磷酸酶和 25-(OH)D 水平,在不影响营养的情况下将血清钙和磷水平维持在适合年龄的正常范围内。钙或磷摄入量低可能导致骨矿化不良,过量摄入钙和磷可能导致肾钙质沉着症和血管钙化。

对于患有 CKD 的患儿来说,充足但不过量的钙摄入很重要,饮食和药物(包括磷结合剂)中摄入的钙总量应在 SDI 范围内,并且不超过 SDI 的 2 倍,有持续性低钙血症或高甲状旁腺激素的儿童需要在密切的医疗监督下摄入高于 SDI 的 200% 的钙(表 23-4-3)。如果摄入量不足,则可以补充钙,但应避免餐时服用或与铁补充剂同时服用,以保证最大程度地吸收钙。葡萄糖酸钙、乳酸钙、乙酸钙或碳酸钙都是钙补充剂,并且一次服用的剂量应小于 500mg,以获得最佳吸收。不应使用柠檬酸钙,因为它会增加铝的吸收。为了避免代谢性酸中毒不应使用氯化钙。如果患者有低钙血症(<8.8mg/dl),则应考虑钙和维生素 D 同时治疗。持续轻度至中度高钙血症的儿童,应逐步减少或停止钙补充剂、钙基磷结合剂和活性维生素 D,透析儿童需使用低钙透析液。在不影响足够营养的情况下暂时减少膳食钙,同时需要定期重新评估,特别是当钙摄入量减少到 SDI 以下时。

CKD 患儿的膳食磷摄入量应在相应年龄的 SDI 范围内(表 23-4-3),同时不影响足够的营养。有高磷血症或甲状旁腺功能亢进的 CKD 患儿需要进一步限制含磷的饮食,磷摄入达到 SDI 的下限,同时需要限制磷酸盐添加剂。严重的高磷血症除了饮食限制外,通常还需要使用磷结合剂来进一步控制血清磷和甲状旁腺激素水平。而对于持续性低磷血症的患儿应增加膳食磷的摄入量,如饮食不能达到摄入量时,部分患儿需要补充磷,尤其是接受强化透析或肾衰竭的患儿。

表 23-4-3　CKD2~5D 患儿钙和磷酸盐的摄入量

年龄	SDI 钙 /mg	SDI 磷酸盐 /mg
0~4 个月	220	120
>4~12 个月	330~540	275~420
1~3 岁	450~700	250~500
4~10 岁	700~1 000	440~800

(二) 肾移植患儿的营养需求

终末肾衰竭患儿的最终医学目标是从活体供体或已故供体器官进行肾移植。接受肾脏移植的患儿应被视为患有慢性肾脏疾病。密切关注移植患儿的营养和整体健康护理对延长肾脏移植患儿的寿命至关重要。

移植患儿应限制浓缩甜食的摄入,除非患儿体重不足,否则建议使用水和单糖含量低的液体来控制体重增加,限制高血糖症并促进良好的牙齿健康。移植后,患儿通常需要继续限制钠的摄入量以预防或控制高血压。还需要纠正矿物质和电解质异常。

充足的钙摄入对于骨骼健康非常重要,通常建议钙和维生素 D 摄入量至少为推荐摄入量(DRI)的 100%。但是,如果血清磷和甲状旁腺水平升高,则总钙的摄入量不应超过 DRI 的 200%,这与其他处于类似阶段的 CKD 患儿的情况相同。饮食中应包含高镁食品和限制高钾食品。持续或严重的高钾血症可以用氟氢可的松等药物或用聚磺苯乙烯来治疗。高脂血症可以通过饮食调整如增加多不饱和脂肪,以及减少饱和脂肪的食物和药物治疗。每天使用 3~4g 的 ω-3 脂肪酸也可以降低血脂。

液体摄入量是确保肾移植患儿足够的灌注和肾动脉血流向移植肾脏的关键。在小儿患者中,通常为 1.5~4L/d,具体取决于小儿的年龄和活动量;青少年通常摄入 2~3L/d。在婴幼儿中,充足的液体摄入量对于预防急性肾小管坏死,移植物血栓形成和移植物无功能尤为重要。

(三) 急性肾损伤患儿的营养需求

急性肾损伤患儿营养管理的主要目标是控制水、电解质摄入量以防止容量负荷过重及电解质紊乱,提供足够热量,优化氮平衡,并提供适当的维生素和矿物质。其能量需求可以参考该年龄段正常儿童推荐摄入量。1g/(kg·d)蛋白质的摄入量是非常必要的,可以减少蛋白质的分解代谢。最大限度地提高蛋白质利用效率的最佳方法是提供足够的非蛋白能量。应当根据患儿的年龄,胃肠道耐受性,以及进食固体食物的能力,选择肠内营养。若热量经胃肠摄入不足,可选择肠外营养。一旦肾功能恢复,就应给予充足的蛋白质、热量和维生素。

当患儿进行血液透析或腹膜透析时,急性肾损伤中的营养管理与慢性肾损伤、血液透析和腹膜透析相似。但是,对液体和电解质的关注及对分解代谢的预防要优先于与慢性肾损伤相关的心血管疾病、生长和肾性骨营养不良等。

连续性肾脏替代治疗(continuous renal replacement therapy,CRRT)可以连续或几乎连续地替代肾脏功能,以去除溶质和液体,增加危重患儿甚至体重10kg以下婴儿的存活率。因为CRRT有效地提高了溶质的清除率,通常不需要限制磷、钾、钠和其他电解质或矿物质。肠内营养是接受CRRT的患儿营养支持途径的首选。胃排空缓慢的患儿可经幽门喂养。即使对于使用血管活性和镇静药物的患儿,标准配方以缓慢、连续的速度开始管饲并监测耐受性是最适宜的。

CRRT期间的热量需求可以由患儿初始状态的热量需求来确定。急性肾衰竭本身不会增加热量需求。CRRT经常被用于治疗继发于烧伤或败血症的急性肾损伤患儿,在这些情况下,热量需求会显著增加。

接受CRRT患儿的蛋白质损失可能会高。因此,接受CRRT患儿的蛋白质需求为2.5g/(kg·d),甚至更高。通过透析过滤器可使CRRT中的氨基酸损失10%~25%。

接受CRRT的成人患者中微量营养素的流失率很高。微量元素和维生素(例如硒、铜和硫胺素)大量流失很常见。其他水溶性维生素也会以类似的方式流失。儿童应按与年龄相当的DRI来补充微量营养素。

急性肾损伤的新生儿和低出生体重婴儿的死亡率很高(46%)。腹膜透析、CRRT或血液透析可用于维持液体、酸碱、电解质平衡,以及短期或长期清除毒素。由于肾脏疾病、造口、呕吐或引流等致钠和体液丢失,患儿需要大量的液体摄入,以弥补损失并维持需求量。当尿量少或其他液体(例如静滴药物)需要量增加时,需考虑控制喂给的液体量,可使用浓缩配方或使用肠外营养(parenteral nutrition,PN)。少尿和无尿婴儿通常应接受25~30ml/(kg·d)的液体。

在新生儿群体中控制高血压和水肿很关键,需根据临床情况进行液体调整。液体和钠经常丢失较多的患儿需要补充1~3mEq/(kg·d)的钠。如果血清钾水平高,则将钾限制为1~2mEq/(kg·d)。另外还需补充碳酸氢钠纠正酸中毒。

药物对营养会产生影响。升压药或麻醉药可能会降低胃动力,并可能影响肠内喂养的耐受性,可通过持续空肠喂养或经幽门后喂养来解决。抗高血压药可以增加血清钾水平。利尿剂可能会导致钾和氯的损失,有时需要补充。抗生素治疗可能需要补充维生素K及益生菌。

患有急性肾损伤新生儿的能量和蛋白质需求分别为120kcal/(kg·d)和2.5g/(kg·d)。PD患儿可能从透析液中吸收一些碳水化合物的能量。透析患者可能会因为尿液和透析液中的蛋白质损失而需要更多的蛋白质。要根据实验室指标和病情调整蛋白质的量。

如果通过口服摄入不能满足营养需求,可通过管饲喂养。应鼓励管饲喂养的新生儿至少部分地经口喂食。如果口服摄入量不能很好耐受,定期进行口腔刺激也是必要的。母乳是最佳选择,如果不能母乳喂养,乳清蛋白配方是最佳选择,尤其是低电解质、低铝和维生素A的配方。如果存在容量限制,可以根据需要提高母乳或配方奶的能量密度。可以使用葡萄糖聚合物或脂肪来减少肾脏的溶质负荷。对于需要增加钙和磷的早产儿,可以使用一些浓缩配方。对于钙特别低的早产儿需要补钙。正在接受钙基磷结合剂药物和维生素治疗的肾脏疾病患儿可能会增加钙的吸收,可以将钙的补充需求减少到其他早产儿所需的水平。

胃排空延迟在新生儿急性肾损伤时很常见,治疗包括降低配方奶的浓度,减慢喂养速度,使用连续喂养,添加药物以增强胃动力等。如果口服和/或管饲喂养不能满足新生儿的营养需求时可使用肠外营养(PN)支持。

二、肠内营养

肾脏疾病患儿通常因胃食管反流、药物异味、尿毒症,以及对水的需求等原因导致摄入不足的问题。如果无法满足能量需求,可口服或管饲高能量密度的肠内营养配方以提高能量摄入。需要管饲喂养来满足营养需求的婴儿,可以夜间持续喂养和白天推注喂养。

母乳中的磷、钙和其他矿物质含量低,是 CKD 婴儿的最佳食物来源。含乳清蛋白的配方食品是该人群的第二个选择。潜在的铝中毒是肾功能不全患儿的一个重要问题。母乳中的铝含量最低,因此母乳喂养的婴儿血清铝含量最低。其次是强化碳水化合物和脂质模块的乳清蛋白配方奶。因早产配方和酪蛋白水解配方中铝含量较高,不推荐将早产儿配方和酪蛋白水解物配方用于肾功能不全的患儿。可根据患儿对蛋白质的需求,适当增加脂肪、碳水化合物和蛋白质来增加其热量摄入或浓缩配方密度。

在适当的年龄引入固体食物非常重要,根据患儿潜在的肾脏状况,可以限制但不回避含电解质或蛋白质高的食物。患有 CKD 的患儿可能会出现口腔过敏和厌食行为。提供多种食物、逐渐增加口感和养成良好的喂养习惯对防止喂养困难很重要。对于管饲的患儿,口服或接触食物或使用奶嘴等刺激口腔均有利于促进口腔发育。对厌食的患儿应逐渐采取经口喂养,而不是迅速停止管饲,以促进生长和达到足够的摄取量,以及适当过渡至有规律的饮食。

对于经口营养摄入不足的较大儿童和青少年可以在夜间提供管饲喂养,白天自行进食,帮助提高喂养技能并过渡到完全口服的喂养方案。

三、肠外营养

如果因胃肠功能不全而导致患儿不能耐受肠内营养时,则需要肠外营养(PN)来确保足够的营养。使用 PN 必须监测血糖,在需要足够的碳水化合物供能同时保持血糖正常,必要时使用胰岛素。肾功能不全时可选用肾病专用特殊复合氨基酸,以纠正蛋白质代谢紊乱,减轻肾小球滤过障碍,调整钙、磷代谢。热量(kcal):氮(g)一般为(250~400):1。脂肪乳剂可用 10%~20% 中长链脂肪乳剂来提供能量和必需脂肪酸。一般从 1g/kg 开始,逐渐增加,但通常不超过 3g/kg。需要监测甘油三酯水平,只有当甘油三酯<250mg/dl 时,才可提高脂肪乳用量。如果甘油三酯>300mg/dl,应减少或停止使用脂肪乳。需要补充多种维生素来提供水溶性维生素,同时限制脂溶性维生素的量。由于肾清除率受损和合并肝功能受损,需要间歇给予或避免硒、铬、铜和钼的供给。锌和铜的摄入量按标准剂量给予。同时注意监测血钾、镁和磷水平,以便调整输入量防止出现不足或过量。PN 液量应根据患儿病情决定,遵循"量出为入,因人而异"的原则。PN 治疗期间应严密监测生命体征、出入量、体重、血糖、血脂、电解质、肝肾功能、血常规、尿常规等。

第五节 常见肾脏疾病患儿的营养治疗

一、肾病综合征

肾病综合征(nephrotic syndrome,NS)特征是蛋白尿、低白蛋白血症、高脂血症、水肿和少尿。厌食在 NS 患儿中很常见。

NS 患儿的营养治疗主要是补充尿液中丢失的营养素,降低进一步肾脏损害的风险。基于年龄的理想体重(ideal body weigh,IBW)的饮食参考摄入量(DRI)是用于满足能量和蛋白质需求的合适标准。尽管可能存在蛋白尿和低白蛋白血症,但不建议使用高蛋白饮食,以免对肾脏造成损害。蛋白质供给量以 1.2~1.8g/(kg·d)为宜。水肿时限制钠的摄入,一般为 1~2g/d,严重水肿时则应小于 1g/d。如果患者的液体过多,则限制液体。

二、肾结石

肾结石症是指尿路内的肾结石或输尿管结石。结石的主要成分为胱氨酸和尿酸。虽然引起儿童肾结石的原因多种多样,液体摄入是所有类型肾结石的重要预防措施。应鼓励患儿每天至少摄入 1.5~2 倍的正常同龄儿童推荐液体量,使其尿量达到每天 35ml/(kg·d),并使尿液接近无色。

半胱氨酸尿症是一种常染色体隐性遗传疾病,约占儿童肾结石的 10%。该疾病与氨基酸胱氨酸、鸟氨酸、赖氨酸和精氨酸的转运受损有关。其中，胱氨酸不溶于尿液，因此会导致结石形成。与其他类型的结石一样，建议摄入大量液体，低钠饮食，以及摄入碱性较高的食物，例如水果和蔬菜。已显示每天 2g 钠饮食可降低尿中胱氨酸的浓度。建议儿童摄入 3L/d 的液体以减少胱氨酸的浓度。此外，限制富含蛋白质的食物，包括肉、鱼、蛋、大豆和小麦，可以减少蛋氨酸的摄入，从而减少尿中胱氨酸的排泄。儿童按 DRI 蛋白质摄入可限制胱氨酸的过量产生。通常建议 3g/d 的维生素 C 摄入来治疗胱氨酸尿症。

对肾结石的饮食建议是将钠限制在每天 2 000~2 400mg；提供至少 5 种水果和蔬菜（尤其是钾含量高的水果和蔬菜），100% 的 DRI 钾；100% 的 DRI 钙；100% 的 DRI 蛋白质，并根据年龄增加液体摄入。

三、肾小管疾病

肾小管的作用是重吸收由肾小球滤过后丢失的水和化学物，其功能障碍会引起肾小管性酸中毒、肾性尿崩症等。肾小管性酸中毒的特征是碱性离子丢失增加无法酸化尿液，未经治疗，会引起生长障碍、肾结石和肾钙化病。治疗方法是口服大量的碳酸氢盐[10~20mg/(kg·d)]及补充钾、磷。补

磷会导致低钙血症和继发性甲状旁腺功能亢进，因此，必须同时补充维生素 D。治疗时需要监测肾功能衰竭和肾结石、代谢性骨病等。

肾性尿崩症（nephrogenic diabetes insipidus, NDI）通常是 X 连锁常染色体隐性遗传疾病，会影响肾脏对水的重吸收。在婴儿中表现为呕吐、厌食、发育不良和便秘，而引起高钠血症。需要积极补充水分，婴儿通常需要夜间管饲喂养以满足体液需求。应给予低钠低蛋白饮食，这种饮食可以减少肾脏中的溶质负荷，从而减少肾脏排泄的尿液量。

在临床实践中，饮食中严格限制热量的摄入可能会影响生长，应根据患儿的耐受性、生长情况和临床情况调整钠的摄入量，但应尽可能限制。

【小结】

肾脏疾病患儿的营养目标是纠正水、电解质及酸碱平衡失调，以及糖、蛋白质和脂肪代谢异常，满足婴幼儿和儿童的营养摄入并保证其正常的生长发育，防止进一步的肾损伤。密切注意肾脏疾病患儿的营养对于维持其线性增长、提高生存质量及存活率至关重要。这需要医护人员、营养师、患儿及其家属通力合作给予这些患儿最佳的营养支持方案。表 23-5-1 列出了常见肾脏疾病所需能量、蛋白质、钠、钾、磷的需要量。

表 23-5-1　肾脏疾病的营养管理

	肾病综合征	急性肾衰没有血透	急性肾衰腹膜透析或血液透析	急性肾衰 CRRT	慢性肾衰（3~5 期）	慢性肾衰血液透析	慢性肾衰腹膜透析
能量*	DRI	年龄或原发疾病的 EER	年龄或原发疾病的 EER	年龄或原发疾病的 EER	年龄的 EER	年龄的 EER	年龄的 EER
蛋白质	DRI：不需要补充从尿中丢失的量	DRI	DRI 血液透析增加 0.2g/kg 腹膜透析增加 0.4g/kg	至少 2.5g/kg 或更多	3 期 100%~140%× DRI/ 理想体重 5 期 100%~120%× DRI/ 理想体重	DRI+0.1**g/ 理想体重	DRI+0.15~0.3**g/ 理想体重（取决于年龄）
钠	1~3mEq/kg 根据水肿和高血压改变	有所不同，咨询肾脏医生确定	会有所不同，咨询肾脏医生确定	通常没有限制，可能需要补充电解质	1~3mEq/kg，根据水肿和高血压改变，除非钠消耗	1~3mEq/kg，根据水肿和高血压改变，除非钠消耗	1~3mEq/kg，根据水肿和高血压改变，除非钠消耗
钾	不需要限制	严格限制	限制		大多数可耐受>3mEq/（kg·d）	1~3mEq/kg，根据血清水平和年龄改变	通常不需要限制，除非低转运。需要监测
磷	不需要限制	严格限制	限制		限制在 80%~100%DRI 以保持血清磷在正常范围		

续表

	肾病综合征	急性肾衰没有血透	急性肾衰腹膜透析或血液透析	急性肾衰CRRT	慢性肾衰（3~5期）	慢性肾衰血液透析	慢性肾衰腹膜透析
液体	将根据排尿量有所不同。咨询肾脏小组以确定	将根据排尿量有所不同。咨询肾脏小组以确定	将根据排尿量有所不同。咨询肾脏小组以确定	可能需要补充液体	通常不限制	根据排尿量、不显性失水加透析超滤量	根据排尿量、不显性失水、加胶透净脱水量
微量营养素*	DRI	DRI严格限制脂溶性维生素	DRI限制脂溶性维生素	DRI可能需要补充，尤其是硒和硫胺素	100% DRI,如果需要，补充水溶性维生素	100%DRI,推荐补充水溶性维生素	

注：*可能需要根据体力活动水平和/或根据体重增加或减少的速度来调整能量需求；**可能需要根据透析蛋白和氨基酸损失来调整蛋白质需求；EER,估计能量需求；DRI,推荐摄入量。

【思考题】

1. 10 岁 CKD 5 期儿童磷酸盐推荐每日摄入量：

A. 450mg
B. 100mg
C. 200mg
D. 900mg

2. 下列哪些维生素或矿物质对 CKD 患儿有益：

A. 维生素 B6
B. 25- 羟维生素 D
C. 叶酸
D. 以上都是

3. 接受 CRRT 治疗的急性肾功能衰竭的患儿需要补充营养的最佳喂养途径是：

A. 肠外营养
B. 经鼻胃管管饲喂养肾病专用配方
C. 经幽门后管饲喂养标准配方
D. 经鼻胃管管饲喂养标准配方

4. 对于肾结石的营养治疗建议错误的是：

A. 将钠限制在每天 2 000~2 400mg
B. 增加水果和蔬菜的摄入量
C. 蛋白质的摄入量减少至 DRI 以下
D. 增加液体的摄入量

参考答案：1. A; 2. D; 3. D; 4. C。

【参考文献】

[1] MARK R. The A. S. P. E. N. Pediatric Nutrition Support core curriculum. American Society for Parenteral and Enteral Nutrition, 2010: 256-283.

[2] BEBERASHVITI I, AZAR A, SINUANI I, et al. Bioimpedance phase angle predicts muscle function, quality of life and clinical outcome in maintenance hemodialysis patients. Eur J clin Nutr, 2014, 68 (6): 683-689.

[3] KIKUCHI H, KANDA E, MANDAI S, et al. Combination of low body mass index and serum albumin level is associated with chronic kidney disease progression: the chronic kidney disease research of outcomes in treat-

ment and epidemiology (CKD-ROUTE) study. Clin Exp Nephrol, 2017, 21 (1): 55-62.

［4］NELMS CL, SHAW V, GREENBAUM L A, et al. Assessment of nutritional status in children with kidney diseases-clinical practice recommendations from the Pediatric Renal Nutrition Taskforce. Pediatr Nephrol, 2021, 36 (4): 995-1010.

［5］HAW V, POLDERMAN N, RENKEN-TERHAERDT J, et al. Energy and protein requirements for children with CKD stages 2-5 and on dialysis-clinical practice recommendations from the Pediatric Renal Nutrition Taskforce. Pediatr Nephrol, 2020, 35 (3): 519-531.

［6］DESLOOVERE A, RENKEN-TERHAERDT J, TUOK-KOLA J, et al. The dietary management of potassium in children with CKD stages 2-5 and on dialysis-clinical practice recommendations from the Pediatric Renal Nutrition Taskforce. Pediatr Nephrol, 2021, 36 (6): 1331-1346.

［7］SHROFF R, WAN M, NAGLER EV, et al. Clinical practice recommendations for native vitamin D therapy in children with chronic kidney disease Stages 2-5 and on dialysis. Nephrol Dial Transplant, 2017, 32 (7): 1098-1113.

［8］JOYCE T, RASMUSSEN P, MELHEM N, et al. Vitamin and trace element concentrations in infants and children with chronic kidney disease. Pediatr Nephrol, 2020, 35 (8): 1463-1470.

（白海涛　魏菊荣）

第二十四章 胃肠疾病的营养支持治疗

【学习目标】

  掌握：儿童腹泻病、炎症性肠病、胰腺炎、原发性小肠淋巴管扩张症营养治疗的策略和实施细节。

  熟悉：儿童不同胃肠疾病的临床表现。

  了解：儿童胃肠疾病的营养风险及营养评估。

第一节 概 述

  众所周知，营养物质通常是经胃肠道消化吸收的，如果胃肠道存在疾病，会直接影响营养物质的消化吸收，较其他系统疾病更容易导致营养不良，反之，营养不良又会对胃肠道疾病的预后造成不利影响，两者相互影响，形成恶性循环。所以，恰当的营养管理对于消化系统疾病的康复起到非常重要的作用。

  胃肠道的疾病有很多，针对疾病的不同特点，营养干预的策略和意义也不同。例如，对于腹泻，营养支持是辅助治疗的手段之一，而在原发性小肠淋巴管扩张症中，营养治疗是最主要甚至唯一的治疗手段。本节将分别从腹泻病、炎症性肠病、急性胰腺炎、原发性小肠淋巴管扩张症来介绍胃肠道疾病营养不良的临床特点及营养管理的策略。

第二节 腹 泻 病

  腹泻病按病程长短分为急性腹泻、迁延性腹泻和慢性腹泻。急性腹泻病程短，但部分患儿可能因继发乳糖不耐受出现病程迁延、造成消化吸收障碍、营养不良；迁延性腹泻和慢性腹泻病的病程较长，病因复杂，往往伴有严重营养不良和多种微量元素的缺乏，后者又加重腹泻。因此，针对不同病程的腹泻进行分类营养管理对于缓解疾病、促进营养摄入和吸收非常重要。

一、腹泻病的营养风险

  腹泻病是一组由多种病因引起的以大便次数增多和大便性状改变为特点的一组消化道综合征，按照病程分为急性腹泻（＜2 周）、迁延性腹泻（2 周~2 个月）和慢性腹泻（＞2 个月）。急性腹泻病程短，部分患儿可能因继发乳糖不耐受出现病程迁延、造成消化吸收障碍、营养不良。因此，急性腹泻的营养治疗主要是预防病程迁延、降低营养不良的发生率。

迁延性腹泻和慢性腹泻病的病程较长,病因复杂,这些患儿一部分是急性腹泻后继发双糖酶缺乏和营养物质吸收障碍、肠黏膜通透性增加所致,但大部分是继发性腹泻,感染、过敏、免疫缺陷、药物影响、先天畸形、营养不良等可成为其中的原因。腹泻时间长还容易伴发多种微量元素的缺乏。营养不良的婴幼儿迁延性腹泻的患病率高,其原因包括:①重症营养不良时胃黏膜萎缩,胃液酸度降低,其杀菌屏障作用明显减弱,使胃和十二指肠中的细菌、真菌容易存活、繁殖;②十二指肠、空肠黏膜变薄,肠绒毛萎缩,细胞脱落增加,使小肠有效吸收面积减少,加上双糖酶尤其是乳糖酶活性及刷状缘肽酶活性降低,引起各种营养物质的消化吸收减少;③重症营养不良患儿腹泻时小肠上段细菌显著增多,十二指肠内厌氧菌和酵母菌过度繁殖,大量细菌对胆酸有降解作用,造成游离胆酸浓度增高,进而损害小肠细胞,同时阻碍脂肪微粒形成;④营养不良患儿常有肠动力的改变,肠道蠕动过快可造成动力性腹泻;⑤长期滥用抗生素引起肠道菌群失调,造成抗生素相关性腹泻;⑥部分重症营养不良患儿免疫功能缺陷,抗革兰阴性杆菌有效的 IgM 抗体、对黏膜保护作用的分泌型 IgA 抗体、吞噬细胞功能和补体水平均降低,因而增加了对病原的易感性,同时降低了对食物蛋白抗原的口服免疫耐受。故营养不良患儿患腹泻时易迁延不愈,持续腹泻又加重了营养不良,两者互为因果,形成恶性循环。因此迁延性腹泻病和慢性腹泻病的营养治疗除了保证能量供应、生长发育,还需要针对病因做出调整,同时促进修复。

二、急性腹泻病的营养治疗

急性腹泻所致的营养不良以液体丢失、能量供给不足为主要特点,机体的储备和各系统的生理功能基本维持于正常范围内,营养治疗的策略就相对简单,主要保证患儿摄入充足的水分和营养,同时不增加肠道的负担。没有脱水或脱水基本纠正时,早期进食能改善肠内渗透压,缩短腹泻病程,改善患儿的营养状况。口服补液盐是急性

腹泻的首选治疗手段,有助于维持液体平衡,纠正轻中度脱水。饮食方面,禁食仅适用于剧烈呕吐、无法进食的患儿,且时间不宜过长,一旦呕吐改善、能够进食,建议及早恢复进食。给予与年龄匹配的饮食,婴幼儿继续母乳喂养,配方奶喂养者可选择应用无乳糖或低乳糖配方至腹泻好转 2 周;年龄较大的儿童,饮食不必限制,谷类、肉类、酸奶、果蔬都可以选择。应尽可能地保证热量供应,在腹泻治愈后,还应该额外补充因疾病所致的营养素缺失。不推荐含高浓度单糖的食物,包括碳酸饮料、果汁、甜点等,也不推荐进食脂肪含量高的食物。

如患儿经口摄入不足持续大于 3~7 天,可考虑进行肠内营养,通常经鼻饲管注入,在重度脱水但缺乏静脉通道时补液可由此途径进行补充。

三、迁延性腹泻和慢性腹泻病的营养治疗

(一)肠内营养

对于无肠内营养禁忌的患儿,肠内营养支持是首选,即便口服不耐受,也可以选择鼻饲肠内营养支持。肠内营养支持和肠外营养支持相比有许多优势,包括:①更符合消化生理过程,在提供营养的同时可给予肠道适当的刺激,避免肠黏膜失用性萎缩;②有利于维护肠道屏障的完整性,防止肠道细菌移位;③安全性高于肠外营养;④费用低等。母乳喂养的患儿鼓励继续母乳喂养;人工喂养的患儿则应调整配方或饮食。6 月龄以下的婴儿,用配方奶加等量米汤或水稀释,由少量逐渐增加,随后逐渐减少米汤或水的比例,直至恢复标准配方。6 个月以上的婴幼儿可用已习惯的日常饮食,选用稠粥、面条,并加些植物油、蔬菜、肉末、鱼末等,但需由少到多。如遇不耐受整蛋白配方喂养的患儿需鼻饲肠内营养支持,推荐主要由葡萄糖(或多聚糖)、富含中链脂肪酸及氨基酸或蛋白水解物组成的要素或半要素饮食,这种饮食基本不需要经消化即能在小肠上部被吸收。肠内营养制剂中三大营养素按照一定的比例(碳水化合物约 65%、蛋白质约 15%、脂肪约 20%)给予。目前临床上已有商品化的肠内营养制剂,如氨基酸配方粉、深度

水解配方粉、部分水解配方奶、短肽配方粉、无乳糖或低乳糖配方粉、MCT 高含量配方粉，以及能量密度较高的配方粉等，临床医生可以根据病情加以选择，并建议在可选范围内尽量选择能量密度高、渗透压低的配方。

（二）肠外营养

当患儿无法进行肠内营养或肠内营养摄入量不足时，应考虑肠外营养。当接受全肠外营养时可供参考的适用于婴幼儿配制方案：葡萄糖 12~15g/（kg·d），复方氨基酸 2~2.5g/（kg·d），脂肪乳 2~3g/（kg·d），电解质及多种维生素适量，液体每日 120~150ml/kg，热量每日 209~376kJ/kg（50~90kcal/kg），如经外周静脉输入，总的糖浓度<12.5%，同时注意监测血糖。总液量在 24 小时内均匀输入，好转后逐渐改用经口喂养。

如腹泻和饮食相关，还需对因治疗。若仅考虑乳糖不耐受，给予无乳糖饮食调整即可。<6 月龄可以继续母乳喂养加服乳糖酶，配方奶喂养者可更换为低乳糖或无乳糖配方奶喂养；>6 月龄可继续给予已习惯的平常饮食，由

少到多，由稀到稠。因过敏而导致腹泻的患儿，需进行相应过敏原的饮食回避。乳糜泻患儿需严格回避食物中的小麦（麸质）、大麦、黑麦及其加工食物。

适当补充微量元素和维生素，如锌、铁、烟酸、维生素 A、维生素 B_{12} 等，有助于肠黏膜的修复。其中补锌治疗有助于改善腹泻患儿的临床预后，减少腹泻病的复发。>6 月龄患儿每日补充元素锌 20mg，<6 月龄患儿每日补充元素锌 10mg，持续 10~14 天。不过国际儿科胃肠肝胆营养学会联盟认为：在发展中国家，>6 个月的急性胃肠炎儿童使用锌治疗可获益；而在<6 月龄的患儿中补锌是无效的。

四、小结

腹泻病患儿的营养既是支持措施，也是治疗手段。经口营养和肠内营养是首选方案，不能耐受者辅以静脉营养。迁延性和慢性腹泻的患儿还需要寻找病因，针对病因做必要的饮食调整。

第三节　炎症性肠病

一、概述

炎症性肠病（inflammatory bowel disease，IBD）是一组慢性非特异性胃肠道炎症性疾病，可累及肠道不同部位，病程反复迁延是其特点之一，可影响营养的摄入和吸收，增加营养的丢失和消耗。对 IBD 患儿进行营养评估是 IBD 诊疗的基本内容，营养治疗在 IBD 治疗中也有不可忽视的作用。

炎症性肠病是由多种因素包括遗传、感染、精神、环境、饮食、黏膜局部免疫紊乱等相互作用所致的一组慢性非特异性的胃肠道炎症性疾病，包括溃疡性结肠炎（ulcerative colitis，UC），克罗恩病（Crohn's disease，CD）和未定型 IBD（unclassified IBD，IBD-U），病程反复迁延是 IBD 的一大特点。IBD 的主要表现为腹泻、腹痛、血便、发热和贫血，肠道外表现如关节炎、虹膜睫状体炎、肝病、皮肤损

害也常伴胃肠道症状。

二、营养风险

儿童 IBD 中营养不良的发生率较高，特别是 CD 患儿，因为后者病变可累及全胃肠道，侵犯组织深层甚至导致狭窄或瘘管。疾病状态下患儿存在不同程度的营养不良，同时需要更多的能量和蛋白质；营养不良的患儿抵抗力低下，手术切口和肠吻合口愈合缓慢，住院时间延长，手术并发症的发生率及病死率升高，生活质量也相应下降。

营养不良的形式多种多样，其中以蛋白质 - 能量型营养不良多见，表现为消瘦和体重下降，早期发病的克罗恩病还影响远期的最终身高。微量元素和维生素缺乏很常见。回肠病变、回肠切除及治疗药物等因素的影响常导致维生素 B_{12} 和叶酸的缺乏，造成巨幼细胞性贫血；出血和慢性吸收不

良导致的缺铁性贫血也相当普遍。脂肪和脂溶性维生素(维生素 A、D、E、K)吸收不良,造成血 25-(OH)D 浓度降低,加剧钙的丢失,容易出现骨质疏松,使用激素的患儿骨质疏松的发病率会进一步提高。长期腹泻还会造成不同程度的钾、镁、钙和磷丢失;CD 缺锌现象并不少见,血锌降低还和疾病活动度相关。

IBD 患儿营养不良的原因主要有以下几个方面:①由于进食可能诱发腹痛、腹泻、呕吐的肠道症状,造成患儿进食恐惧,导致营养摄入减少;②由于肠道炎症、溃疡和腹泻的影响,肠黏膜有效吸收面积减少,或肠道感觉异常和蠕动过快,从肠黏膜表面丢失的营养物质增加;③肠道不同部位和范围的病变对营养摄入有不同程度的影响,小肠吸收营养的作用大于结肠,回肠的作用大于空肠。肠外瘘、肠内瘘以及反复小肠切除会导致肠管吸收面积减少,肠内瘘形成的盲袢使得细菌过度繁殖,不利于营养物质的吸收;④活动期合并感染的患者存在高分解代谢状态,增加能量消耗;⑤治疗药物(如激素、柳氮磺胺吡啶)对营养代谢产生不良影响;⑥户外活动减少等因素影响维生素 D 的吸收。

IBD 患儿营养风险危害严重。比如营养不良可以加重病情,改变疾病进程,增加住院率、手术率、术后并发症发生率,影响疗效及预后,同时影响患儿的生长发育。因此,应该常规对 IBD 患儿进行营养评估。

三、营养评估

IBD 患儿的营养评估是 IBD 诊疗的基本内容。营养评估包括病史、体检和实验室检查,也可借助营养风险筛查工具,如 STAMP 或 STRONGkids 等。病史最基本的是回顾近来体重变化(尤其是伴随腹痛、腹泻和乏力发生的)和食欲变化。精准的饮食摄入评估存在一定难度,ESPGHAN(欧洲儿科胃肠病、肝病和营养学会)推荐 3~5 天的膳食记录(包括种类和份量)作为评估手段。药物应用记录包括激素和其他免疫抑制药及营养支持记录包括应用维生素和矿物质都是重要的。相关的症状如吞咽困难、恶心、呕吐、腹泻等,可能影响营养素的摄入,应予记录。社会因素的回顾应包括家庭环境、经济因素、粮食安全问题、获得适当药物治疗。体格检查包括体格测量,最基本项目应包括年龄的体重、年龄的身高、年龄的体重指数(BMI),这些数据应做出评价(是否在 ±2 SD 内)并动态随访,以便评估患儿的生长发育趋势。除此还有 3 岁以下儿童的头围、皮下脂肪厚度等。性成熟记录按照 Tanner 分期。实验室检查主要监测前白蛋白。血浆总蛋白和白蛋白半衰期较长,结果受多种因素影响,作为疾病急性期机体营养状况的评价指标不够敏感。前白蛋白的半衰期(2 天)明显短于白蛋白(18~20 天),用来评估营养支持的效果更佳。其他还可作营养状况评估的检查项目包括血常规(血红蛋白)、血电解质(钙、镁等)、维生素 D、铁蛋白、叶酸、维生素 B_{12} 等。

四、营养治疗

(一)饮食调整

目前的研究发现,饮食可能与 IBD 的发病与缓解都有很大关系,以蔬菜水果为主并富含 n-3 脂肪酸的饮食能够降低 IBD 的发病率,新生儿期母乳喂养可以降低 IBD 发病率,而高 n-6 脂肪酸的饮食增加患 IBD 的风险,ESPEN 也推荐 IBD 患儿摄入富含蔬果而低 n-6 脂肪酸的饮食。急性期 IBD 患儿推荐全肠内营养(extensive enteral nutrition,EEN)作为营养支持和疾病治疗的首选措施,在 EEN 应用足疗程后逐步转为正常饮食,但需注意均衡、清淡、易消化,避免高脂、精糖类、粗纤维等不易消化的食物。另外,限制性饮食(素食、不含乳糖的饮食、特定碳水化合物饮食等)相关研究不多,部分限制性饮食长期应用还可能导致微量元素和维生素的缺乏,因此不推荐在 IBD 患儿中应用,除非做了谨慎的效益和风险评估。

IBD 的患儿伴肠狭窄可以给予少渣流质或半流质饮食,不完全肠梗阻并非进食的绝对禁忌,如果仅是炎症性狭窄,通过 EEN 治疗后可以获得完全缓解。

(二)肠内营养

除有绝对进食禁忌的患儿,其他患儿都应首选肠内营养支持。肠内营养治疗在 UC 中的作用主要是改善营养状态,在 CD 中除了纠正营养不良和降低营养风险,更重要的是能够诱导和维持疾病的缓解。

以纠正营养不良为目的时，可用 EEN，也可用部分肠内营养（partial enteral nutrition，PEN）。EEN 是指回避常规饮食，将肠内营养制剂作为唯一的饮食来源。PEN 添加量则根据患者营养状况和耐受情况决定，理想的治疗终点为营养状况恢复正常，通常疗程是 4~6 周，更长的疗程可能会降低依从性。围手术期的营养支持时间应不少于 10~14 天，通常为 2~4 周。PEN 的推荐量为每日所需总能量的 50% 以上。若肠内营养支持提供能量不足需求的 60% 且持续 3 天以上时，应补充肠外营养支持。3~18 岁儿童肠内营养支持的能量需求是根据基础代谢率和静息能量消耗的方程式计算的。但因为儿童还有生长发育的能量需求，故应该按照计算所得的 120% 给予。在肠内营养支持开始后应动态监测患儿的营养状态，如果存在饥饿感或体重增长不理想，则需要适当上调剂量。

1. 肠内营养支持的大致流程　肠内营养支持在我国 IBD 儿童中仍没有被广泛使用，各个地区使用的制剂类型、途径、操作方法及持续时间方面也存在较大差异，维持缓解的方案也不尽相同。借鉴欧洲及北美等西方国家临床经验并在实施中进行个体化改进是当前工作的方向。根据 Whitten 等的研究及国际上几个较大 IBD 中心的肠内营养实施框架大体如下：

（1）首先对确诊 IBD 的患儿进行营养风险筛查及评估，确定是否适合进行营养支持。

（2）根据患儿年龄、体重、疾病状态及营养状况计算并确定能量所需。按照全肠内营养的方案计算，缓解期的能量供给为 25~30kcal/（kg·d），活动期需要多增加 8%~10%；生长发育期额外再增加 10%~20%。

（3）肠内营养制剂主要分为要素膳、半要素膳、多聚膳。多聚膳与半要素膳、要素膳的诱导缓解率并无明显差异，但三者各有特点和优劣，需根据患儿情况个体化选择。如 IBD 急性期肠道菌群失调、屏障受损、免疫功能紊乱，理论上更适宜选用要素膳；但半要素膳性价比更高；多聚膳成本更低且口味更佳，可明显减少鼻胃管置管率，依从性更好，且在体重增加方面更有优势，所以在缓解期患儿胃肠道功能允许的情况下，可选用多聚膳。

（4）肠内营养支持的途径：大部分患儿可以选择直接经口，管饲主要是应用于不能口服或不能接受营养制剂口味的患儿，可通过鼻胃管、鼻空肠管及胃造口置管来进行。为了尽可能减少对患儿白天活动的影响，一般选择夜间鼻饲营养液，或使用便携式微泵输注。

（5）喂养剂量与速度：开始时应予以目标量的一半，逐渐加量，如果耐受可在 2~3 天内加至全量。比如目标量为每天 100ml/h×20h，开始的输注速度为 50ml/h，之后可以根据患儿病情及耐受情况每 3~6h 加 10ml/h。如果已经加至目标量，但患儿仍诉饥饿，可以按照每天 5ml/h 增加，直至饥饿感减轻。

（6）为改善营养制剂的口味，提高依从性，医用调味剂可以加入肠内营养制剂中。研究发现 EEN 期间可以添加少许碳酸饮料、冰块或清汤，也可以咀嚼口香糖，但都要限量，并且不建议长期添加。为了避免摄入过多甜味剂造成腹泻，给予的饮料需要适当稀释。

（7）EEN 结束后仍可以在正常饮食的基础上继续给予少量肠内营养制剂作为营养补充，不仅可提供更全面的营养，而且对维持缓解有益。

2. 肠内营养的并发症　肠内营养支持相对安全，但使用不当也可能发生严重的并发症，包括：①胃肠道并发症：腹泻、恶心、呕吐、腹胀等；②代谢并发症，如脱水、电解质紊乱、高血糖，重度营养不良者在肠内营养初期还可能发生再喂养综合征（RFS）；③感染并发症：吸入性肺炎、腹膜炎、鼻窦炎；④导管相关并发症：鼻咽部黏膜损伤、经皮内镜下胃造口旁瘘、营养管堵塞或异位等。肠内营养支持的并发症重在预防，因此进行肠内营养支持前一定要进行严谨的营养风险筛查及评估，个体化制订肠内营养的方案，如重度营养不良患儿应从小量（如静息能量消耗的 50%）开始缓慢添加；喂养有困难的患儿开始肠内营养时，从 10~20ml/（kg·d）的速度开始，根据患儿临床症状从 10~20ml/（kg·d）的速度增加。

以治疗疾病为目的时，多个指南和共识推荐 EEN 作为 CD 诱导缓解的一线治疗方案之一，同时肠内营养因其无渣，减少粪便的产生，还对肠道炎症狭窄性或穿透性病变有额外的疗效，但将

EEN 用于治疗 CD 肠外表现或肛周病变的证据不足。有研究表明，EEN 还有利于 CD 黏膜愈合。对于 UC 而言，EEN 的治疗相关研究尚欠缺。

相比糖皮质激素、免疫抑制剂、生物制剂等药物，EEN 更为安全。临床中实行 EEN 的比例不高，主要问题集中在患儿对鼻胃管的恐惧心理，加上营养制剂口味较差，较长时间不能正常饮食导致的心理和生活质量影响等，因此在实行全肠内营养前需对患儿及家属做好充分沟通。全肠内营养的疗程建议 6~8 周，在实行 2 周后需进行疗效和依从性的评估，如患儿无受益需及时调整方案；疗程结束后的 2~4 周开始逐步引入低脂、少渣饮食，根据患儿耐受情况可每隔 3~4 天引入一种简单有营养易消化的安全食物，逐渐再转为正常饮食。EEN 期间可同时使用相应的药物。常用的药物包括氨基水杨酸类、硫唑嘌呤、糖皮质激素，也包括生物制剂，如英夫利昔单抗。较严重的 CD，不能单纯用肠内营养维持缓解的，通常需要其他药物辅助。

PEN 不能作为诱导 CD 缓解的方案，但对于维持缓解可能有一定的辅助作用，但目前剂量、疗程尚不明确。

CD 并发症的营养支持：①肠梗阻：肠梗阻并不是肠内营养的绝对禁忌证，评估是否可行肠内营养需要明确梗阻的原因（活动性炎症或纤维化），并了解有无肠狭窄。炎症性狭窄所致肠梗阻，可采用 EEN 联合药物诱导缓解。部分肠道恢复畅通时可以开始管饲肠内营养，最初联用 EN 和肠外营养（parenteral nutrition，PN），后逐渐过渡到 EEN。对于高位梗阻，可以置管至梗阻远端行 EEN；置管不成功时，可用全肠外营养（total parenteral nutrition，TPN）联合药物治疗至肠道部分畅通后再尝试置管至梗阻远端行 EEN。低位梗阻时可行梗阻近端肠外置造口，而后给予肠内营养和药物治疗。纤维化所致梗阻、无营养不良者可直接手术治疗；合并营养不良但无急诊手术指征时，可先纠正营养不良再进行手术。②腹腔脓肿和肠外瘘：腹腔脓肿和肠外瘘是 CD 的严重并发症。合并腹腔脓肿的患儿可通过 EEN 和药物治疗诱导缓解、改善营养状况，同时腹腔脓肿需要充分引流，营养状况改善后实施手术治疗。对于合并肠外瘘的患儿，通过 MRI 或 CT 明确瘘管的解剖部位对制订肠内营养支持方案至关重要，低位肠瘘可以利用瘘口以上的肠管实施肠内营养支持；高位高流量肠外瘘可以收集漏出的消化液输入瘘口远端的肠道内，同时给予 EEN。但肠外营养支持能够减少瘘口肠液的流出量，并可能提高瘘口愈合率。③肠内瘘：高位内瘘可以置管至瘘口以下的肠管进行 EEN；如果为肠-膀胱瘘及肠-阴道瘘，如能耐受也建议使用 EEN；但需选择少渣制剂。

（三）肠外营养

1. 适应证　肠外营养（PN）仅用于肠内营养禁忌或肠内营养不耐受情况下短暂使用或补充性使用，研究表明肠外营养对 IBD 患者的疾病预后没有改善作用，且和 EN 相比，PN 治疗成本高，不良反应多，故需谨慎使用。PN 具体适应证如下：

（1）CD 继发短肠综合征早期或伴严重腹泻。

（2）高流量小肠瘘无法实施肠内营养支持。

（3）低位肠梗阻无法实施肠内营养支持，或高位肠梗阻无法将营养管通过梗阻部位。

（4）高位内瘘（胃-结肠瘘或十二指肠-结肠瘘）无法实施肠内营养支持。

（5）肠瘘造成的腹腔感染未得到控制。

（6）重症 UC 出现肠衰竭时。

（7）肠内营养不能给予充足能量时（＜正常生理需要量的 60%）。

（8）消化道大出血。

（9）不耐受肠内营养支持的其他情形，如严重的腹胀腹泻、严重的肠道动力障碍，或由于其他原因无法建立肠内营养支持途径。

2. 能量及营养元素的供给　因儿童及青少年患者除了满足正常代谢需要外，还有追赶同龄人身高体重的需求，故每日提供的能量推荐为正常儿童推荐量的 110%~120%，已有营养不良的患儿可加至 130%~150%，从低剂量开始逐步增加至目标量。肠外营养的配比参照儿童肠外营养指南的推荐用量，氨基酸和脂肪乳目标 1~2g/（kg·d），根据患儿的疾病、血糖、营养状况等情况调整营养物质的比例，同时补充充足的水，适量的电解质、微量元素和维生素。胃肠功能恢复时，需尽快减少肠外营养，逐步过渡至全肠内营养。

3. 肠外营养支持应注意的问题及并发症　肠外营养支持常见的并发症包括：

(1) 与导管相关的：导管相关感染、堵塞、血栓形成、异位等。

(2) 与代谢相关的：高血糖、电解质紊乱、微量元素和维生素缺乏、脂代谢异常及高氨血症等；严重营养不良的患儿因机体处于高代谢状态，存在营养缺乏、胰岛素抵抗等，代谢并发症发生率更高，甚至出现 RFS。

(3) 与其他脏器相关的：肠外营养相关性肝损害、代谢性骨病等。

(4) 与营养液相关：营养液污染和营养液的稳定性被破坏。为预防上述并发症的发生需严格遵守肠外营养支持规范。

(四) 维生素和矿物质

我国儿童 IBD 共识建议定期监测与营养相关的实验室指标，尤其是维生素 D、锌、钙、叶酸等，根据检测结果给予针对性补充治疗，但具体需视情况个体化选择。明确有缺铁性贫血时需补充铁剂［4~6mg/(kg·d)］，补充至血红蛋白水平正常以及铁储备充足；标准的维生素 D 和钙的补充剂量尚未确定，有指南推荐每日摄入钙 1 300mg，维生素 D 600IU；ESPGHAN 则建议按普通人群的日常所需量补充。不建议常规进行锌、硒等微量元素的测定；如有严重腹泻导致锌缺乏，短期(2~4 周)口服补锌 20~40mg/d 可使血锌恢复正常水平。

五、小结

IBD 的营养治疗包括饮食调整、肠内营养、肠外营养，其中全肠内营养还可作为诱导轻中度 CD 缓解的一线治疗方案。肠外营养的实施需要把握适应证，同时积极防治并发症。维生素和矿物质的补充需个体化选择。

第四节 胰 腺 炎

儿童胰腺炎和成人的相似，按发病急缓分为急性胰腺炎、急性复发胰腺炎和慢性胰腺炎，按严重程度分为轻、中症急性胰腺炎和重症急性胰腺炎。胰腺炎可使机体营养耗竭，出现急性或慢性营养不良，营养支持疗法是治疗胰腺炎的有效辅助手段。

一、概述

儿童胰腺炎是一种不常见的疾病，分为急性胰腺炎(acute pancreatitis,AP)、急性复发胰腺炎(acute recurrent pancreatitis,ARP) 和慢性胰腺炎(chronic pancreatitis,CP)。尽管是一种不常见的疾病，但近 20 年来随着各种检测手段在儿科应用的增加，儿童胰腺炎的发病率逐年上升，年均发病率约为 3.6/10 万 ~13.3/10 万。

根据 NASPGHAN 分类标准，将急性胰腺炎按严重程度分为轻、中症急性胰腺炎和重症急性胰腺炎。轻症急性胰腺炎(mild acute pancreatitis,MAP) 患者无器官衰竭或局部并发症，通常在第一周内消退；中症急性胰腺炎(moderate severe acute pancreatitis,MSAP) 患者出现胰腺局部并发症(积液、坏死、出血)或单个或多个器官一过性衰竭(<48 小时)；重症急性胰腺炎(severe acute pancreatitis,SAP) 患者存在持续性器官衰竭持续时间(>48 小时)，病情凶险，结局较差，病死率高。

二、营养风险评估和监测

(一) 急性胰腺炎

急性胰腺炎是临床常见的急危重症，是一种严重的全身炎症反应性疾病。有研究表明，胆汁酸、乙醇、脂肪酸或其非氧化代谢产物脂肪酸乙基醚均可诱导钙超载，导致腺泡细胞和导管细胞线粒体损伤，进而导致细胞内 ATP 浓度降低，最终胰腺的能量也将耗竭，这反映的是急性胰腺炎早期的主要细胞内反应。尤其在重症急性胰腺炎患者中，机体常处于高蛋白分解、糖原异生和脂肪动员增强的超高代谢反应状态，机体营养储备被迅速耗竭，出现急性营养不良。依据对急性胰腺炎患儿营养状况评价结果、禁食时间、病情、病程和预后的综合判断确定该患儿是否具有营养不良风险或已存在营养不良。

(二) 慢性胰腺炎

慢性胰腺炎是一种胰腺进行性不可逆转的炎症改变，导致胰腺永久性结构损伤和纤维化，可导致腹痛、外分泌功能[如胰腺外分泌功能不全 (pancreatic Exocrine Insufficiency, PEI)]和内分泌功能(如糖尿病)受损。疼痛和胰腺功能丧失都会导致营养物质的消化和吸收受到永久的损害，如腹痛导致饮食摄入不佳，胰腺外分泌功能不全时胰腺产生的食物消化所需要的酶不足，导致消化不良、常量营养素(脂肪消化及吸收不良)及微量营养素吸收不良(如脂溶性维生素 A、D、E、K，矿物质，微量元素的缺乏)。在患有慢性胰腺炎的成人中，维生素 D 缺乏是导致骨量减少和骨质疏松高发原因之一。目前尚无儿童慢性胰腺炎引起骨质疏松的证据。糖尿病对慢性胰腺炎患者营养状况的影响尚不清楚，比如高血糖可能会导致静息能量消耗(REE)增加、体重减轻，这可能导致负能量平衡和营养不良。

根据 2021 年 NASPGHAN 意见，对慢性胰腺炎营养评估建议常规每 6~12 个月进行 1 次，包括体重、身高和 BMI 等生长参数。可参考成人指南建议(表 24-4-1)。脂溶性维生素检测应每 12~18 个月进行 1 次，除非临床怀疑其他维生素、矿物质或微量元素缺乏外，通常不建议对其进行常规监测。对于患有慢性胰腺炎和营养不良、维生素 D 持续不足或有骨折史的儿童，应测量骨密度，尤其是椎骨、臀部或手腕处。此外，慢性胰腺炎儿童应每 6~12 个月通过检测粪便弹性蛋白酶或 72 小时粪便脂肪收集，来进行胰腺外分泌功能不全的筛查。关于其他儿童营养评估的数据有限，包括握力测力等。目前儿童仍需要一种包括临床儿科营养师在内的多学科方法来充分监测营养状况，评估营养摄入，并提供教育和建议，以帮助预防营养不良和肥胖。

表 24-4-1　慢性胰腺炎患者的营养评估(成人)

营养评估	内容
人体测量	体重变化 功能评估：握力测力、6 分钟步行测试、坐立测试 皮褶厚度、腰围、臂中部肌围 是否有腹水、水肿
生化值	脂溶性维生素(A、D、E、K) 骨骼健康(甲状旁腺激素) 微量元素(镁、硒、锌、铁) 贫血筛查(血色素、VitB$_{12}$、叶酸、铁蛋白、CRP 等) 血糖控制：HbA1c 和随机血糖
症状评估	饮食摄入的变化 食欲 是否存在影响食欲的症状(恶心、疼痛、消化不良、过早饱腹) 是否存在外分泌、内分泌功能障碍
器官功能	肌肉储备(肌肉量)的 CT/US 成像 双能 X 线骨密度仪(DXA)扫描

三、营养管理

营养支持疗法是治疗胰腺炎的有效辅助手段。大多数关于胰腺炎和营养的研究都是在成人人群中进行的，在儿童中的证据有限。

儿童胰腺炎患者对营养有更高的要求。首先，不同的年龄基础代谢率不同，长时的营养缺乏可能会导致长远期的不良后果，如营养不良和发育迟滞。其次，儿童的脂肪和肌肉组织相对较少，应激状态下储备能量不足，所以不能像成年人那样耐受较长时间的禁食。因此，儿童需要更加科学合理的营养管理去纠正营养不良。

目前营养支持治疗主要包括经胃肠道的肠内营养及经静脉的肠外营养。

(一) 急性胰腺炎

传统的观点认为："胰酶激活导致胰腺自身消

化"，经口或经胃的肠内营养会刺激胰腺分泌，并进而加重胰腺自身消化，因此，最初急性胰腺炎的治疗遵循"饥饿疗法"，以此期望胰腺得到充分"休息"。

然而，由于肠道菌群过度生长和移位，同时重症急性胰腺炎不仅累及胰腺，还累及全身各个系统，使机体处于高代谢亢进、高蛋白分解的状态，这种"饥饿疗法"实际上会增加感染和并发症的风险。因此积极地营养支持是急性胰腺炎治疗的重要部分。

相比肠外营养，早期肠内营养（early enteral nutrition）不仅安全，而且能改善肠黏膜通透性，减少菌群移位，降低器官衰竭及手术干预的概率，降低感染率及病死率，从而改善临床预后。

1. 营养干预时机　对于轻症急性胰腺炎的患者，在临床耐受情况下应尽早进行口服喂养，而不依赖血清脂肪酶浓度的高低。如果不耐受口服，应在入院后 24~72 小时内尽早开始肠内营养。就个体而言，肠内营养的最佳时机与早期液体复苏及镇痛药物使用时密切相关的。

对重症急性胰腺炎的患者，一旦血流动力学稳定，在起病的 72 小时内启动肠内营养仍是有益的。目前建议主张在所有急性胰腺炎病例中尽早开始肠内营养，如果在更严重的病例，早期肠内营养不可能时，则可 5~7 天后再考虑进行肠内营养。2020 年 ESPEN 指南建议，腹腔内压力（intra-abdominal pressure，IAP）<15mmHg（1mmHg=0.133kPa）的成人患者，应通过鼻空肠（首选途径）或鼻胃管开始早期肠内营养，并连续监测 IAP 和肠内营养期间患者的临床状况。IAP>15mmHg 行肠内营养的患者应通过鼻空肠途径开始，20ml/h，并根据耐受性增加速率。当 IAP 值在肠内营养下进一步增加时，应考虑暂时减少或停用肠内营养。在 IAP>20mmHg 或存在急性腹腔间隔室综合征（acute compartmental syndrome，ACS）的患者中，肠内营养应该停止并且启动肠外营养。对于存在重症急性胰腺炎和开放腹部患者，应至少予以少量肠内营养干预。如果需要达到营养要求，则应添加补充或总肠外营养。儿童 SAP 患者 48 小时内开始肠内营养可降低器官功能衰竭和腹腔感染的风险。也有建议早期先给予全静脉营养，病情稳定后再行肠内营养，原因在于：首先，

肠内营养需要进行经鼻肠置管手术，咽部需麻醉，对重症急性胰腺炎这类重症患者要在围术期监护生命体征；其次，在肠内营养治疗时，还可能因置管而发生消化道穿孔和消化道出血等术后并发症，施术者的操作技术有一定要求；最后，鉴于实施困难，国内尚无较大样本的关于重症急性胰腺炎的早期肠内营养研究报道，因此对于儿童重症急性胰腺炎肠内营养时机的选择有待进行大数据研究。

2. 营养干预途径　营养干预途径主要包括肠内营养及肠外营养。肠内营养途径包括经口喂养、经鼻胃管（nasogastric tube，NGT）喂养、经鼻空肠管（nasointestinal tube，NJT）喂养及经皮内镜下胃造瘘或空肠造瘘。

对于轻症急性胰腺炎的患者，在临床耐受情况下可进行口服喂养。对于患有急性胰腺炎且无法进食的患者，应首选肠内营养而非肠外营养。对于不能耐受肠内营养，或入院 1 周内肠内营养不能达到目标热量，或存在肠内营养禁忌证（如肠梗阻或狭窄）的患者，应给予肠外营养补充。在急性胰腺炎中，早期肠内营养，或肠内营养与肠外营养联合优于单一肠外营养。

对于鼻胃管和鼻空肠管两种途径的选择，目前仍存在分歧。传统意见认为，由于胰管开口于十二指肠降部乳头处，肠内营养如果经过十二指肠，将会进一步刺激胰酶分泌，并诱导胆囊收缩素释放，从而加重胰腺炎及其造成的组织损伤，而如果肠内营养直接进入空肠则可以很好解决上述问题。最近多项研究表明，在患者能耐受的情况下，如给予短肽类及脂肪优化的配方时鼻胃管和鼻空肠管两种途径在有效性和安全性上相当。由于鼻胃管放置过程简单且经济有效，因此，如果急性胰腺炎患者需要肠内营养，或预期 30 天内能恢复经口进食，鼻胃管可作为肠内营养途径的首选。如果出现消化不耐受，或伴胃排空障碍、幽门梗阻等，应首选经鼻空肠管喂养。如果伴有鼻窦炎、鼻创伤，或不能耐受经鼻置管或预期 30 天不能恢复经口进食的患者，经皮内镜下胃造瘘或空肠造瘘直接肠内营养是更佳的途径。

一旦幽门梗阻解除、急性胰腺炎的相关并发症得以控制，逐步尝试经口喂养，如不伴腹痛、随着经口摄入量逐渐提高并能达到所需营养需要，便可

拔除营养支持治疗所需的各类营养管。

3. 营养干预类型　传统观念认为在急性胰腺炎发作后，为了"休息胰腺"，患者随后会接受低脂饮食治疗。成人轻症急性胰腺炎患者建议，口服喂养时使用低脂、柔软的口服饮食。但目前尚未证明低脂饮食较正常饮食更有优势。因此，除因高甘油三酯血症（甘油三酯>10mmol/L 或>1 000mg/dl）而应减少脂肪类物质以外，当患者耐受口服喂养时，儿童在急性胰腺炎起病后 1 周内可开始接受常规饮食，即食物类型或脂肪含量不受限制。

肠内营养制剂大致可分为要素膳（以氨基酸为主）、半要素膳（以短肽类为主）与多聚膳（以整蛋白为主）三大类。目前无研究证明要素膳、半要素膳与多聚膳对治疗的影响有重要差异。初始推荐短肽类制剂（能量密度为 4.187J/ml，即 1kcal/ml 的要素营养物质），再逐渐过渡到整蛋白类制剂，要根据患者血脂、血糖的情况进行肠内营养制剂的选择。其中在短肽配方基础上增加中链脂肪酸比例摄入，可提高肠道耐受性。

免疫营养或益生菌对儿童急性胰腺炎的治疗是否有益也无研究证明。国外成人建议当肠内营养不可行或存在禁忌证且有肠外营养指征时，应以每天 0.2g/kg 的 L- 谷氨酰胺补充胃肠外谷氨酰胺。否则，在重症急性胰腺炎中缺失免疫营养作用。

4. 营养量的选择　急性胰腺炎行肠内营养，目前大多数研究倾向持续匀速鼻饲。对于维持肠道屏障功能、减少细菌移位的最低肠内营养需求量，目前尚无标准，临床上多从小剂量开始，逐渐加量。建议危重患者行肠内营养，建议初始量为10~20ml/h 匀速滋养型鼻饲，若患者先前症状缓解且无新增不适，逐渐加量至营养达标；而早期立即予全量营养，若超过急性期能量消耗则易加重肠道负担，不利于患者结局。

国内共识提出，成人重症急性胰腺炎患者入院 24~48 小时，待初始液体复苏完成、血流动力学和内环境稳定后，放置鼻胃管或鼻肠管，给予初始滋养型肠内营养［定义为 41.9~83.7kJ/h（10~20kcal/h）或 2 090kJ/d（500kcal/d）］，根据病情逐渐达到目标量，即热量 105~126kJ/（kg·d）［25~30kcal/（kg·d）］，蛋白质 1.2~2.0g/（kg·d）。若合并肝衰竭时，应减少蛋白质摄入［<1.2g/（kg·d）］，需监测血氨和尿素氮水平。

当急性胰腺炎患者因麻痹性肠梗阻等原因不能行肠内营养时，应在行肠外营养的同时，经空肠管小剂量（1~2ml/h）持续给予肠内滋养性营养。

（二）慢性胰腺炎

1. 营养干预时机　慢性胰腺炎患者应监测脂溶性维生素（维生素 A、D、E、K）和水溶性（维生素 B_{12}、叶酸、硫胺素），以及矿物质（如镁、铁、硒、锌）的含量，如果检测到浓度含量较低或出现临床症状，则应进行营养管理。

2. 营养干预途径　只要口服营养支持没有效果时即可使用管饲肠内营养支持。遇有疼痛、胃排空迟缓、持续性恶心或呕吐的患儿应经鼻空肠途径进行肠内营养支持。经皮内镜下空肠造瘘适用于需长期管饲者（2~3 个月），尤其伴有胃排空障碍或有误吸高风险的患儿。

慢性胰腺炎的肠外营养适用于胃出口梗阻和复杂瘘或肠内营养不耐受的患者。胰腺手术前有明显严重营养不良又无法使用肠内营养支持者，则应使用肠外营养支持。肠外营养支持的途径取决于临床实施肠外营养支持的时间长短。经外周静脉营养简单易操作，但仅适用于短期使用者。如需长期应用则需要考虑中心静脉置管。静脉营养支持的并发症与成人相似，但是代谢紊乱造成的远期影响比成人更明显。

3. 营养干预类型　慢性胰腺炎患者通常不需要限制饮食，营养状况正常的慢性胰腺炎患者应坚持均衡饮食。营养不良者应每天 5~6 顿小餐进食高蛋白，优化脂肪的高能量食物。应避免高纤维饮食。除非脂肪泻无法控制，否则无须严格限制饮食中的脂肪量。建议已被检测出微量营养素低浓度或出现不足的临床表现的患者和已知吸收不良的患者补充微量营养素。不建议对所有慢性胰腺炎患者盲目补充所有微量营养素。

儿童慢性胰腺炎急性发作期的治疗同急性胰腺炎。

总之，胰腺炎患儿可根据病情的严重程度，采取不同的营养支持治疗。儿童胰腺炎早期肠内营养支持的重要性逐渐被接受。但是由于儿童胰腺炎营养支持治疗的推荐意见多取自成人研究数据，我们仍需要大量儿科的多中心、多样本相关研究为临床治疗提供证据参考。

四、小结

胰腺炎的营养干预策略根据病程长短和严重程度有所不同。急性轻症胰腺炎提倡尽早经口喂养，重症胰腺炎在血流动力学稳定下也建议早期进行肠内营养；不能耐受者可鼻饲，经鼻胃管或鼻空肠管的有效性和安全性相当。肠外营养多用于重症者。慢性胰腺炎应坚持均衡饮食，根据营养状况、体内微量元素和维生素水平适当额外补充。

第五节　原发性小肠淋巴管扩张症

小肠淋巴管扩张症是一种蛋白丢失性肠病，常伴有营养不良、生长发育迟缓、缺铁性贫血、低钙抽搐、免疫球蛋白降低（以 IgG 最明显），严重影响患儿的生长发育。特定饮食结构可以改善患儿症状及预后。

一、疾病概述

小肠淋巴管扩张症（intestinal lymphangiectasia, IL）是一种主要表现为淋巴细胞绝对计数减少、低蛋白血症、低脂血症、水肿和浆膜腔积液的罕见的蛋白丢失性肠病，常伴有营养不良、生长发育迟缓、缺铁性贫血、低钙抽搐、免疫球蛋白降低（以 IgG 最明显）。其特征为位于小肠黏膜层、黏膜下层或浆膜层的淋巴管弥漫性或局限性扩张，使得小肠淋巴管回流受阻，淋巴液在扩张的淋巴管内淤滞，最终破裂，因而富含白蛋白、淋巴细胞、乳糜微粒、脂溶性维生素等的淋巴液随之丢失到肠腔或腹腔中而导致的蛋白丢失性肠病。根据病因不同，分为原发性和继发性。原发性小肠淋巴管扩张症（primary intestinal lymphangiectasia, PIL）又称 Waldmann 病，常由先天性淋巴管发育不全所致，主要在儿童期发病，其病变主要出现在空回肠段。

二、营养治疗

该病缺乏特异治疗方法，特殊饮食结构即高中链甘油三酯（MCT）、高蛋白、低长链甘油三酯（LCT）饮食的营养支持是唯一长期有效的治疗方法，而且需要终身维持治疗。MCT 在胃肠道被脂肪酶分解成甘油和中链脂肪酸，无须经过淋巴管，直接被小肠上皮细胞吸收入门静脉血流，降低了淋巴管内压力，减少淋巴液渗漏，使蛋白丢失减少。富含 MCT 饮食不能改善固有的淋巴管异常，却能明显改善 PIL 患者的症状及长期病死率。目前市面上高 MCT 的奶粉中，MCT 比例有 39%、50%、56%、87%，4 种。肠道病变累及范围越广，可能对 MCT 比例的要求越高。除此之外需动态评估患儿营养状况，适当补充维生素及微量元素。

营养支持的目标是缓解临床症状，维持正常的血浆白蛋白和球蛋白水平，降低营养不良的发生率，促进生长发育。但是当患儿病程迁延或病情危重，合并严重营养不良、无法经口进食或进行肠内营养时，则需要给予静脉营养支持。一旦病情稳定可逐渐过渡至 EEN（可选择高 MCT 含量的配方奶）。

三、小结

原发性小肠淋巴管扩张症缺乏特异治疗方案，高中链甘油三酯（MCT）、高蛋白、低 LCT 饮食的特殊饮食是唯一长期有效的治疗方法，需终身维持。MCT 无须经过淋巴管吸收，富 MCT 饮食能明显改善 PIL 患者的症状及降低长期病死率。

?【思考题】

单选题

1. 急性腹泻时使用肠内营养支持和肠外营养支持相比，优势不包括：

A. 更符合消化生理过程

B. 维护肠道屏障的完整性，防止肠道细菌移位

C. 冲刷胃肠道,降低肠道内渗透压

D. 安全性好

E. 性价比高

2. 关于腹泻时补锌,下列正确的是:

A. <6 个月补充 20mg/d

B. >6 个月补充 30mg/d

C. 补锌有助于黏膜修复,减少腹泻复发

D. 补锌都是有效的

E. 一般疗程为 7 天

3. IBD 患儿可能出现的营养风险不包括:

A. 叶酸缺乏

B. 缺铁性贫血

C. 蛋白质 - 能量营养不良

D. 高磷血症

E. 维生素 D 缺乏

4. CD 合并肠梗阻时,以下正确的是:

A. 对于炎症性狭窄所致的完全性肠梗阻,可进行 EEN

B. 高位梗阻必需用 TPN

C. 纤维化所致梗阻均应立即手术治疗

D. 肠梗阻是肠内营养的绝对禁忌证

E. EEN 可能使梗阻缓解

5. 以下哪项不是小肠淋巴管扩张症的特点:

A. 淋巴细胞绝对计数减少

B. 低蛋白血症

C. 水肿

D. 高脂血症

E. 浆膜腔积液

多选题

1. 营养不良患儿更容易出现腹泻迁延不愈的原因包括:

A. 营养不良时胃黏膜萎缩,胃酸减少,屏障作用减弱,细菌易繁殖

B. 十二指肠、空肠黏膜变薄,肠绒毛萎缩,小肠有效吸收面积减少

C. 双糖酶活性降低,营养物质消化吸收减少,肠道内渗透压升高

D. 营养不良患儿常有肠动力的改变,肠道蠕动过快

E. 部分重症营养不良患儿免疫功能缺陷,因而增加了对病原的易感性,同时对食物蛋白抗原的口服免疫耐受性降低

2. IBD 的主要表现有:

A. 腹泻

B. 呕吐

C. 贫血

D. 血便

E. 发热

3. 以下属于肠内营养的并发症的是:

A. 恶心、呕吐、腹泻等胃肠并发症

B. 吸入性肺炎

C. 再喂养综合征

D. 胃造口旁瘘

E. 电解质紊乱

4. IBD 患儿用肠外营养的适应证有:

A. CD 继发短肠综合征伴严重腹泻

B. 高流量小肠瘘无法实施肠内营养支持

C. 低位肠梗阻

D. 肠瘘造成的腹腔感染未得到控制

E. 消化道大出血

5. 关于急性胰腺炎患儿的营养策略合适的是:

A. 轻症急性胰腺炎患儿尽早口服喂养

B. 不耐受口服的轻症急性胰腺炎患儿应在入院后 24~72 小时内尽早开始肠内营养

C. 重症急性胰腺炎的患者,一旦血流动力学稳定即可开始肠内营养

D. 重症急性胰腺炎可早期先予全肠外营养

E. 急性胰腺炎患儿通常需联合肠内、肠外营养

　　参考答案：单选题 1. C；2. C；3. D；4. E；5. D。多选题 1. ABCDE；2. ACDE；3. ABCDE；4. ABCDE；5. ABCD。

【参考文献】

［1］蔡威. 儿科临床营养支持. 上海: 上海交通大学出版社, 2019.

［2］申昆玲. 儿童营养学. 7 版. 北京: 人民军医出版社, 2015.

［3］王卫平, 孙锟, 常立文. 儿科学. 9 版. 北京: 人民卫生出版社, 2018.

［4］王天有, 申昆玲, 沈颖. 诸福棠实用儿科学. 9 版. 北京: 人民卫生出版社, 2022.

［5］GUARINO A, LO VECCHIO A, DIAS JA, et al. Universal recommendations for the management of acute diarrhea in nonmalnourished children. J Pediatr Gastroenterol Nutr, 2018, 67 (5): 586-593.

［6］中华医学会肠外肠内营养学分会儿科协作组. 中国儿科肠内肠外营养支持临床应用指南. 中华儿科杂志, 2010, 48 (6): 436-441.

［7］中华医学会肠内肠外营养学分会, 中国医药教育协会炎症性肠病专业委员会. 中国炎症性肠病营养诊疗共识. 中华消化病与影像杂志 (电子版), 2021, 11 (1), 8-15.

［8］CUCINOTTA U, ROMANO C, DIPASQUALE V. Diet and Nutrition in Pediatric Inflammatory Bowel Diseases. Nutrients, 2021, 13 (2): 655.

［9］HANSEN T, DUERKSEN DR. Enteral Nutrition in the Management of Pediatric and Adult Crohn's Disease. Nutrients, 2018, 10 (5): 537.

［10］中华医学会儿科学分会消化学组, 中华医学会儿科学分会临床营养学组. 儿童炎症性肠病诊断和治疗专家共识. 中华儿科杂志, 2019, 57 (7), 501-507.

［11］BISCHOFF SC, ESCHER J, HÉBUTERNE X, et al. ESPEN practical guideline: Clinical Nutrition in inflammatory bowel disease. Clin Nutr, 2020, 39 (3): 632-653.

［12］MIELE E, SHAMIR R, ALOI M, et al. Nutrition in pediatric inflammatory bowel disease: a position paper on behalf of the porto inflammatory bowel disease group of the european society of pediatric gastroenterology, hepatology and nutrition. J Pediatr Gastroenterol Nutr, 2018, 66 (4): 687-708.

［13］ABU-EL-HAIJA M, KUMAR S, SZABO F, et al. Classification of acute pancreatitis in the pediatric population: clinical report from the naspghan pancreas committee. J Pediatr Gastroenterol Nutr, 2017, 64 (6): 984-990.

［14］ARVANITAKIS M, OCKENGA J, BEZMAREVIC M. ESPEN guideline on clinical nutrition in acute and chronic pancreatitis. Clin Nutr, 2020, 39 (3): 612-631.

［15］ABU-EL-HAIJA M, UC A, WERLIN SL, et al. Nutritional considerations in pediatric pancreatitis: a position paper from the NASPGHAN pancreas committee and ESPGHAN cystic fibrosis/pancreas working group. J Pediatr Gastroenterol Nutr, 2018, 67 (1): 131-143.

［16］FREEMAN AJ, MAQBOOL A, BELLIN MD, et al. Medical management of chronic pancreatitis in children: a position paper by the north american society for pediatric gastroenterology, hepatology, and nutrition pancreas committee. J Pediatr Gastroenterol Nutr, 2021, 72 (2): 324-340.

［17］许玲芬, 孙梅. 儿童急性胰腺炎的营养支持疗法. 中华实用儿科临床杂志, 2019 (07): 492-495.

［18］PÁRNICZKY A, ABU-EL-HAIJA M, HUSAIN S, et al. EPC/HPSG evidence-based guidelines for the management of pediatric pancreatitis. Pancreatology, 2018, 18 (2): 146-160.

［19］LOPEZ R N, DAY A S. Primary intestinal lymphangiectasia in children: A review. J Paediatr Child Health, 2020, 56 (11): 1719-1723.

（张　娜　沈振宇）

第二十五章　肝病的营养支持治疗

✏️ 【学习目标】

　　掌握:肝病患儿的营养评估和营养支持治疗原则。
　　熟悉:肝病患儿的能量和营养代谢特点。
　　了解:特殊肝病患儿的营养管理。

　　肝脏在机体的代谢过程中起着重要的作用,包括负责体内碳水化合物、蛋白质、脂肪的合成、储存及代谢,维生素的储存和活化,废物的排泄及解毒。此外,主要的生长因子如胰岛素样生长因子-1(insulin-like growth factor-1,IGF-1)及其结合蛋白均直接在肝脏中合成。因此儿童肝脏功能受损后肝脏代谢会遭受破坏,导致营养物质的消化吸收障碍,最终引起营养不良的发生。有研究表明全球约25%慢性肝病患儿存在营养不良。引起肝病患儿营养不良的原因有能量摄入不足、能量消耗增加、吸收能力下降或一些医源性因素所致蛋白丢失增加,以及吸收不良等。营养不良对肝病患儿的恢复和肝移植前后的生存率均有不良影响。严重肝功能障碍患儿会出现生长激素抵抗,同时伴有胰岛素抵抗和糖耐量受损、脂肪分解增加、蛋白质合成降低、氨基酸氧化增多。因此,正确认识肝病患儿的代谢改变,及早发现其面临的营养问题,及时给予肝病患儿合理、全面的营养管理对改善肝病患儿整体疗效、控制代谢紊乱至关重要。

第一节　肝病患儿的营养代谢特点

一、能量代谢特点

　　慢性肝病患儿相对健康儿童有更高的能量消耗,能量消耗随年龄、活动水平、营养不良及吸收不良程度有所差别。肝病患儿持续高水平的促炎因子及合并的并发症如静脉曲张出血、脓毒症、腹膜炎、胆管炎等进一步加重患儿的能量消耗。因此,慢性肝病患儿能量需求约高于健康同龄儿童能量需求的1.5倍。

二、碳水化合物、蛋白质、脂肪代谢特点

　　由于肝脏是糖原的主要储存场所,并且肝功能障碍时糖原储备减少,患有慢性肝病的儿童容易出现低血糖。由于自身能量储备不足,婴幼儿尤其容易受到碳水化合物吸收不良的影响。在慢性肝病儿童肝脏糖原储备不足时,蛋白质会用于糖异生提供能量,致使蛋白质氧化分解增加,合成减少。

肝功能损伤时肝脏合成功能受损，导致血浆蛋白水平下降。受损肝脏对血氨的解毒及凝血因子的合成能力减退，胆固醇及高密度脂蛋白合成减少，进一步影响甘油三酯的摄取、水解及转运。这些改变最终导致严重肝功能障碍时出现高甘油三酯血症伴随低胆固醇血症。

三、脂溶性维生素代谢特点

肝脏疾病时胆汁酸的分泌减少会影响脂溶性维生素（A、D、E、K）的吸收、代谢和储存。胆汁淤积的婴儿和儿童中胆汁酸的分泌受损会导致体内储存的脂溶性维生素迅速消耗，出现维生素缺乏的临床和生化表现。

慢性肝病患者肠道内胆盐的缺乏使视黄酯水解视黄醇下降，由肝脏合成的视黄醇结合蛋白减少，从而影响维生素 A 的吸收、转运及利用。维生素 A 缺乏会导致干眼症、角膜软化症、夜盲和色素性视网膜病。由于慢性肝病儿童吸收不良和摄入不足，加上对维生素 D 的活化功能减退，容易发生维生素 D 缺乏，导致低钙血症、低磷血症、手足抽搐、骨软化、佝偻病和骨折等。维生素 E 需依赖肠腔内胆汁酸才能被吸收，在胆汁淤积的婴儿和儿童中，胆汁酸的分泌受损会导致维生素 E 的吸收障碍。维生素 E 缺乏会导致周围神经病、肌病、脊髓小脑功能障碍等。维生素 K 的吸收需要胆汁和胰液，因此胆汁淤积的患儿维生素 K 吸收不良，且抗生素抑制肠道菌群产生维生素 K，从而诱导维生素 K 缺乏。维生素 K 缺乏是胆汁淤积性肝病儿童最早发生的脂溶性维生素缺乏之一，容易引起出血和挫伤。

第二节 肝病患儿的营养评估

对于患有肝病的婴儿和儿童必须进行全面的营养评估，且应根据病情定期（每隔 1~3 个月）进行复评，以评估瘦体重的变化、腹泻及利尿药所致的丢失增加，以及各种复杂副作用（如厌食、早饱、恶心）所致的摄入改变。连续的营养评估对确定营养不良的程度非常重要，并据此制订个性化的营养方案以保存身体组织和脂肪的储备，同时减少因疾病进展引起的代谢不稳定性。

营养评估包括营养相关的病史、实验室指标和体格检查，日常饮食中热量、蛋白质和脂肪来源的详细膳食调查及体重变化、药物摄入等。这些信息将有助于制订切实可行的营养计划，以最大程度优化营养状态。

对于晚期肝病患儿，一般的常规人体测量指标不能可靠地反映真实的营养状况。腹水、水肿和肝脾肿大均可显著增加体重，会掩盖实际的体重下降，体重这一单项指标可能会低估慢性肝病患儿 50% 的营养不良发生率。因此，在慢性肝病儿童中应测量上臂围和肱三头肌皮褶厚度，可较真实地反映营养变化。有条件的医疗机构还可以进行生物电阻抗法的人体成分测定，以便能获得肌肉组织和脂肪重量，以及细胞内外水分分布的情况。这些体格测量方法易于操作、价格低廉且无创，可提供营养不足的关键信息，指导临床上采取积极的营养干预措施改善机体营养状况。

实验室检查指标有系列血浆蛋白包括白蛋白、转铁蛋白、前白蛋白和视黄醇结合蛋白等可用于评估内脏蛋白的营养状况。血清白蛋白浓度与肝损伤的严重程度密切相关，且半衰期较长，因而评估作用有限。前白蛋白的半衰期更短，可作为营养治疗效果评估的敏感参数。

膳食营养评估可采取 24 小时或 3 天膳食回顾法来收集患儿每日能量和蛋白质等营养素的摄入情况。同时需观察肝病患儿的食欲、有无恶心、呕吐、腹胀等不适症状，这些症状可反映饮食摄入情况。还需进行仔细全面的体格检查，判断慢性肝病患儿是否存在相关的并发症和合并症等表现。

第三节 肝病患儿的营养支持治疗

一、肝病患儿的营养需求

(一) 能量

由于部分肝病患儿对能量的需求增加,这些患儿按理想的身高体重估算,可能需要高达每日推荐摄入量(recommended dietary allowances,RDA)的 130%~150% 的能量。患有胆汁淤积性肝病的婴儿通常需要 120~150kcal/(kg·d),这是基于干重估计的而不是按存在腹水的情况下的体重估计。

(二) 蛋白质

蛋白质应按同龄儿童正常需要量供给,除非出现暴发性肝衰竭伴肝性脑病及血氨水平升高。充足的蛋白质有利于保持瘦体重并防止内源性储存蛋白质的分解代谢,但应注意防止高氨血症和脑病。婴儿的蛋白质需要量通常要 3~4g/(kg·d)。尽管使用支链氨基酸(branched-chain amino acid,BCAA)的配方奶或补充剂可有助于改善氮平衡,但由于性价比不佳,以至于在婴儿及儿童中的应用仍十分有限。

(三) 脂肪

脂肪是婴儿期和幼儿期能量的主要来源,限制肝病患儿对脂类的摄入是不合理的。饮食中脂肪摄入的增加可能会导致脂肪泻。因此,对患有胆汁淤积性肝病的婴儿和儿童,建议使用脂类的中链甘油三酯(medium-chain triglycerides,MCT)含量约占 40%~60% 的配方奶,同时应确保适当的长链脂肪酸(不低于总热量的 10%)摄入,以防止必需脂肪酸缺乏。由于 MCT 会影响配方奶的口味及接受度,因此,为了保证充足的摄入量,可选择较低浓度的 MCT 配方。

(四) 脂溶性维生素

患有胆汁淤积性肝病的婴儿和儿童需补充脂溶性维生素(A、D、E 和 K),表 25-3-1 列出了推荐剂量。维生素 K 缺乏症会导致致命的出血性疾病,因此预防性地补充十分必要。维生素 D 缺乏症可能需要更长的时间才出现临床症状,但在儿童骨骼快速生长的时期缺乏症状会更为显著。对患有肝病的儿童补充维生素 D 可减少佝偻病、骨质疏松症及病理性骨折的发生。通过足量补充维生素 E 可逆转维生素 E 缺乏症所导致神经肌肉异常。维生素 A 缺乏症在这些儿童中很少见,因为它最不容易受吸收不良影响。这些维生素水平应至少每 3 个月进行监测,并应积极补充以维持其血浆浓度正常。

(五) 液量

对于肝病患儿液量、钠及腹水的管理是非常有挑战的,需要维持一个微妙的平衡。有脱水迹象的低钠血症患儿应补充钠,而外观上看起来上水分过多的患儿实际上可能存在稀释性低钠血症,且需要使用利尿剂及限制水、钠摄入。开始限液时,应仅限制非营养相关液体。对盐的限制不应过于严格,由于祥利尿剂有良好的排钠效果。

(六) 其他维生素及矿物质

对于肝病患儿水溶性维生素缺乏的发生率,目前尚无全面深入的研究报道。并且,由于婴儿和儿童配方奶粉中这些维生素的添加量已较为充足,因此临床上鲜有缺乏的表现。根据血清矿物质水平,也应补充相应缺乏的矿物质,包括锌、磷、钙等(表 25-3-1)。如静脉曲张或胃黏膜病变引起反复出血,可能需注意补充铁。慢性胆汁淤积性肝病患儿尿锌的排泄量增加,应注意锌的补充。

表 25-3-1 脂溶性维生素及矿物质推荐摄入量

营养素	产品	摄入量
维生素 A	维生素 A	1 000IU/(kg·d)~25 000IU/d
25-(OH)D	维生素 D	3~5μg/(kg·d)
维生素 E	维生素 E	20~25IU/(kg·d)
维生素 K	维生素 K$_1$	2.5~5mg/次,每周 3 次
锌	硫酸锌	1mg/(kg·d)
钙	元素钙	25~100mg/(kg·d)
磷	元素磷	25~50mg/(kg·d)

二、肠内营养

当经口摄入难以达到目标量时,可通过管饲喂养高能量肠内营养配方以提高能量摄入。可通过增加配方奶浓度以及添加膳食补充剂(例如葡萄糖聚合物和中链脂肪)以增加能量的摄入。蛋白质应以建议的每日最大推荐量摄入以防止负氮平衡。婴儿宜选用热量为 100kcal/100ml 且含有MCT(至少 50%)的配方奶粉,以最大程度经肠道吸收脂肪能量。但需注意使用足够的水冲调配方奶粉以达到适宜的渗透压。目前市场上已有数种口味适宜的含有至少 50%MCT 的婴儿和小儿肠内营养配方可供选择。

中上臂围小于第 5 百分位的患儿在肝移植前应加强营养补充。当患儿无法经口摄取足够的营养来维持其瘦体重时,应开始补充肠内营养。如果患儿喂养耐受良好则可使用鼻胃管管饲。然而,如果出现反复呕吐和胃潴留则需要使用鼻空肠管管饲。对于有腹水的患儿一般不宜使用胃造口术,因肿大的内脏器官会对经皮置管造成影响。对于进展性肝病的患儿或体重较小的婴儿,可以采取夜间滴注喂养,而白天保持正常的经口进食的模式,这种喂养方式对维持夜间血糖水平稳定大有裨益。必要时可通过 24 小时持续管饲以增加能量摄入维持足够的营养需要。

三、肠外营养

仅当肠内营养失败或有禁忌证(如胃肠道出血)时才考虑使用肠外营养。在某些情况下,如单纯肠内营养无法维持瘦体重时,可给予补充性肠外营养。可采用标准的氨基酸、葡萄糖、脂肪、维生素、电解质及矿物质所组成的配方,以满足机体的营养需求,同时最大程度减少代谢并发症。尽管富含 BCAA 的配方对改善氮平衡有效,但通过标准的氨基酸配方也可以获得足够的蛋白质需求。如应用肠外营养支持的时期较长(超过 2 周)建议选择含椰子油、橄榄油和鱼油的多种油脂肪乳剂为佳。

第四节 特殊肝病患儿的营养管理

一、婴儿胆汁淤积症

婴儿肝病最常见的是胆汁淤积性肝病。在婴儿胆汁淤积症中,肝外胆道闭锁病例约占 50%,其他则为各种传染性或代谢性疾病所致。以婴儿期胆汁淤积为特征的疾病,如阿拉日耶(Alagille)综合征、新生儿铁沉积病、进行性家族性肝内胆汁淤积症(progressive familial intrahepatic cholestasis, PFIC)、希特林(Citrin)缺陷病、尼曼 - 皮克 C 型、I型酪氨酸血症、半乳糖血症、遗传性果糖不耐受症和Ⅳ型糖原贮积症,只是众多婴儿疾病中的少数。胆汁淤积也可能是某些患有 α-1- 抗胰蛋白酶缺乏或囊性纤维化患儿的主要症状,虽然这种情况不是很普遍。

对其中某些疾病而言,营养治疗是最根本的治疗方法。例如,半乳糖血症和遗传性果糖不耐受症,可通过剔除患儿饮食中的半乳糖和果糖便可使疾病治愈。而其他如遗传性高酪氨酸血症,通过限制饮食中的酪氨酸可使症状减轻,但不能完全治愈。此病由于酪氨酸代谢受阻,导致毒性中间代谢产物如琥珀酰丙酮、琥珀酰乙酰乙酸酯、富马酰乙酰乙酸酯和马来酰乙酰乙酸产生增多。尼替西农［2-(2-nitro-4-trifluoromethylbenzoyl)-1, 3-cyclohexanedione,NTBC］通过竞争性抑制酪氨酸分解代谢途径上游的酶,使其产生无毒性的中间体(如对羟基苯丙酮酸),可有效挽救这些患儿的生命。新生儿铁沉积病(新生儿血色病)是一种先天性的同族免疫性肝炎,是由于妊娠期母体抗体导致胎儿肝脏损伤所致,铁沉积可能是继发而非原发的改变。因此,新生儿铁沉积的治疗可能不宜使用铁螯合剂,以免使其受到嗜铁菌感染。

无论新生儿胆汁淤积的病因是什么,其基本的营养策略均是提供足量的脂溶性维生素(A、D、K 和 E)并严密监测维生素水平及凝血功能以防止脂溶性维生素缺乏。胆汁淤积可致脂肪吸收不良，而 MCT 不需胆盐溶解便可直接吸收入门静脉。因此，应采用富含 MCT 的配方。但是，应注意避免 MCT 超负荷，因为 MCT 摄入后便立即被氧化且不能储存，从而导致短链脂肪酸氧化产物引起的代谢性酸中毒的风险增加。此外，MCT 骨架中碳原子的数量较少，因此其热量密度低于 LCT（long-chain triglycerides）。不应过度强调 MCT 在婴儿胆汁淤积中的应用，以致膳食中必需脂肪酸供应不足，从而导致必需脂肪酸缺乏。患有胆汁淤积的患儿应接受 MCT 与 LCT 混合的配方，两者按 1∶1 比例混合的配方奶可为胆汁淤积的婴儿提供最佳的脂肪平衡。

二、非胆汁淤积性肝病

有些小儿肝脏疾病只会间歇性地出现胆汁淤积，包括病毒性肝炎、自身免疫性肝炎、α-1- 抗胰蛋白酶缺乏症、糖原贮积病、线粒体肝病、肝豆状核变性和非酒精性脂肪性肝炎。当患儿没有胆汁淤积时，其消化吸收功能通常是正常的，不需要特殊的配方，但是必须保证充足的热量和蛋白质摄入。同时需警惕潜在的代谢异常影响能量的充分吸收，在设计营养方案的时候应考虑最大程度地利用能量。对于肝硬化患儿应提供 150% 预计热量和蛋白质需求量。此外，对于原发性线粒体疾病或糖原贮积病的患儿应注意避免长期禁食。线粒体疾病中不完全的 β 氧化和缺乏肝糖原分解作用会导致低血糖症和 / 或其他毒素的产生。

三、糖原贮积病

糖原贮积病（glycogen storage diseases，GSD）是由于酶缺陷引起糖原降解或合成障碍的一组疾病。目前所知至少有 10 种类型，有些类型以肝脏病变为主，有些主要引起肌肉受损，有些会同时累及肝脏及肌肉。饮食疗法对不同类型的疗效不一（例如，Ⅳ型 GSD 唯一有效的疗法是肝移植）。在对饮食疗法有效的类型中，Ⅲ型和Ⅵ型对高蛋白饮食仅表现出适度的反应，对Ⅱ型唯一确定的疗法是酶替代治疗。饮食疗法取得进步最大的是 Ⅰ型，这一类型是由于葡萄糖 -6- 磷酸酶在内质网中的转运障碍而引起的，其特点是空腹低血糖、高尿

酸血症、乳酸性酸中毒和高脂血症。IB 型还会出现中性粒细胞功能障碍和反复炎症性肠病。晚期并发症包括肝腺瘤，肺动脉高压和肾脏超滤。为了预防低血糖症，可给予连续性肠内葡萄糖或多糖输注，以完全或部分逆转乳酸性酸中毒、高尿酸血症和高脂血症。适宜的葡萄糖输注速度为婴儿 8mg/（kg·min），儿童 6mg/（kg·min）。生玉米淀粉对血糖的维持时间更长，且无须使用鼻胃管或胃造口管饲，优于葡萄糖聚合物，可以优先使用。必须强调需使用未煮熟的玉米淀粉，因为烹调过程会使玉米淀粉部分水解，并产生与葡萄糖相似的葡萄糖耐量曲线。1.75~2.75g/kg 的生玉米淀粉可提供约 6 小时的 5~7mg/（kg·min）的葡萄糖。

四、肝豆状核变性

肝豆状核变性是由于 p 型 ATP 酶的突变所致，该酶负责跨膜转运铜，从而形成金属硫蛋白并将铜通过胆汁排泄。铜排泄不良会导致肝中铜蓄积过多，引起肝功能异常。脑和肾脏铜蓄积则可引起中枢神经系统和肾脏病变。如能及早诊断，可以用铜螯合剂治疗肝豆状核变性。肝受累表现可从轻度转氨酶升高到暴发性肝功能衰竭不等。通常，当体内总的铜水平升高时，锌则出现缺乏的表现，而锌是碱性磷酸酶合成的辅助因子。因此，肝豆状核变性患者如果存在严重的肝功能不全，可出现碱性磷酸酶水平降低。螯合剂用于增加铜排泄或降低铜吸收，D- 青霉胺已有多年使用经验，但三乙烯 - 羟化四甲胺（曲恩汀）同样有效且并发症更少。锌可通过竞争性抑制肠道转运蛋白来减少铜的吸收。新型药物四硫钼酸盐表现出极大的应用前景，它通过与肠腔内的铜络合而阻止铜吸收，其本身也可被吸收并与血清铜和白蛋白络合，从而防止细胞对铜的吸收。除了螯合剂的使用外，饮食疗法也很重要，尤其是在治疗的早期阶段。应避免使用含铜量高的食物，例如贝类、坚果、明胶、蘑菇、肝脏和豆制品。此外，如果饮用水源为井水，则需分析水中的铜含量。

五、非酒精性脂肪肝

营养过剩是全球普遍的肝脏疾病病因。美国的肥胖人口约占 20%，其中 75% 的肥胖者均有一

定程度的脂肪肝。非酒精性脂肪肝（nonalcoholic fatty liver disease，NAFLD）的严重程度可能从单纯脂肪浸润到非酒精性脂肪性肝炎（nonalcoholic steatohepatitis，NASH）。NASH 的特征是同时存在脂肪浸润及炎症反应，其预后远差于单纯性脂肪肝。疾病的自然进程或任何形式的二次肝损伤都可能引起纤维化并最终导致肝硬化。目前尚未完全明确 NAFLD 向 NASH 进展的调控因素，但氧化应激可能从中起了一定作用。NAFLD 的治疗主要针对并发症，如 2 型糖尿病和高甘油三酯血症，并强调减重的重要性。此外，用甜菜碱、乙酰半胱氨酸、维生素 E 或熊去氧胆酸治疗可能有助于降低转氨酶水平。口服降血糖药（如吉非贝齐或二甲双胍）可减少肝脂肪变性并改善肝酶水平。最可靠的疗法是制订合理的减肥方案，体重降低的速度为 <0.9kg/ 周为宜，如体重下降太快可能会导致脂质过氧化过度并加速肝纤维化进程。

六、小结

肝病患儿的营养目标是尽量满足正常的生长和发育，防止进一步的肝损伤，并将感染风险降到最低。避免肝病患儿营养状况恶化及维生素、矿物质缺乏，并最大程度改善患儿的生活质量。这需要医护人员、患者以及家属通力合作以提供最佳的营养支持治疗。

❓【思考题】

1. 肝病患儿营养状况最适宜的连续评估指标是：
   A. 脂溶性维生素水平
   B. 上臂围测量
   C. 前白蛋白
   D. 体重 / 身长

2. 关于肝病的营养需求下列哪一项是错误的：
   A. 部分肝病患儿可能需要高达每日推荐摄入量（RDA）的 130%~150% 的能量
   B. 除了暴发性肝衰竭伴肝性脑病及血氨水平升高外，肝病患儿蛋白质可按同龄儿童正常需要量供给
   C. 胆汁淤积的患儿应接受 MCT 与 LCT 混合的配方，MCT 的比例越高越好

   D. 胆汁淤积性肝病的婴儿和儿童需补充脂溶性维生素（A、D、E 和 K）

3. 肝豆状核变性患者应避免以下哪项营养治疗：
   A. 无花果
   B. 鸡蛋清
   C. 青豆
   D. 牡蛎

4. 以下哪项营养治疗可应用于糖原贮积症 1 型：
   A. 皮下注射奥曲肽
   B. 输注胰高血糖素
   C. 熟玉米淀粉
   D. 二甲双胍
   E. 生玉米淀粉

参考答案：1. B；2. C；3. D；4. E。

【参考文献】

[1] MARK R. The A. S. P. E. N. Pediatric Nutrition Support core curriculum. American Society for Parenteral and Enteral Nutrition, 2010: 302-310.

[2] PLAUTH M, BERNAL W, DASARATHY S, et al. ESPEN guideline on clinical nutrition in liver disease. Clin Nutr, 2019, 38 (2): 485-521.

［3］MOUZAKI M, BRONSKY J, GUPTE G, et al. Nutrition support of children with chronic liver diseases: a joint position paper of the north american society for pediatric gastroenterology, hepatology, and nutrition and the european society for pediatric gastroenterology, hepatology, and nutrition. J Pediatr Gastroenterol Nutr, 2019, 69 (4): 498-511.

［4］蔡威. 儿科临床营养支持. 上海: 上海交通大学出版社, 2019: 205-214.

［5］童帅, 朱渝, 万朝敏. 儿童慢性肝病营养状况评估方法研究进展. 中国当代儿科杂志, 2017, 05: 596-600.

［6］舒赛男, 黄志华. 婴儿胆汁淤积性肝病的营养管理. 中华实用儿科临床杂志, 2019, 07: 488-491.

［7］申昆玲. 儿童营养学. 7 版. 北京: 人民军医出版社, 2015: 721-733.

（王慧慧　魏菊荣）

第二十六章　神经肌肉疾病营养支持治疗

　　儿童神经肌肉疾病的营养问题可以分为三类：第一类是营养素缺乏引起的神经系统疾病，如婴儿脚气病、韦尼克脑病等，已在第一部分第五章进行介绍；第二类是由于神经肌肉疾病影响进食、咀嚼和吞咽功能，如脑瘫等；第三类是可以通过饮食干预治疗的神经系统疾病，如癫痫。本节重点介绍脑瘫患者营养支持和生酮饮食治疗难治性癫痫的临床应用。

第一节　脑瘫儿童的营养支持

一、概述

　　脑瘫（cerebral palsy，CP）是由于胎儿或婴幼儿大脑发生的非进行性损伤引起的活动受限性中枢运动功能障碍及姿势异常的综合征，伴随感觉、理解、认知、沟通、行为异常，并可伴发癫痫、继发性肌肉骨骼病变等。

　　据文献报道，脑瘫患儿营养不良可高达48.97%，脑瘫患儿发生营养不良主要有以下几个方面的原因：①进食和吞咽障碍，脑瘫患儿大多存在口腔运动障碍，导致吸吮、咀嚼困难和吞咽障碍，造成摄入不足、能量消耗增多；②胃动力异常和胃食管反流，由于频繁呕吐、反流导致营养素丢失；③喂养不足，脑瘫患儿存在智力障碍和沟通障碍，不能很

好地表达饮食需求，并且脑瘫患儿的喂养需要花费大量的时间和精力，看护者常常高估喂养量而导致喂养不足；④营养支持介入不足，由于看护者的认识不足，寻求营养支持的比例很低，我国胃造瘘喂养的比例明显低于西方国家，导致这些患者不能得到及时恰当的营养支持；⑤矿物质摄入不足，脑瘫患儿的钙、磷和维生素D摄入不足，户外活动时间不足，无力承重等都会影响骨质矿化，脑瘫患儿中26%有病理性骨折；⑥肥胖和营养不良并存，脑瘫患儿的静息能量消耗一般低于正常同龄儿童，由于脑瘫患儿也不能很好的表达饱腹感，摄食能力良好的患者和管饲喂养后摄食增加，导致肥胖。

　　营养干预既是脑瘫患儿综合康复的一部分，

也是临床康复实行基础条件,为了保证患儿基本的营养状况和良好的康复效果,必须保证充足的能量和营养摄入,并且营养干预时间越早,临床效果越好。

二、营养评估

(一)病史

1. 患儿脑瘫的病因、神经损伤的严重程度、持续时间、进展情况都影响患儿营养干预的方法和效果。

2. 是否伴有呼吸道和消化道并发症如误吸、呕吐、便秘、腹泻等。

3. 服用抗惊厥药物可能会影响患儿的食欲和维生素 D 代谢,鞘内注射巴氯芬会降低患儿基础代谢率,促进体重增加,在营养干预时应进行适当的调整。

4. 了解监护人的经济条件、患儿的医疗保险、家庭成员情况和社会支持情况可以更好地制订恰当的营养干预方案。

(二)体格评估

1. 脑瘫儿童生长发育评估常常低于正常儿童标准,但目前还没有专门为脑瘫患儿制订的生长曲线图,可以参照我国 2005 年九省市儿童体格发育调查数据制定的《中国 0~18 岁儿童生长标准》,也可参照 2006 年公布的《WHO 儿童生长发育标准》。根据 ESPGHAN 2017 年发布的神经损伤患儿营养支持指南,建议应用如下指标识别脑瘫患儿的营养不良:①年龄的体重 Z 评分(WAZ)<-2;②肱三头肌皮褶厚度小于标准图表的第 10 百分位;③体重下降或生长迟缓。动态监测生长发育指标的变化趋势对具体患者更有意义。

2. 小于 2 岁或无法站立的患儿可测量身长,无法测量身长/身高的患儿可以测量膝盖高度(knee height,KH)或上肢长度(length of upper limb,UAL)估算身长(表 26-1-1),一般测量右侧肢体,偏瘫患儿测量受影响较小的一侧肢体。

表 26-1-1 脑瘫患儿身长估算公式

测量项目	身高 /cm	估算的标准差 /cm
膝盖高度(KH)	2.69×KH+24.2	1.1
上肢长度(UAL)	4.35×UAL+21.8	1.7

脑瘫患儿由于神经损伤导致营养不良和活动水平下降,他们身体成分与正常发育的同龄儿童显著不同,具有较低的肌肉、骨骼量,较高的脂肪及水分,所以普遍认为体质指数及体脂百分比不适合用于脑瘫患儿的营养评估。建议对于所有脑瘫患儿,常规应用皮褶厚度测量进行营养评估。如果条件允许,可将生物电阻抗法人体成分分析作为首选测量方法。人体成分分析可以更直观评估患者的体内水分、蛋白质、体脂肪和矿物质含量,可以分析肌肉的阶段分布情况,动态监测可以评估营养干预和康复训练的效果。

(三)体征检查

1. 注意是否有皮肤质地变差、苍白、毛发稀疏、指甲薄脆、水肿、腹水、压疮、皮炎、瘀斑等体征。

2. 注意口腔、心、肺、腹、四肢异常体征。

3. 使用粗大运动功能分级系统(GMFCS)评估大运动能力。

(四)吞咽功能评估

脑瘫患儿吞咽障碍主要与口面部神经肌肉运动功能障碍有关,患儿难以进行吞咽的口腔准备阶段、口腔阶段和咽部阶段。表现为对液体或固体食物的吞咽发生困难或吞咽时出现呛咳、哽噎。吞咽障碍在脑瘫患儿中常见,发生率 19%~92%,越严重的吞咽障碍,越会减少需咀嚼食物而增加液态食物量,并可直接影响食物摄入而导致营养不良。根据英国国立健康与临床优化研究所 2018 年发布的 0~25 岁脑瘫管理指南,当患儿有以下症状时,建议首先由言语-语言治疗师进行吞咽功能的评估,判断安全且合适的食物质地和喂养方式:①在专业临床评估后不能确定进食、饮水、吞咽的安全性;②没有明确误吸证据的呼吸道感染;③随年龄增长,进食、饮水、吞咽功能持续下降;④调节饮食质地时,不能确定安全性;⑤需要进一步评估吞咽功能支持临床决策。有条件的医院在充分评估吞咽风险后可进行透视检查吞咽评估和纤维内镜吞咽评估。

(五)膳食调查

脑瘫患儿的膳食调查特别重要,一般采用 3 日内饮食记录或 3 个 24 小时内饮食回顾评估摄入量。最好观察家庭环境下患儿的饮食情况,包括食物制作情况、进食时体位、食物摄入量和溢出量、咀嚼和吞咽情况、每餐进餐持续时间、每日喂养次数等，同时也要了解进餐时照顾人员和患儿的情绪、压力。喂养方面的"危险信号"包括：①每次进食平均时间超过 30 分钟；②本人或照看者对进食或喂食感觉有压力；③在连续 2~3 个月内体重没有增长或有降低；④进食过程中出现咳嗽、呛咳。

（六）实验室检查

1. 血清白蛋白和前白蛋白反映近期的营养情况。

2. 血常规了解有无贫血或感染。

3. 电解质、血气分析评估内环境。

4. 维生素 D、钙、磷、碱性磷酸酶水平和骨密度评估体内矿物质情况。

5. 反复呕吐、腹胀的患者应行消化道造影和 24 小时食管下段 pH 监测。

三、营养干预

（一）营养干预指征

2006 年神经发育障碍性疾病患儿的营养干预指南，建议营养干预指征如下：经口喂养困难；消瘦；生长迟缓；1 种及以上营养素缺乏。

（二）营养干预目标

2006 年神经发育障碍性疾病患儿的营养干预指南，建议营养干预的目标是：①安全、愉悦的营养摄入达到能量和营养摄入要求；②蛋白质和微量元素、维生素 D 摄入达到年龄推荐量；③肱三头肌皮褶厚度达到 10%~25% 的百分位；④体重在同类型脑瘫患儿特殊生长曲线的第 20 百分位以上。脑瘫患儿普遍存在营养不良和运动能力受限，身体构成发生变化，如果身高的体重 Z 值达到或超过 0，可能造成脂肪堆积。因此脑瘫患儿营养干预的目标要低于正常人群，具体见表 26-1-2。

表 26-1-2　脑瘫患儿营养干预身高别体重目标

年龄或活动能力	理想目标
小于 3 岁（实际年龄或身高年龄）	体重应在身高的体重 25~50 百分位
3 岁以上活动能力正常	体重应在身高的体重 50 百分位
3 岁以上依靠轮椅能够独立移动	体重应在身高的体重 25 百分位
3 岁以上卧床不起	体重应在身高的体重 10 百分位之上

（三）能量需求

能量需要量的估计需要结合神经系统障碍程度和临床症状，目前没有针对脑瘫患儿能量摄入的共识意见。有研究显示能够步行的脑瘫患儿静息能量消耗和正常发育儿童无明显差异，但其在同等活动量下能量消耗大于正常发育儿童。痉挛对脑瘫患儿能量消耗约占 10%，而营养干预期间营养状况恢复会提高能量消耗。不能行走的脑瘫患儿其能量消耗是同年龄脑瘫患儿的 60%~70%。建议对脑瘫患儿进行个性化的营养评估以明确需要量。能独立行走患儿建议应用正常健康同龄儿童推荐的能量摄入量，在营养干预过程中需注意营养状况恢复期间、痉挛、康复训练对营养消耗的影响。理想的方案是测定静息能量消耗（REE），没有条件时可以通过 Schofield 或 Harris-Benedict 公式估算。生物电阻抗分析可以很好地预测能量消耗。重度脑瘫患儿可以用基础代谢率（BMR）来计算能量需求（表 26-1-3）。

表 26-1-3　脑瘫患儿通过基础代谢率（BMR）计算能量需求

项目	计算公式
能量需求 /(kcal·d⁻¹)	BMR × 肌张力系数 × 活力系数 + 生长发育需要
BMR/(kcal·d⁻¹)	体表面积(m²) × 标准代谢率 [kcal/(m²·h)] × 24(h)
肌张力系数	减低 =0.9，正常 =1.0，增加 =1.1
活力系数	卧床不起 =1.15，依赖他人 =1.2，可爬行 =1.25，有行走能力 =1.3
生长发育需要	每天理想体重增长量(g) ×5(kcal/g)

（四）蛋白质摄入量

脑瘫患儿的蛋白质摄入需求和健康儿童没有明显区别，推荐脑瘫患儿蛋白质摄入量参考健康儿童推荐标准。不能行走的脑瘫患儿蛋白质往往摄入较少。当脑瘫患儿合并有褥疮时，需要增加蛋白质摄入量。在严重营养不良患儿中，蛋白质摄入量可增加到 2.0~2.4g/(kg·d)，并且能量摄入增加 20% 以确保"追赶性"生长。

（五）维生素 D 和微量元素摄入量

尚无证据表明脑瘫患儿维生素 D 和微量元素需要量和健康儿童有差异。维生素 D 和微量元素摄入量参考正常儿童推荐量。但对于重度脑瘫患儿，因为负重能力较差，易导致骨质流失，进而导致骨质疏松，建议常规测查血 25- 羟维生素 D 及血磷水平，必要时补充维生素 D、钙剂及双磷酸盐。服用抗癫痫药物会加重维生素 D 缺乏，必要时维生素 D 的摄入量可增加至每日 800~1 000IU，同时评估钙的摄入是否满足适龄的推荐量，若不能满足，可根据患儿情况，每天额外补充钙剂 400~1 000mg。为预防补充高剂量维生素 D 和钙导致高尿钙症风险增加，建议补充 3~6 个月后检测尿钙。营养恢复期间注意磷的缺乏，在营养逐渐恢复期间磷摄入量可以高于推荐摄入量。

（六）营养干预途径

1. 经口喂养　如果脑瘫患儿无经口喂养障碍或经口喂养风险低，建议首选经口营养干预。经口喂养应以提高能量及营养摄入为主，并改善生理性消化功能。经口营养干预计划应在语言治疗师的协助下执行。最常用的干预方案是体位管理，在进食期间进行体位固定，以确保进食期间头部固定在舒适位置，但是尚缺少相关的随机对照研究。其他的干预包括改变流质或固态食物的质地和味道、喂养技巧（进食的节奏和勺子的放置方法）等方案。经口喂养最终目的是保证营养摄入充足、饮食安全、舒适。

2. 管饲喂养　根据 ESPGHAN 2010 年发布的《儿童肠内营养支持共识》及 2017 年发布的《神经损伤患儿营养支持指南》，建议在以下情况下进行管饲营养支持：经口喂养摄入量不足；总喂食时间 >4h/d；消瘦及生长迟缓；经口喂养呛咳、误吸风险高，对患儿及家属造成巨大负担。

鼻胃管适用于胃排空正常、无误吸风险、短期应用的患儿（≤4 周），建议选择肠内营养专用鼻胃管以减少相关并发症。经皮内镜下胃造口术（percutaneous endoscopic gastrostomy，PEG）可用于胃排空正常、无误吸风险、长期应用的患儿（>4 周）。PEG 能明显改善喂养困难的脑瘫患儿营养状况，是国内脑瘫患儿营养干预发展趋势。对于存在误吸风险患儿，建议进行鼻空肠管、经皮内镜下空肠置管喂养。需要长期（>3 个月）肠内营养的患者，胃造口管饲喂养是最佳的方案，应积极推广，以改善患者的营养状况和生活质量，减轻看护者的负担。

管饲喂养可在短期内改善患者的营养摄入，在起始阶段需要注意防治再喂养综合征，在持续阶段需注意避免体重过度增加。

（七）营养制剂选择

1. 0~12 月龄婴儿　首选母乳，母乳不足或无法获得母乳时可选择捐赠母乳，其次选择婴儿配方奶。对热量需求高的婴儿，可以使用母乳加母乳强化剂喂养，配方奶可选择不同热量密度的早产 / 低出生体重配方，胃肠功能障碍的婴儿可选择要素或半要素配方，食物过敏婴儿可选择深度水解或氨基酸配方。6 个月龄根据实际情况及时添加辅食。

2. 1 岁以后为确保营养及能量摄入，可选择特殊医学用途配方食品作为口服营养补充，通常选择能量密度为 1kcal/ml 的 1~10 岁配方，部分能量需求较低的患儿可选择能量密度为 0.75kcal/ml 的配方，少数无法耐受大容积喂养的患儿，可考虑选择能量密度为 1.5kcal/ml 的配方，但需密切监测有无脱水风险。或增加高能量食物成分，如健康的脂肪 - 不饱和脂肪酸、坚果或坚果酱等。建议应根据患儿严重程度、误吸风险及年龄选择不同成分食物或调整饮食质地，具体食物的选择参考《吞咽障碍膳食营养管理中国专家共识（2019 版）》。

（八）营养干预方式

管饲喂养常用的方法有推注法、间歇输注法、持续输注法。应根据脑瘫患儿的胃肠道耐受性和喂养管末端的位置来选择相应的喂养方式。推注法通常适合于较成熟、胃肠道耐受性好的患儿。间歇输注法适合胃食管反流、胃排空延迟和吸入风险的患儿。持续输注法则用于上述两种管饲方法不能耐受者。幽门后喂养或空肠喂养时只能持续输注，并且肠内营养液要无菌配制，由于母乳放置后分层，不能用于幽门后喂养或空肠喂养。

（九）喂养不耐受的处理

开始管饲后如果出现呕吐、腹胀、腹泻等症状，或胃潴留量大于每小时滴注量的 2 倍时，应当减缓滴注速度或喂养量的增加速度，提高肠内营养制剂的能量密度减少喂养量，该推注式喂养为间歇输注或持续输注，配方奶中加入果胶能减轻反流症状，必要时可加用抑酸药改善症状，如果反流持续存在，考虑行抗反流手术。

四、小结

脑瘫患儿营养不良发生率高于普通儿童,营养干预既是脑瘫患儿综合康复的一部分,也是临床康复实行的基础条件。

目前还没有专门为脑瘫患儿制订的生长曲线图,动态监测生长发育指标的变化趋势对具体脑瘫患者更有意义。生物电阻抗法人体成分分析可以更准确直观的评估脑瘫患者的营养状况。吞咽功能评估帮助判断选择合适的食物质地和喂养方式。脑瘫患儿的膳食调查特别重要,最好观察家庭环境下患儿的饮食情况。

脑瘫患儿的能量需要量的估计需要结合神经系统障碍程度和临床症状个体化估算。服用抗癫痫药物会加重维生素 D 缺乏,必要时维生素 D 的摄入量可增加至每日 800~1 000IU,可根据患儿情况,每天额外补充钙剂 400~1 000mg。

脑瘫患儿首选经口喂养,当经口喂养摄入量不足,总喂食时间>4h/d 时进行管饲喂养,建议选择肠内营养专用鼻胃管以减少相关并发症。需要长期(>3 个月)肠内营养的患者,胃造口管饲喂养是最佳的方案,应积极推广。

婴儿首选母乳喂养,其次选择婴儿配方奶。对热量需求高的婴儿,可以使用母乳加母乳强化剂喂养,配方奶可选择不同热量密度的早产 / 低出生体重配方。6 个月龄根据实际情况及时添加辅食。

第二节　生酮饮食

一、概述

生酮饮食疗法(ketogenic dietary therapies,KDT)是一种治疗药物难治性癫痫,特别是儿童药物难治性癫痫的非药物疗法,同时也是一些代谢性疾病如葡萄糖转运体缺陷等疾病的基本治疗方法。生酮饮食(ketogenic diet,KD)是一种高脂肪、适量蛋白质和低碳水化合物,并保证多种维生素和矿物质摄入量的饮食模式。KD 主要包括 4 种类型:经典生酮饮食(KD)、改良阿特金斯饮食(modified Atkins diet,MAD)、中链甘油三酯饮食(medium chain triglyceride,MCT)、低血糖生成指数饮食(low glycemic index treatment,LGIT)。经典 KD 中80%~90% 的能量由脂肪提供,主要为长链甘油三酯(long chain triglyceride,LCT),脂肪与蛋白质和碳水化合物重量比多为 4∶1。与 LCT 相比,相同热量下 MCT 产酮率更高,但由于 MCT 水解较快,容易导致患者出现胃肠道反应,故 MCT 饮食起始时 MCT 比例不能太高,一般建议自 30% 比例开始。MAD 不限制热量、蛋白质的摄入,限制糖类总摄入量,通常儿童初始 10g/d,第 1~3 个月可逐渐增加至 15g/d,根据患者疗效可增加至 20~30g/d;成人初始 15g/d,1 个月后 20~30g/d。LGIT 碳水化合物的摄入限制为每天 40~60g,建议使用血糖生成指数<50 的含碳水食物。经典 KD 从 1921 年开始应用,国内 2004 年开始使用 KDT 治疗癫痫。目前,全球有 70 多个国家 200 多个生酮中心开展生酮疗法,已经成立了国际生酮饮食治疗协作组。

二、生理学基础及可能的作用机制

生酮饮食的基础是模拟禁食状态。禁食期间,大脑能够从脂肪酸 β- 氧化产生的酮体中获得30%~60% 的能量。饥饿降低血糖浓度,导致胰岛素 / 胰高血糖素比率降低。这一比率的降低和其他激素的变化,如肾上腺素,会刺激脂肪细胞中的脂肪溶解。释放到血液中的游离脂肪酸不能穿过血脑屏障,因此,不能直接用于维持大脑的新陈代谢。相反,脂肪分解的脂肪酸在肝、心肌和骨骼肌细胞的线粒体中进行 β- 氧化生成乙酰辅酶 A,乙酰辅酶 A 通常与草酰乙酸结合进入三羧酸循环(tricarboxylic acid cycle,TCA 循环)。但在禁食期间肝中草酰乙酸不足,因此在肝内乙酰辅酶 A 转化为乙酰乙酸及 β- 羟丁酸,这两种酮体释放入血并通过血 - 脑屏障进入大脑。脂肪酸被肝脏转化为酮体,穿过血脑屏障并作为大脑的能量来源。

与禁食状态类似,采用生酮饮食,血糖浓度较低,导致糖酵解减少,线粒体氧化增加。脂肪酸作为主要可用燃料,通过 β- 氧化,形成 3 个主要酮体:β- 羟基丁酯、乙酰乙酸和丙酮。这些取代了葡萄糖作为大脑的主要燃料来源。

迄今,生酮饮食抗癫痫作用机制尚未明确,生酮饮食对各种基因变异的调控、生酮与抗癫痫药物的相互作用也尚不明确。可能的机制为:酮体代谢可能促进线粒体生物合成增加,通过增强抗代谢应激提高惊厥发作的阈值;有研究表明酮体通过 TCA 循环可增加谷氨酸盐的水平,并由此增加重要的抑制性神经递质——γ 氨基丁酸(gamma aminobutyric acid,GABA)的水平;此外血浆游离脂肪酸(包括多不饱和脂肪酸)增加、血糖波动减少也可能通过调节钠、钙和钾离子通道而提高惊厥发作阈值。

三、适应证和禁忌证

(一)适应证

1. 首选治疗 葡萄糖转运蛋白 1(glucose transporter protein-1,Glut-1)缺乏症和丙酮酸脱氢酶缺乏症(pyruvate dehydrogenase deficiency,PDHD)。在婴儿和学龄前儿童中,建议使用经典 KD,LGIT 不适用于治疗 Glut-1 和 PDHD。

2. 经 KDT 治疗有效率约 70% 的疾病 应尽早考虑:如严重婴儿肌阵挛型癫痫[德拉韦(Dravet)综合征]、婴儿痉挛症[韦斯特(West)综合征]、结节性硬化症、发热性感染相关癫痫综合征(febrile infection related epilepsy syndrome,FIRES)、大田原综合征、快乐木偶综合征(Angelman syndrome)、超级难治性癫痫持续状态、线粒体复合酶 I 缺乏症。

3. 经 KDT 治疗有效率约 50% 的疾病 应适时考虑:如腺苷琥珀酸裂解酶缺乏症、儿童失神癫痫、皮层发育不良、CDKL5 基因变异脑病、婴儿游走性局灶性癫痫、伴睡眠中持续棘慢复合波的癫痫性脑病、糖原贮积症 V、少年肌阵挛癫痫、拉福拉(Lafora)病、伦诺克斯 - 加斯托(Lennox-Gastaut)综合征、获得性癫痫性失语、磷酸果糖激酶缺乏症、雷特(Rett)综合征、亚急性硬化性全脑炎,以及其他病因不明的难治性癫痫。

4. 另外一些疾病 有证据提示可能有效的、尚待进一步探索及研究中:包括孤独症谱系障碍及其他多种非癫痫类疾病(例如各种炎性疾病、肿瘤、肥胖病、糖尿病、脑和脊髓损伤、各种精神障碍,以及神经退行性疾病等精神行为问题)。

(二)禁忌证

脂肪酸代谢障碍和生物氧化异常的相关疾病。

1. 绝对禁忌证 主要包括 β- 氧化缺陷、卟啉病、丙酮酸羧化酶缺乏症、长链 3- 羟基酰基辅酶 A 缺乏症、中链 3- 羟基酰基辅酶 A 缺乏症、长链酰基脱氢酶缺乏症、中链酰基脱氢酶缺乏症、短链酰基脱氢酶缺乏症、肉碱缺乏症(原发性)、肉碱棕榈酰转移酶 I 或 II 缺乏症、肉碱转位酶缺乏症。

2. 相对禁忌证 包括 KDT 不能维持适量营养或不配合者、适合实施切除性手术(如致痫灶明确且可切除)的患者、合并使用异丙酚(KDT 增加异丙酚输注综合征的发生风险)者等。此外,严重肝肾脏疾病、高脂血症、泌尿系统结石以及严重心、肺、血液系统疾病的患者也不建议生酮饮食治疗。

四、生酮饮食的启动与管理

(一)生酮饮食的启动

KDT 无明确年龄限制,可用于从新生儿期到成年期的各年龄段。一个有效成功的生酮饮食的执行需要专业的医生、精通生酮饮食的营养师、患者及患者家庭的配合。因此,生酮饮食启动前,需要专业的医生和专职营养师对患者、家属及家庭做一个综合性的评估。评估内容主要包括病史和检查结果、过敏史、饮食习惯、父母期望值、依从性判断等。排除禁忌证,评估共患病,签署知情同意书。

启动 KDT 前一般需开展以下检查:①血液及血生化检查,包括血细胞计数、肝肾功能、空腹血脂、空腹血糖、血清氨基酸及肉碱分析、血电解质、微量元素(可包括硒元素);②对于使用抗癫痫药物者,可行血浓度检查;③完善尿常规及尿有机酸筛查;④骨代谢、骨龄及骨密度检查也需要在启动前完善。对于有肾结石家族史的患者,还需要进一步完善肾脏超声明确有无肾脏病变。对于有心脏病家族史的患者,心脏超声尤其重要。此外,如有必要,还需要完善脑电图及磁共振成像检查。对于病因不明者,可酌情进行脑脊液检查。

生酮启动有两种方式：禁食启动和不禁食启动。

1. 禁食启动　禁食能更快进入酮症状态，起效更快。禁食一般12~24小时，最长不超过48小时。期间自由饮水，患者需6小时左右监测1次血糖、血酮值。当血酮≥2.5mmol/L或尿酮达到"+++"后，终止禁食。从1/3的参考热量开始，次日2/3，第3日增加至全量。禁食期间，需要及时观察并处理患者可能出现的不良反应，如低血糖和高血酮等，出现这类情况可以给患者30ml的橙汁或适量10%的葡萄糖水。采用禁食生酮时一般建议住院观察，以便出现上述的不良反应时能给予及时处理。2018年儿童癫痫饮食疗法最佳临床管理：国际生酮饮食研究小组（Optimal clinical management of children receiving dietary therapies for epilepsy：Updated recommendations of the International Ketogenic Diet Study Group）专家共识认为禁食不是强制性的，不建议对<2岁的患者进行禁食启动生酮饮食。

2. 不禁食启动　可以在门诊或住院开展，其优点是减少患者及家属对生酮饮食的紧张、恐惧与焦虑情绪。体重减少、低血糖、高酮症和酸中毒较少见。但患者酮症水平上升可能较慢，需要一段时间达到有效酮症状态。患者从普通饮食过渡至生酮饮食，热量给予一般为第1天1/3，第2天2/3，第3天全量给予。

（二）生酮饮食的计算

专职营养师对患者身高、体重和活动水平进行评估，并根据患者的饮食记录，胃肠消化道情况，决定生酮饮食的种类、比例及能量。体重过低的儿童必须保证其增长体重，可在两餐之间提供有效的脂肪储存可供燃烧；体重过高的儿童则需要减少体重，因为过多的身体脂肪的存在，孩子可能会有困难维持有效的酮症状态从而控制癫痫发作。严重残障儿童在身高和体重上会比同龄儿要小。通常推荐使用身高或身高的理想体重（一般为身高或身长的50个百分点的体重）来计算热量需求，成人理想体重一般采用适合我国情况的Broca改良公式计算，即：身高<165cm时，理想体重（kg）=身高（cm）-100；身高165及以上者：男性理想体重（kg）=身高（cm）-105，女性理想体重（kg）=［身高（cm）-100］×0.9。临床上也常用简单计算公式为：理想体重（kg）=身高（cm）-105。传统上，初始计算摄入能量为推荐的每日需要量（RDA）80%~90%来计算，但是需要根据患者的活动量，自然代谢率和局部气温等因素来进行调节。最终患者的能量需要量需精心调整，已达到正常生长发育需要和新陈代谢要求。生酮饮食患者一般建议蛋白质量为每日推荐摄入量，推荐的蛋白质摄入量（RNI）是根据患者身高和体重、年龄以及平均的活动水平来计算。

小年龄患者（<2岁）的生酮饮食建议脂肪与蛋白质和碳水化合物的比例从1∶1或1.5∶1方案开始，并根据酮症和患者的耐受水平，可调整至较低的比例如2或2.5∶1，或较高的比例如3.5或4∶1。餐次分配按照年龄特别并结合患者平时的喂养习惯，一般2~5岁患者每天安排早、中晚3次正餐，在此基础上避免孩子饥饿感明显，可以计算预留小部分热量给予2次加餐。>5岁的患者，常规建议是每天安排早、中、晚三餐，结合患者的喂养习惯，可适当预留一点热量给予1~2次加餐。

由于生酮饮食中水果、蔬果、谷物，以及含有钙的食物有限，生酮饮食缺乏相关维生素和矿物质；长期接受KDT患者一般需补充以下营养素：多种维生素与矿物质（包括微量矿物质，尤其是硒）、钙和维生素D，其他选择性营养补充剂：口服枸橼酸钾（预防肾结石）、镁、锌、磷、左旋肉碱、MCT（椰子油或棕榈仁油）、钠盐（>1岁儿童应在饮食配方中计算钠盐）。对于治疗期间监测出现营养素不足或缺乏时，应给予相应补充。在肉碱水平低下或有明显临床缺乏表现的时候才予以补充左旋肉碱，通常从50~100mg/（kg·d）开始，逐渐增加，最大日剂量一般不超过2g/d。

（三）生酮饮食的精细调节和长期管理

血清β-羟丁酸（β-hydroxybutyrate，BOH）有效参考浓度1.2~4.9mmol/L，但如果效果不理想，而BOH处于较低水平时可以通过调整生酮饮食，可提高BOH到4~5mmol/L后观察疗效。KD启动后2周~6个月称为稳定阶段，通过饮食调整尽量使干预效果和生活质量达到最佳。KDT 3~6个月后，食谱及疗效稳定，则进入巩固期。鉴于KDT的实施相对比较复杂和精细，建立包括专科医师、护士和专职营养师的 KDT 团队,进行综合的长程管理,重视对患者进行持续的随访和饮食指导对于 KDT 的疗效和饮食维持至关重要。

(四) 专科医生随访

主要包括 KDT 的疗效结果(如癫痫发作的变化),患者其他方面的疗效(如行为、注意力、言语、运动、智力和认知功能的改善),是否继续接受 KDT,是否需要调整当前治疗药物如抗癫痫药物。实验室检查包括血电解质、微量元素、血细胞、尿液分析、肝肾功能(包括白蛋白、球蛋白、谷草转氨酶、血清谷氨酸 - 丙酮酸转氨酶、血尿素氮、肌酐、尿酸)、血脂、尿钙和血清肌酐比值、肾脏超声、其他专科检查等,必要时查左旋肉碱、抗癫痫药血液浓度、骨龄或骨密度检查(每 3 个月复查 1 次)、脑电图、生活质量量表及发育行为认知量表测试,以及其他必要的专科检查。

(五) 专职营养师随访

1. 指导患者记录生酮日记 包括每日饮食记录、大便情况、不良反应、家庭监测身高、体重、血酮 / 尿酮、血糖。

2. 评估生酮饮食方案(热量、蛋白质和液体) 儿童生酮患者需评估生长发育,评估酮症状态、饮食完成情况及治疗依从性,指导膳食摄入量、维生素和矿物质补充物,记录食物过敏、不耐受、厌食等。

3. 指导患者及家属耐心配合 提高烹饪技能,改善喂养方法,必要时及时调整生酮饮食方案。

五、生酮饮食的不良反应

KDT 总体是安全的,不良反应一般轻微,大多可通过适当的饮食调整避免或缓解,很少因此终止 KDT。常见不良反应:①胃肠道不良反应:包括呕吐、便秘、腹泻和腹痛,发生率约 12%~50%。可用山莨菪碱、益生菌、食用含有高膳食纤维的蔬菜、调整饮食比例和增加饮水等缓解。②肾结石:发生率为 3%~7%,通常不需停止 KDT,且很少需要进行碎石术或手术治疗。增加饮水量、口服枸橼酸钾、避免服用升高尿酸的药物或食物可减少泌尿系统结石的发生。③低蛋白血症:发生率为 2%,一般见于 1 岁以内婴儿,KDTs 1~2 个月或中后期,大多可通过饮食调整恢复,个别严重者需通过静脉滴注矫正。④症状性低血糖:多见于启动阶段,KDTs 稳定后少见。⑤血脂异常:常见于经典 KDTs 期间。增加多不饱和脂肪酸或 MCT 的摄入比例、补充 Ω-3 脂肪酸和肉碱,减少长链饱和脂肪酸及胆固醇的摄入,或降低 KDT 的比例,可有效预防或减轻 KDT 相关的高脂血症。⑥其他代谢异常发生率相对较低,包括高尿酸血症(2%~26%)、低钙血症(2%)、低镁血症(5%)。罕见不良事件包括胰腺炎、心肌病、猝死等。⑦其他包括一过性生长发育落后例如长期接受 KDT 的儿童可能发生身高增长减慢,停止 KDT 后可追赶正常。

六、生酮饮食的终止

癫痫患者常用疗效评价指标包括:癫痫发作次数减少;发作程度减轻或发作时间缩短;是否减少抗癫痫药物的使用;行为、认知方面改善;脑电图改善。病因、癫痫发作分型、脑电图特点、既往治疗状况等因素可以影响 KDT 的临床效果。KDT 除了可能控制癫痫发作,还有可能改善患者的情绪、行为,减少冲动性和攻击性行为,提高社会适应能力。建议癫痫患者 KDT 启动后至少坚持 3 个月。其他疾病的起效时间尚待进一步研究。对于无癫痫发作 2 年或治疗 3~6 个月后没有得到有效治疗反应的患者,应考虑停止生酮饮食。一些患有严重癫痫的患儿可能需要继续进行生酮饮食多年,而对于 GLUT-1 或 PDHc 缺乏的患者,治疗是终生的。生酮饮食的终止主要有以下 3 种情况:①有效:即患者坚持 KDTs 约 2 年后,经医生评估后终止者,需要 1~3 个月逐渐降低生酮脂肪比例,过渡到普通饮食。一般每隔 1~3 周调整 1 次。注意碳水化合物的量不要突然增加,以免诱发或加重癫痫发作。②无效:即经 3~6 个月合理治疗无效者,可以通过 2~4 周的时间逐渐过渡到普通饮食。③因其他原因(如严重不耐受或患其他严重疾病)需停止者,可通过每 1~2 餐降低 1 次饮食比例,快速恢复到普通饮食。

七、小结

KDT 是治疗药物难治性癫痫,特别是儿童药物难治性癫痫的非药物疗法,同时也是一些代谢性疾病如葡萄糖转运体缺陷等基本治疗方法。KDT

开始前需要排除脂肪酸代谢障碍和生物氧化异常等相关疾病。专业的 KDT 团队应在 KD 起始及维持阶段给予患者及家属全方位的指导,旨在降低 KD 不良事件的发生。

❓【思考题】

单选题

1. 脑瘫患儿营养不良判断标准正确的是:
   A. 年龄的体重 Z 评分(WAZ)<-3
   B. 肱三头肌皮褶厚度小于第 15 百分位
   C. 身高的体重 Z 评分(WAZ)<-2
   D. 体重下降或生长缓慢

2. 脑瘫患儿营养干预的目标除外:
   A. 安全、愉悦的营养摄入达到能量和营养摄入要求
   B. 蛋白质、微量元素、维生素 D 摄入达到年龄推荐量
   C. 肱三头肌皮褶厚度达到 10%~25% 的百分位
   D. 体重在同年龄同性别生长曲线的第 20 百分位以上

3. 以下哪项是生酮饮食的适应证:
   A. 丙酮酸脱氢酶缺乏症(PDHD)

B. 脂肪酸氧化(β- 氧化)障碍
C. 酮体生成 / 分解缺陷
D. 丙酮酸羧化酶缺乏症
E. 严重肝脏疾病

4. 以下哪一项是生酮饮食的绝对禁忌证:
   A. 体质差、营养不良
   B. 可以进行致痫灶切除手术的患儿
   C. 中链酰基脱氢酶缺乏症(MCAD)
   D. 父母或监护者不配合
   E. 丙泊酚联合使用

5. 以下哪一项不是长期生酮饮食可能的并发症:
   A. 肥胖症
   B. 低血糖
   C. 高酮症状态
   D. 甘油三酯升高
   E. 胆固醇升高

参考答案:1. D; 2. D; 3. A; 4. C; 5. A。

【参考文献】

[1] SISNGHAI S, BAKER SS, BOJCZUK GA, et al. Tube feeding in children. Pediatr Rev, 2017, 38 (1): 23-33.

[2] EPP L, LAMMERT L, VALLUMSETLA N, et al. Use of blenderized tube feeding in adult and pediatric home enteral nutrition patients. Nutr Clin Pract, 2017, 32 (2): 201-205.

[3] STRAND KM, DAHLSENG MO, LYDERSEN S, et al. Growth during infancy and early childhood in children with cerebral palsy: a population-based study. Dev Med Child Neurol, 2016, 58 (9): 924-930.

[4] GODAY PS, HUH SY, SILVERMAN A, et al. Pediatric feeding disorder: consensus definition and conceptual framework. J Pediatr Gastroenterol Nutr, 2019, 68 (1): 124-129.

[5] KOSSOFF EH, ZUPEC-KANIA BA, AUVIN S, et al. Optimal clinical management of children receiving dietary therapies for epilepsy: Updated recommendations of the International Ketogenic Diet Study Group. Epilepsia Open, 2018, 3: 175-192.

[6] ELLES VDL, DORINE VDH, ELIZABETH N, et al. Ketogenic diet guidelines for infants with refractory epilepsy. Eur J Paediatr Neurol, 2016, 20 (6): 798-809.

[7] FERRARIS C, GUGLIELMETTI M, PASCA L, et al. Impact of the Ketogenic Diet on Linear Growth in Children: A Single-Center Retrospective Analysis of 34 Cases. Nutrients, 2019, 11: 1442.

［8］THOMPSON L, FECSKE E, SALIM M, et al. Use of the ketogenic diet in the neonatal intensive care unit-Safety and tolerability. Epilepsia, 2017, 58: e36-e39.

［9］中华医学会儿科学分会康复学组, 中华医学会肠外肠内营养学分会儿科学组. 脑性瘫痪患儿营养支持专家共识. 中华儿科杂志, 2020, 58 (7): 553-558.

［10］中华医学会儿科学分会神经学组, 中国抗癫痫协会,《中华儿科杂志》编辑委员会. 生酮饮食疗法在癫痫及相关神经系统疾病中的应用专家共识. 中华儿科杂志, 2019, 57 (11): 820-825.

［11］廖建湘, 万力生. 儿童癫痫生酮疗法. 北京: 人民卫生出版社, 2011.

［12］王雪, 刘民台, 王瑜. 癫痫生酮饮食疗法. 北京: 人民卫生出版社, 2009.

［13］申昆玲. 儿童营养学. 7 版. 北京: 人民军医出版社, 2015.

（张泉山　刘永芳　孔 粼　付四毛）

第二十七章　肺病的营养支持治疗

掌握：支气管肺发育不良、哮喘、囊性纤维化等肺病的营养评估和营养治疗原则。

熟悉：常见慢性肺病患儿的能量和营养素代谢特点。

了解：肺病患儿营养不良的主要影响因素。

慢性肺疾病（chronic pulmonary disease，CLD）是一组由多种原因引起的慢性肺部疾病，在儿童时期尚无确切的定义。2003 年美国胸科学会将婴儿 CLD 描述为起始于新生儿期不同肺疾病的最终结局。许多因素可引起气道及肺实质炎症而导致慢性气流阻塞、呼吸困难及气道高反应性，其病因除肺部疾病外，还包括机械通气、气压性损伤、容量性损伤和氧中毒等。儿童慢性肺疾病（CLD）可见于有严重呼吸道疾病的早产儿如支气管肺发育不良，反复发作或难于控制的哮喘或反应性气道疾病，反复肺部感染造成慢性肺损害的囊性纤维化，患有先天性心脏病在新生儿期即需要呼吸机维持的婴幼儿，以及慢性呼吸功能不全需要呼吸机维持的儿童患者。患有慢性肺疾病的儿童常常有诸多营养问题，不仅影响正常的生长发育，亦关乎患儿预后，降低患儿的生存质量，加重疾病和家庭负担，甚至会对患儿生命造成严重威胁。合理营养对肺发育、肺损伤的修复至关重要，尤其对于呼吸危重症患儿，营养支持在疾病的治疗中发挥着重要作用。

第一节　支气管肺发育不良

一、概述

支气管肺发育不良（bronchopulmonary dysplasia，BPD）是早产儿尤其是超早产儿常见的合并症，也是婴儿期慢性呼吸系统疾病的主要病因之一，严重者会出现呼吸衰竭，是导致早产儿死亡和影响其近、远期预后的一类慢性肺部疾病。2010 年 Stoll 等报道胎龄在 22~28 周的早产儿 BPD 发生率为 42%，2019 年一项来自我国 57 家三级医院新生儿重症监护病房参与的中国新生儿协作网队列研究数据显示，胎龄小于 28 周早产儿 BPD 发生率高达 47.8%，其中 95% 的 BPD 患儿是极低出生体重儿（very low birth weight infant，VLBWI），BPD 的发生率与出生胎龄和体重呈负相关。

多种因素导致肺血管和肺泡上皮发育不良是早产儿 BPD 发生发展的重要病理生理机制。胎龄<32 周和 / 或出生体重<1 500g 的早产儿、早产小于胎龄儿、母亲患绒毛膜羊膜炎、产前未使用糖

皮质激素、宫内发育迟缓、男婴、需要呼吸支持、高浓度吸氧和感染等是 BPD 常见高危因素。在遗传易感基础上,除氧中毒、长期机械通气造成的气压伤及容量伤、感染等因素易对发育不成熟的肺造成损伤,早产儿出生早期营养供给不足也是重要的影响因素。充足的营养是肺正常发育和成熟的前提,营养不良可延迟早产儿肺发育。营养失衡是影响 BPD 疾病预后的重要环节之一,BPD 患儿常需要较高的能量,同时需要限制液体量,这增加了营养支持的难度。由于呼吸做功增加、激素应用、液体和热量摄入受限及肠内营养的延迟启动,使 BPD 患儿常伴有宫外生长发育迟缓(extra uterine growth retardation,EUGR),导致体格生长落后,甚至产生不良神经系统结局。优化营养支持对降低 BPD 发生率和严重程度,促进患儿肺发育和神经系统预后至关重要。因此,营养专科医师及营养师应根据 BPD 高危儿和确诊患儿的具体情况制订个体化营养支持方案,改善患儿的营养状态,以期预防 BPD 的发生及改善 BPD 患儿的近远期预后。

二、BPD 患儿的能量和代谢特点

BPD 的早产儿生后前两周蛋白质和能量摄入总量明显偏低,而液体总量相对较多。与足月儿相比,早产儿体液占体重的比例和细胞外液占总体液的比例均较高,肾功能不成熟,生后早期排出多余液量能力有限。肺内液体负荷过多易导致肺水肿、肺顺应性降低、气道阻力增加,从而造成呼吸支持

力度加大、氧需求增加、机械通气时间延长、肺部感染和肺损伤。由于 BPD 患儿的呼吸做功增加,感染和炎症反应等高消耗状态,同时伴随 BPD 患儿自身的肺部发育及肺损伤修复,均需要超出正常需求的更多能量。因此对于 BPD 高风险的早产儿,除呼吸管理措施外,生后早期积极的肠内外营养是防治 BPD 的重要组成部分。

三、营养评估

(一)营养风险筛查
筛查工具及结果解读详见第七章。
(二)营养评估
1. 全面的系统评估 包括病史(包括出生史及不良孕产史)、症状、体格检查及病情进展趋势评估。
2. 营养不良原因分析 奶量和膳食摄入评估、胃肠道功能评价等。
3. 人体测量学及体成分测定 身长、体重、体重指数、头围、上臂围、三头肌皮褶厚度等,有条件单位可行人体成分分析。
4. 实验室检查 血清铁蛋白、白蛋白、前蛋白、血常规、肝肾功能、电解质、25-(OH)D 等。

根据《早产儿支气管肺发育不良营养管理专家共识》(2020)的推荐,BPD 患儿的营养监测与评估分为住院期间和出院后两个阶段,并选择相应的参考标准和监测频率,具体参见下表 27-1-1。

表 27-1-1   BPD 营养评估与监测

项目	住院期间	出院后
参考标准	①宫内标准采用 Fenton 2013(22~50 周、横向、性别) ②院内标准采用生长计算器(百分位、纵向、胎龄、性别) ③院内标准采用 Intergrowth-21st 标准(37~64 周、纵向)	① 采用 Intergrowth-21st 标准(37~64 周、纵向) ② 2016WHO 儿童生长发育标准(40 周后、性别、年龄) ③ 2018 中国九市标准(性别、年龄)
喂养膳食评估	可选用新生儿口腔运动评定量表(Neonatal Oral Motor Assessment Scale,NOMAS)、早期喂养技能评估(Early Feeding Skills Assessment,EFS)等。同时评估喂养途径、奶量、奶类、喂养频次、吃奶时长,并计算能量、蛋白质、维生素等摄入	可选用新生儿口腔运动评定量表(Neonatal Oral Motor Assessment Scale,NOMAS)、早期喂养技能评估(Early Feeding Skills Assessment,EFS)等。同时评估喂养途径、奶量、奶类、喂养频次、吃奶时长,并计算能量、蛋白质、维生素等摄入
人体学测量及监测频率	体重(kg):每天测量 1 次至 28 天或停静脉营养之后每周测量 1 次 身长(cm):每周测量 1 次 头围(cm):每周测量 1 次	至校正年龄 1 岁:建议每月 1 次 1~2 岁:2~3 个月 1 次 2~3 岁:3 个月 1 次 >3 岁:半年 1 次

续表

项目	住院期间	出院后
监测纵向生长速度	纠正年龄至足月前参照正常胎儿宫内生长速度(不同胎龄生长速度参见表 27-1-2),目前普遍接受的宫内生长速度为每天 15~20g/kg	纠正年龄至足月后 6 个月的生长速度可以参考表 27-1-3;参考 WHO 0~2 岁足月儿纵向生长数据,建议早产儿高于此标准
体成分评估	①皮褶厚度;②身体指数:如身长的体重、BMI[体重(kg)/身长(m)^2]和 Ponderal 指数[体重(g)/身长(cm)^3×100];③双能 X 线吸收;另外还有排气量体积描记法、生物电阻抗、磁共振等	①皮褶厚度;②身体指数:如身长的体重、BMI[体重(kg)/身长(m)^2]和 Ponderal 指数[体重(g)/身长(cm)^3×100];③双能 X 线吸收;另外还有排气量体积描记法、生物电阻抗、磁共振等
生化指标	生化指标包括血红蛋白、红细胞、血清铁蛋白、前白蛋白、钙、磷、骨碱性磷酸酶、25-(OH)D 等,根据病情选择 1~2 周监测 1 次	生化指标包括血红蛋白、红细胞、血清铁蛋白、前白蛋白、钙、磷、骨碱性磷酸酶、25-(OH)D 等,在临床表现评估基础上,选择监测项目

注:体格发育指标可采用百分位数法、标准差或 Z 值法。Z= 体格测量值 – 同年龄同性别中位数 / 标准差(SD)。要求测量工具、测量方法和标准统一、准确。2 岁以内需校正年龄,应使用校正年龄来评估。

表 27-1-2　胎儿宫内生长速度(每日)

胎龄 / 周	体重增长 /(g·kg^{-1})
<28	20.0
28~31	17.5
32~33	15.0
34~36	13.0
37~39	11.0
39~41	10.0

表 27-1-3　早产儿半岁内的生长速度

校正年龄	体重增长 /(g·周$^{-1}$)	身长增长 /(cm·周$^{-1}$)	头围增长 /(cm·周$^{-1}$)
足月至<3 个月	170~227	1.0	0.5
3~6 个月	113	0.5	0.2

四、营养支持

在 BPD 的营养支持策略中,可分为预防和治疗两个部分,首先是对 BPD 高危儿在生后早期进行营养干预,预防 BPD 的发生;其次,对已确诊 BPD 的患儿制订适宜的营养治疗方案,以改善其近远期预后。根据《早产儿支气管肺发育不良营养管理专家共识》(2020)的推荐,以下将从液体量、能量、肠内营养、肠外营养、出院后营养支持、随访复诊等方面进行阐述。

(一)液体量

对于具有 BPD 高危因素的早产儿,生后的液体起始量不宜超过 80~100ml/(kg·d),第 1 周液体量不宜超过 120~150ml/(kg·d),并需要密切监测体重、尿量和电解质(特别是血钠变化)等,适时调整液体量。

确诊 BPD 患儿液体入量一般在 140~150ml/(kg·d),此阶段的 BPD 患儿在临床上基本都达到了全肠内营养阶段。关于最大液体量尚存争议,也缺乏循证依据证实常规限制液体入量可以使 BPD 确诊患儿获益。

临床应用时应合理评估液体出入量、心肺液体负荷和生长状态,提供恰当的液体量和营养素以确保液体平衡和正常生长。

(二)能量

目前对于 BPD 患儿的最佳能量摄入推荐量仍有争议。在保证足够能量供给的同时,又要适当限制液体摄入量,存在加强营养与液体限制之间的矛盾。

BPD 高危儿在生后 1 周末能量需达 80~100kcal/(kg·d),生后 4 周内逐渐增加到 120~150kcal/(kg·d),以降低 BPD 的发生风险。

确诊 BPD 后,由于呼吸做功的能量消耗增加,需求要比一般早产儿高出 15%~25%,达到

140~150kcal/(kg·d)。对于体重<1 000g 的早产儿,蛋白质能量比值(protein energy ratio,PER)要达(3.6~4.1)/100kcal;体重在 1 000~1 800g 的早产儿,PER 要达到(3.2~3.6)/100kcal,以实现线性生长趋势。

(三)肠内营养

有研究表明积极的肠内营养策略能显著降低 BPD 患儿宫外生长迟缓的发生风险。但 BPD 高危患儿往往出生早期病情较为危重,使临床医师对于肠内营养的决策受到影响。如何根据早产儿不同个体的疾病严重程度和生长状况,优化肠内营养支持方案,尽早建立肠内营养并尽快过渡到全肠道喂养是预防 BPD 的重点和难点。

1. 乳类选择 BPD 高危儿及 BPD 患儿肠内喂养时,均应首选其母亲的母乳(mother's own milk,MOM);当无法获取 MOM 时,可选择巴氏消毒后的捐赠母乳(donor human milk,DHM)作为替代。无法获取母乳时,BPD 患儿需选择能量密度较高且包含均衡主要营养素和微量营养素的特殊营养配方,常使用早产儿配方奶(81~85kcal/100ml)。

当需严格限制液体入量或存在严重生长发育受限(EUGR)时,经过儿科营养医师评估后,BPD 患儿可选择高能量密度的强化营养配方奶粉(1kcal/ml)或经过强化的高能量、高蛋白母乳,但需监测喂养耐受性。

基于我国目前早产儿肠内营养支持普遍不足、EUGR 发生率较高的现状,当母乳喂养量达 50~80ml/(kg·d)时,应及时添加包含多种营养素的人乳强化剂(human milk fortifier,HMF)。尽管 HMF 在早产儿中的应用可遵循相关共识指南,但 BPD 患儿更适合个体化的营养强化方案,即基于血清尿素氮水平的调整性强化和基于母乳成分分析的目标性强化,以精准地满足 BPD 患儿各种营养素的需求。BPD 患儿推荐的个体化强化母乳喂养方案,使能量密度达 81~100kcal/100ml,PER 为(3.2~4.1)/100kcal,以达到线性生长目标。对于严格限液的 BPD 患儿,在肠内喂养耐受的情况下,可考虑适度增加强化程度,但不宜超过 1.5 倍。1.2 倍的 HMF 强化母乳,能量密度可达 84~89kcal/100ml,PER 达(3.1~3.9)/100kcal,渗透压达 356~411mOsm/kg;1.5 倍的 HMF 强化母乳,能量密度可达 88~94kcal/100ml,PER 达(3.2~4.1)/100kcal,渗透压达 381~450mOsm/kg。强化程度增加带来的风险顾虑是渗透压增加可能造成喂养不耐受或 NEC,而渗透压增加是由于母乳中的淀粉酶分解碳水化合物所致,喂养时即时添加 HMF,可降低渗透压增加的程度。

2. 喂养方法 早产儿管饲喂养包括间歇喂养(包括推注/重力滴注和间歇持续输注)和持续喂养两种。BPD 患儿常需较长期的无创辅助通气,为减少气道阻力问题,BPD 患儿常规选择经口胃管喂养,可优先选择间歇喂养方式。当 BPD 患儿合并胃食管反流(gastroesophageal reflux,GER)时,建议选择延长推注喂养的持续时间(即间断持续输注喂养),即一般单次喂养推注时间可延长到 30~60 分钟,最长 2 小时,可改善胃排空和十二指肠动力并缩短达全肠内喂养的时间,避免喂养不耐受和喂养相关的心动过缓和/或低氧血症事件的发生。重度 BPD 或合并胃食管反流的患儿,经持续输注喂养和俯卧位干预仍无改善者,可选择幽门后喂养,但需谨慎评估其适应证。

3. 促进经口喂养的建立 BPD 患儿的吞咽与呼吸协调障碍较为突出,经口喂养和/或直接母乳喂养易受阻,应尽早为其提供促进口腔运动技能的喂养措施,包括早期的非营养性吸吮动作和后期的口腔运动、吞咽功能的干预训练,缩短从管饲到经口喂养和/或母乳喂养的时间。

(四)肠外营养

对 BPD 高危儿和确诊儿在出生早期肠内营养摄入不足状况,可通过补充性肠外营养来弥补。积极的肠外营养可减少早产儿体重下降幅度,缩短恢复出生体重时间,降低生长发育受限(EUGR)发生率,从而改善预后。

出生早期的肠外营养应该提供足够的氨基酸和脂肪乳剂。BPD 高危儿生后即可给予小儿专用静脉氨基酸 1.5~2g/(kg·d),48~72 小时内建议以 3.5~4.0g/(kg·d)的氨基酸为全肠外营养时的目标量。生后 24 小时内即给予脂肪乳剂,推荐剂量从 1.0g/(kg·d)开始,以 0.5~1.0g/(kg·d)的速度增加,72~96 小时可达到每日 3g/(kg·d)全肠外营养时的目标量;并建议采用 20% 中长链混合型脂肪乳剂。

由于葡萄糖输注速率过高会增加耗氧量、二氧化碳产生量和静息代谢率,在 BPD 进展和确诊期时,易合并高碳酸血症,葡萄糖输注速率不宜超过每分钟 10~12mg/kg。

目前关于高危及确诊 BPD 的早产儿微量营养素摄入推荐剂量的高质量研究不多,基本参考《中国新生儿营养支持临床应用指南》要求的推荐意见。BPD 高危儿肠外营养液中推荐的钙含量是40~120mg/(kg·d),磷含量是 31~71mg/(kg·d),在住院期间定期监测血清钙、磷、碱性磷酸酶和 25-(OH)D 水平,重视预防代谢性骨病。维生素 A 缺乏与肺发育和修复降低有关,国外研究对于维生素 A 的补充方案是超低出生体重儿生后第 1 周开始肌内注射维生素 A,5 000IU/ 次,每周 3 次,共 4周,可降低 BPD 发生率。但目前国内无维生素 A肌内注射剂型,口服维生素 A 的血浆视黄醇浓度低,不能达到肌内注射的效果。

当肠内营养量开始增加时,应逐步减少肠外营养的液体量。在确保早产儿获得充足营养支持的前提下,肠外营养的减少量可与肠内营养增加量对等,或略慢于肠内营养的增加量,摄入总液体量维持在每日 130~150ml/kg。当肠内营养达到总的营养需求 90% 时可停止肠外营养。

(五)出院后的营养支持

BPD 不仅威胁早产儿生命,还可能有严重后遗症,比如喂养困难、反复下呼吸道感染、气道高反应性疾病、体格发育迟缓及神经发育迟缓等,对患儿远期的影响甚至可持续到青春期和成年期。因此,出院后的持续营养管理策略亦不容忽视。

婴儿生后头两年是肺泡发育成熟和追赶性生长的关键时期。BPD 患儿出院后仍应给予积极的营养管理至 2~3 岁,以实现快速的追赶性生长和促进肺泡发育成熟。

BPD 患儿在出院前 1~2 周应进行营养评估,并根据 BPD 患儿的呼吸状况、临床表现和活动能力制订个体化的出院后营养计划,建立儿科、呼吸科、神经康复科、物理治疗科和营养科等多学科团队,并进行密切随访和生长指标监测,以避免营养不足或营养过度。

BPD 患儿出院时营养风险程度评估为高危儿者,出院后应继续母乳喂养,并足量强化(334~355kJ/100ml,即 80~85kcal/100ml)至纠正胎龄满 40 周,再根据生长曲线评估,以决定母乳喂养的强化程度和持续时间。母乳不足或不能母乳喂养者,可选择早产儿配方奶和早产儿出院后配方奶分别替代母乳的足量强化和半量强化进行喂养或喂养补充。定期监测早产儿的生长和生化指标,作为调整强化程度的依据,直至生长速率达到正常目标。

BPD 患儿胃肠道发育成熟度较差,过早添加辅食会影响奶量摄入,甚至出现消化不良,建议校正月龄 4~6 个月开始添加辅食。

BPD 患儿其他营养素的补充,如维生素 A、D、钙、磷、铁等,与早产儿的营养素需求一致,参照《早产、低出生体重儿出院后喂养建议》。

对喂养困难的 BPD 患儿,应少量多次喂养,避免出现喂养疲劳和缺氧发作。

(六)复诊及随访

出院后 1 周到新生儿科专科门诊或新生儿科整合门诊团队随访 1 次。出院后第 1~6 个月建议每月随访 1 次,出院后第 7~12 个月建议每 2 个月随访 1 次,出院后第 2 年建议每 3 个月随访 1 次,出院后第 3 年建议每 6 个月随访 1 次。

出院后的营养监测及评估可参考表 12-2-1,具体随访内容包括:

1. 喂养方式、喂养量、喂养耐受情况,母乳强化剂使用情况,辅食添加情况,铁剂及维生素 AD服用情况。

2. 营养相关体格检查,测量身长、体重、头围,绘制生长曲线。

3. 智力运动发育评估及视听能力测评。

4. 辅助检查,血常规及生化检查评估。

5. 住院期间疾病的门诊复诊。

6. 给予进一步的饮食调整及指导。

五、小结

营养在 BPD 发生和发展中起着至关重要的作用。对于 BPD 高风险人群,从一出生营养就应成为预防和治疗 BPD 的重要组成部分,这样才能进一步发挥营养对于肺发育和肺损伤修复的保护作用。出生早期应限制液体,肠外营养提供足够的蛋白质和能量,以及早期优化的肠内喂养有助于减少 BPD 的发生。在总液量摄入受限的情况下,采用高热量密度的营养可达到出生早期适度的生长。无论是住院期间还是出院后,系统、专业的营养评估和监测可以及时识别 BPD 早期营养 / 生长不良,指导并制订个体化的营养管理方案,避免营养不足或过度营养,对降低 BPD 的发生及改善近远期预后具有重要作用。

第二节　哮　喘

一、概述

支气管哮喘(bronchial asthma,BA)简称哮喘,以慢性气道炎症和气道高反应性为特征的异质性疾病,是一种儿童常见的慢性呼吸道疾病。哮喘以反复发作的喘息、咳嗽、气促、胸闷为主要临床表现,常在夜间和 / 或凌晨发作或加重。感染、药物、环境、运动、职业、精神、过敏原等多重因素,以及遗传易感性在哮喘的发生发展中均起着重要作用。近 20 余年,我国的儿童哮喘患病率呈明显上升趋势,严重影响儿童的身心健康,也给家庭和社会带来沉重的精神和经济负担。吸入性糖皮质激素(inhaled corticosteroid,ICS)是目前儿童哮喘治疗的首选药物,虽然吸入给药降低了全身不良反应的发生风险,但是长期 ICS 治疗是否会影响儿童生长发育,一直都是医生和患儿家属关注的重点问题。长期(过量)口服皮质激素造成的水钠潴留、葡萄糖耐受不良、肥胖、骨代谢异常等问题也需引起重视。同时,伴随着生活方式及膳食因素的改变,过敏性疾病与膳食因素的关系密不可分,饮食对于哮喘的影响日益引起人们的关注。高脂膳食诱导的肥胖已被证明可诱发或加重哮喘,有研究显示肥胖儿童 BMI 每增加一个单位,哮喘发病率提高 6%。另外一些关于抗氧化剂、ω-3、镁、硒等微量元素的膳食干预研究提示可能与减少特异反应性症状和延缓哮喘发展相关。尽管目前缺乏相关的营养补充剂治疗哮喘的证据,均衡的营养补充,良好的饮食管理,对引发哮喘发作的食品原料有效的控制,可以增强机体的免疫力,降低氧化应激反应,减少反复感染的机会,对于支气管哮喘患儿的疾病预后有重要意义。

二、哮喘患儿的能量和代谢特点

支气管哮喘对于儿童生长发育的影响研究仍是热点,不同研究结论不尽相同。研究主要来自两个方面:一个是哮喘本身,起病年龄、疾病的持续时间和严重程度及相关并发症(例如胸廓畸形、低氧血症、受损的肺功能及由于呼吸做功增加引起的代谢需求增加等);另一个是治疗药物对骨代谢、生长速率、身高及肾上腺轴功能等方面的影响。

有专家认为儿童哮喘一般不会或仅轻微影响患儿生长,但重度哮喘或哮喘控制不佳会影响患儿生长发育。根据《儿童支气管哮喘诊断与防治指南(2016 年版)》的推荐,ICS 是目前儿童哮喘治疗的首选药物。长期研究未显示低剂量 ICS 治疗对儿童生长发育、骨质代谢、下丘脑 - 垂体 - 肾上腺轴有明显的抑制作用。但对于重症难以控制的哮喘患儿,尤其是糖皮质激素依赖型哮喘患儿,临床上需全身用糖皮质激素,口服糖皮质激素甚至超过 2 周者,需考虑该副作用的存在。因此,对于正在生长发育的儿童,应选择最低有效剂量,并尽量避免长期使用。

儿童哮喘发作时,常伴有进食困难,此外,哮喘引起的二氧化碳潴留、组织缺氧、胃肠道淤血和低氧血症,长期服用皮质激素、抗生素或茶碱类药物等因素均可导致消化功能紊乱,影响营养素的吸收和利用,严重时可造成营养不良。哮喘患儿往往有不同程度的情绪问题,如焦虑、恐惧等,处于应激状态的机体容易出现内分泌紊乱。急性期的咳嗽、喘息使患儿处于高代谢状态,能量消耗和尿氮排出量增加,机体处于负氮平衡的状态。哮喘患儿由于气道阻力的增加,容易合并呼吸道感染,能量消耗亦较正常人高。

儿童是血清维生素 D 含量不足和缺乏的高危人群,有研究显示哮喘患儿机体内血清维生素 D 含量较健康儿童偏低,可能与两方面因素有关:①因自身疾病因素,为避免诱发咳喘,人为减少户外活动量,日照时间短;②哮喘患儿因过敏体质,食物摄入不均衡(如牛奶、鱼肝油、蛋黄等),导致维生素 D 摄入不足。

三、营养评估

(一) 营养风险筛查

筛查工具及结果解读详见第七章。

(二) 营养评估

1. 全面的系统评估　病史(包括湿疹、过敏性鼻炎等其他过敏性疾病史)、出生史、母乳喂养时间、哮喘等过敏性疾病家族史、哮喘症状表现、体格检查、肺功能变化及病情严重程度分级等;判断是否存在相关或使哮喘加重的危险因素,如胃食管反流、肥胖伴 / 不伴阻塞性睡眠呼吸障碍、变应性鼻炎等。

2. 人体测量学　身长、体重、体重指数、头围、上臂围、三头肌皮褶厚度等。

3. 骨密度测定及体成分分析　对于肥胖患儿及类固醇类药物治疗患儿应定期监测。

4. 实验室检查　血钙、血磷、碱性磷酸酶、25-(OH)D、白蛋白、血常规(外周血嗜酸性粒细胞分类计数)、血糖、血脂、肝肾功能、电解质等。

5. 过敏状态检测　变应原皮肤点刺试验或血清变应原特异性 IgE 测定(其意义在于了解患儿过敏状态,协助哮喘诊断,了解导致哮喘发作或加重的个体危险因素,制订营养及环境干预措施,确定变应原特异性免疫治疗方案)。

四、营养支持

哮喘的治疗除外解痉平喘药物的使用,也包含饮食营养治疗。其营养支持的策略主要是婴儿期鼓励母乳喂养,避免进食诱发哮喘的过敏食物,保证营养供给,摄入适宜的脂肪,避免有刺激性的食物。

儿童支气管哮喘的防治指南中特别提到,哮喘早期预防措施之一是鼓励母乳喂养。母乳对于促进婴幼儿先天和适应性免疫的发展起到重要作用。相关研究表明,母乳可能通过几种潜在机制影响肺部健康,包括调节肠道菌群、表观遗传学、黏膜和全身免疫系统发育,以及肺部发育等。这对于母乳喂养与哮喘早期预防的因果关系有一定合理的解释。

哮喘属于异质性疾病,不同个体对于诱发哮喘的食物过敏原存在差异,应通过仔细观察食物诱发哮喘的症状与体征,结合皮肤点刺实验和变应原筛选,及时发现可疑的过敏食物,在日常饮食中避免食入。若引起哮喘的过敏食物有多种,为避免营养不均衡,应由专业的营养师制订个体化的食谱,既排除变应原减少哮喘的诱发,又可以提供营养丰富、食物种类多样化的饮食,以保证足够的营养供给。做好饮食宣教,尽量避免食用冷食及有辛辣刺激性的食物,以免诱发气道痉挛,戒烟忌酒。

在没有胃肠道禁忌时,肠内营养是主要营养支持途径。对于重症哮喘持续状态患儿,特别是合并营养不良的患儿,需要加强营养治疗,若普通肠内营养不能满足营养摄入需求时,必要时可考虑给予补充特殊医学用途配方食品(food for special medical purpose,FSMP)或补充性肠外营养支持,以提供足够的能量和营养素。

目前缺乏对于中国儿童支气管哮喘具体营养管理方面的指南或者共识。

哮喘发作期间患儿对能源的需求增加,但疾病个体差异性较大,机体本身营养基础不同(特别是合并肥胖或者超重的患儿),因此难以提供精确的热量处方和配方来计算其热量需要量。有研究推荐成人能量需求按照“基础能量消耗 × 应激系数”计算,哮喘发作时,根据症状轻中重程度的不同,应激系数分别为 1.3、1.5、2.0;哮喘缓解期内,应激系数按 1.2 计算(儿童哮喘急性发作的严重度分级详见表 27-2-1 和表 27-2-2)。

一般可用 HBE 公式推算出基础能量消耗(basic energy expenditure,BEE):

男性 BEE(kJ/d)= [66.47+13.75 × 体重(kg)+ 5.0 × 身高(cm)−6.76 × 年龄(岁)]

女性 BEE(kJ/d)= [655.1+9.56 × 体重(kg)+ 1.85 × 身高(cm)−4.68 × 年龄(岁)]

表 27-2-1 ≥6 岁儿童哮喘急性发作严重度分级

临床特点	轻度	中度	重度	危重度
气短	走路时	说话时	休息时	呼吸不整
体位	可平卧	喜坐位	前弓位	不定
讲话方式	能成句	成短句	说单字	难以说话
精神意识	可有焦虑、烦躁	常焦虑、烦躁	常焦虑、烦躁	嗜睡、意识模糊
辅助呼吸肌活动及三凹征	常无	可有	通常有	胸腔反常运动
哮鸣音	散在,呼气末期	响亮、弥漫	响亮、弥漫、双相	减弱乃至消失
脉率	略增加	增加	明显增加	减慢或不规则
PEF 占正常预计值或本人最佳值的百分数(%)	SABA 治疗后:>80	SABA 治疗前:>50~80 SABA 治疗后:>60~80	SABA 治疗前:≤ 50 SABA 治疗后:≤ 60	无法完成检查
血氧饱和度(吸空气)	0.90~0.94	0.90~0.94	0.90	<0.90

注:判断急性发作严重度时,只要存在某项严重程度的指标,即可归入该严重度等级;幼龄儿童较年长儿和成人更易发生高碳酸血症(低通气);PEF,呼气流量峰值;SABA,短效 β_2 受体激动剂。

表 27-2-2 <6 岁儿童哮喘急性发作严重度分级

症状	轻度	重度 [c]
精神意识改变	无	焦虑、烦躁、嗜睡或意识不清
血氧饱和度(治疗前)[a]	≥ 0.92	<0.92
讲话方式 [b]	能成句	说单字
脉率 /(次·min^{-1})	<100	>200(0~3 岁); >180(4~5 岁)
发绀	无	可能存在
哮鸣音	存在	减弱,甚至消失

注: [a] 血氧饱和度是指在夕阳和支气管舒张剂治疗前的测得值; [b] 需考虑儿童的正常语言发育过程; [c] 判断重度发作时,只要存在一项就可以归入该等级。

适量蛋白质供应可改善患者营养不良的状况,增强免疫功能,但过量的补充会使患者的耗氧量增加,增强呼吸中枢对低氧、高碳酸血症的反应,使分钟通气量与呼吸负荷增加,加重疾病负担。哮喘患儿建议以优质蛋白为主,前提是进行过敏原筛查,避免摄入诱发过敏性疾病的蛋白质。

适量的碳水化合物可调节低氧性肺血管收缩反应,但高碳水化合物饮食会提高呼吸商,使呼吸负荷加重。另外,迅速、大量的碳水化合物摄入,还可引起高血糖症、机体代谢负荷增加,继而引起胰岛素分泌增多,导致因低磷血症发生(或加重)而出现(或加重)的呼吸肌无力。因此,应避免过快、过多地进食纯碳水化合物类食物。

脂肪供应可减少高糖类负荷、节省蛋白质、促进脂溶性维生素吸收,并减少呼吸商、降低二氧化碳分压与分钟通气量,避免摄入食物后发生呼吸困难。哮喘患儿建议脂肪摄入以植物油为主,也可适当食用深海鱼油。有研究表示,孕妇在孕期和哺乳期摄入足量的富含 ω-3 脂肪酸的鱼类能有效减少儿童哮喘和过敏性疾病的发生;对于哮喘患儿,ω-3 可能对预防和控制哮喘有潜在的治疗价值,但其补充的剂量和时机还有待进一步的研究。

肥胖也是影响儿童哮喘发生发展的因素,肥胖可致早发型过敏性哮喘复杂化,哮喘患儿的饮食不均衡及药物治疗影响亦可导致超重或肥胖。对于这部分患儿,营养方案的制订需个体化,结合患儿具体情况确定能量供应量及宏量营养素的配比,并建议适当增加体育锻炼,减轻体重。

有关哮喘与锌、硒等具有抗氧化应激、调节人体免疫的微量元素的相关性研究一直是临床热点。

在营养均衡基础上,尽可能进行饮食多样化,对于挑食或伴有营养不良的哮喘患儿,必要时辅以锌剂和硒剂的补充,对哮喘的预防和控制可能有获益。此外,高钠饮食被认为是气道高反应性的危险因素。对成年哮喘患者每日食盐摄入量不应超过5g,儿童哮喘患者不应超过同龄正常儿童膳食指南食盐推荐摄入量。

哮喘的治疗离不开激素类药物,哮喘患儿处在有生长发育需求的特殊时期,必须定期监测血钙、25-(OH)D 等骨代谢指标,并根据儿童维生素 D 指南推荐量适当补充维生素 D,必要时补充钙剂。维生素 D 作为一种免疫调节剂(维持 Th1/Th2 平衡、减轻气道炎症及气道高反应),可能抑制哮喘发生发展中所涉及的通路。补充维生素 D 作为一种哮喘的辅助治疗方法,已引起广大关注,还需要进一步的研究。

补充足够的维生素,尤其是注意维生素 A、维生素 C、维生素 E 及胡萝卜素的补充,它们能够有效清除机体产生的氧自由基,减少多余的自由基对组织细胞和基因的损害,减少支气管平滑肌的痉挛,从而预防支气管哮喘的发作。

在哮喘发作时,尤其是严重发作时,由于患者张口呼吸、出汗多、饮食少的原因,体内水分丢失,痰液黏稠,不易排出。因此,及时补充水分,适当增加液体的摄入量,对于纠正/防止水分丢失具有重要意义。

五、小结

哮喘是儿童常见的慢性呼吸道疾病之一,其发病率正逐年增加。如何通过合理的营养干预对哮喘进行有效的预防及管理,成为哮喘防治研究的热点之一。支气管哮喘患儿存在正常生长发育需求,营养支持对于改善疾病的预后意义重大。

第三节　囊性纤维化

一、概述

囊性纤维化(cystic fibrosis,CF)是位于第 7 对染色体的囊性纤维化跨膜传导调节因子(cystic fibrosis transmembrane conductance regulator, CFTR)基因突变引起的常染色体隐性遗传病。CFTR 蛋白是上皮细胞膜表面的一种氯离子通道蛋白,CFTR 表达异常受影响的主要是黏液分泌器官,例如肺、胃肠道、肝脏、胰腺和汗腺。因此,CF 是一种累及多系统的遗传性外分泌腺功能紊乱性疾病。肺是最常见的 CF 受累器官,CFTR 蛋白不能合成、折叠异常,导致呼吸道分泌物黏稠,造成呼吸道阻塞。CF 患者呼吸道常出现慢性细菌感染及病原体的定植,进而引起反复肺部感染,造成慢性肺损害、幼年支气管扩张甚至肺纤维化,终末期需要肺移植治疗。CF 常在婴幼儿或青少年期起病,以反复的呼吸道感染、咳嗽、咳痰和呼吸困难为特征,是导致儿童慢性肺部疾病的原因之一。

CF 可在新生儿期起病,约半数患儿在 1 岁前诊断,80% 在 5 岁内得到诊断,其临床表现随着年龄的增长而不同,具体见表 27-3-1。

表 27-3-1　CF 的临床表现和诊断

婴儿期 CF 的临床表现	普遍 CF 患儿的临床表现
胎粪性肠梗阻	反复发作的咳嗽或喘息
胎粪性腹膜炎	杵状指/趾
肠闭锁	胸部过度充气
反复发生的阻塞性肺部疾病/感染	CF 相关性糖尿病(CFRD)
直肠脱垂	胸壁畸形

续表

婴儿期 CF 的临床表现	普遍 CF 患儿的临床表现
发育不良	鼻息肉
梗阻性黄疸	肝硬化和门脉高压
低渗性脱水	反复发作的胰腺炎
吸收障碍	胆囊疾病
汗液咸味重(盐分更多)	胆汁淤积性肝硬化
锌缺乏	远端肠梗阻综合征(DIOS)
脂溶性维生素缺乏	锌缺乏和需脂肪酸缺乏所致皮炎
	脂溶性维生素缺乏
	非肾病性低渗性脱水

二、CF 患儿的能量和代谢特点

CF 肺部慢性感染及急性加重期的治疗,患儿呼吸做功增加、咳嗽咳痰增多,代谢需求提高,使得患儿营养需要量增加,容易产生负氮平衡,甚至出现体能下降、体重减轻。

需要关注的是,CF 患儿消化系统并发症往往影响患儿正常的生长发育,常存在消化和吸收的障碍。消化系统的胰腺、胆道等上皮细胞受累,CFTR 蛋白异常表达会导致 HCO_3^- 分泌障碍,胰腺导管内液体酸化,黏稠的分泌物阻塞导管,胆汁和胰液流动异常,引起肝脏及胰腺慢性炎症、脂肪浸润甚至纤维化。约 5%~15%CF 患者会进展为 CF 相关性糖尿病(cystic fibrosis related diabetes,CFRD)。胰腺外分泌功能亦受影响,稠密的黏液可能阻碍消化酶正常运输至肠道,影响蛋白质、脂肪或脂溶性维生素的吸收,表现为胰腺功能不全(吸收障碍、腹泻、体重减轻、发育不良、维生素缺乏、胃泌素增多、腹痛等)。患儿常有胃肠功能消化不良,出现厌食、胃食道反流、进食障碍等,营养摄入不足。

CF 患儿的胃肠道出现水电解质失衡,引起黏液和粪便积聚,在新生儿即表现为胎粪性肠梗阻,年长儿和成人则表现为远端肠梗阻综合征(distal intestinal obstruction syndrome,DIOS)。胎粪性肠梗阻或者宫内胎便积聚是 CF 的最早表现,婴儿可能生下来就有胎粪性便秘、肠梗阻、肠闭锁、胎粪性假囊肿等。DIOS 是指黏稠粪便在胃肠道主要是回肠末端和直肠内积聚,可发生在所有 CF 患者,需紧急就医。

此外,鼻内膜由于发炎和肿胀,CF 患儿可以出现鼻窦炎、鼻内赘生物(鼻息肉)。男性输精管阻塞会导致男性不育症。CF 患者的汗液盐分更多,容易出现脱水、电解质失衡,尤其在运动时或天气炎热时,出现心跳加快、疲劳、虚弱和低血压等反应。CF 患者容易出现维生素 D 缺乏,钙摄入不足,加之哮喘样 CF 患者皮质激素的应用以及肝脏疾病等因素,骨密度降低、骨折、脊柱后凸的发生要早于同龄健康人群,骨质疏松症及骨病的发病率随着年龄增加而增加。

由此可见 CF 患儿的营养管理十分重要,对其进行早期营养干预并改善其营养状况,可提高患儿的生活质量质并延长存活时间。

三、营养评估

影响 CF 患儿营养状况的因素主要是:脂肪、蛋白质、碳水化合物、脂溶性维生素消化和吸收不良,肺功能降低,慢性肺部感染和氧化应激增加,营养摄入减少,能量需要增加、肠道梗阻、肝功能异常、CF 相关性糖尿病(CFRD)等。确诊 CF 的患儿需立即启动全面的营养评估,评估内容如下:

(一) 全面的系统评估

病史、体格检查、肺功能变化及病情严重程度分级等;判断是否存在相关并发症,如 CFRD、慢性感染、肝硬化、胰腺炎、梗阻性黄疸、消化道梗阻等。

(二) 人体测量学

身长、体重、体重指数、头围、上臂围、三头肌皮褶厚度等。

（三）日常生活习惯

进食行为、家庭饮食习惯、体力活动等。

（四）实验室检查

血常规、血糖、血脂、肝肾功能、电解质、维生素和微量元素、白蛋白等。

患儿出院后的每次门诊随访时都必须进行营养筛查以识别出不适当的体重增加、减轻，或缓慢的线性增长。当发现上述情况，就必须进行更细致的营养评估，明确病因，实施合理的营养干预措施。

四、营养干预

在 CF 患儿的疾病早期进行积极的营养干预，对于改善疾病的预后，达到并维持体重和生长目标具有重要意义。CF 基金会推荐的营养学目标如下：

（1）婴儿：2 岁时身长别体重达到第 50 百分位。

（2）2~10 岁的儿童：BMI 水平≥第 50 百分位。

（3）成人：女性 BMI 达到 22kg/m²，男性 BMI 达到 23kg/m²。

CF 患儿对能源的需求增加，但由于疾病严重程度不同和处于生长发育阶段不同，个体差异较大，因此难以提供精确的热卡处方和配方来满足其热卡需要量。有研究发现，当摄入量达到健康人群能源需要量的 110%~200% 时，体重状况可明显改善。对 CF 患儿总热卡需要量的估算应建立在个体化的营养状况、生长模式、脂肪储备量、当前饮食摄入量、脂肪吸收障碍程度、临床状态（包括肺功能及消化道功能）、活动水平等综合基础上，实现营养充足、体重增长、追赶性生长的营养干预目标。

饮食中应包含足够的碳水化合物以满足 CF 患儿的能量需要。脂肪供能占比建议占 35%~40%，注意 ω-3、γ- 亚油酸等必需脂肪酸的补充。研究表明，重度肺病、严重吸收障碍和 / 或肝硬化患者常有必需脂肪酸的缺乏。ω-3 在危重症患儿中的应用研究一直是热点，可能与其在机体炎症抑制、免疫调控、参与三大营养素代谢等方面发挥作用有关。迄今，CF 患儿蛋白质推荐摄入量仍无法确切得出，部分证据提示摄取高热量饮食且总热量的 15%~20% 来源于蛋白质，就可以满足机体对蛋白质的需求。

2 岁前的 CF 患儿营养不良或体重增长不佳比例较高，对于这部分婴幼儿患者，饮食摄入应促进其最佳体重增长或必要的追赶性生长。推荐用母乳或者标准的婴儿配方奶粉，必要时可用强化母乳或高能量密度的特殊配方奶来促进 / 维持患儿体重增长。通常，婴幼儿需要 120~150kcal/（kg·d）来实现追赶性生长。特殊疾病状态（如胎粪性肠梗阻而致重大肠切除手术、肝功能异常等情况下）推荐使用含中链甘油三酯（medium chain triglycerides，MCT）的水解蛋白配方奶粉。CF 患儿辅食的添加计划类似非 CF 患儿，但需注意添加辅食时应避免用低热量、低营养的食物来替换富含营养和热能的婴儿奶。

CF 患儿常合并脂溶性维生素（维生素 A、E、D、K）及微量元素（钠、锌等）的缺乏。因此，及时补充胰酶、微量元素、脂溶性维生素，改善患者营养状况，可以改善 CF 整体疾病预后。

国外有 CF 特定的复合多种维生素的补充剂应用，其使用剂量和方式取决于实验室对维生素水平和患者年龄的评定结果。国内暂时没有这类产品的应用，若复合维生素 D 的补充不能满足特定营养素的需求，单种维生素的补充差额是必要的。已经被确诊的年龄大于 1 岁的 CF 患者，诊断时应测量血中脂溶性维生素的浓度，且此后每年测 1 次。对于新近诊断的婴儿，建议自开始补充维生素 E、A、D 的 1~3 个月对其水平进行评估，以后每年测 1 次。

CF 患者因汗液中丢失了过多的钠而需要全年补充，特别是夏季。盐摄入量不足会造成食欲缺乏，生长发育障碍，甚至威胁生命。所有患有 CF 且汗液试验钠含量增高的婴儿都需要自出生即开始每天补充钠 12.6mEq（1/8 茶匙），及至 6 个月增加到每天 25.2mEq（1/4 茶匙）。盐需要少量、多次的添加至婴儿配方奶粉或胰酶替代治疗的膳食中直到达到每日推荐剂量。儿童和青少年需要在合理的饮食指导下摄入适量的盐。除满足日常推荐量，在参加体育活动等情况下，还需要添加一些盐至运动饮料中以满足他们对氯化钠的需要。

合并胰腺功能不全的 CF 患儿往往从粪便中丢失过多的锌，营养摄入的不足也容易造成锌缺乏。当患儿出现食欲缺乏、味觉障碍、生长不良、免疫力低下、肠病性肢端皮炎等症状时,需怀疑锌缺乏可能,除日常服用的多种维生素剂中的锌之外,通常还需要额外补充锌元素 1 mg/(kg·d)(持续 6 个月)。

除了存在饮食摄入不足,CF 患儿往往合并胃肠道吸收障碍、咯血、短肠综合征、细菌过量繁殖、肝和肾脏疾病,以及慢性炎症等多重因素,造成缺铁性贫血和 / 或慢性贫血的发生。在按处方补充铁剂之前必须先明确贫血的类型。在对 CF 患者铁状况进行评估时需考虑到慢性感染。另外还需注意,血清铁蛋白作为一种急性时相反应物,在 CF 患者可能会因出现应激性增高而掩盖缺铁性贫血。

对 CF 患者来说,摄入最佳量的钙是非常重要的,应根据个体情况进行合理补充而不是确切的推荐钙摄入量。使用氨基糖苷类抗生素的患者需要额外补充镁并定期检测血中镁的浓度。

CFRD 是由于分泌胰岛素的胰岛 β 细胞纤维化破坏或瘢痕形成而导致胰岛素缺乏造成的糖代谢异常,兼有 1 型和 2 型糖尿病的特征。对 CFRD 患者来说,并不推荐使用 1 型和 2 型糖尿病的饮食指导方针。理想上说,CFRD 患者需保持或达到健康体重,并被鼓励持续高热量、高脂肪、高钠饮食。糖类计算、定时进餐,以及胰岛素疗法在 CFRD 的管理中是非常有效的干预措施。CF 基金会关于 CFRD 诊断、筛查和管理的共识建议 CFRD 营养管理原则:通过摄入充足的热量来获得最佳营养状态对 CF 患者的生存是至关重要的;血糖水平接近正常对于确保最佳营养和代谢状态是必要的。

五、小结

营养干预对慢性肺部疾病患儿而言至关重要。一般而言,目标都是达到并维持正常生长和发育,以及纠正疾病进展和诊治过程中产生的营养不良危险因素。良好的营养状态与改善 CF 患儿的肺功能和临床结局直接相关。

第四节　其他呼吸道疾病的营养相关问题

一、呼吸衰竭与机械通气

呼吸衰竭是儿童危重症中常见呼吸道表现,是患儿入住重症监护室的主要原因之一,也是心跳呼吸暂停的原因之一。处于发育过程中的儿童呼吸系统代偿能力有限,早期发现呼吸衰竭并及时干预尤为重要。保证适当的营养支持、合理的液体平衡是呼吸衰竭患儿治疗的辅助手段之一。

患儿呼吸衰竭所处疾病阶段不同,机体代谢特点存在差异。急性期以高分解代谢为主,脂类分解和蛋白质净分解代谢增加,产生的氨基酸、脂肪酸等分解产物导致内源性营养素过剩,加之活动减少等因素,所需的外源性能量和营养素相对较低;稳定期分解代谢减轻,内源性营养素生成减少,合成代谢逐渐增加,对外源性能量和营养素的需求开始增加;恢复期合成代谢明显增强,对能量和营养素需求也明显增加,以实现追赶性生长。

多数重症儿童的营养学研究是在机械通气患者中进行的。目前,对于机械通气患儿代谢状态的结论不一。部分国内研究显示,机械通气患儿存在一定比例的低代谢水平,可能与危重期机体相对休眠状态(减少能耗以保护脏器)、镇静镇痛药物的使用、呼吸肌做功下调等因素有关。除外疾病本身因素外,机械通气及辅助使用的药物都可能影响危重症患儿消化系统功能。腹胀是机械通气患儿常见症状,当无创通气或气管插管较细、气道阻力过大、肺顺应性过低时,气体易进入消化道,引起腹胀。正压通气时若压力过高,可使中心静脉压增高,静脉回流受阻,胃肠静脉充血,门脉高压,可导致胃肠功能障碍,出现胃排空障碍、胃食管反流、侵蚀性食道炎、应激性溃疡等消化道并发症。此外,肝胆及胰腺也容易受累,出现肝酶或胆红素水平增高、胆囊排空障碍、无症状的胰酶增高,甚至可能引起急性胰腺炎。这些均可导致患者对肠内营养不耐受、消化道出血等,进一步影响营养素和能量的正常摄入。机械通气患儿常用的镇痛镇静剂如咪达唑仑、吗啡、芬太尼、异丙酚等均可抑制胃肠蠕动,降低胃动力,引起胃排空延迟,增加胃潴留。镇静过深可能导致食管下端括约肌功能受损、咳嗽和咽反射减弱,增加误吸风险。危重患儿使用的血管活性药物也影响消化道血流,从而影响胃肠功能,降低肠内营养耐受性。

呼吸驱动力降低、气体交换受损、呼吸负荷与呼吸肌肉功能之间的失衡等多种因素均可能导致患儿需要长期机械通气。喂养不当导致的营养不良或肥胖是增加患儿对呼吸机依赖性的重要原因,可能与肌肉容量降低、力量减弱、呼吸肌疲劳、能量需求增加等有关。

所有呼吸危重症患儿实施营养支持前均应进行全面的营养评估,包括营养风险筛查和营养状况评估,确定能量和营养素供给量,通过评估 EN 可行性和误吸风险筛查选择适当的营养支持途径,根据疾病和患儿耐受情况制订个体化的营养支持方案,进行合理的营养干预,并连续性的监测干预效果,及时调整方案,逐步达到目标喂养量。营养管理的目标是实现患儿营养状况的持续改善和正常的生长发育,降低营养支持治疗的不良风险。

对于呼吸衰竭患儿的目标能量供应量的确定,需要结合患儿疾病状态、年龄、基础营养状况综合考虑。目前尚缺乏这类患儿最佳目标能量和营养素供给量的指南或共识。有针对危重症急性期患儿的研究提示,可借助间接测热法(通过代谢监测系统测定人体消耗的氧气量、生成的二氧化碳量和排出的尿氮量并计算出人体所生成热能的方法)测定静息能量消耗。当营养摄入不能达到每日总能量消耗时,机体能量储备会消耗,肌肉蛋白质分解增加,释放的氨基酸用于糖异生及急性相蛋白质的合成,再加上长期卧床,导致肌肉萎缩无力、瘦体重降低,呼吸肌亦可累及,导致患者依赖机械通气时间延长。

需要注意的是,避免喂养过度对于机械通气患者同样重要。当过度喂养(实际摄入能量大于目标量的110%)时,糖类氧化的比例增加超过脂肪氧化,导致二氧化碳(CO_2)的产生相应增加,需上调通气参数以排出多余的 CO_2,影响撤机。在

关于成人的《中国呼吸危重症患者营养支持治疗专家共识》中建议,对于急性呼吸窘迫综合征/急性肺损伤患者,推荐第1周内给予滋养型喂养(维持机体功能的最低喂养量10~20kcal/h 或不超过500kcal/d,其目的是保护小肠上皮细胞,刺激十二指肠纹状缘分泌酶类、增强免疫功能、保护上皮细胞间的紧密连接以及防止菌群移位);1周后逐步过渡到足量喂养。针对儿童急性呼吸窘迫综合征患者的营养支持相关研究目前尚无共识或指南参考。

应激性高血糖在机械通气的急性呼吸衰竭患儿中的发生率较高,会增加患儿感染风险及病死率,在营养支持过程中要密切监测血糖水平,及时调整碳水化合物供能比例,减少营养干预的不良并发症。

合理的营养支持途径才能提供充足有效的营养干预,保障重症患儿的生长发育所需要的营养,还可以促进胃肠道黏膜细胞和功能的完整性,增强机体的免疫功能,降低肺部感染发生率。启动 EN 前所有患儿均应评估胃肠道功能[推荐使用急性胃肠损伤(acute gastrointestinal injury,AGI)分级系统(表27-4-1)]。尽管现有的证据表明,EN 优于 PN,早期 EN 要好于长期无任何营养摄入,若病情严重的患者不能耐受 EN,则需延迟 EN 的启动并予 PN 替代,要监测 PN 相关并发症。随病情进入稳定期,胃肠功能逐渐恢复,从小剂量 EN 开始尝试,逐步增加 EN,减少并最终停用 PN,过渡到完全肠内营养。在这一过程中,应反复评估患儿经口进食的能力,能够经口进食者,应逐渐由流质、半流质过渡到普通饮食。不具备经口进食能力者,则应继续管饲喂养。呼吸衰竭患儿急性期常需机械通气,可能无法脱机实现经口摄取营养,为了确保患儿充分的营养摄入,一般会应用胃管鼻饲对患儿进行营养支持。如果肠内营养支持不当,会导致误吸、胃食管反流以及胃潴留等不良反应。对于呕吐或者高误吸风险的患儿,建议给予胃肠动力药物或改为幽门后喂养。采用幽门后喂养者,应根据原发病和胃功能恢复情况,逐渐过渡到经胃喂养,最终实现经口进食。无创机械通气患儿,可经口进食且能够完成目标喂养量的70%以上者,建议首选经口喂养,必要时给予口服营养补充剂。

表 27-4-1   急性胃肠损伤(AGI)分级表

AGI 分级	定义及附例
Ⅰ级(存在胃肠道功能障碍或衰竭风险)	胃肠功能部分受损,表现为病因明确的、暂时的胃肠道症状 例如:腹部术后恶心呕吐及肠鸣音消失;休克早期肠动力减弱
Ⅱ级(胃肠功能不全)	胃肠道的消化吸收功能不能满足机体对营养物质和水的需求,但未影响到患者的全身情况 例如:胃轻瘫伴有大量胃潴留/反流、下消化道麻痹、腹泻、腹腔内高压Ⅰ级(腹腔内压 IAP 12~15mmHg)、胃内容物或粪便中可见出血、食物不耐受[EN 72h 内未达到 20kcal/(kg·d)目标]
Ⅲ级(胃肠功能衰竭)	胃肠功能丧失,尽管采取治疗干预,胃肠功能仍不能恢复而且全身情况没有改善 例如:持续食物不耐受导致大量胃潴留、持续胃肠道麻痹、肠管扩张、腹腔内高压进展(腹腔内压 IAP 15~20mmHg)、腹腔灌注压下降(<60mmHg)
Ⅳ级(胃肠功能衰竭并严重影其他脏器的功能)	AGI 发展成为直接危及生命的因素,并伴有多脏器功能不全和休克 例如:肠缺血坏死、导致失血性休克的胃肠道出血、假性结肠梗阻、需要积极减压的腹腔间隔室综合征

吞咽困难是机械通气患儿实现经口喂养的主要障碍。可以通过改变食物性状(如稀或稠的流食、半流食、固体食物及其软硬度等)、使用特殊喂养工具(如特殊奶瓶、奶嘴、吸管或小勺等)、使用特殊喂养策略(如特殊体位等)等方式方法改善这一问题,提高经口进食的能力并最终过渡到完全经口进食。

呼吸机相关性肺炎(ventilator-associated pneumonia,VAP)是指机械通气 48 小时以后,至拔管 48 小时内出现的肺炎,是医院获得性肺炎的重要类型,是机械通气常见的严重并发症。有研究表明,新生儿呼吸机相关性肺炎的发生和胃潴留、误吸、滥用抗生素、非无菌操作、患儿胎龄、呼吸机管道污染,以及机械通气时间等有着很大关系。通常对机械通气患儿在给予肠内营养干预过程中会将床头抬高 30°~40°,能够减少胃内潴留现象,促进胃排空,有效降低胃食管反流和误吸,减少呼吸机相关性肺炎的发生。肠内营养支持过程中输注的速度要尽量放缓,分多次少量输注。临床上对机械通气新生儿进行肠内营养支持过程中多应用间歇连续喂养,应用连续喂养能够将营养液的输入维持在一定的频率和水平上确保充足的营养支持,有间歇暂停喂养的过程,这样能够促进胃液水平的酸碱平衡,抑制消化道细菌生长对胃肠道黏膜的破坏。

二、气管食管瘘

气管食管瘘按发病原因可分为先天性和获得性两类,先天性气管食管瘘绝大部分伴有先天性食管闭锁,后天性气管食管瘘主要原因是创伤、甲状腺和食管的肿瘤,以及医源性损伤等。

(一)先天性气管食管瘘

先天性气管食管瘘是由于先天性胚胎发育异常形成的气管与食管之间的瘘道。根据 Ladd-Gross 分型先天性气管食管瘘可分为 5 型,除Ⅴ型外,均伴有先天性食管闭锁。主要症状包括咳嗽、反复呼吸道感染、进食流质时呛咳、口臭、咯血,可继发肺脓肿、肺不张、支气管扩张等。除外呼吸道感染问题,因其常合并先天性消化道畸形食管闭锁(esophageal atresia,EA),其营养和胃肠道功能问题贯穿整个生命过程。主要依靠手术治疗和营养支持治疗,其中营养支持治疗是减少围手术期并发症的基础。先天性食管闭锁伴气管食管瘘的患儿往往出生后不久即被诊断,便开始禁食、手术治疗,术后又存在高分解高代谢状态,能量消耗增加,机体免疫力下降;其次患儿术后喂养困难发生率较高,营养干预周期长,且新生儿又是生长发育高峰期,体内营养素储备少,长期禁食容易出现代谢紊乱,引起蛋白质-能量营养不良。因此先天性食管闭锁伴气管食管瘘的围手术期营养支持是临床医生面临的主要挑战之一。

在上消化道尚未建立正常通道前,新生儿禁食期间临床仅仅给予常规补液支持难以满足其代谢需求,尤其对于早产儿或低出生体重儿,早期术前 PN 支持有助于提高手术耐受性,并获得良好的营养状况和体重增长。PN 必须规范且定期监测,尽可能地减少相关并发症。术后继续 PN 支持,放置鼻胃管进行胃肠减压,防止胃食管反流不利于吻合口的愈合。早期肠内营养可在营养支持过程中减少 PN 相关并发症发生,同时可获取最大临床效益。在恢复正常食管及气管解剖且病情平稳后,尽早开始 EN,可采用 EN 泵经管饲缓慢输注喂养,评估胃肠道耐受情况,逐渐增加肠内喂养量、减少 PN 支持,最终过渡至完全经口喂养。

胃食管反流(gastroesophageal reflux,GER)、消化性食管炎、胃化生和巴雷特(Barrett)食管、吻合口狭窄(anastomotic strictures,AS)、进食障碍、吞咽困难、食管运动障碍是儿童和青少年 EA 术后最常见的胃肠道短期和长期并发症。多种并发症又与机体营养状态息息相关,提供合理的营养支持对于改善食管闭锁伴气管食管瘘患儿围手术期营养状态和减少术后并发症是至关重要的。

食管闭锁患儿术后约 50% 存在不同程度的 GER,可导致反流性食管炎、胃上皮化生和巴雷特食管,尤其见于长段型食管闭锁。患儿可出现反复呕吐、拒食、易激惹、咳嗽、反复发作的肺炎,以及低体质量等症状。作为治疗药物的抑酸剂,有研究表明长期使用与呼吸道感染(肺炎、上呼吸道感染、咽炎)风险增加有关,这可能加剧潜在的肺部疾病。长时间的质子泵抑制剂使用,可能造成菌群失调,影响胃肠功能。怀疑胃食管反流者可暂停管饲或采用空肠喂养。经屈氏韧带(Treitz 韧带)以下的空肠喂养可有效避免反流、减少吸入性肺炎的发生,这种"胃肠减压 + 空肠 EN 支持"方式,不仅满足患儿的热量和蛋白质充足摄入需求,还可以促进肠道功能康复,缩短住院时间,减少住院费用,降低患儿的病死率。

吞咽困难在儿童青少年 EA 术后是较为多见的远期并发症,常常伴有食管运动障碍,患儿的表现多样,如吞咽困难、恶心、上腹灼热、餐后饱腹感、嗳气、反流等。病因可能包括炎症或解剖原因,如消化性食管炎、嗜酸性食管炎、吻合口狭窄、食管先天性狭窄、胃漏斗后梗阻、血管异常、吻合口憩室等。误吸是 EA 患儿进食困难的潜在影响因素,进食后的呛咳、短暂窒息均可能让患儿产生进食恐惧、厌食;食物嵌塞史也可能造成某些食物摄入减少,出现饮食营养的不均衡。有报道称高达 73% 的吞咽困难患者的饮食习惯发生了显著变化(需要喝水、饮食改变、最后才吃完饭等)。长期的饮食摄入不足及进食习惯改变,容易造成 EA 患儿营养不良及生长发育迟缓。对于出现吞咽困难的患儿,轻度吻合口狭窄通过吞咽功能训练可以逐渐改善,如出现明显吞咽困难,严重影响进食,应及时造影评估,具体处理措施需依据其病因而定,并强调多学科协作,共同管理。除外原发病的手术和药物治疗外,合理的饮食指导、管饲喂养的引入等可能对改善患儿营养状况有帮助。

多项研究表明,强化的早期口腔、肠内营养干预,以及新生儿护理和手术水平的进步降低了 EA 患儿长期营养不良的风险;然而,其他相关的共病(心脏、遗传、神经)可能会增加营养不良风险,改变营养结局。

(二)获得性气管食管瘘

获得性气管食管瘘是由于某些后天性原因造成气管壁与食管前壁面异常通道形成。瘘管形成后部分气体进入胃肠道以致胃肠道胀气,膈肌抬高,影响呼吸运动,有效潮气量减少,表现为呼吸增快,甚至呼吸窘迫。胃肠胀气,可引起胃食管反流,酸性胃液经瘘管进入气管支气管,引起化学性肺不张,进而继发肺部感染。患儿常常合并肺部持续感染和进食障碍,易出现营养不良,生存质量下降,严重时可危及生命。

目前,获得性气管食管瘘患儿的治疗仍然以外科治疗为主,围手术期间的主要营养问题表现为喂养困难,包括拒食、喂食缓慢、呕吐、呛咳等。获得性气管食管瘘患儿胃肠道功能往往正常,因此临床采用营养支持治疗途径首选肠内营养。建议采用幽门后营养治疗,其相较幽门前营养的优势可能与显著减少胃残余量、减少胃食管反流、促进瘘口愈合有关。但由于幽门后喂养使营养制剂未经胃而直接进入空肠,未经胃液的消化和幽门的调控排空,易发生腹泻等并发症。所以喂养方式应选用营养泵持续泵入,肠内营养制剂应选用短肽或氨基酸预消化型营养制剂。在进行肠内营养过程中,也经常出现胃肠不耐受、电解质紊乱、血糖不稳定等并发症,需要密切监测患儿消化道耐受情况及实验室指标,及时调整营养支持方案,必要时肠外营养支持。

三、肥胖儿童的阻塞性睡眠呼吸暂停

近年来,随着我国社会经济发展和生活方式的改变,儿童的超重和肥胖率持续上升,41%~80%的儿童肥胖可延续至成年,严重威胁国民健康。儿童肥胖与儿童阻塞性呼吸睡眠暂停(obstructive sleep apnea,OSA)相互影响,相互促进。既往研究结果表明,肥胖儿童更易出现睡眠片段化,可能更容易出现嗜睡表现,胸壁脂肪堆积造成胸廓顺应性下降、肺容量降低,上气道周围脂肪组织堆积引起上气道狭窄,上气道阻力增加,加重 OSA 的症状;OSA 患儿反复低氧血症导致交感神经兴奋促进胰岛素抵抗,糖代谢及内分泌紊乱,夜间睡眠质量下降造成白天嗜睡、疲劳、食欲增加、运动减少,促进肥胖的发生。另有研究从炎性学说解释,两者均是炎症性疾病,存在相互促进关系。

OSA 是指儿童睡眠过程中频繁发生部分或完全上气道阻塞,干扰儿童的正常通气和睡眠结构而引起的一系列病理生理变化,常表现为反复出现低氧血症、高碳酸血症、睡眠紊乱。OSA 作为儿童睡眠呼吸障碍疾病中较为严重的疾病,因其较高的患病率和严重的远期并发症(颌面发育异常、行为异常、学习障碍、生长发育落后、神经认知损伤、内分泌代谢失调、高血压、肺动脉高压、成年期心血管不良事件等),越来越受到家长和社会的重视。尽管与成人 OSA 不同,造成儿童 OSA 上气道阻塞的主要原因是腺样体和/或扁桃体肥大,但由于肥胖是青春期青少年 OSA 的常见病因,肥胖不仅作为儿童 OSA 的独立危险因素值得关注,也是儿童疾病术后持续存在 OSA 的危险因素。

对于超重或肥胖的 OSA 儿童,应推荐行为和饮食干预控制体重。学龄儿童健康体重标准推荐参考中华人民共和国卫生行业标准(WS/T 586—2018)《学龄儿童青少年超重与肥胖筛查》,肥胖儿童的临床干预意见推荐参考《中国儿童肥胖诊断评估与管理专家共识》。

❓【思考题】

1. 以下关于支气管肺发育不良(BPD)说法错误的是:
   A. BPD 的发生率与出生胎龄及体重呈负相关
   B. BPD 的发生与生后营养不良无相关性
   C. BPD 高危患儿起始液量不宜超过 80~100ml/kg
   D. BPD 患儿肠内喂养时首选母乳

2. 支气管哮喘的营养评估应包括:
   A. 其他过敏性疾病史
   B. 身高、体重等人体测量
   C. 骨代谢指标、骨密度测定
   D. 以上均对

3. 下列关于囊性纤维化说法正确的是:
   A. CF 是一种多系统累及的遗传性内分泌腺功能紊乱疾病
   B. CF 患者的肺部终末期需要肺移植治疗
   C. CF 相关性糖尿病与普通 2 型糖尿病特点相同
   D. CF 患儿在新生儿期的胃肠道表现常为远端肠梗阻综合征

参考答案:1.B;2.D;3.B。

【参考文献】

[1] 张蓉, 林新祝, 常艳美, 等. 早产儿支气管肺发育不良营养管理专家共识. 中国当代儿科杂志, 2020, 22 (8): 805-814.

[2] WEMHÖNER A, ORTNER D, TSCHIRCH E, et

al. Nutrition of preterm infants in relation to bronchopulmonary dysplasia. BMC Pulm Med, 2011, 11: 7.

［3］《中华儿科杂志》编辑委员会, 中华医学会儿科学分会儿童保健学组, 中华医学会儿科学分会新生儿学组. 早产、低出生体重儿出院后喂养建议. 中华儿科杂志, 2016, 54 (1): 6-12.

［4］蔡威, 汤庆娅, 王莹, 等. 中国新生儿营养支持临床应用指南. 临床儿科杂志, 2013, 31 (12): 1177-1182.

［5］蔡成, 余章斌, 李芳, 等. 早产儿支气管肺发育不良出院后随访管理专家共识. 中国当代儿科杂志, 2022, 24 (5): 455-465.

［6］早产儿母乳强化剂使用专家共识工作组, 中华新生儿科杂志编辑委员会. 早产儿母乳强化剂使用专家共识. 中华新生儿科杂志 (中英文), 2019, 34 (5): 321-328.

［7］CAO Y, JIANG S, SUN J, et al. Assessment of neonatal intensive care unit practices, morbidity, and mortality among very preterm infants in China. JAMA Netw Open, 2021, 4 (8): e2118904.

［8］STOLL BJ, HANSEN NI, BELL EF, et al. Neonatal outcomes of extremely preterm infants from the NICHD neonatal research network. Pediatrics, 2010, 126 (3): 443-456.

［9］中华医学会儿科学分会呼吸学组,《中华儿科杂志》编辑委员会. 儿童支气管哮喘诊断与防治指南 (2016 年版). 中华儿科杂志, 2016, 54 (3): 167-181.

［10］李晓娅, 王小妮, 陆小霞. 维生素 D 与儿童哮喘相关性的 Meta 分析. 中国儿童保健杂志, 2016, 24 (12): 1290-1291, 1295.

［11］易先丽, 卢欣, 王晓燕, 等. 营养干预对儿童哮喘的预防及管理的研究进展. 现代医学, 2016 (5): 6.

［12］Bateman E D, Hurd S S, Barnes P J, et al. The Global Strategy for Asthma Management and Prevention. Global Initiative for Asthma (GINA) executive summary [J]. The European respiratory journal, 2018, 31 (1): 143-178.

［13］Bell S C, Robinson P J, Fitzgerald D A. Cystic Fibrosis Standards of Care, Australia 2008. Sydney: Cystic Fibrosis Australia, 2008.

［14］AMIN R, RATJEN F. Cystic fibrosis: a review of pulmonary and nutritional therapies. Adv Pediatr, 2008, 55: 99-121.

［15］李融融, 于康, 李春微. 囊性纤维化患者的营养干预与随诊. 中华临床营养杂志, 2015, 23 (6): 7.

［16］中华医学会儿科学分会儿童保健学组,《中华儿科杂志》编辑委员会. 儿童微量营养素缺乏防治建议. 中华儿科杂志, 2010, 48 (7): 8.

［17］《中华儿科杂志》编辑委员会, 中华医学会儿科学分会呼吸学组肺血管疾病协作组, 中华医学会儿科学分会呼吸学组弥漫性肺实质/ 肺间质性疾病协作组. 儿童先天性呼吸系统疾病分类建议. 中华儿科杂志, 2018, 56 (4): 247-260.

［18］高恒妙, 钱素云. 儿童长期机械通气的营养支持策略. 中国小儿急救医学, 2022, 29 (3): 4.

［19］中国医师协会呼吸医师分会危重症专业委员会, 中华医学会呼吸病学分会危重症医学学组,《中国呼吸危重症疾病营养支持治疗专家共识》专家委员会. 中国呼吸危重症患者营养支持治疗专家共识. 中华医学杂志, 2020, 100 (8): 573-585.

［20］中华医学会重症医学分会. 呼吸机相关性肺炎诊断预防和治疗指南 (2013). 中华内科杂志, 2013, 52 (6): 524-543.

［21］李菁菁, 洪莉, 李璧如, 等. 机械通气患儿能量代谢特点和喂养状态研究. 中国小儿急救医学, 2016, 23 (11): 5.

［22］钟微, 王俊, 汪健, 等. 先天性食管闭锁诊断及治疗 (专家共识). 中华小儿外科杂志, 2014, 35 (8): 4.

［23］KRISHNAN U, MOUSA H, DALL'OGLIO L, et al. ESPGHAN-NASPGHAN Guidelines for the Evaluation and Treatment of Gastrointestinal and Nutritional Complications in Children With Esophageal Atresia-Tracheoesophageal Fistula. Journal of Pediatric Gastroenterology and Nutrition, 2016, 63 (5): 550-570.

［24］中国儿童 OSA 诊断与治疗指南制订工作组, 中华医学会耳鼻咽喉头颈外科学分会小儿学组, 中华医学会儿科学分会呼吸学组等. 中国儿童阻塞性睡眠呼吸暂停诊断与治疗指南 (2020). 中华耳鼻咽喉头颈外科杂志, 2020, 55 (8): 729-747.

［25］中华医学会儿科学分会内分泌遗传代谢学组, 中华医学会儿科学分会儿童保健学组, 中华医学会儿科学分会临床营养学组, 等. 中国儿童肥胖诊断评估与管理专家共识. 中华儿科杂志, 2022, 60 (6): 9.

［26］梁黎, 傅君芬. 儿童肥胖与代谢综合征. 北京: 人民卫生出版社, 2012: 1-6.

（贾雪琦　洪　莉）

第二十八章　器官移植营养支持治疗

📝 【学习目标】

掌握：儿科肠、肝脏、肾脏、心脏和肺移植的适应证及移植后营养管理。

熟悉：在儿童实体器官移植前需要检查的关键营养素因子。

了解：当前儿童期器官移植的预后，包括发病率和死亡率。

关于器官移植，如肝、肾和心脏移植，在儿童已经成功地进行几十年，在所有儿科移植中分别占30%、45%和16%。近20年来，每年实施肠移植的人数明显增加，且发病率和死亡率明显减少。然而，近十年来，不管是接受肺移植的儿童数(占总移植儿童数的2%)还是肺移植后的成活率均未发生变化。

尽管儿童和成人在导致器官移植的器官衰竭的原因上，及对免疫抑制相关性并发症的反应上有差别，但移植物存活率都相似。外科技术的提高和作为一种主要维持治疗的免疫抑制剂——他克莫司的出现，大大提高了器官移植患者的生存率。与上述方面的提高一样，术后营养管理对一些器官移植受者同样重要并具有挑战性，因为某些并发症可能需要对营养疗法进行修改。各专业团队协同管理儿童移植患者对处理各种可能出现的问题是非常必要的，例如用药物疗法联合营养疗法。长远的结局如良好的生长发育、生活质量提高目前仍在不断的深入探索之中。

第一节　器官移植的适应证

表28-1-1中列出了绝大多数儿童需接受肠、肝、肾、心脏和肺移植的疾病。患有不可逆性肠衰竭的儿童可被看作是肠移植的候选人。患者的水、电解质和营养状况只能通过肠外营养(parenteral nutrition，PN)维持，且因依赖PN已经导致了并发症(包括导管感染、败血症、静脉通路减少、胆汁淤积性肝病甚至肝功能衰竭)，这样的患儿可被视为患有不可逆性肠衰竭。对潜在移植候选人的初步评估包括：检测静脉通路，肠道功能状态(包括蠕动功能评估)，肠道长度，PN所致肝损害程度及该疾病所涉及的其他器官损害。这些信息有助于医疗小组确定患者所需要的是哪种类型同种异体移植物。移植物的可选项包括独立的小肠，肝脏和小肠，或多器官(肝脏、胃、十二指肠、胰腺和小肠)的移植。

表 28-1-1　导致绝大多数肠、肝、肾、心脏和肺移植的儿童疾病

器官	相关疾病
肠	腹裂、中肠扭转、坏死性小肠结肠炎、假性肠梗阻和短肠综合征
肝脏	胆道闭锁、急性重型肝炎、代谢性疾病
肾脏	缺如/发育不全、梗阻性尿路病、局灶节段性肾小球硬化

器官	相关疾病
心脏	先天性疾病、心肌病
肺	囊性纤维化、先天性心脏病（主要是那些年龄<1岁者）、原发性肺动脉高压

续表

对终末期肝病患儿，肝移植是唯一有效的疗法。等待肝移植过程中可能发生黄疸、皮肤瘙痒、腹水、胃肠道出血和肝性脑病等并发症，生长停滞也很常见。

肾移植在实体器官移植中最为常见。它对终末期肾病（end stage renal disease，ESRD）而言是一种相当安全且成本效益好的疗法。移植前最佳营养状态与移植后结局直接相关。婴幼儿终末期肾病通常都是由于先天异常（畸形）引起，45%与肾发育不全或发育异常、后尿道瓣发育不全所致的阻塞性或反流性尿路病、腹肌缺陷（先天性腹肌缺损综合征/梅干腹综合征）或肾盂肾炎有关。年长儿肾衰竭一般归因于后天获得性肾病，如肾小球性肾炎。患ESRD的婴儿，应考虑尽早行移植手术，以避免发生由慢性尿毒症和透析治疗引发而来的风险。在等待肾移植的患者中，慢性透析的患者死亡率较未透析患者要高。肾病患儿应在疾病发展至终末阶段之前就接受肾移植治疗。慢性肾功能不全的并发症包括发育不良、精神运动发育迟滞、血容量过多、高钾血症以及代谢性骨病等。已接受肾移植的儿童与正在透析治疗的儿童相比，生存和康复都得到大大的改善。

绝大多数接受正位心脏移植的儿童都是因为患有先天性心脏病。心脏移植的主要原因是终末期（原发性）心肌病和伴有心室衰竭的先心病，另外还有一批儿童是因为Fontan术后蛋白丢失性肠病（protein-losing enteropathy，PLE）而需要移植。PLE无法维持腹部血管和周围组织中的液体平衡，最终导致低蛋白血症伴继发性腹水和水肿。PLE还可以出现其他一些症状，例如腹泻和营养不良。

肺移植的原因，尤其在年龄>1岁的儿童，主要是特发性肺动脉高压引起的囊性纤维化。近年来心肺移植越来越少见，而单独的心脏移植增多，部分是因为心肺共同移植降低了这两个器官的实用性，还有一些其他原因包括孤立肺移植的外科技术提高、认识到了心肺共同移植对患这些病的儿童来说并非必要。然而不管怎么说，终末期肺病与重度左心功能不全都是分不开的。

第二节　移植前营养评估

一、人体测量

移植前全面的营养评估对于最大化改善儿童的营养状态以及提高移植后的成功概率至关重要。儿童人体测量非常有价值，因为它简单易行且有可供使用的性别和年龄别标准。所有移植候选人的生长测量都应被制成图表并随访。测量的内容包括：体重、身长或身高、头围（<3岁），以及三头肌皮褶厚度和中臂围等。如果患儿>2岁，还应计算体质指数（BMI）。应通过调整能量摄入来维持儿童的生长速度，除非有某种禁忌证。适当的仪器、同一个观察者、能够说明试验结果的连续测量值都是非常重要的。

二、体格检查

在人体测量的同时，儿童还应接受体格检查。特定的临床体征对于某些营养疾病的诊断具有指向性的意义，比如发稀疏或易断可能意味着营养不良，皮肤干燥可能是Vit A或叶酸缺乏一种标志，骨骼变化可能提示Vit D或钙代谢方面的问题。

三、生化检查

实验室检查有助于临床医生调整移植前后饮食、肠内喂养、静脉补液和/或肠外营养中营养素和电解质的供给。表28-2-1中列出了实体器官移植前常需做的基本生化检查。

四、宏量和微量营养素需求

通常在年龄相关的膳食营养素参考摄入量（dietary reference intakes，DRI）的基础上评估和调整儿童经口或肠内营养热卡需要量，以维持或促进生长发育。间接测热法是测定基础代谢需要量最好和最精确的方法。然而,这一方法执行起来需要严谨,如正在接受机械通气且存在多种气漏的患儿来说,可能产生不可靠的结果。接受肠内营养(enteral nutrition,EN)和 PN 的患儿热卡需要量通常比单纯经口/肠摄入者估计要少 5%~10%,仅依靠 PN 患儿的热量需要量可能更少。过度喂养,尤其是对接受 PN 者,如存在肠功能异常,可增加胆汁淤积性肝病的发生。营养不良可增加感染、伤口愈合不良、移植后康复时间延长等风险,因此移植前应尽量纠正营养不良。宏量和微量营养素摄入量的评估,对确定是否需要补充或是否有必要进行营养实验室测试是十分重要的。此外,还需要对粪便或造瘘口排出量进行评估以判断大便是否正常,或是否需要更进一步的营养实验室检查,或是否需要考虑用药物治疗。

通常在年龄相关的 DRI 的基础上对蛋白质需要量进行评估,在肝肾功能的基础上对其进行调整。

表 28-2-1　实体器官移植前需做的生化检查

生化指标	小肠	肝脏	肾脏	心脏	肺
血常规	×	×	×	×	×
凝血功能	×	×			×
电解质	×	×	×		×
二氧化碳	×		×		
尿素氮和肌酐	×	×	×		
钙、磷、镁	×	×	×		
血糖	×	×			
肝功能	×	×			×
碱性磷酸酶	×	×			
淀粉酶和脂肪酶	×				
白蛋白	×	×	×	×	×
甘油三酯	×	×			×
维生素	Vit A Vit E Vit D (25-OH 和 1, 25-OH) Vit B$_{12}$ 叶酸	Vit A Vit E Vit D (25-OH) (无肾功能损伤) Vit D (1, 25-OH) (肾功能损伤)			Vit A Vit E Vit D (25-OH)
微量元素	锌 (Zn) 铜 (Cn) 硒 (Se) 锰 (Mn)				
其他	肉碱		甲状旁腺素 (PTH)		糖化血红蛋白

注:"×"表示需要做;空格表示不必需要做。

五、喂养史

全面的营养评估还需包括肠内喂养耐受性和目前的饮食习惯。患有慢性疾病的儿童通常是在试用过多种不同类型的婴儿或儿童肠内营养配方之后,才找出最能耐受的选择。考虑到配方的类型、路径及经由 PN 和 EN 所摄入的热量占总摄入热量百分率是至关重要的。

长期接受肠内喂养的婴儿和儿童有发生厌食的风险,原因是缺乏经口进食,错过了正常喂养和吞咽功能发育的时机。对于可以吞咽的儿童,建议经口少量喂以多种味道和质地的食物。持续的口腔刺激对移植后期由管饲喂养转为经口喂养有很大的帮助。有厌食或其他喂养问题的儿童应尽快进行喂养指导。当儿童经口摄入液体和固体时,需要对其吞咽的安全性进行一个影像学检查。

第三节　移植后营养管理

一、肠道

(一)营养需求

儿童肠移植后对蛋白质和热量的需求建立在儿童年龄、体重、生长状况、移植前营养状态、通气情况、创伤修复及有无败血症或排斥反应的基础上。热量需要量预计为推荐量的 70%~120% 范围。蛋白质需求通常为推荐量的 150% 左右,若存在肾或肝功能障碍,则需要根据情况进行调整。除了先前缺少的微量营养素外,还需要额外补充锌元素。

(二)初始肠内/肠外营养支持治疗

肠外营养治疗往往应始于术后早期,这种初始营养支持的时限或中止后又重新使用需取决于患儿肠内喂养的耐受能力及并发症(如排斥反应、败血症、胰腺炎)的发生。液体量及所含营养成分由患儿的肾、心、肺功能和生化指标所决定。应定期检测血电解质、葡萄糖、尿素氮、肌酐、甘油三酯、白蛋白、凝血酶原时间、部分凝血活酶时间、血小板及肝功能等,以评价器官功能和调整 PN,以及其他静脉输液。移植后立即静脉输入生理盐水或乳酸林格液可以维持水和电解质平衡,并弥补回肠造口术和胃内液体的损失。

在有回肠造口或其他证据表明存在肠功能的基础上,就应开始肠内喂养(通常在术后 3 或 4 天开始)。喂养应从少量开始,并根据胃肠减压量和腹部情况逐渐递增。起始喂养配方和给药途径(经胃或空肠)有多种选择。若胃肠减压量增加,应暂停增加肠内喂养量,并补充可溶性纤维素和/或给予止泻剂。此外,在减少肠内配方量的同时需增加静脉补液量。如果在手术中已行空肠造口术,则一旦达到目标喂养量时,就应该从空肠造口管喂养过渡到胃造口管喂养。

(三)肠内/经口喂养加量和停用肠外营养

长期管饲法的儿童一旦口腔、胃肠条件允许就应开始经口进食,最初先喂以清水。经口进食耐受后可逐渐增量,但应避免高糖饮食,以防发生渗透性腹泻。有些还可能会对含乳糖或高脂饮食不耐受。随着经口摄入和吸收的改善,持续肠内喂养可改为夜间进行,以提高日间经口摄入量。因多年依赖 PN 而产生厌食的儿童需要行专科门诊接受喂养治疗,或住院治疗。

处于医疗稳定期的儿童应考虑逐渐停止使用肠外营养。在停止使用 PN 的过程中必须对总能量和营养素的供给进行评估,并定期监测包括血糖和电解质等生化指标。

(四)并发症的营养管理

移植后免疫抑制疗法可能引起的并发症包括高血糖、高钾血症、高血压、低镁血症、高脂血症。所有这些都可能涉及营养治疗方面的改变。他克莫司(一种免疫抑制剂)已被证实可导致高钾血症和低镁血症。除了必须严密监控钾的摄入量外,许多患者还需要补充镁。目前,排斥反应发生时首选糖皮质激素,但可能会引起高血糖,一旦发生,短期胰岛素疗法对控制血糖水平是必需的。糖皮质激素和其他免疫抑制剂也容易导致高脂血症发生。

乳糜性腹水也是肠移植后的一种并发症,原因是移植过程中淋巴管被离断。给予含中链脂肪酸的肠内营养配方,有助于预防乳糜性腹水。如果发生,PN 可能是治愈前最主要或唯一的营养来源。含长链脂肪酸的普通 EN 配方或经口饮食可随着耐受性的增加再缓慢引入。

儿童肠移植后食物过敏并不少见,其症状包括:粪便排出量增加,腹胀或腹痛,腹部绞痛,体重减轻,生长不良。最常见的是牛奶蛋白、小麦、花生和鸡蛋过敏。通过胃肠活检组织中嗜酸性粒细胞增多、血清放射变应原吸附试验、血清 IgE 可作出诊断。一般来讲,应限制儿童饮食中被放射变应原吸附试验检测出 3 或 4 种变应原的食物。一些小肠移植患者还可发生脂肪吸收不良,症状包括粪便排出量增加、油性粪便、体重减轻或腹部绞痛。可通过粪便脂肪测定予以诊断。胰酶疗法对粪便脂肪含量>20% 的患者有益。

移植后需严密监测生长发育状况。研究表明，近几年来肠移植患儿生长速率已有所提高。热量需要量是建立在生长、活动和吸收水平的基础之上。可能影响生长的因素包括发生排斥反应需使用糖皮质激素、败血症使得肠内/经口喂饲减少或中断。

二、肝脏

(一) 营养需求

肝移植受者的术后营养需求是为了提供足够的热量使分解代谢最小化，并预防因移植前营养问题所导致的并发症。还应监测生化参数并相应调整营养疗法。如果肝移植患者术后发生营养不良、已出现并发症或预计恢复时间漫长，则需要 PN，且 PN 应在术后早期即开始启用。表 28-3-1 中列出了术后初始 PN 的指南。

管饲法可提供完全胃肠内营养，或在经口摄入量不足时与经口进食协同使用。对婴儿来说，有条件时，母乳总是作为首选。开始时应使用含完整蛋白质且适于年龄的配方，如果患儿不耐受，则应变更为含水解蛋白或游离氨基酸的低敏配方。此外，还应根据液量限制和热量需求量来控制配方的热量密度。管饲应持续应用至经口进食量增加。随着口腔饮食的推进，应考虑应用夜间肠内喂养或日间脉冲式进食来满足营养需求。此外，还应长期每天补充多种维生素制剂。移植稳定后经口饮食需符合我国膳食指南的推荐而获得平衡而健康的饮食。饮食中蛋白质、脂肪和碳水化合物的含量应遵循这些指导方针，此外，还需对并发症如肾功能损害、高血压、高钾血症、糖尿病等作出额外调整。若摄入量不足还需额外补充钙盐。

表 28-3-1　肝移植后初始肠外营养指南

营养素	指南推荐意见
热量	避免过度喂养 首选给予静息时能量消耗的 120%~130% 来满足移植术后需求 手术并发症，创伤修复，败血症，排斥反应可能会进一步增加热量需要量
蛋白质	提供总热量的 15%~20% 1~12 月龄婴儿：3~3.5g/kg(净体重) 1~2 岁幼儿：2.5~3g/kg(净体重) 3~13 岁儿童和青少年：1.5~2.5g/kg(净体重) >13 岁青少年和成人：1~1.5g/kg(净体重) 对肾功能和创伤修复需作额外考虑 富含支链氨基酸的制剂为首选氨基酸来源，且 PH 低可最大量的溶解钙和磷(半胱氨酸仅用于 1 岁以下儿童)
脂肪	提供总热量的 30% 20% 的脂肪乳剂因其热量密度合适而为首选
碳水化合物	提供总热量的 50%~55% 首先，以与初始静脉注射液相等的浓度开始，随着耐受性增加逐渐增加葡萄糖至最大量： 婴儿期：14mg/(kg·min) 1~10 岁：11mg/(kg·min) 11~18 岁：8.5mg/(kg·min)
多种维生素制剂	长期给予推荐量的静脉用多种维生素制剂
矿物质	根据体重和体内水平给予肠外矿物质溶液 无肝功能失调的患者给予足量的矿物质 有胆汁淤积性肝损患者给予 1/2 剂量的矿物质 + 足量的锌 伤口愈合时锌的补充量应为年龄相关 DRI 的 1.5 倍
液体	取决于体重、肾和心肺功能 维持量： 净体重为 1~10kg 的患者：100ml/(kg·d) 净体重为 10~20kg 的患者：1 000ml + 50ml/kg × (净体重 −10kg) 净体重为 20~30kg 的患者：1 500ml + 20ml/kg × (净体重 −20kg)

(二) 饮食障碍

厌食可发生于长期接受 PN、管饲 EN 或机械通气的患者,因而一些患者术后经口进食的推进可能非常困难。他们可能需要职业的和 / 或言语治疗师来进行会诊。移植前需要特定饮食限制(例如蛋白质限制)的患者移植后可能还是更倾向于限制性饮食的口味,对于这些患者,可暂时延续移植前肠内营养配方,直至他们乐于接受含多种多样食物的饮食。

(三) 生长发育

肝移植患者的长期目标包括营养和生活方式两个方面。患者渴望获得最佳的线性生长、身体发育及日常活动的社会参与。患者对热量的需求随着年龄、活动、生长速率的变化而变化。非线性生长儿童的热量目标应根据其身高对应的年龄 DRI 来确立,无生长延迟的患儿则首选当前年龄的 DRI 推荐量。肝移植术后生长延迟非常常见,因原发病和糖皮质激素的应用对营养代谢有所影响。体重的追赶性生长较身高更迅速。主治医师查房时应监测生长曲线,移植中心需监测生长速度方面的任何变化。

三、肾脏

(一) 营养需求

表 28-3-2 列出了肾移植患者移植后早期和晚期营养支持指南。一旦患者的肠道功能恢复,就应开始适于该年龄段的口服饮食。肾移植后极少需要管饲肠内营养。但对移植前就通过胃管来喂养的患者来说,移植后还须继续胃管喂食并逐渐过渡到经口进食。只有当经口摄入的液体和热量基本满足机体需要时,才能拔出胃造口管。同样,肾移植后也极少使用 PN,除非患者有急性肾小管坏死、难治性腹泻、器质性胃肠道梗阻,可根据尿排出量和移植物的功能来调整 PN 的量和所含营养素。肾移植后长期营养目标包括:促进创伤修复,提高合成代谢,防止感染,促进适当的生长,减少药物副作用,维持正常的血清矿物质和电解质水平,长期控制血压在适当范围。

表 28-3-2　儿科肾移植患儿的营养支持指南

营养素	移植术后早期	移植术后晚期
热量	参考身高别体重对应的 DRI,若移植前患者就体重过轻则需要更多的热量	参考身高别体重对应的 DRI
蛋白质	年龄对应 DRI 的 125%~150%	年龄对应 DRI
碳水化合物	避免摄入单糖	无限制,除非伴有肥胖
脂肪	总热量的 30%~40%	总热量的 30%~40%
磷	可能需要增加,必要时补充	可能需要增肌,必要时补充
钙	无限制	无限制
钾	必要时限制	无限制
钠	稍限制	无限制,除非伴有高血压或水肿
铁	根据血清值予以补充	根据血清值予以补充
液体量	无限制	无限制
维生素	DRI。通常不需要额外补充,除非移植前有重度营养不良;视情况补充 Vit D	DRI。通常不需要额外补充,除非移植前有重度营养不良;视情况补充 Vit D

(二) 并发症的营养管理

体液超负荷、免疫抑制剂、肥胖和 / 或既往有高血压病史都可引起高血压。其疗法包括低盐饮食,使用利尿剂或降压药等。使用糖皮质激素可引起高血糖,所以在血糖降至正常水平前应限制甜食。还有少部分受者被报道新发了胰岛素依赖性糖尿病。高脂血症通常因使用药物(如糖皮质激素、钙调磷酸蛋白酶抑制剂、西罗莫司)、营养不良或肥胖而引起,它可加速肾病发展,因此需要对其进行评估,监控患者的血脂,并给予富含健康脂肪

（如橄榄油、鱼和坚果）的适度含脂饮食。贫血是肾功能衰竭的并发症之一，但并不是所以患者都可以通过肾移植来解决。铁缺乏和免疫抑制剂的用量也被认为是移植后贫血的诱因。

类固醇疗法、饮食限制较少、自我感觉良好及缺乏锻炼等会导致热量摄入过多，可致体重增加过多。若患者伴有骨骼疾病，会限制身体活动从而减少能量消耗。需尽早咨询营养师，接受营养干预，对培养健康的生活方式、开始建立定期锻炼养生法是非常必要的。此外，还应在不丧失移植物功能的前提下将类固醇剂量降至最低。骨量减少、脆性增加和骨折发生是成人移植后的常见并发症。而在儿童和青少年，可见骨质改变，且移植后最初 6 个月骨密度降低最明显。因此，建议所有接受移植的儿童都应定期检查骨密度。此外，还应根据患者摄入量和血清水平来补充钙、磷和 Vit D。

患者的生长速率与发病年龄、持续时间直接相关，可通过标准差值或体重差值（z 值）来对其进行评估。由于人体总身高的 1/3 增长是发生在 2 岁以前，故在 2 岁前即患有慢性肾病的儿童其身高增长潜能会大大降低。此外，还有一些其他因素，如代谢性酸中毒、肾性骨营养不良、感染相关性代谢产物、免疫抑制剂用量及移植后肾功能等。最新的指南建议应用非甾体类免疫抑制剂疗法，因其可以预防肥胖、高血压、发育迟缓和非依从性。目前已经发现，青春期使用重组生长激素可以有效促进身高增长。抗排异药物引起的身体上的副作用如库欣样外观、身材矮小、疤痕、肥胖、多毛症及牙龈增生等，可导致青少年自尊心降低和压力增加，还可导致患者不能依从于药物治疗，增加发生移植排斥反应的风险。这种情况下就需要社会工作者和儿童生活专家敏感洞悉并为其提供支持。

四、心脏

（一）营养需求

儿童心脏移植受者移植后营养目标包括：获得并维持理想的体重，限制糖果和含糖量高的食物，减少脂肪和胆固醇含量高的食物，限制食盐摄入。绝大多数儿童心脏移植受者移植后 4 天内就能完全恢复经口饮食，但不包括那些移植前就依赖 EN 和 / 或完全肠外营养发生厌食的婴幼儿。这些

患者在接受口腔康复疗法的同时可能还需要额外的营养支持。

（二）饮食调整

由于药物和免疫抑制剂疗法的副作用，患者可能需要调整饮食。儿童心脏移植受者移植后发生高血压、高血糖和体重增加非常普遍。磷酸酶抑制剂可引起血清中脂质水平提高，且有报道称移植 1 年后会发生脂质异常。因此，推荐食用一种有利于心脏健康、低胆固醇、低饱和脂肪酸的饮食。

骨质疏松症在儿童肾移植受者中并不常见。移植前营养状况与磷酸酶抑制剂和类固醇的混合效应可使钙质吸收减少和成骨功能降低，因此推荐补充 Vit D（400~800IU）和钙（1 200~1 500mg）。此外，一些病例还建议每年做 1 次骨密度扫描。目前关于儿童肾移植人群使用双膦酸盐类、降钙素和激素替代疗法的资料很少。

移植前生长参数会影响移植后追赶性生长。婴儿和儿童已被证明移植后生长速度和体重增加适宜。非线性追赶性生长的体重增加是青少年心脏移植患者所特有的。

五、肺脏

（一）营养需求

肺移植后的营养目标是提供能量来预防体重减轻，促进康复，在减少胃肠道并发症的同时预防感染，避免药物 - 营养素相互作用。移植后早期因呼吸做功减少和活动受限，机体耗能减少。与此相反，移植后晚期患者因努力对抗感染和促进创伤修复而对热量的需求增加。结合考虑上述两种情况，热量需要量通常在年龄所对应 DRI 的 120% 左右。因患者处于术后恢复阶段，对蛋白质的需要量也提高，通常是 DRI 的两倍。

（二）肠内 / 经口补充

移植后，一旦患者能够耐受就应调整为规律饮食，且鼓励患者经口补充营养以获得最大化的能量摄入。因免疫抑制剂治疗产生的副作用（如恶心和呕吐），最初的经口摄入量可能并不能满足患者的热量需求。如果患者的体重在入院体重的基础上减少了 10% 且经口进食并不能满足机体的热量需求，则推荐使用管饲法予以补充。胃管喂食对移植后体重增加较经口进食更为有效。患者通常

在白天经口进食,在夜间接受胃管喂食。对患有囊性纤维化(cystic fibrosis,CF)和胰腺功能不全的患者来说,应使用部分要素饮食。若经口饮食和/或EN还不能满足患者对能量和蛋白质的需求,则需开始PN。

(三)对胰酶/维生素-矿物质的补充

CF和胰腺功能不全的患者移植后胰腺疾病依然存在,所有正餐和零食之后都应再予胰酶辅助疗法,先前对维生素和矿物质的补充也应继续。CF患者肺移植后有发生高血清Vit A和Vit E水平的风险,所以应对其水平进行严密监控,经常予以调整。移植后镁水平常偏低,因此补镁也是非常必要的。

(四)并发症的营养管理

肺移植后需要营养干预的常见并发症包括:感染和排斥反应、糖尿病、骨质疏松症、肾脏并发症和胃肠道并发症。感染和排斥反应是肺移植术后常见的障碍,两者都与免疫系统相关。感染可被视为过度抑制的并发症,而排斥反应则为抑制太少的结果。免疫抑制剂是用于预防移植器官发生排斥反应的药物,而决定每位患者所需的免疫抑制剂的正确剂量是非常困难的。常用的免疫抑制药物有他克莫司、环孢菌素、泼尼松、霉酚酸、西罗莫司和咪唑硫嘌呤。需定期监测血药浓度,并相应调整用药。食物可改变这些药物的吸收,所以患者应在空腹或同一进食状态服用这些药物。记录每次呕吐或腹泻也是非常重要的,因为它同样可以影响药物浓度。抗酸剂、抗生素和抗真菌药都会影响免疫抑制程度。不鼓励患者食用西柚、西柚汁或含西柚汁的果汁,因其同样可以使血药浓度发生改变。

肺移植特别是CF患者术后葡萄糖不耐受或糖尿病较常见。移植后大剂量使用泼尼松可引起高血糖,与使用他克莫司和环孢霉素也有关系。应每天监测数次血糖浓度,定期检查糖化血红蛋白浓度。糖尿病的推荐疗法包含调整饮食和胰岛素疗法。

骨骼疾病或骨质疏松症通常见于移植前后患有各种类型呼吸疾病的患者。术后用药(包括长期应用泼尼松、环孢霉素、他克莫司)也与骨质疏松相关联。移植后应每年行1次骨密度扫描以检查骨密度随时间的改变。管理骨骼健康的建议包括维持正常的体重,补充钙和Vit D,日常锻炼。

因用于预防排斥反应的免疫抑制药物可引起肾脏损害,所以移植后需密切监测肾功能。CF患者与患有其他呼吸疾病的患者相比,发生肾功能不全的风险更高。在纠正电解质紊乱时鼓励患者摄入适量液体。管饲时会有部分液体丢失,当为了弥补这部分差额而减少胃管喂饲时,增加口服液体量就显得尤为重要。血液异常时需改变饮食方案。

远端肠梗阻综合征(distal intestinal obstruction syndrome,DIOS)是CF患者移植后常见并发症,约20%发生在移植术后早期。为控制疼痛而使用麻醉剂、食物和液体摄入不足、卧床休息的协同作用使患者处于发生DIOS的极高风险之中。DIOS的特征性症状有腹痛,腹胀和呕吐。一些移植中心会在术后常规护理时使用聚乙二醇灌洗法来预防DIOS。通常推荐通过监测肠蠕动、肠内营养开始先前的胰酶疗法、鼓励适量的液体摄取和按需使用粪便软化剂来预防DIOS。

对各种终末期肺病患者来说,肺移植是一种公认的治疗方案。然后目前对肺移植后营养这一领域的研究还有所欠缺。仔细监测患者的营养状况对提高患者的生存率是必不可少的。随着肺移植成功率的提高,我们对肺移植术医学和营养这两个方面的认识也逐渐深入。

第四节　食　品　安　全

由于大多数移植受者都需要接受免疫抑制剂治疗,因此他们对能污染食物的细菌和病原体所导致食源性疾病特别易感。表28-4-1列出了引起食源性疾病的主要病原体和与这些病原体相关的最常见的污染源。美国农业部门和食品安全检验局推荐通过下列4项基本步骤来确保食品安全:①经常清洁手和表面(因细菌可通过表面传播到食物);②将肉、家禽、海鲜和蛋与即食食品分开摆放,以避免交叉污染;③使用适当温度来烹饪食物;④立即冷藏食物。除此之外,在采购和食用易腐食品时应严格遵照制造商标注的"卖至"和"使用至"日期。外出就餐时,移植受者应避免食用含有生食材的食物,且告知厨师以确保所有食物都已煮至规定的内部温度。一般来说,应当避免食用自助餐。旅行时需使用凝胶包来冷藏食品(4℃或以下),使用保温容器来使熟食保温(65℃或以上)。

表 28-4-1　主要通过食物传播的病原体及其常见来源

病原体	污染来源
细菌	
弯曲杆菌	生的或未煮过的肉、家禽、牛奶,以及未经处理的水
大肠杆菌	未煮熟的或生的牛肉、受污染的农产品、生牛奶、未经高温消毒的果汁或苹果酒
单核细胞增多性李斯特菌	未经高温消毒的乳制品、熟食店的肉切片、熟食店的鸡蛋、火腿、海鲜、鸡沙拉
沙门菌	生的或未煮过的鸡蛋、未煮过的家禽和肉、未经高温消毒的乳制品或果汁、受污染的农产品
海洋弧菌	生的或未煮熟的鱼或贝类
病毒	
诺瓦克病毒	被感染该病毒的人污染过的任何食物和水
原生动物	
隐孢子虫	未煮过的或受污染的食物或水
刚地弓形虫	生的或未煮熟的肉或食物,受猫排泄物污染的物体

第五节　儿童器官移植的现状

目前,无论是患者生存率,还是移植器官的存活率均在不断的持续上升。接受肝和心脏移植患者的 1 年生存率和 5 年生存率分别约为 90% 和 85%,接受肾移植儿童 5 年生存率高达 95%。最近还有一个关于儿童肠移植的报道称,在优秀的移植中心,1 年生存率和 5 年生存率分别已达 95% 和 77%。在过去的十年中,接受肺移植儿童的存活率仍无多大变化,五年生存率为 50%。非免疫抑制剂疗法相关性并发症目前仍然是个难题,尤其是在青少年移植患者,同时它还是导致移植失败的相关因素之一。

免疫抑制剂疗法的提高及存活率的增加扩大了儿童移植受者的群体。各学科间的团队管理对解决儿童移植受者复杂的医学和心理学方面的问题是必不可少的,这些问题可能由慢性疾病或移植后免疫移植剂疗法造成。除了医学上的问题外,患者及其家属还需要进行调整以适应移植手术所提供的新生活。近几年来所报道的移植后结局不仅有存活率统计,还有关于身体、情绪和社会生活品质完成度和恢复程度的讨论。

生长发育是生活质量的重要决定因素。生长发育不良是儿科移植患者的常见并发症。生长不良的存在与否受疾病持续时间、移植物功能、糖皮质激素使用情况及感染性并发症的影响。移植后生活质量通常取决于器官或移植器官的类型,移植受者与他/她的看护人在感知生活质量方面可能存在差异。有报道称儿科肠移植受者的感知生理和社交功能与其他学龄儿童相似,但是,他们的父母却觉得他们的健康和体能较正常儿童差。还有报道说接受肾移植的儿童和青少年与接受透析治疗的儿童相比,在身体和社会幸福感上会有所提高。早期有一项关于心脏和心肺移植对儿童生活质量影响的研究表明,患者的生活质量在术后早期即可有所改善。在另一项关于生活质量(包括心脏移植受者)的研究中,青少年认为他们的生活质量和幸福感与健康人一样好。虽然有报道称儿童肺移植后生活质量变得更佳,但是儿童往往比成人更易发生并发症,例如感染,最终导致对生活质量的满意下降。目前对于儿科患者来说,移植后的生活质量还难以衡量。怎么样提升儿科患者的生活质量?这将会成为我们以后研究的重点。

❓【思考题】

1. 下列哪一项并发症会出现在移植术后早期,且需要改变营养疗法:
    A. 高钾血症、高镁血症、高血糖症和高脂血症
    B. 高钾血症、低镁血症、低血糖症和高脂血症
    C. 高钾血症、低镁血症、高血糖症和高脂血症
    D. 高钾血症和高镁血症

2. 肾移植后常见的营养相关性并发症包括:
    A. 高脂血症
    B. 肥胖
    C. 高血糖症
    D. 以上三项均包括

3. 患有 CF 和胰腺功能不全的儿童在肺移植后并不推荐补充下列哪一项:
    A. 胰酶

    B. 标准肠内配方
    C. 肠外营养
    D. 维生素和矿物质

4. 肺移植后需要营养干预的常见并发症不包括:
    A. 感染和排斥反应
    B. 高血脂
    C. 骨质疏松症
    D. 肾脏并发症和胃肠道并发症

5. 终末期肝病患儿等待肝移植过程中可能发生下列并发症不包括:
    A. 胃肠道出血
    B. 肾病
    C. 皮肤瘙痒
    D. 腹水

参考答案:1. C;2. D;3. B;4. B;5. B。

【参考文献】

［1］DEZSŐFI A, REUSZ G, KOVÁCS L, et al. Szervtransz-plantáció gyermekkorban (Solid organ transplantation in childhood). Orv Hetil, 2018, 159 (46): 1948-1956.

［2］DIETZ AC, SEIDEL K, LEISENRING WM, et al. Solid organ transplantation after treatment for childhood cancer: a retrospective cohort analysis from the Child-hood Cancer Survivor Study. Lancet Oncol, 2019, 20 (10): 1420-1431.

［3］MARTINEZ RIVERA A, WALES PW. Intestinal trans-plantation in children: current status. Pediatr Surg Int, 2016, 32 (6): 529-540.

［4］KARA BALLA A, ELSABBAGH A, KHAN K M, et al. Factors Associated With 5-and 10-Year Survival After Intestinal Transplantation in Infants and Children. J Pediatr Gastroenterol Nutr, 2020, 71 (5): 617-623.

［5］GRIMALDI C, SPADA M, MAGGIORE G. Liver Transplantation in Children: An Overview of Organ Allocation and Surgical Management. Curr Pediatr Rev, 2021, 17 (4): 245-252.

［6］VERGHESE P S. Pediatric kidney transplantation: a historical review. Pediatr Res, 2017, 81 (1-2): 259-264.

［7］RIGGS KW, CHAPMAN JL, SCHECTER M, et al. Pediatric heart-lung transplantation: A contemporary analysis of outcomes. Pediatr Transplant, 2020, 24 (3): e13682.

［8］CELIK N, MAZARIEGOS GV, SOLTYS K, et al. Pediatric Intestinal Transplantation. Gastroenterol Clin North Am, 2018, 47 (2): 355-368.

[9] ROBINSON C, CHANCHLANI R, KITCHLU A. Malignancies after pediatric solid organ transplantation. Pediatr Nephrol, 2021, 36 (8): 2279-2291.

[10] ASFAW M, MINGLE J, HENDRICKS J, et al. Nutri-

tion management after pediatric solid organ transplantation. Nutr Clin Pract, 2014, 29 (2): 192-200.

[11] COLLIN M, KARPELOWSKY J, THOMAS G. Pediatric transplantation: An international perspective. Semin Pediatr Surg, 2017, 26 (4): 272-277.

（付欢欢　洪　莉）

第二十九章 危重症患儿的营养支持治疗

掌握：危重症患儿的营养评估和营养治疗原则。

熟悉：危重症患儿的能量和营养素代谢特点。

了解：危重症患儿营养不良的营养支持方案。

危重症患儿病情复杂多变,在机体代谢和能量消耗等方面均有其特点。其消化、吸收和代谢功能在应激状态下均有一定程度的紊乱,同时部分治疗措施本身也影响营养代谢。其中创伤和烧伤均是常见的儿科危重症,其代谢变化可能明显影响其远期预后。因此合理选择营养支持的途径、制剂、方式和监测不仅是一种支持手段,也是影响疾病进程和预后的重要治疗措施。规范的营养支持、营养治疗可以促进患者病情恢复、缩短住院日、提高治愈率、减少感染等。目前国内外已有相关组织和协会,针对危重症患儿,发表了营养支持相关指南或共识,但是在儿科重症医学领域仍有许多问题亟待解决,并且新的研究结果不断涌现,如早期肠内营养开始时间、补充性肠外营养支持是否必要、不同原发病和不同年龄段儿童的能量及蛋白质需求等,因此,仍需要根据临床实践工作不断探索最佳营养治疗方案。本章节我们以危重症儿童这一特殊人群为对象,结合国内外指南推荐和最新研究结果,介绍危重症患儿的代谢和营养物质需求特点、营养不良的识别和诊断方法、如何进行个体化的营养支持治疗等。

第一节 危重症患儿的代谢特点

一、急性代谢应激反应

机体对多种损伤刺激,如创伤、脓毒症和急性炎症等做出的一系列代谢改变统称为急性代谢应激(acute metabolic stress,AMS)反应。所有急性损伤患者(成人或儿童)AMS反应性质基本相通,但反应程度与损伤类型(如脓毒症、烧伤)、损伤严重程度、内源性代谢储备和/或储备动员能力不足(原因如营养不良、本次发病前不久的组织损伤、全身基础疾病、年龄及用药)有关。AMS反应以代谢亢进及高分解代谢为特点,可导致内源性组织储备的丢失,并伴血糖/游离脂肪酸含量/氧化增加、能量消耗及蛋白质分解转化增加。生长发育是一个合成代谢过程,而在AMS反应发生时则受到抑制。

危重症患儿AMS反应多在3~5天达高峰,7天后逐渐消退,当发生感染等并发症时该状态可持续存在。AMS时能量消耗明显增加,糖原迅速消耗,而脂肪分解供能较慢,故此时机体依赖蛋白质糖异生继续供能,因此危重症患儿蛋白质消耗大量增加,致使机体出现负氮平衡,血清学出现前白蛋白、白蛋白(发生较晚)浓度降低;肌红蛋白的大量消耗导致患者肌力下降,脱离呼吸机困难;免疫球蛋白等减少使机体对感染的抵抗力下降、原有感染不易控制或容易继发新的感染,致使应激状态持续存在。大约 1 周后,脂肪分解代谢供能增加,大量的脂肪分解致使患者脂肪储备减少,致使患者消瘦。

对于危重症患儿,可通过动态监测血清 CRP 及前白蛋白水平进行连续动态的 AMS 评估,根据评估所获得的蛋白水平,进行 AMS 状态的预测,选择合适的营养支持方案。如急性损伤后 12~24 小时,血清前白蛋白下降,提示机体分解代谢加强,而肝脏蛋白合成顺序重排则使 CRP 升高;此时应合理评估能量需求,避免过度喂养以减轻脏器负荷及高血糖损害。损伤后期血清 CRP 下降与前白蛋白上升提示 AMS 反应缓解及分解代谢终止,此时应增加热量供应促进生长恢复。

二、内环境改变

AMS 以反调节激素,包括血清儿茶酚胺、胰高血糖素及皮质醇显著增加为特征,这些激素因为能对抗胰岛素的同化效应进而升高血糖,所以可称之为反调节激素。损伤引起的细胞因子释放,上调了这些与代谢应激相关的激素血清浓度。因此危重症患儿急性损伤时尽管胰岛素水平升高,但几乎均呈高血糖状态,这被称为胰岛素抵抗。

胰岛素负责糖原合成及糖类储存、脂肪生成及储备、净蛋白合成。胰岛素促进骨骼肌及心肌细胞摄取葡萄糖,抑制肝葡萄糖生成及释放,抑制脂肪组织释放游离脂肪酸(free fatty acids,FAA),减少蛋白水解并促进氨基酸合成蛋白质。胰岛素及胰岛素样生长因子 -1 是婴儿及儿童躯体生长的必需激素。胰岛素抵抗时,足够的血清胰岛素却不能有效刺激细胞摄取葡萄糖。相反,由于肌肉摄取葡萄糖减少,葡萄糖生成、脂肪分解、脂肪酸氧化及蛋白水解均增加。

儿茶酚胺通过促进肝糖原分解(使得骨骼肌糖原转变为乳酸,乳酸被运输至肝脏通过乳酸循环转变为葡萄糖)及抑制胰腺分泌胰岛素,从而达到升高血糖的作用。儿茶酚胺也可引起脂肪分解,从而动员 FAA。同时,儿茶酚胺也与基础代谢率升高相关。

胰高血糖素引起糖酵解及糖异生,可抵抗胰岛素的效应。糖酵解增加将导致血清乳酸和丙氨酸含量上升,而这类氨基酸是内源性糖再生的必需底物,包括乳酸循环和丙氨酸循环,这也是 AMS 期间糖类代谢改变的主要原因。

皮质醇主要引起蛋白质分解,可导致肌肉蛋白分解并促进糖异生,也是导致机体高代谢的主要因素,且能与儿茶酚胺一起,对高代谢产生协同作用。糖皮质激素增加与细胞因子释放相关的肌肉蛋白水解,可作为成人及儿童患者急性应激时蛋白分解和高代谢的预测因子。糖异生的主要氨基酸来源为骨骼肌分解产生的丙氨酸及肠道吸收的谷氨酰胺,AMS 期间肝脏摄取此类氨基酸加快。血清皮质醇水平可预测危重症患儿存活情况。

应激时体内盐皮质激素代谢紊乱、消化功能紊乱,使摄入量减少,机械通气时湿化不足、腹泻、感染等均可导致水电解质代谢紊乱。

第二节　危重症患儿能量和营养素需求

一、危重症患儿能量需求

危重症患儿在应激状态下的代谢反应是由介质、细胞因子、生长因子和激素构成的一系列错综复杂的网络所导致的级联反应,该反应明显改变了能量和营养素的需求。尽管已证实危重症患儿与疾病性质、程度及持续时间有关的能量消耗增加,但其总体能量需求有可能反而减少,原因与以下三点有关:其一,AMS 以分解代谢为主,该阶段生长发育停滞,能量需求减少;其二,危重症患儿常需镇静且活动水平显著降低，进一步降低能最需求；其三，儿童重症监护室控制室温，故不显性能量丢失明显减少。机械通气患儿能量需求显著降低，除呼吸做功减少外，也与吸入加温、加湿的气体有关。目前研究已证实能量摄入不足恶化危重症患儿预后，但亦应避免过度喂养。过度喂养并不能逆转危重症期间应激代谢，反而增加高血糖相关风险及肝、肺、肾等脏器负荷，进而升高病死率。随着 AMS 进程的改变，能量的需求也有所改变。急性损伤后的最初反应为能量消耗下降（低谷期），持续 2~3 天，接着为流动期，此时以能量消耗增加和分解代谢加强为特点，其持续时间因损伤性质不同而不同。

最新指南提出，应及时制订危重患儿个体化能量摄入方案。主观判定危重症患儿能量需求增加还是减少往往导致能量供应过度或不足，因此如果有条件，应该选择能够准确计算能量需求的方法，评估危重症患儿实际能量需求，其中包括间接测热法、示踪剂稀释法和反式 Fick 方程法。

间接测热法（indirect calorimetry，IC）的原理是通过计算呼吸气体交换和尿氮排泄来计算代谢率和底物利用。间接测热法主要测量每分钟全身耗氧量（VO_2）和二氧化碳生成量（VCO_2）。气体交换法通过测量吸入和呼出气体中的 O_2 和 CO_2 的绝对值来计算 VO_2 和 VCO_2。VCO_2/VO_2 值称为呼吸熵（respiratory quotient，RQ），每种物质都有特定的呼吸熵且为恒定。近年来，随着技术进步和便携设备的研发，临床上可进行床边 IC 测量，甚至用于机械通气的重症患者。IC 在重症患者中，可用于评估那些不能对预估能量需求做出充分反应的患者的能量消耗；可用于评估因一个或多个脏器功能不全、需长期 ICU 治疗或需人工营养支持患者的能量消耗；对于急性和慢性呼吸衰竭需机械通气的患者，评估其人工营养支持对心血管系统和呼吸系统的影响；监测撤离呼吸机后的 VO_2。美国肠外肠内营养学会（American Society for Parenteral and Enteral Nutrition，ASPEN）针对重症患儿营养摄入的最新指南建议，对于存在代谢改变高风险的危重症患儿，应使用 IC 法评估其能量需求，以避免能量失衡（过度或不足）的发生（表 29-2-1）。

表 29-2-1　ASPEN 关于存在代谢改变高风险的标准和间接测热法的目标人群

序号	人群
1	低体重（BMI<该年龄段第 5 百分位）或超重高风险者（BMI>该年龄段第 85 百分位）或肥胖（BMI>该年龄段第 95 百分位）
2	PICU 住院期间体重增加或下降>10%
3	未达到制订的热量目标
4	不能撤离呼吸机或呼吸支持条件升高
5	需要肌松剂>7d
6	神经创伤（创伤、缺氧和/或缺血性损伤）伴自主神经功能异常表现
7	肿瘤患儿（包括儿童干细胞移植或骨髓移植）
8	热损伤儿童
9	机械通气>7d
10	可能有严重代谢增加的疾病，如癫痫持续状态、高热、全身炎症反应综合征、自主神经功能障碍等；或代谢减退的疾病，如低体温、甲状腺功能减退、戊巴比妥或咪达唑仑所致昏迷等。ICU 滞留时间>4 周者，均可能从 IC 法评估营养摄入而受益

引自：Mehta M M，Compher C.ASPEN 临床指南：对重症儿童的营养支持．肠外营养应用杂志，2009，33（3）：260-276．

当条件不足时，可以参考 Harris-Benedict 公式，联合国粮食及农业组织、世界卫生组织、联合国大学（FAO/WHO/UNU）公式、Talbot 及 Schofield 方程进行危重症儿童能量需求的估算（表 29-2-2）。

表 29-2-2　能量需求预测公式

公式	性别	年龄	基础代谢率估算/(kcal·d^{-1})
Harris-Benedict		婴儿	$22.1+(31.05\times W)+(11.6\times H)$
	女		$665.095\,5+(9.563\,4\times W)+(1.849\,6\times H)-(4.675\,6\times age)$
	男		$66.473+(13.751\,6\times W)+(5.003\,3\times H)-(6.755\times age)$
FAO/WHO/UNU	女	0~3 岁	$(61\times W)-51$
		3~10 岁	$(22.5\times W)+499$
		10~18 岁	$(12.2\times W)+746$
	男	0~3 岁	$(60.9\times W)-54$
		3~10 岁	$(22.7\times W)+495$
		10~18 岁	$(17.5\times W)+651$
Schofield	女	0~3 岁	$(16.252\times W)+(10.232\times H)-413.5$
		3~10 岁	$(16.969\times W)+(1.618\times H)+371.2$
		10~18 岁	$(8.365\times W)+(4.65\times H)+200$
		18~30 岁	$(13.623\times W)+(2.83\times H)+98.2$
	男	0~3 岁	$(0.167\times W)+(15.174\times H)-617.6$
		3~10 岁	$(19.59\times W)+(1.303\times H)+414.9$
		10~18 岁	$(16.25\times W)+(1.372\times H)+515.5$
		18~30 岁	$(15.057\times W)-(0.1\times H)+705.8$

注: W,体重; H,身高; age,年龄。

二、危重症患儿蛋白质和氨基酸需求

危重症会诱导内源性蛋白质发生分解,增加尿氮排出,这可进一步导致包括呼吸肌在内的重要器官肌肉出现渐进式分解,致使器官功能失调,因此危重症患儿每日的蛋白质需求不仅用于维持瘦体组织和生长所需,还要用于补充每日的氮丢失,以弥补其在 ICU 住院期间累计丢失的蛋白质,并逆转其慢性蛋白质缺乏状态。

氮主要经尿排出(>90%),危重症儿童条件允许时应每日评估氮平衡情况以估算蛋白摄入是否满足所需。蛋白消耗量(g/d)大致等于 6.25×24h 尿氮丢失量。对于尚无氮平衡监测条件的医院,有研究显示危重症患儿总尿氮丢失量为 170~347mg/(kg·d)。但需注意,在尿毒症和/或肾衰竭儿童,胃肠道及皮肤将成为排氮的重要途径,消化道术后患儿经粪便、鼻胃管、肠造口及伤口引流排氮也会增加。此类患儿现有检测手段难以对其氮平衡进行准确评估。

与单纯饥饿不同,危重症患儿 AMS 时期补充外源性蛋白并不能阻止机体储备蛋白分解,但充分补充能量及蛋白质可增加机体蛋白合成率。另外有证据表明,在外源补充氨基酸足量的前提下,适度加用胰岛素可改善全身蛋白代谢,表现为促进蛋白合成并抑制分解。换言之,即使营养供应做到氮平衡,能最大限度增加蛋白质合成,但也不能完全预防机体瘦体重下降。

三、危重症患儿液体及电解质需求

液体治疗对危重症患儿十分重要,但危重症患儿常常发生水和电解质紊乱,这与其基础疾病相关,也可能因治疗所致。我们应及时评估患儿的水电解质紊乱,并据此来调整液体及电解质治疗。现有许多液体和电解质治疗原则基本上是基于正常儿童的生理状态制订的(表 29-2-3),在临床应用时,需要根据危重症患儿的疾病和代谢特点及时调整方案。个体化补液的主要目的是在保证终末器官充分灌注的基础上尽可能减少肺水肿的发生。

如机械通气时,若加温、湿化良好,则经呼吸道的不显性失水少;通气压力较高时胸膜腔内压升高,静脉回流受阻,心输出量减少,肾血流降低,肾素-血管紧张素、抗利尿激素分泌增加,易发生水钠潴留;急性呼吸窘迫综合征(acute respiratory distress syndrome,ARDS)患儿有肺间质水肿,多脏器功能障碍者可有脑水肿、充血性心力衰竭、肾功能障碍等,对上述危重症患儿需适当限制液量。有呕吐、腹泻、尿崩、胃肠引流等异常液体丢失的患儿,则需根据情况相应增加液量。

表 29-2-3　正常儿童液体的生理需要量

体重 /kg	液体需要量 /ml
0~10	100 × 体重
11~20	1 000+50 ×（体重 -10）
>20	1 500+20 ×（体重 -20）

危重症患儿易发生电解质紊乱,多受疾病本身、药物(如利尿剂)及其他因素的影响,故应定期监测,并按相应策略进行纠正。ESPEN、ASPEN 的肠外营养支持指南均对电解质的生理需要量进行了推荐(表 29-2-4、表 29-2-5),在危重症患儿中,应加强电解质监测,对于每日摄入电解质量在正常范围内的危重症患儿,若出现反复或持续性电解质紊乱,应注意寻找潜在病因。

表 29-2-4　婴幼儿肠外营养液体和电解质推荐摄入量

单位：mmol/（kg·d）

推荐量	<1 岁	1~2 岁	3~5 岁	6~12 岁	13~18 岁
液量	120~15	80~120	80~100	60~80	50~70
钠	2~3	1~3	1~3	1~3	1~3
钾	1~3	1~3	1~3	1~3	1~3
氯	2~4	2~4	2~4	2~4	2~4

表 29-2-5　婴幼儿肠外营养钙、磷和镁的推荐摄入量

单位：mmol/（kg·d），括号内为 mg/（kg·d）

年龄	钙	磷	镁
出生早期早产儿	0.8~2.0 (32~80)	1.0~2.0 (31~62)	0.1~0.2 (2.5~5.0)
生长中的早产儿	2.5~3.5 (100~140)	2.5~3.5 (77~108)	0.2~0.3 (5.0~7.5)
0~6 月龄	0.8~1.5 (30~60)	0.7~1.3 (20~40)	0.1~0.2 (2.4~5.0)
7~12 月龄	0.5 (20)	0.5 (15)	0.15 (4)
1~18 岁	0.25~0.4 (10~16)	0.2~0.7 (6~22)	0.1 (2.4)

四、危重症患儿微量元素和维生素需求

炎症和自由基的产生是危重症的病理标志。微量元素的抗氧化效应在上述反应中起着重要作用,因此引起了广泛关注。特殊酶、酶辅助因子(硒、锌、铁及锰),巯基供体(谷胱甘肽)及维生素(E 和 C)组成了一套复杂的防御系统来应对急性损伤或疾病的氧化应激。据报道,大剂量静脉补硒(无论是单独使用,还是与其他抗氧化剂联合补充)十分安全,可降低危重患者的病死率。研究显示,即使有若干问题未能得到充分解释,但给危重症患者补充硒、维生素 E、维生素 C 等仍可获得较好的预后。成人的系统回顾和荟萃分析表明,补充微量营养素可降低总病死率,尤其是 28 天病死率。

危重症患儿病程中可能出现多种微量营养素缺乏,比如低钙血症、低镁血症、低磷酸盐血症以及低锌、低硒等,应予以定期监测。对病程较长的危重症患儿,评估维生素及肉碱水平极为重要,因为营养摄入减少及需求增加容易致其缺乏。

第三节　危重症患儿的营养评估

危重症严重影响患儿营养状态。危重症患儿营养缺乏及营养状态恶化风险较高,且相比于成人更易发生,因此我们应该客观、合理地评估患儿营养状态,以识别营养不良高风险患儿,并为其提供个体化的营养支持治疗。目前儿科营养风险筛查尚无金标准,常用的筛查方法包括有 PYMS 量表、STAMP 评分、STRONGkids 等,可根据临床实际情况选择合适的风险筛查工具。

营养评估方法与正常儿童相似,均包括"ABC-DEF",即人体测量(anthropometry,A)、实验室检测(biochemistry,B)、临床评估(clinical assessment,C)、膳食评估(diet assessment,D)、环境和家庭情况(environment and family information,E/F)。具体评估方法可参阅本书第四部分第三十一章。评估应在入PICU 48小时内完成,且在住院期间每周复评。

危重症患儿在使用人体学测量方法时有些问题需要注意:

1. 急性代谢应激导致第三间隙液体滞留,使得危重症患儿体重增加,此时传统人体测量学法所测得的结果可为假阴性。但具体到每个患儿,可通过初次评估及定期复评获益。

2. 体重仍是危重症患儿营养评估的最重要参数,但此类患儿的体重评估常较难完成,且体重变化不能仅归因于生长,还应注意液体潴留的影响。

3. 在PICU住院期间,身长的营养评估价值有限,因为短期内身长的线性改变很小。但是身长测量对初次营养评估时获取身高别体重指数及评估慢性营养状态极为重要。对于长期PICU住院的慢性危重症患儿,应重视对身长的评估。

4. 生物电阻抗分析法未有用于危重患儿的研究,且测量时要求机体的水分较稳定。但由于其可在床旁快速完成,且操作简单安全,观察者偏倚亦低于传统人体测量学参数法,故有其潜在的应用价值。

5. 中上臂围(mid-upper arm circumference,MUAC)和肱三头肌皮褶(triceps skinfold,TSF)厚度的测量,可间接测量肌肉、脂肪和骨骼周径。在体重和身长测量困难时,MUAC可用于快速评估营养不良情况。TSF厚度为评估营养状态时最有价值的人体学测量参数之一。鉴于上臂常无水肿,联合TSF及MUAC可估算上臂肌肉[肌肉围度(cm)=$MUAC-0.314 \times TSF$]和脂肪储备。

第四节　危重症患儿的营养支持

危重症患儿营养支持的目的是适时合理补充营养物质,逆转急性蛋白质-能量营养不良所致机体变化,恢复患儿抵抗力和修复能力,提高原发病治疗效果,顺利渡过呼吸等脏器衰竭的急性期并尽快脱离呼吸机,改善预后。危重症患儿的营养支持也应遵循规范的营养支持治疗五阶梯原则,根据胃肠道功能是否完善,可首先选择营养教育+口服饮食,然后依次向上晋级选择口服营养补充(oral nutritional supplements,ONS)、全肠内营养(total enteral nutrition,TEN)、部分肠外营养(partial parenteral nutrition,PPN)、全肠外营养(total parenteral nutrition,TPN)。

一、肠外营养支持

尽管目前研究表明EN是危重症患儿首选的营养支持手段,但当患者的胃肠功能严重受损或基本丧失时,需要选择部分或全肠外营养支持来提供足够的营养。常见的PN适应证如表29-4-1所示。

表29-4-1　危重症患儿常见的肠外营养支持适应证

临床情况	适应证
早产儿	经肠道喂养无法达到理想喂养量时
胃肠道外科疾病	腹裂、脐膨出、肠闭锁、肠梗阻、先天性巨结肠、膈疝、胃肠瘘、术后肠梗阻、短肠综合征
肠病	严重炎性肠病、慢性腹泻、微绒毛病等
先天性心脏病	肠系膜血供障碍
骨髓移植	食欲缺乏、黏膜炎、治疗相关胃肠道不耐受
高代谢状态	创伤、烧伤、脓毒症

我们需要评估患儿的年龄及基础营养状态来决定PN开始的时机。早产儿和极低出生体重(VLBW)新生儿的能量储备极少,因此,一般生后12~24小时即可给予早期营养支持来维持理想的能量和蛋白质平衡,同时预防生长发育停滞和神经系统发育延迟。反之,对于足月适于胎龄儿而言,可在3~4天后再开始PN。如患儿已存在营养不良,又不能耐受EN,就应尽快开始PN。目前补

充性肠外营养的启用时机尚无统一推荐意见。一项国内成人多中心的大样本、随机、多中心研究以腹部大手术患者为研究对象,探索了早期补充性肠外营养(术后 3 日内启用)和晚期补充性肠外营养(术后 8 日后启用)对患者预后方面的有效性及安全性,结果发现,早期补充性肠外营养联合口服饮食或肠道营养可明显降低术后院内感染发生率。由于现有关于危重症患儿 PN 的相关研究数量有限,儿童 PN 的实施仍部分基于成人的数据(肠外营养支持通路详见第四部分第三十三章)。

危重症患儿肠外营养液需要关注患儿对输入葡萄糖速度的耐受情况。在不输入胰岛素的情况下,葡萄糖输注速率一般可由 4mg/(kg·min)开始,如存在应激性高血糖,则需适当降低葡萄糖的输注速率,以维持血糖正常,避免高血糖。随输注时间延长和病情好转,患儿对葡萄糖耐受能力增加,再逐渐提高至 6mg/(kg·min)或更高,直至实现目标能量需求。对糖耐受能力特别低的患儿,加用小剂量胰岛素可改善组织对糖的利用,加快输注葡萄糖的速率,增加热量摄入,及早达到患儿所需热量,但应注意监测血糖。

在危重症时摄入理想的蛋白质以防止机体瘦体重的消耗是危重患儿营养支持的重要目标之一。危重症患儿每天最低需摄入 1.5g/kg 的蛋白质才有可能维持正氮平衡,这与美国肠外肠内营养学会(ASPEN)2009 年发表的危重症儿童的营养支持指南一致。同时应保证充分的能量摄入,同步提高机械通气患儿的能量及氨基酸摄入,可缓解负氮平衡,防止肌肉萎缩,维持机体免疫力,有利于患儿咳嗽、排痰,提高撤机成功率。近期研究已经证实了充足蛋白质供给的重要性,且建议在计算 PN 的能量供给时不计入蛋白质供能,以保证蛋白质的有效利用并促进瘦体重的增长。非蛋白质热量与蛋白质的比例为营养素分布平衡提供了保证。推荐的(非蛋白)热氮比为(150~200):1 重症患儿蛋白质需求量更大,热氮比可能需要达到 100:1。

与蛋白质和糖类类似,危重患儿的脂类转化增加。在炎症应激情况下,游离脂肪酸成为能量的主要来源。充分补充必需脂肪酸对预防危重症患儿必需脂肪酸缺乏非常关键。通常脂肪供能占总热卡的 30%~40%。起始剂量一般为 1g/(kg·d),

若耐受良好,可每日增加 0.5~1g/kg,直至总量达 2~3g/(kg·d)。研究表明,在供能之外,不同的长链脂肪酸有不同的作用。根据第一个双键开始的碳原子的位置,不饱和脂肪酸可以分为 n-3/n-6/n-9 等不同类型。其中 n-3 多不饱和脂肪酸对危重症患儿而言是一种抗炎物质,目前对于其研究尚在进一步深入中。n-6 多不饱和脂肪酸根据研究显示有促炎作用,n-9 单不饱和脂肪酸,根据研究显示其对炎症反应有平衡作用。临床可根据危重症患儿不同的病理生理阶段,在进行肠外营养配方时应选择合适的脂肪乳剂。

对危重症患儿进行个体化 PN 配方时,应注意电解质、维生素和矿物质的补充。除钾、钠、钙外,机械通气患儿尤其应注意镁和磷。低镁血症可致神经肌肉兴奋性增加,诱发惊厥。低磷血症则使神经肌肉兴奋性减低,肌肉无力,不利于撤机前后维持呼吸肌功能。微量元素在许多代谢反应中起重要作用。PN 制剂中常含有的四种微量元素包括锌、镁、铬、铜。根据需要,PN 中也可加入铁、钼、碘等其他微量元素。对于慢性胆汁淤积的患者,应减少肠外营养中的铜和镁,因其需经胆道系统排泄;肾功能不全患者应减少硒和铬剂量。目前已有儿童专用的多种微量元素制剂、水溶性维生素和脂溶性维生素制剂,并且也有相应指标的检测手段,可根据指南提供微量元素及维生素,并定期进行血清学监测,及时调整配方。

营养团队的一项重要任务是评估患者是否可以尽早开始 EN。若原发病好转,应及时尝试恢复 EN。可先经口、胃管等给予等渗葡萄糖溶液(5%),每次 1~2ml/kg 开始,每天 3 次。若能够耐受,逐渐增加量和次数,并改为 2:1 稀释奶、1:1 稀释奶或肠内营养制剂喂养。若耐受良好,可过渡到不经稀释奶或肠内营养制剂。增加肠内营养量的同时,注意相应减少肠外营养液的量。

二、肠内营养支持

目前对于肠内营养支持的研究非常多,明确的观点是"如果肠道有功能,就使用",肠内营养支持在安全性、经济性及对患者的预后方面均优于肠外营养支持。但重症患儿开始 EN 的最佳时机仍不明确。目前早期肠内营养可改善临床结局的观点越来越得到认可,研究表明,早期 EN 可以改善创伤后的代谢反应、减少住院时间和病死率。但开展早期 EN 前仍应仔细权衡其潜在的风险和获益(表 29-4-2)。

型配方和高热量配方,以令受损的胃肠道功能更好地利用 EN,以及满足这类患儿蛋白质和能量需求的增加。

临床实际工作中,有许多因素可能阻碍危重症患儿 EN 的实施,为维持 EN 需要多学科共同合作,定期评估患儿对肠内营养的耐受情况,并做出相应的处理。表 29-4-3 列举了一些常见的限制 EN 开展的因素及其应对策略。

表 29-4-2　早期肠内营养的利与弊

潜在获益	潜在风险
改善胃肠道耐受性	胃肠道不耐受
降低小肠通透性	小肠通透性异常
增加血浆胰岛素水平	肠坏死、坏死性小肠结肠炎
减少蛋白质分解	肠穿孔
正氮平衡	
减少热量失衡	
改善体重不增	
缩短住院时间	
减少病死率	

确定了 EN 的开始时间和剂量后,应根据患儿的情况选择合适的输注途径如经口、鼻胃管、空肠置管、胃或空肠造瘘置管等,最符合生理的途径是经口或胃喂养,若胃肠动力异常,有胃内容物误吸的风险或高位消化道瘘时,则应考虑小肠内喂养。

口服的肠内营养不一定需要等渗制剂。冷饮、热饮、加调味剂或以其他饮料配制可随患儿的喜爱而定。部分患儿不能耐受肠内营养制剂的味道与气味,可用吸管啜饮或冷饮,有助于降低其不适感。

管饲分为一次性输注、间歇重力滴注和持续滴注 3 种方法。采用何种方法取决于肠道的耐受性,以及肠内营养制剂的性质,喂养管类型、型号和管端位置。如喂养管质地柔软、管径小,则不适用于黏度大或混有研碎药品的肠内营养。具体肠内营养相关的管理可参见第四部分第三十二章。

目前儿童 EN 配方制剂多种多样,但绝大部分 EN 配方的原料为牛奶蛋白,含有酪蛋白和 / 或乳清蛋白。也有部分制剂含有大豆蛋白、肽类和氨基酸,以及食品成分。与以酪蛋白作为主要蛋白来源的 EN 配方制剂相比,乳清蛋白配方能加速胃 - 食管反流和脑瘫患儿的胃排空。但乳清蛋白对重症患儿的潜在益处尚需进一步研究。相较于其他疾病患儿,危重症儿童更多需要选择要素型或半要素

表 29-4-3　限制 EN 开展的常见因素及其应对

限制因素	应对方案
缺少肠内通道	通过培训和学习,留置喂养管
血管活性药	若血流动力学、灌注、氧合适当,开始低容量喂养,注意监测,缓慢加量,逐渐达到目标
神经肌肉阻滞药	开始喂养,注意监测,逐渐达到营养目标
因操作导致进食或喂养中断	适当缩短禁食时间,注意肠内营养输注速率调控
液体限制	高热量 EN 配方
胃潴留增加	采用客观指标监测胃肠道耐受性,幽门后喂养
呕吐	头高位,为 30°~45°,使用抑酸剂,幽门后喂养
便秘	使用大便软化剂、泻药、灌肠剂等;增加肠内液体摄入量;对血流动力学稳定的患儿保持大便通畅,补充膳食纤维
腹泻	停止或减少使用泻药,排除肠道感染和吸收不良,停用山梨醇,换用等张或半要素配方制剂,必要时添加可溶性膳食纤维促进肠道有益菌生长
腹胀	治疗便秘,胃肠道排气,短肽或氨基酸配方,幽门后喂养

早期开展肠内营养支持不仅能维持肠道屏障功能,还可降低住院时间和病死率。选择经胃喂养有利于更快实施 EN,但对不耐受或误吸风险高的患儿,应考虑幽门后喂养。与经胃喂养相比,幽门后喂养虽未证明能够减少重症儿童的误吸风险,但能减少 PN 使用及与其相关的高费用和并发症。可选用高蛋白 EN 配方或额外补充蛋白质以满足危重症患儿的蛋白质需求,同时应客观评估并监测胃肠耐受情况。累积的营养中断会导致住院期间

热量摄入不足、营养状况恶化,并增加对 PN 的依赖。为使 EN 获益最大化,必须识别并预防可能出现的限制因素,定期检查 EN 的实施情况,及时做出调整应对,从而改善预后。

【思考题】

1. 危重症患儿代谢特点,下列哪种说法正确:
A. 能量需求降低
B. 蛋白质分解代谢增加
C. 糖原消耗减少
D. 血清蛋白水平不变

2. 估计危重症患儿能量需求最准确的方法是:

A. HB 公式
B. 人体成分法
C. 间接测热法
D. 毛估法

3. 危重症患儿可选择的营养支持方式有:
A. 管饲　　B. 口服
C. 静脉　　D. 以上均可

参考答案:1. B;2. C;3. D

【参考文献】

[1] TUME LN, VALLA FV, JOOSTEN K, et al. Nutritional support for children during critical illness: European Society of Pediatric and Neonatal Intensive Care (ESPNIC) metabolism, endocrine and nutrition section position statement and clinical recommendations. Intensive Care Med, 2020, 46 (3): 411-425.

[2] Mehta NM, Skillman HE, Irving SY, et al. Guidelines for the Provision and Assessment of Nutrition Support Therapy in the Pediatric Critically Ill Patient: Society of Critical Care Medicine and American Society for Parenteral and Enteral Nutrition. JPEN J Parenter Enteral Nutr, 2017, 41 (5): 706-742.

[3] 高恒妙, 钱素云. 危重症儿童肠内营养时应关注的重点问题. 肠外与肠内营养, 2020, 27 (06): 321-324.

[4] 纪健, 钱素云. 2017 版美国危重患儿营养支持治疗实施与评价指南解读. 中华儿科杂志, 2018, 56 (5): 4.

（潘莉雅　洪　莉）

第三十章 遗传代谢病的营养支持治疗

遗传代谢病又称先天性代谢异常（inborn errors of metabolism，IEM 或 inherited metabolic diseases，IMD），是指有异常生化代谢标志物的一大类疾病，属于单基因遗传病的一部分，绝大多数属常染色体隐性遗传，少数为常染色体显性遗传、X 连锁伴性遗传或者线粒体遗传。IEM 因基因突变使合成的酶、受体、载体等蛋白质功能缺陷，导致体内生化物质在合成、代谢、转运和储存等方面出现各种异常，包括氨基酸、有机酸、碳水化合物、脂肪酸、内分泌激素、核酸、金属元素等代谢紊乱，也包括有些代谢物在溶酶体、线粒体、过氧化物酶体等细胞器内聚集、贮积异常，产生一系列临床症状的一大类疾病，这类疾病因有可测定的生化代谢物异常或者酶活性改变，故称为遗传代谢病。

遗传代谢病种类繁多，虽然单一病种患病率较低，但如将所有 IEM 种类相加，其总体发病率则较高，有报道新生儿遗传代谢病的患病率在 0.5%

以上。目前其分类有多种方法，常见根据受累的小分子代谢物进行分类，小分子代谢异常一般发病早、起病急，病程可间歇反复，也可呈现缓慢进展。在外周血可测定到异常的标志性的代谢物，例如氨基酸、有机酸、脂肪酸、糖、电解质、维生素等。另一种分类是根据代谢异常影响的细胞器部位进行分类，根据疾病所累及的细胞器进行命名，例如溶酶体贮积病、线粒体病、过氧化酶体病等，临床多有一定特征性表现，例如骨骼畸形、器官肿大、生长落后、全身肌肉萎缩等。

遗传代谢病临床表现复杂多样、轻重不等，体内任何器官和系统均可受累，且临床症状缺乏特异性，而对于遗传代谢疾病确诊和分型要依赖实验室检查，因此临床上多数遗传代谢疾病属疑难杂症，诊断相对困难。目前这类疾病中一小部分可治、可防，除药物治疗之外，饮食治疗也是重要的一部分。本章就几种常见的遗传代谢病进行讨论。

第一节 高苯丙氨酸血症

一、概述

高苯丙氨酸血症（hyperphenylalaninemia，HPA）是

由于苯丙氨酸羟化酶（phenylalanine hydroxylase，PAH）缺乏或其辅酶四氢生物蝶呤（tetrahydrobiopterin，BH4）缺乏，导致血苯丙氨酸（phenylalanine，Phe）增高的

一组最常见的氨基酸代谢病。PAH 缺乏症,又称苯丙酮尿症 PKU,是由于 PAH 基因发生致病变异,导致 PAH 活性下降,Phe 不能转换为酪氨酸(tyrosine,Tyr),使得 Tyr 及正常代谢产物合成减少,血 Phe 浓度增高,最终影响中枢神经系统发育。四氢生物蝶呤(BH4)是三个芳香族氨基酸苯丙氨酸、酪氨酸和色氨酸羟化酶的辅酶。BH4 代谢途径中任何一种酶的缺陷均可导致 BH4 缺乏症(BH4D),不仅阻碍 Phe 代谢,还会影响脑内神经递质的合成,患者出现严重的神经系统损害。

二、流行病学

各个国家与地区 HPA 的发病率不同。我国 1985—2011 年 3 500 万新生儿筛查资料显示其发病率为 1:10 397。我国在 2000—2007 年间的新生儿筛查资料显示,HPA 中 12.9% 为 BH4D,并存在显著的地域差异,南部地区 BH4D 发病率较高。根据血 Phe 浓度将 PAH 缺乏症分为:轻度 HPA(120~360μmol/L)、轻度苯丙酮尿症(phenylketonuria,PKU)(360~1 200μmol/L)、经典型 PKU(≥1 200μmol/L)。

三、临床表现

患儿在新生儿期多无明显特殊的临床症状,部分可能出现喂养困难、呕吐、易激惹等非特异性症状。未经治疗的患儿 3~4 个月后逐渐表现出典型症状:头发由黑变黄,皮肤颜色浅淡,尿液、汗液有鼠臭味,常有湿疹。随着年龄增长,逐渐表现出智力发育落后、小头畸形、癫痫发作,也可出现行为、性格、神经认知等异常,如多动、自残、攻击、孤独症、自卑、忧郁等。

四、辅助检查

(一)血苯丙氨酸测定

1. 荧光定量法　正常血 Phe 浓度<120μmol/L(2mg/dl),血 Phe 浓度>120μmol/L 提示高苯丙氨酸血症。

2. 串联质谱法　血 Phe 浓度>120μmol/L 及 Phe/Tyr>2.0 提示为 HPA。

(二)HPLC 尿蝶呤谱分析

PAH 缺乏者尿新蝶呤及生物蝶呤均升高。BH4 缺乏症中各酶缺乏的尿蝶呤谱见表 30-1-1。

表 30-1-1　不同病因导致的 HPA 生化特点

检测项目	血 phe	尿新蝶呤(N)	尿生物蝶呤(B)	生物蝶呤比例 B%(B/B+N)	血 DHPR 活性
PAH 缺乏症	↑	正常至↑	正常至↑	正常	正常
PTPS 缺乏症	↑	↑	↓	↓	正常
DHPR 缺乏症	↑	正常	正常至↑	正常至↑	↓
GTPCH 缺乏症	↑	↓	↓	正常	正常
PCD 缺乏症*	↑	↑	正常至↓	↓	正常

注:↑,增高;↓,降低;*尿中出现 7-生物蝶呤;PAH,苯丙氨酸羟化酶;PTPS,丙酮酰四氢蝶呤合成酶;DHPR,二氢生物蝶呤还原酶;GTPCH,鸟苷三磷酸环化水解酶;PCD,蝶呤-4α-二甲醇脱水酶。

(三)红细胞 DHPR 活性测定

采用双光束分光 298 光度计测定干滤纸血片中红细胞 DHPR 活性。DHPR 缺乏症患儿 DHPR 活性显著降低。

(四)BH4 负荷试验

1. 24 小时 BH4 负荷试验　为 BH4 缺乏症的辅助诊断方法及 BH4 反应性 PKU/HPA 的判断方法,需在留取尿蝶呤标本后进行。试验前及试验过程中正常饮食。当新生儿基础血 Phe>360μmoL/L,可在喂奶前 30 分钟直接口服

BH4 片(20mg/kg)(BH4 片溶于水中),服 BH4 前,服后 2、4、6、8、24 小时分别采血测定 Phe 浓度,服后 4~8 小时可留尿重复尿蝶呤谱分析。大多数经典型 PKU 患者因苯丙氨酸羟化酶缺乏,血 Phe 浓度无明显变化。部分 PAH 缺乏症患者口服 BH4 后,血 Phe 浓度可下降 30% 以上,称为 BH4 反应型 HPA。PTPS 缺乏所致 BH4 缺乏者,血 Phe 浓度在服用 BH4 后 4~6 小时下降至正常。DHPR 缺乏症患儿血 Phe 下降缓慢。

2. 2 天或更长时间的 BH4 负荷试验　对于

尿蝶呤及 DHPR 活性正常患儿,此试验有助于鉴别 BH4 反应性 PKU/HPA。口服 BH4 片 20mg/kg 至最长 28 天,在服后第 1、7、14 和 28 天取血作 Phe 测定。

(五) 基因诊断

是 HPA 病因的确诊方法,建议常规进行,可发现患者是 PAH 基因纯合或者杂合突变,父母为致病基因携带者。

(六) CT 和 MRI

根据疾病的严重程度,患者头颅 CT 和 MRI 可无异常发现,未经治疗或疗效不良的患儿可有脑萎缩及脑白质的异常,髓鞘发育不良和 / 或脱髓鞘病变,脑白质空泡变性及血管性水肿。

(七) 脑电图检查

未经早期治疗的患者常伴有脑电图异常,对合并癫痫患者应进行脑电图检查。

(八) 智力测定

评估智力发育。

五、诊断

(一) 新生儿筛查

采集出生 72 小时(哺乳 6~8 次以上)的新生儿足跟血,制成专用干血滤纸片,采用荧光法或串联质谱法(MS/MS)测定血 Phe 浓度进行 HPA 筛查。筛查原标本血 Phe 浓度>120μmoL/L,或同时伴有 Phe/Tyr>2.0 为阳性,需召回复查。临床有一过性高苯丙酸血症,可能由于 PAH 未成熟,导致血中苯丙氨酸浓度升高,随年龄增长可降至正常。

(二) 临床诊断

经典型 PAH 缺乏主要表现有智力发育落后、皮肤和毛发色泽浅淡,汗液和尿液有鼠臭味,结合血 Phe 浓度及 Phe/Tyr 升高,排除四氢生物蝶呤缺乏症后可诊断。

六、鉴别诊断

对所有经新生儿筛查及高危检测发现的 HPA 患者,在治疗前必须进行尿蝶呤谱分析、血二氢蝶呤还原酶活性测定,以鉴别 PAH 缺乏症。BH4 负

荷试验可协助诊断;基因突变分析明确诊断。

七、治疗

(一) PAH 缺乏型

1. 饮食治疗

(1)适应证:正常蛋白质摄入情况下,对于 12 岁及以下血苯丙氨酸 ≥ 360μmol/L,以及 12 岁以上血苯丙氨酸 ≥ 600μmol/L 的 PAH 缺乏症患者均应饮食治疗。PAH 缺乏症患者的营养需求除苯丙氨酸、酪氨酸和蛋白质需要量有特殊需求外,能量、脂肪、维生素和矿物质的需求与正常人群基本无差异。PAH 缺乏症患者不同年龄阶段苯丙氨酸、酪氨酸及蛋白质的推荐摄入量见表 30-1-2。

表 30-1-2　苯丙氨酸羟化酶缺乏症患者苯丙氨酸、酪氨酸和蛋白质 RNI(范围)

年龄或阶段	苯丙氨酸 /(mg·d⁻¹)	酪氨酸 /(mg·d⁻¹)	蛋白质 /[g·(kg·d)⁻¹]
0~3 月龄	130~430	1 100~1 300	2.5~3.0
3~6 月龄	135~400	1 400~2 100	2.0~3.0
6~9 月龄	145~370	2 500~3 000	2.0~2.5
9~12 月龄	135~330	2 500~3 000	2.0~2.5
1~4 岁	200~320	2 800~3 500	1.5~2.1
4 岁 ~ 成人	200~1 100	4 000~6 000	同年龄 RNI 的 120%~140%
孕早期	265~770	6 000~7 600	≥70g/d
孕中期	400~1 650	6 000~7 600	≥70g/d
孕晚期	700~2 275	6 000~7 600	≥70g/d
哺乳期	700~2 275	6 000~7 600	≥70g/d

注:RNI,为推荐营养摄入量;a,单位为 g/d。

(2)随访及评估:PAH 缺乏症患者需要定期评估膳食摄入、生化指标及临床表现。监测项目与频率见表 30-1-3。各年龄段血苯丙氨酸浓度控制的理想范围:1 岁以下 120~240μmol/L;1~12 岁 120~360μmol/L;12 岁以上 120~600μmol/L;孕妇 120~360μmol/L。宜在早晨空腹或餐后 2~3 小时,一天中的固定时间采血监测血苯丙氨酸浓度。

表 30-1-3　苯丙氨酸羟化酶缺乏症患者各年龄阶段的随访与评估项目

| 年龄 | 膳食摄入 | 生长发育评估 | | 血苯丙氨酸 | 检查项目 | |
		体格发育	神经发育（岁）		前白蛋白、白蛋白、全血细胞计数、铁蛋白、25羟维生素 D_3	骨密度（双能 X 线测定）
<1 岁	每周至每月	每周至每月	—	每周	每 6~12 个月 [a]	—
1~<5 岁	每 1~6 个月	每 1~6 个月	1、2、3	每 1~4 周	每 6~12 个月 [a]	—
5~18 岁	每 6~12 个月	每 6~12 个月	6	每 1~4 周	每 6~12 个月 [a]	可在青春期后期进行，如有骨折或维生素 D 降低，可在 8 岁后进行
成人	每 6~12 个月	—	—	每月	每 6~12 个月 [a]	—
妊娠期	每 1~3 个月	—	—	每周	每 3 个月 [a]	—
产后哺乳期	产后第 6 周，之后每 6 个月	—	—	每 1~4 周	—	—

注：—，为无数值；[a] 为有指征时监测酪氨酸、维生素 B_{12}、维生素 B_6、叶酸、维生素 A、微量元素、必需脂肪酸。

2. BH4 治疗　对 BH4 反应型 PAH 缺乏症，尤其是饮食治疗依从性差者对 BH4 反应型 PKU 患儿，尤其是饮食治疗依从性差者，国外报道给予 BH4 口服 5~20mg/（kg·d），分 2 次，或联合低 Phe 饮食，可提高患儿对 Phe 的耐受量，适当增加天然蛋白质摄入，改善生活质量及营养状况。

（二）BH4 缺乏症

经新生儿筛查诊断的患儿多无临床症状，难以判断严重型与轻型。诊断明确后可按不同病因给予 BH4，或无 Phe 特殊饮食及神经递质前体治疗，提倡终生治疗。

八、预后

HPA 的预后与疾病轻重、胎儿期脑发育、治疗早晚、血 Phe 浓度、营养状况、治疗依从性等多种因素有关。经新生儿筛查诊断、在新生儿期即开始治疗的多数患者，智力及体格发育可以达到或接近正常水平，很多患者能正常就学、就业、结婚、生育。合理的个体化饮食治疗是改善患儿的远期预后的关键。但也有少数患者即使早期筛查诊断、早期治疗，智能发育仍落后于正常儿童，成年期存在认知、精神异常或社交能力落后等问题。

第二节　鸟氨酸氨甲酰转移酶缺乏症

一、概述

鸟氨酸氨甲酰基转移酶缺乏症（ornithine transcarbamylase deficiency，OTCD）是尿素循环障碍中最常见的一种遗传性代谢病，是由于鸟氨酸氨甲酰转移酶（ornithine transcarbamylase，OTC）基因突变导致的一种以高氨血症为主要表现的遗传代谢性疾病。本病又称为"高氨血症 2 型"，属于 X

连锁不完全显性遗传代谢病。

二、流行病学

本病的平均发病率约为 7.1/100 000，男女发病率大致相同，具有种族和地区差异。

三、发病机制

OTCD 是因编码 OTC 的基因发生突变，导致

OTC 活性丧失或低下，瓜氨酸合成受阻，尿素循环中断，因而出现血氨增高、低瓜氨酸血症；另一方面，线粒体中大量氨甲酰磷酸溢入细胞质，增加了嘧啶的生物合成，导致磷酸核糖焦磷酸耗竭，抑制了乳清酸磷酸核糖焦磷酸转移酶活性及其催化反应，最终导致乳清酸蓄积，过量乳清酸随尿液排出致尿乳清酸排泄增加。

四、临床表现

患者可于任何年龄阶段发病。临床主要分为早发型和晚发型两种。早发型多发于男性杂合子患者，常于新生儿期发病，病情凶险，多表现为生后数天内出现并迅速进展的代谢性脑病。出生时可无异常，生后数天即表现出易激惹、嗜睡、拒食、呼吸急促和昏睡等，可迅速发展为痉挛、昏迷和呼吸衰竭。如果不及时治疗，常在 1 周内死亡，幸存者多遗留严重的智力损害。晚发型多发生在较大年龄的患者中，可以是半合子的男性和杂合子的女性，临床症状相对轻，且表现多样。儿童期和成人期发病的患者多表现为慢性神经系统损伤，如发作性呕吐、头痛、行为异常、谵妄、精神错乱等。患者可有肝大、反复癫痫发作、生长发育迟缓、行为异常等临床表现。尽管晚发型症状较轻，但是在疾病、应激、高蛋白饮食等环境因素应激下会诱发高氨血症的急性发作而威胁生命。杂合子女性携带者多数终身无症状，少数发病，发病年龄及临床表现有个体差异性，既可为早发型，也可表现为晚发型。

五、辅助检查

（一）常规检查

血氨升高。新生儿期起病的患者，血氨水平升高明显，高于 300μmol/L，并可持续升高。晚发型患者及有症状的女性杂合子患者，在高氨血症发作时血氨高于 150μmol/L，在发作间期病情缓解时可恢复正常。

（二）尿有机酸检测

气相色谱 - 质谱检测（gas chromatography-mass spectrometry, GC-MS）显示尿乳清和尿嘧啶排出明显增加。

（三）血氨基酸检测

血瓜氨酸水平降低，谷氨酸水平增高，部分患者血瓜氨酸水平正常。

（四）酶活性分析及基因突变分析

OTC 在肝组织和小肠黏膜中表达，通常男性患者或者女性发病者酶活性为正常人的 5%~25%。基因突变分析有助于诊断及与氨甲酰磷酸合成酶（carbamyl phosphate synthetase, CPS）的鉴别诊断，能够发现杂合子女性和无症状的男性患者。

六、诊断

OTCD 的诊断主要依据临床症状、生化检测、血氨基酸及尿有机酸分析测定等结果进行综合分析确定。血氨早期测定是关键。临床上，对具有神经系统症状及肝损害，血氨水平升高，尿气相色谱 - 质谱检测有机酸分析可见尿乳清酸排出增多，血氨基酸分析谷氨酸水平亦升高，精氨酸及瓜氨酸水平降低，影像学检查有脑水肿或脑萎缩等改变者，应高度怀疑 OTCD。血氨升高、血瓜氨酸降低、尿乳清酸增高可确诊此病。

七、鉴别诊断

本病需要与其他引起高氨血症的疾病鉴别，如尿素循环障碍中其他疾病，如氨甲酰磷酸合成酶缺乏等；有机酸血症，如丙酸血症、甲基丙二酸血症等；脂肪酸氧化代谢病，如中链酰基辅酶 A 脱氢酶缺乏症等。此外，感染、脑病合并内脏脂肪变性综合征（Reye syndrome）、肝病等会导致血氨升高。

八、治疗

目前该病尚无特效治疗方法。主要治疗原则是控制饮食，减少蛋白质摄入，降低血氨产生，避免出现高氨血症，利用药物促进血氨代谢。

（一）急性期治疗

患者出现脑病和高氨血症时需给予紧急治疗。

1. 饮食治疗

（1）蛋白质：立即停止蛋白质摄入，但无蛋白饮食不宜超过 48 小时，24~48 小时后可开始予小剂量［0.5g/（kg·d）］蛋白质或氨基酸，防止机体自身蛋白分解亢进。根据血氨水平，可每天增加 0.5g/kg，至慢性期推荐量．

（2）葡萄糖：排除希特林缺陷后，立即给予高浓度葡萄糖及适当补充电解质以促进合成代谢,血糖目标范围为 6.6~11.0mmol/L,若血糖过高可给予胰岛素.

(3)脂肪:排除线粒体脂肪酸氧化障碍后,可给予脂肪乳剂 0.5~2.0g/(kg·d);保证总热量 60~100kcal/(kg·d)[251~419kJ/(kg·d)]。能量摄入量应为 2007 年世界粮农组织(Food and Agriculture Organization of the United Nations,FAO)、世界卫生组织(World Health Organization,WHO)及联合国大学(United Nations University,UNU)制订的相应年龄安全摄入量的 120%,以促进合成代谢(表 30-2-2)。

2. 清除体内毒性产物 静脉注射苯甲酸钠 500mg/(kg·d)或苯丁酸钠 600mg/(kg·d)、精氨酸 400~700mg/(kg·d)、左卡尼汀 100mg/(kg·d)及乳果糖等降低血氨;严重高氨血症患者,可通过血液滤过透析迅速降低患者血氨。

3. 抑制氨生成 停止蛋白质摄入;保证能量供给 60~100kcal/(kg·d),可予 10%~20% 葡萄糖口服或静脉滴注;保证大便通畅,减少肠道产氨;可适当给予抗生素,抑制肠道菌群繁殖。

4. 纠正电解质紊乱,维持酸碱代谢平衡 预防出现脱水、电解质紊乱,丙戊酸钠、阿司匹林等药物可诱发或加重高氨血症,治疗时应注意避免使用。

(二)长期治疗

以低蛋白、高热量饮食治疗为主,保证能量供应,减少氨的产生;同时给予降血氨药物治疗。

1. 饮食治疗 控制蛋白质摄入量,目标是既能纠正患者生化异常,又能满足其生长发育所需营养。婴儿期患者无须停用母乳,断奶阶段逐步添加低蛋白食物。儿童患者应在保障生长发育的基础上最大限度减少蛋白质摄入。根据不同年龄蛋白和能量需求与血氨水平定期调整饮食管理方案。建议按照 2007 年 FAO、WHO 和 UNU 推荐蛋白和能量安全摄入量进行饮食管理(表 30-2-1、表 30-2-2)。特殊饮食治疗中的患者容易发生微量元素、维生素、矿物质及肉碱缺乏等营养障碍,需密切监测,补充相应的营养素,保证生长发育及生理需求。

2. 药物 常用药物为苯甲酸钠、苯丁酸钠、精氨酸、瓜氨酸。但应注意,苯甲酸钠及苯乙酸钠可引起体内肉碱缺乏,故患者应补充左卡尼汀 50~100mg/(kg·d)。

3. 血液透析 若药物治疗效果欠佳,需考虑尽快透析治疗。

4. 活体肝移植治疗 彻底治疗 OTCD 患者的最有效方法为活体肝移植。肝移植虽然可纠正患者的尿素循环障碍,明显降低血氨,提高生活质量,但不能逆转已经发生的神经系统损伤。

表 30-2-1 不同年龄组及孕期哺乳期蛋白质摄入安全水平

蛋白质摄入量推荐						
年龄	摄入 /[g·(kg·d)^{-1}]	年龄	摄入 /[g·(kg·d)^{-1}]	摄入 /[g·(kg·d)^{-1}]	孕 / 哺乳期	摄入 /(g·d^{-1})
1 月龄	1.77	/	女	男	孕早期	1
2 月龄	1.50	11 岁	0.90	0.91	孕中期	10
3 月龄	1.36	12 岁	0.89	0.90	孕晚期	31
6 月龄	1.14	13 岁	0.88	0.90	哺乳期 1~6 个月	19
12 月龄	1.14	14 岁	0.87	0.89	哺乳期 >6 个月	13
1.5 岁	1.03	15 岁	0.85	0.88		
2 岁	0.97	16 岁	0.84	0.87		
3 岁	0.90	17 岁	0.83	0.86		
4~6 岁	0.87	18 岁	0.82	0.85		
7~10 岁	0.92	>18 岁	0.83	0.83		

表 30-2-2   不同年龄组及孕期 / 哺乳期能量摄入

年龄 / 岁	能量 / $[kcal \cdot (kg \cdot d)^{-1}]$		年龄 / 岁	女	男	时期	能量 / $(kcal \cdot d^{-1})$
	女	男					
				成人(70kg)适度活动		孕早期	90
0.5	81.3	80	18~29	38	43.7	孕中期	287
2.5	79.8	83.2	30~59	35.4	41.8	孕晚期	466
5	72.9	75.3		成人(50kg)适度活动		哺乳期	
10	59.3	65.7	18~29	43	50.7	1~6 个月	669
15	46.1	55	30~59	43.7	50.7	>6 个月	460

第三节   甲基丙二酸血症

一、概述

甲基丙二酸血症(methylmalonic acidemia,MMA)又称甲基丙二酸尿症(methylmalonic aciduria),是我国最常见的常染色体隐性遗传的有机酸代谢病。MMA 是由甲基丙二酰辅酶 A 变位酶(methylmalonyl CoA mutase,MCM)或其辅酶钴胺素(cobalamin,Cbl;也即维生素 B_{12},Vit B_{12})代谢缺陷所导致。根据酶缺陷类型,可以分为 MCM 缺陷型(Mut 型)及维生素 B_{12} 代谢障碍型(cbl 型)两大类。Mut 型又可依据 MCM 酶活性完全或部分缺乏分为 Mut0 和 Mut- 亚型;cbl 型则包括 cblA、cblB、cblC、cblD、cblF 等亚型。根据是否伴有血同型半胱氨酸增高,可以分为单纯型 MMA 及合并型 MMA。

二、流行病学

MMA 总患病率在国外不同人种之间为 1/169 000~1/50 000。中国台湾地区约 1/86 000。中国内地尚无确切数据报道,根据新生儿串联质谱筛查结果估算出生患病率约 1/28 000,但北方有些地区发病率可高于 1/10 000。

三、发病机制

甲基丙二酸是异亮氨酸、缬氨酸、甲硫氨酸、苏氨酸、胆固醇和奇数链脂肪酸分解代谢途径中甲基丙二酰辅酶 A 的代谢产物,正常情况下,在甲基丙二酰辅酶 A 变位酶及腺苷钴胺素作用下转化成琥珀酰辅酶 A,参与三羧酸循环。由于基因突变导致甲基丙二酰辅酶 A 变位酶或甲基钴胺素活性下降从而导致甲基丙二酰辅酶 A 代谢受阻,其旁路代谢产物甲基丙二酸、3- 羟基丙酸、甲基枸橼酸等代谢产物异常蓄积,引起脑、肝、肾、骨髓及心脏等多脏器损伤。

四、临床表现

MMA 患者临床表现各异,最常见的症状和体征是反复呕吐、嗜睡、惊厥、运动障碍、智力及肌张力低下。通常发病年龄越早,急性代谢紊乱和脑病表现越严重。新生儿期发病者多在生后数小时至 1 周内出现急性脑病样症状,表现为呕吐、肌张力低下、脱水、严重酸中毒、高乳酸血症、高氨血症、昏迷和惊厥,病死率高。儿童期发病的出生时正常,多在 1 岁以内发病,首次代谢危象的诱因常为感染、饥饿、疲劳、疫苗注射等应激因素刺激或高蛋白饮食、药物,如果不及时诊治,可导致智力发育和运动发育迟缓、落后甚至倒退,可伴发血液系统、肝脏、肾脏、皮肤和周围神经受累。成人患者首发症状可为周围神经病变和精神心理异常等。

五、辅助检查

常规实验室检查,包括血尿常规、肝功能、肾功能、血气分析、血糖、血氨、乳酸等。可出现贫血、全血细胞减少、酸中毒、血氨升高及乳酸升高。

1. 血氨基酸、酯酰肉碱谱分析 MMA患者血丙酰肉碱（C3）增高，C3/乙酰肉碱（C2）比值增高。部分MMA伴同型半胱氨酸血症患者血蛋氨酸降低。

2. 尿有机酸检测 MMA患者尿甲基丙二酸及甲基枸橼酸增高，可伴3-羟基丙酸增高。

3. 血同型半胱氨酸测定 单纯型MMA患者血液同型半胱氨酸浓度正常（<15μmol/L），而合并型MMA患者血液总同型半胱氨酸浓度不同程度增高。

4. 头颅MRI MRI常见表现包括双侧基底神经节区受损、皮质萎缩或发育不良、脑白质异常等。

5. 基因诊断 对合并型MMA可直接做*MMACH*基因检测。其他各型MMA或临床生化不明确分型者，可以选择包括*MMACHC*、*MUT*、*MMAA*、*MMAB*、*MCEE*、*MMADHC*等基因靶向DNA测序（panel）或全外显子测序进行分析以明确诊断。

六、诊断

由于个体差异较大，临床误诊或漏诊率较高，对于不明原因的呕吐、惊厥、酸中毒、肌张力异常、发育落后等的患儿应及早进行相关检查，尿酮体测定、血常规化验、血气分析、血氨、血糖等一般检查均有助于诊断，诊断依据为血串联质谱示C3和C3/C2增高，尿气相色谱-质谱示甲基丙二酸、甲基枸橼酸和3-羟基丙酸显著增加。根据同型半胱氨酸监测区分单纯型及合并型，通过维生素B$_{12}$试验确定维生素B$_{12}$型或无效型，通过基因突变检测对MMA进行分型。

七、鉴别诊断

（一）继发性甲基丙二酸血症

继发于维生素B$_{12}$及叶酸缺乏，结合母亲营养状况、喂养史和血维生素B$_{12}$及叶酸水平可鉴别。

（二）丙酸血症

要结合尿有机酸谱，丙酸血症患者尿以3-羟基丙酸及甲基枸橼酸增高为主，其尿甲基丙二酸正常，可助于鉴别。

八、治疗

（一）急性期治疗

以补液、纠正酸中毒、低血糖和电解质紊乱为主，同时限制蛋白质摄入，供给充足的热量。可用左卡尼汀静脉滴注或口服，维生素B$_{12}$肌内注射。若高氨血症和或代谢性酸中毒难以控制时，还需通过腹透或血液透析去除毒性代谢物。

（二）长期治疗

1. 维生素B$_{12}$反应型MMA 对所有维生素B$_{12}$治疗有反应的患者，建议每日肌内注射1mg，羟钴胺优于氰钴胺。合并型MMA患者尚需口服甜菜碱[100~500mg/（kg·d）]降低血同型半胱氨酸浓度，辅以左卡尼汀[50~100mg/（kg·d）]、叶酸（5~10mg/d）和维生素B$_6$（10~30mg/d）等。

2. 维生素B$_{12}$无反应型MMA 以饮食治疗为主。

3. 饮食控制 患儿病情稳定，开始进食后，为防止机体必需氨基酸缺乏，需给予最低天然蛋白质量，以保证生长发育需要。针对各年龄所需总蛋白质的不足部分，给予不含异亮氨酸、蛋氨酸、苏氨酸、缬氨酸的特殊配方营养粉，补充蛋白质（表30-3-1）。由于异亮氨酸、缬氨酸和蛋氨酸为必需氨基酸，需定期检测氨基酸水平以免缺乏。辅食开始添加期需精确评估母乳量，选择薯类、水果、粥等作为辅食，以补充天然蛋白质摄入的不足。幼儿期应计算主食、主菜、配菜的蛋白质含量，调整饮食结构，以达成每餐的目标量。能量不足时，用油脂类、低蛋白淀粉类或特制的低蛋白食品进行补充。大部分MMA合并同型半胱氨酸血症患者不需严格控制天然蛋白摄入。

表30-3-1 维生素B$_{12}$无效型MMA稳定期蛋白质摄取量

单位：g/（kg·d）

年龄	天然蛋白质	特殊配方粉	总蛋白质
0~12个月	1.0~1.5	1.0~0.7	1.7~2.5
>1~4岁	1.0~1.5	1.0~0.5	1.5~2.5
>4~7岁	1.0~1.5	0.5~0.2	1.2~2.0
>7岁	0.8~1.2	0.4~0.2	1.0~1.6

4. 药物治疗   需长期口服左卡尼汀 50~200mg/(kg·d),将血液游离肉碱(C0)水平维持在 50~100μmol/L。由于长期限制天然蛋白质,患者易发生微量营养素和矿物质缺乏,需注意监测,必要时相应补充。

5. 对症治疗   对于合并癫痫等疾病的患者,需给予抗癫痫等对症治疗。对于合并贫血、心肌损伤、肝损伤、肾损伤的患者,需给予维生素 B_{12}、叶酸、铁剂、果糖、保肝药物等治疗。

6. 康复训练   部分神经运动系统受损患者需要进行感觉、运动功能康复训练和语言认知功能培养,以利于患者的生长发育。

7. 肝肾移植治疗   对于维生素 B_{12} 无效型且饮食控制治疗效果较差的患者可尝试肝移植治疗。肾移植可纠正肾衰竭并在一定程度上减少甲基丙二酸浓度。

8. 遗传咨询   甲基丙二酸血症为常染色体隐性遗传病,患者父母再次生育再发风险为 25%。应对所有患者及其家庭成员提供必要的遗传咨询,对高风险胎儿进行产前诊断。

第四节   原发性肉碱缺乏症

一、概述

原发性肉碱缺乏症(primary carnitine deficiency,PCD),又称肉碱转运障碍或肉碱摄取障碍。是由于细胞膜上与肉碱高亲和力的肉碱转运蛋白基因突变所致的一种脂肪酸 β 氧化代谢病,为常染色体隐性遗传病。表现为血浆肉碱水平明显降低及组织细胞内肉碱缺乏,引起心脏、骨骼肌、肝脏等多系统损害。近 10 年来,随着串联质谱的发展和应用,越来越多的 PCD 患者得到诊断及治疗。

二、流行病学

不同地区 PCD 的患病率存在差异,德国约为 0.3/10 万,美国约为 0.5/10 万,葡萄牙约为 1/10 万,澳大利亚约为 0.8/10 万,沙特阿拉伯约为 1.2/10 万,日本约为 2.5/10 万;我国上海地区约为 2.4/10 万,浙江省约为 3.1/10 万,中国香港约为 1.1/10 万,中国台湾省患病率约为 0.8/10 万。

三、发病机制

人体内的肉碱 75% 来自食物,25% 由赖氨酸和蛋氨酸在肝脏和肾脏中合成,摄入的肉碱在细胞膜上的肉碱转运蛋白的作用下进入细胞,再转运到体液内。肉碱的主要功能是在细胞质内与活化的中、长链酰基 CoA 和游离肉碱,长链酰基 CoA 可在线粒体基质酶体系作用下进行 β 氧化,而释出

的肉碱在肉碱酰基肉碱转移酶作用下被转运出以循环再利用。肉碱转运蛋白广泛分布于心肌、骨骼肌、小肠、肾小管、皮肤成纤维细胞及胎盘等组织细胞膜上。基因突变导致其编码的肉碱转运蛋白无法锚定细胞膜而滞留于细胞质中,或结构及功能区域不同程度受损,导致该蛋白的转运功能缺陷。肉碱由肠道转入到血液及由血液转入到细胞的量减少,导致血液及细胞内肉碱缺乏、脂肪酸 β 氧化受阻。患者表现为心肌病、心功能降低、肌无力、肌张力减退及肝功能异常。

四、临床表现

PCD 可于任何年龄发病,多数患儿于 1 个月~7 岁发病,平均年龄在 2 岁左右。不同患者临床表现有较大差异,主要有:①急性能量代谢障碍危象,表现为低酮型低血糖、高血氨及代谢性酸中毒等;②心肌病,表现为心室肥厚、心功能不全、心律失常及肌酸激酶升高等;③肌病,表现为肌无力、肌张力减退、肌痛、运动耐力差、肌肉型肌酸激酶升高、肌纤维内脂质沉积等;④肝脏损害,表现为肝大、脂肪肝、肝功能异常等,一些肝损患儿急性起病,表现为抽搐、进行性意识障碍等,常被误诊为脑病合并内脏脂肪变性综合征。此外,反复腹痛、呕吐、胃食管反流等消化道症状,反复感染、喘息等呼吸道表现及贫血等也有报道。PCD 是一种潜在的致死性疾病,患儿可因急性能量代谢障碍危象或急

性心衰而猝死。临床表现多样,与发病年龄、发病时间和病情轻重有关。最常见的症状是婴幼儿期和儿童期心肌和骨骼肌受损。成年期症状较轻或无症状,多为耐力降低或易疲劳。妊娠期,由于能量消耗和血浆生理性的肉碱水平降低,孕妇可有疲劳和心律失常等不典型表现。

五、辅助检查

患者可出现低酮性低血糖、肌酸激酶增高、高血氨、代谢性酸中毒、肝脏转氨酶升高、游离脂肪酸升高。

1. 血酰基肉碱谱检测　血游离肉碱水平降低,正常参考值为 $10\sim60\mu mol/L$,患者常低于 $5\mu mol/L$,少部分患者在 $5\sim10\mu mol/L$,伴多种酰基肉碱水平降低。

2. 心电图　可示各种心律失常、QT 间期延长、T 波增高等电生理改变。

3. 心脏彩超　心腔扩张、心室壁或室间隔肥厚、射血分数降低、心肌收缩力减弱、继发性二尖瓣关闭不全等心脏结构及功能异常。

4. 肌肉活检　肌细胞内脂肪沉积,肉碱含量极低,含有大量脂滴的纤维以 I 型为主,II 型肌纤维可能出现萎缩。

5. 基因突变检测　基因突变分析有助于诊断及产前诊断。

6. 新生儿筛查　许多国家已经将 PCD 列为新生儿筛查的常规项目,新生儿生后数天采血,送至当地新生儿筛查中心检测,达到早诊断、早治疗的目的。

六、诊断

患者表现出肌无力、肝脏肿大、抽搐、嗜睡、智力及运动发育落后等提示脂肪酸氧化代谢病的临床症状。实验室检查有低酮性低血糖、高血氨、代谢性酸中毒、脂质沉积性肌病、脂肪肝等,结合串联质谱检测显示血浆游离肉碱及各种酰基肉碱降低,可作出诊断。由于继发性肉碱缺乏症更常见,故确诊 PCD 需要检测母亲血的酰基肉碱谱,并进行基因突变检测。

七、鉴别诊断

(一) 遗传代谢病

脂肪酸氧化代谢病、有机酸血症、线粒体病。

(二) 肉碱摄入或合成不足

如喂养困难、素食者、合成低下(如肝硬化)、丢失过多(如范科尼综合征、血透)、吸收异常(如短肠综合征)、应用某些药物(如丙戊酸)、发育尚未成熟(如早产)等。

(三) 母源性肉碱缺乏

母亲为 PCD 患者或母亲为素食者。

八、治疗

避免饥饿及长时间高强度运动。需终身应用肉碱替代治疗,维持血浆游离肉碱水平正常或接近正常。

1. 急症处理　当出现急性能量代谢障碍危象时,立即静脉输注足量葡萄糖以维持血糖水平 $>5mmol/L$,并调整左卡尼汀剂量为每天 $100\sim400mg/kg$,静脉或口服给药。当出现急性心衰时,静脉输注左卡尼汀的同时,联合洋地黄、利尿剂等药物对症治疗,并限制钠盐摄入;对有心律失常者,同时给予抗心律失常药物治疗。

2. 长期治疗　临床上根据随访患者血浆游离肉碱和酰基肉碱水平、结合具体病情变化,进行个体化给予左卡尼汀治疗,推荐维持剂量为 $100\sim200mg/(kg\cdot d)$,分 3~4 次服用,需终身补充。左卡尼汀副作用较少,大剂量可能引起腹泻、恶心等胃肠道不适,通常减少剂量待症状改善后再逐步增至治疗剂量。若伴有乙酰肉碱降低,可同时补充乙酰肉碱治疗,剂量为 $50\sim100mg/(kg\cdot d)$。

3. 监测与评估　定期检测血游离肉碱及酰基肉碱水平,根据血游离肉碱及酰基肉碱水平变化调整左卡尼汀剂量。伴有心肌病患者,定期进行超声心动图和心电图检查,当患者出现心肌损伤时,及时给予治疗。

第五节　糖原贮积病 I 型

一、概述

糖原贮积病 I 型(glycogen storage disease type I,GSD I)是由于葡萄糖 -6- 磷酸酶(glucose-6-phosphatase,G6PC)系统缺陷所致的糖原代谢障碍性疾病。主要有两种亚型：GSD I a 和 GSD I b。GSD I a 型是由于 G6PC 突变使肝脏葡萄糖 -6-磷酸酶缺乏所致。GSD I b 型是由 SLC37A4 基因突变使葡萄糖 -6- 磷酸酶转运体(glucose-6-phosphatase transporter,G6PT)缺陷所致。

二、流行病学

在国外,不同人种之间,GSD I 型总发病率约为 1/100 000~1/20 000, I a 型占 80%；中国台湾约 1/50 000,无准确的流行病学数据。

三、发病机制

G6PC 和 G6PT 先天性缺陷使糖原仅能分解到葡萄糖 6 磷酸(glucose-6-phosphate,G6P)水平,糖异生途径也受阻。当外源性葡萄糖消耗殆尽时,血糖水平迅速下降,血糖降低使升糖激素分泌过多,过多的 G6P 转化为丙酮酸的旁路亢进,丙酮酸继续酵解产生大量乳酸；其次患者单糖和双糖利用障碍,通过旁路代谢为乳酸,导致高乳酸血症。长期高乳酸血症可导致生长迟缓。另一方面,低血糖使脂肪大量动员,脂肪分解的中间代谢产物乙酰辅酶 A、丙酮、游离脂肪酸等升高,导致高脂血症、脂肪肝等。

四、临床表现

(一) GSD I 型

腹部膨隆、生长迟缓、低血糖抽搐、反复鼻出血、腹泻和呕吐为儿童患者主要就诊原因,极少数以肉眼血尿、便血、反复骨折、贫血或痛风等为首发表现。从未确诊及治疗的成年患者可以多发肝腺瘤、慢性肾衰、严重痛风伴多发痛风石、骨质疏松等

就诊。其他少见表现包括肺动脉高压、糖尿病、脑血管病和肝腺瘤癌变等。查体可见身材矮小和肝脏明显增大。

(二) GSD I b 型

患者除以上表现外,还可有反复感染伴中性粒细胞减少、口腔溃疡、炎症性肠病、肛周溃疡、关节炎和脾大等。

五、辅助检查

(一) 生化异常

典型患者表现为空腹低血糖、代谢性酸中毒、高乳酸血症、高尿酸血症和高脂血症,肝功能异常。GSD I b 型患者除以上改变外,还有反复或持续外周血白细胞和中性粒细胞减少。

(二) 影像学检查

1. 腹部超声 /CT　肝脏体积增大、弥漫性病变或有脂肪肝样改变。可见单发或多发性肝腺瘤,为形态规则的低回声或中高回声,可伴有钙化灶。肾脏体积增大,可伴弥漫性病变、回声增强、皮髓质分界不清和肾或输尿管结石。

2. 心脏超声　少数患者可有心脏超声异常,包括左房增大,左室后壁轻度增厚,二尖瓣前叶增厚伴关闭不全,合并房间隔缺损和肺动脉高压等。

3. 头部 MRA　极少数患者出现颈内动脉、大脑中动脉和基底节动脉等狭窄,伴广泛侧支循环形成时即为烟雾病(moyamoya disease)脑血管病变。

4. 基因分析　G6PC 或 SLC37A4 基因检测,检测方法包括 Sanger 测序、糖原贮积症基因二代测序和全外显子分析等。

六、诊断

糖原贮积病 I 型的诊断需要结合临床表现、实验室检查及基因检测综合判断。对于所有身高增长缓慢伴肝脏明显增大的患者均应考虑 GSD I 型的可能。典型生化改变包括空腹低血糖、高乳酸

血症、高脂血症和高尿酸血症等。GSD Ⅰb 型患者还可有反复或持续性白细胞和中性粒细胞减少。发现 *G6PC* 或 *SLC37A4* 基因 2 个等位基因致病突变有确诊意义。

七、鉴别诊断

需要与其他类型糖原类疾病相鉴别。GSD Ⅲ型的患者空腹的乳酸和尿酸多正常,转氨酶却明显高于Ⅰ型。GSD Ⅵ型血乳酸空腹正常,餐后升高。GSD Ⅸ型血糖轻度降低,血乳酸正常,多数患者成年后生化检查正常。

八、治疗

GSD Ⅰ 治疗的总目标是维持血糖正常,尽可能抑制低血糖所继发的各种代谢紊乱,减少长期并发症,提高患者生活质量。

(一) 饮食治疗

热量摄入不足导致低血糖、代谢紊乱,过度则导致糖原过度负荷、肝大、高脂血症和肥胖。膳食结构上碳水化合物需占总能量 60%~70%,蛋白质占 10%~15%,脂肪摄入占 20%~30%,以亚油酸等不饱和脂肪酸为主。管控葡萄糖、蔗糖、乳糖和果糖等的摄入,仍应限量补充水果和乳制品满足生长发育需要。

1. 婴儿　母乳含乳糖和脂肪,单纯母乳喂养的患儿容易出现严重高脂血症和乳酸酸中毒,建议换用不含蔗糖、乳糖和果糖的特殊医用配方奶或豆奶。如果患儿持续高甘油三酯血症,可以选择富含中链甘油三酯的不含蔗糖、乳糖和果糖的特殊医用配方奶粉。婴儿应每 3~4 小时喂 1 次,如不能坚持夜间每 3~4 小时喂养患儿,可选择夜间鼻胃管或胃造瘘给予持续配方奶或葡萄糖喂养。

2. 幼儿、儿童及青少年　需限制水果、果汁、乳制品,饮食管理中不仅要防止低血糖,还应注意营养素均衡。患者可食用的食物品种受限,可能导致维生素缺乏,需补充多种维生素,同时注意避免摄入过多碳水化合物,以免加重肝脏中糖原的沉积及肥胖。饮食上主要通过增加进餐次数维持血糖水平。

3. 玉米淀粉饮食疗法　1984 年 Chen 等提出生玉米淀粉饮食疗法。婴儿期:可每 2~3 小时母乳或麦芽糊精按需喂养,也可胃管持续鼻饲葡萄糖,9~12 月龄可以逐渐改用生玉米淀粉替代麦芽糊精。幼儿期:生玉米淀粉每次 1.6g/kg,间隔 4~6 小时 1 次。学龄前和学龄期每次 1.7~2.5g/kg,4~6 小时 1 次。成人 1.7~2.5g/kg,睡前 1 次。生玉米淀粉以 1:2 比例与凉白开水混合。为改善口感,可加少许无蔗糖、果糖、乳糖的婴儿配方奶粉或无糖豆奶冲服;不可与柠檬汁或维生素 C 一起食用,否则生玉米淀粉中的葡萄糖会很快释放出来,造成血糖波动。部分成年患者睡前服用 1 次生玉米淀粉即可维持血糖在 4.0mmol/L 以上,但多次口服生玉米淀粉优于单次治疗。一些患者食用生玉米淀粉后腹胀或腹泻,服用胰酶可以减轻,但不建议常规使用胰酶。改良支链玉米淀粉较普通的玉米淀粉能更长时间地维持血糖稳定,降低胰岛素反应,在美国和欧洲已获批应用于 2 岁以上的儿童和成人患者,起始剂量为每次 2g/kg,于睡前口服以维持夜间血糖稳定。

(二) 辅助治疗

1. 低血糖的治疗　患者出现低血糖症状或血糖低于 3.0mmol/L 时,可口服 10%~50% 葡萄糖 50~100ml 以迅速提升血糖;随后给予饼干、全麦面包、生玉米淀粉、食品(葡萄糖片、葡萄糖聚合物或葡萄糖凝胶)等维持血糖。若患者不能口服,应立即静脉注射 10% 葡萄糖 2~4ml/kg,后续可给予 10%~12.5% 葡萄糖持续滴注,滴速 5~8mg/(kg·min),监测血糖,并根据血糖调整输注速率,直至患者可进食,并在停止补液后血糖仍能维持在正常范围。

2. 高脂血症　首先要控制血糖平稳,婴幼儿建议选择以麦芽糊精为主要糖类、不含乳糖、含中链甘油三酯(MCT)的奶粉。美国医学遗传学会指南不建议 10 岁以下的患者使用降脂药物。成年患者可用他汀类或贝特类降脂药物治疗。

3. 高尿酸血症　血尿酸持续高于 600μmol/L 时,口服别嘌醇 10~15mg/(kg·d)。

4. 高乳酸血症　婴幼儿选择无乳糖奶粉。年长儿口服碳酸氢钠 85~175mg/(kg·d)纠正慢性代谢性酸中毒。

5. 肝腺瘤　治疗方法包括随诊观察、手术切除、肝动脉栓塞、肝动脉化疗栓塞、射频消融和肝移植等。

6. 肾脏病变的治疗　肾脏病变包括微量白蛋白尿、蛋白尿、高尿钙、血尿、肾小管和肾功能损害等。监测主要针对以上改变而进行。建议在肾脏专科医生指导下治疗。

7. 粒细胞减少　可用粒细胞刺激因子治疗与粒细胞缺陷相关的严重感染、骨关节炎和炎症性肠病等。

九、预后

早期饮食治疗可有效降低致死率和致残率，多数患者可以通过治疗过上正常人的生活，如果血糖能够维持在正常水平，除了血脂外的多数代谢和临床指标能够获得明显改善，肝脏腺瘤发生率明显降低，但肾脏病变不能避免。在治疗反应不理想或持续矮小的患者，可能需要做肝移植或肝肾联合移植。GSD Ⅰb 患者由于复发感染和肠炎，代谢指标的控制会更困难。

十、小结

遗传代谢病种类繁多，常常与营养素代谢相关，营养治疗是治疗的基础。对每一种遗传代谢病，都应明确其发病机制，才能明确需要限制摄入的代谢受阻的底物，以减少有害物质的蓄积，并根据需要补充生成不足的产物和能量，最终目的是维持代谢稳定和生长发育正常。由于酶缺陷程度不同，即使患相同的疾病，不同患者对营养素的耐受程度不尽相同，因此营养治疗方法应注重个性化。

❓【思考题】

1. 正常蛋白质摄入情况下，对于 12 岁及以下血苯丙氨酸 ≥（　　）μmol/L，以及 12 岁以上血苯丙氨酸 ≥（　　）μmol/L 的 PAH 缺乏症患者均应饮食治疗。

A. 360；480

B. 600；360

C. 360；600

D. 480；360

2. 鸟氨酸氨甲酰转移酶缺乏症在急性期完全限制蛋白质的状态不宜超过（　　）小时。

A. 24　　　　　　B. 48

C. 72　　　　　　D. 96

3. 甲基丙二酸血症合并同型半胱氨酸血症患者一般（　　）控制天然蛋白摄入。

A. 不需严格　　　B. 应该严格

C. 应该长期　　　D. 应该立刻

4.（　　）月龄可以逐渐改用生玉米淀粉替代麦芽糊精治疗糖原贮积病 Ⅰ 型，间隔 4~6 小时 1 次。幼儿期：生玉米淀粉每次（　　）g/kg；学龄前和学龄期每次（　　）g/kg。

A. 9~12；1.0；1.7~2.5

B. 6~8；1.3；2.0~3.0

C. 9~12；1.6；1.7~2.5

D. 6~8；2.0；2.5~3.0

参考答案：1. C；2. B；3. A；4. B。

【参考文献】

［1］中华预防医学会出生缺陷预防与控制专业委员会新生儿筛查学组, 中华医学会儿科学分会临床营养学组, 中国医师协会医学遗传医师分会临床生化遗传专业委员会, 等. 苯丙氨酸羟化酶缺乏症饮食治疗与营养管理共识. 中华儿科杂志, 2019, 57 (6): 405-409.

［2］Vockley J, Andersson HC, Antshel KM, et al. Phenylal-aninehydroxylase deficiency: diagnosis and management guideline. Genet Med, 2014, 16 (2): 188-200.

［3］Singh RH, Cunningham AC, Mofidi S, et al. Updated, web-based nutrition management guideline for PKU: An evidence and consensus based approach. Mol Genet Metab, 2016, 118 (2): 72-83.

［4］陈哲晖, 董慧. 尿素循环障碍的三级防控专家共识. 中国实用儿科杂志, 2021, 10 (36): 725-730.

［5］Summar ML, Mew NA. Inborn Errors of metabolism with hyperammonemia: Urea cycle defects and related disorde. Pediatr Clin North Am, 2018, 65 (2): 231-246.

［6］Häberle J, Burlina A, Chakrapani A, et al. Suggested guidelines for the diagnosis and management of urea cycle disorders: First revision. J Inherit Metab Dis, 2019, 42 (6): 1192-1230.

［7］中国医师协会医学遗传医师分会临床生化专业委员会, 中华医学会儿科学分会内分泌遗传代谢学组, 中国妇幼保健协会儿童疾病和保健分会遗传代谢学组, 等. 中国尿素循环障碍诊断治疗和管理指南. 中华儿科杂志, 2022, 60 (11): 1118-1126.

［8］Häberle J, Burlina A, Chakrapani A, et al. Suggested guidelines for the diagnosis and management of urea cycle disorders: First revision. J Inherit Metab Dis, 2019,

42 (6): 1192-1230.

［9］杨艳玲, 韩连书. 单纯型甲基丙二酸尿症饮食治疗与营养管理专家共识. 中国实用儿科杂志, 2018 (7): 481-486.

［10］Baumgartner M R, Hörster F, Dionisivici C, et al. Proposed guidelines for the diagnosis and management of methylmalonic and propionic acidemia. Orphanet Journal of Rare Diseases, 2014, 9 (1): 130.

［11］Fraser JL, Venditti CP. Methylmalonic and propionic acidemias: clinical management update. Curr Opin Pediatr, 2016, 28 (6): 682-693.

［12］中国妇幼保健协会出生缺陷防治与分子遗传分会, 中国妇幼保健协会儿童早期发展专业委员会, 中国妇幼保健协会儿童疾病和保健分会遗传代谢学组, 等. 糖原贮积病 I a 型的诊断治疗和预防专家共识. 中国实用儿科杂志, 2022, 37 (9): 641-649.

（邓 沁 孔 粼）

第四部分

儿科营养管理与实施

第三十一章　营养评估规范

第一节　定义和概述

　　儿童的营养状况是影响疾病治疗过程和预后的重要因素，住院患儿具有较高的营养风险和营养不良的发生率，建议在诊断原发疾病的同时，也必须对每一位住院患儿进行营养风险筛查和营养状况的评估。

　　儿童营养状况的评估是从营养风险筛查开始的，其概念与营养不良不同。

　　1. 营养风险　欧洲肠外肠内营养学会（European Society of Parenteral and Enteral Nutrition，ESPEN）2003 年首次提出并明确"营养风险"这一概念。营养风险即"现存或潜在的因营养方面因素导致的不利于临床结局的风险。其概念的重要特征是与"临床结局"密切相关。

　　2. 营养（状况）不良（malnutrition）　是指机体因为摄入或吸收障碍导致营养物质缺乏或摄入过剩（或失衡）导致代谢紊乱，产生对人体的形态（体型、体格大小和人体组成）、机体和 / 或精神功能，以及对疾病的临床结局发生可以观察得到的不良影响，不能维持正常生长发育的一种异常的状态。

　　儿童营养不良可分为不同程度的营养过剩（over nutrition）或营养不足（under nutrition）的状态。其中，营养不足包括蛋白质 - 热量不足型营养不良，及微量营养素（如维生素）失衡型营养不良。国际上把儿童微量营养素缺乏称为潜在饥饿（hidden hunger）。

　　3. 儿童营养状况评估　是评估和判断儿童是否存在营养风险、营养不良的程度、是否需要进行营养支持以及对患儿预后的影响。可帮助医护人员做出准确的诊断，为患儿提供合理的前瞻性指导和营养支持。

　　全面的营养状况评估分为三个阶段，即儿童营养不良的三级评估：

　　（1）一级评估：营养筛查（nutritional screening）。

　　（2）二级评估：营养评估（nutritional assessment）。

　　（3）三级评估：综合测定（comprehensive measurement）。

第二节　营养不良风险筛查

一、营养风险筛查原则

1. 评估对象　所有住院患儿。
2. 评估内容　营养风险筛查。
3. 评估时机　入院 24 小时内。
4. 实施人员　护士。
5. 评估工具　儿科营养不良评估筛查工具（Screening Tool for the Assessment of Malnutrition in Pediatrics，STAMP）。

二、营养风险筛查内容及方法

(一) 基本资料

1. 入院诊断及疾病种类　性别、年龄、体重、身高、头围、中臂围、三头肌皮褶厚度、上臂肌围、生命体征。
2. 过敏史　过敏的食物或药物。
3. 社会环境　儿童成长的环境评估，包括居住环境、经济文化水平、宗教信仰等。家长失业、居住环境的狭小、缺乏医疗保险、无法获得新鲜，以及足够的食物均容易导致儿童发生营养不足。而过多地摄入廉价且高卡路里的食物则容易导致儿童发生肥胖。生活在有脱皮油漆的地方易导致儿童铅中毒的发生。

4. 健康管理

(1) 个人史：围产期母亲的营养状况、胎儿期及新生儿期生长发育情况，分娩时是否发生过窒息和急救、出生至今的发育情况。

(2) 家族史：是否有肥胖、糖尿病、高血压、高脂血症、心脏病、过敏、中风等家族遗传性疾病。

(3) 疾病史：是否早产、先天性疾病、染色体异常、曾经被诊断为急、慢性疾病并存在影响儿童目前营养状况的情况。囊性纤维化、炎症性肠病、腹部疾病或脓肿引流等情况会加速营养物质的流失。呕吐、腹泻、消化不良等情况均会影响儿童摄入足够的营养物质。此外还有一些会导致营养物质需求量增加的情况，如感染、烧伤、癌症、外科手术等。

(4) 用药史：记录儿童服用药物的名称、剂量、生产厂家，查看用药说明书，注意是否有过量服用的药物。比如：减肥药物、维生素、营养补充剂、化疗药、皮质类固醇、兴奋剂，或其他相关的药物。

5. 营养 / 代谢相关影响因素

(1) 体表情况检查：检查儿童体表可见部分有何异常，用于评估儿童是否存在微量营养素缺乏或摄入过多（表 31-2-1）。

表 31-2-1　异常体表检查结果相关的营养问题

体表系统或组织	正常状态	异常检查结果	营养元素缺失相关	营养元素过剩相关
头发	有光泽、不容易掉发、分布均匀	秃头症	蛋白质、卡路里	
		严重脱发	蛋白质、必需脂肪酸	
		色素沉着	蛋白质	
		毛发稀疏	蛋白质、维生素、锌	维生素 A
上皮组织	光滑	关节处有瘀伤		
皮肤	光滑、没有皮疹、肿胀或褪皮屑	干燥、褪皮	必需脂肪酸、维生素 A、锌	维生素 A
		毛囊角化过度	维生素 A、C	
		瘀斑、瘀点	维生素 C、K	
		紫癜	维生素 C、K	
		皮炎、糙皮病	烟酸	
		色素沉着		胡萝卜素

续表

体表系统或组织	正常状态	异常检查结果	营养元素缺失相关	营养元素过剩相关
指甲		反甲、匙状甲	铁	
口腔和嘴唇	粉红色、潮湿,黏膜完整	口角炎(口角处发炎)	核黄素(B₂)、烟酸(B₃)、吡哆醇(B₆)	
		嘴唇干裂、溃疡	核黄素(B₂)、烟酸(B₃)、吡哆醇(B₆)	
舌头	粉红色、潮湿,黏膜完整	舌炎、猩红色、疼痛、粗糙	核黄素、吡哆醇、烟酸、叶酸、钴胺素	
		舌乳头萎缩(舌苔平滑)	核黄素、烟酸、叶酸、钴胺素、铁	
		味觉减退	锌	
牙龈	粉红色、潮湿、光滑	出血、肿胀、萎缩	抗坏血酸(VC)	
眼睛	粉红色黏膜	结膜苍白	铁、叶酸、钴胺素	
	明亮,清澈、光亮	结膜比托(Bitot)斑、干燥症夜盲症	维生素A	
	完整的血管	角膜血管化、眼睑干裂、视神经乳头水肿	B族维生素	维生素A
肌肉骨骼	发育良好活动正常	佝偻病(串珠肋骨)、罗圈腿、骨骼疼痛	维生素D	
		肢端出血	抗坏血酸(维生素C)	
		肌肉萎缩、缺乏力量	蛋白质、卡路里	
全身一般状况		浮肿	蛋白质、硫胺素	
		皮肤弹性差	脱水	
		苍白、贫血	铁、叶酸、钴胺素(B₁₂)	
		伤口难以愈合	蛋白质、维生素C、锌	
神经系统	心理稳定正常反射	精神混乱、痴呆、混淆和定向障碍	烟酸、钴胺素、吡哆醇、硫胺素	
		外周神经病变	烟酸、钴胺素、吡哆醇	吡哆醇
		手足抽动症	钙、镁	
		头疼		维生素A
		嗜睡、呕吐		维生素A、D
		心脏肥大	硫胺素、磷	
		心力衰竭		
		心动过速		
腹部	对称,平坦	肝脏肿大、腹胀	蛋白质	维生素A
		胃肠胀气	乳糖不耐受	

（2）饮食/喂养障碍：喂养困难，如心血管疾病、先天性腭裂、先天性消化道畸形等。饮食失调症，如暴食症、神经性厌食症、异食癖、孤独症等可发生进食障碍。禁忌饮食：疾病相关禁忌的饮食。

6. 消化系统疾病

（1）消化道运动功能障碍疾病：反复呕吐、腹泻、便秘，如胃瘫、肠梗阻、先天性巨结肠等。

（2）消化道炎症性疾病：儿童梅克尔憩室炎、阑尾炎、炎症性肠炎（如溃疡性结肠炎）等。

（3）消化道梗阻性疾病：肥厚性幽门狭窄、肠套叠、肠扭转、肠旋转不良等。

（4）吸收不良性疾病：短肠综合征、乳糜泻等。

（5）消化道出血：食管静脉曲张、消化性溃疡、梅克尔憩室等。

（6）消化道结构异常：食管闭锁、食管气管瘘、先天性肛门直肠畸形等。

（7）肝脏疾病：肝硬化、肝炎、肝脏肿瘤等。

7. 其他系统疾病

（1）心血管系统：先天性心脏病（引起低体重与贫血）。

（2）呼吸系统：哮喘、过敏性鼻炎（包括食物过敏）、囊性纤维化病变等。

（3）泌尿生殖系统：提前或延迟的青春期（第二性征出现）、月经不调等。

（4）内分泌系统：新生儿低血糖症、儿童糖尿病、甲状腺功能减少、甲状腺功能亢进、先天性代谢病、生长激素缺乏、多囊卵巢综合征等。

（5）血液/免疫系统：肿瘤、贫血、结缔组织病、格林-巴利综合征等。

（6）肌肉骨骼系统：先天性肌无力、手足抽搐（低钙血症）、严重创伤。

（7）神经系统：癫痫、脊髓脊膜膨出、脑瘫、脑肿瘤、脑外伤等。

8. 活动/休息　对儿童日常活动的评估。指南建议：2 岁以上的儿童每天都应该有至少 1 小时的体育活动，而看电视或电脑屏幕的时间应该限制为每天不超过 2 小时。此建议适用于所有 2 岁以上的儿童。

9. 感知状况

（1）意识：包括嗜睡、易激惹、烦躁、昏迷等。

（2）精神神经症状：药物上瘾（戒断综合征）、情绪不稳定、易怒、屏气发作、行为失调、焦虑、抑郁等。

（3）舒适度：发生疼痛、乏力、恶心等。

（4）照顾者的认知状况：

1）对营养相关知识的认知，包括对喂养的认知。

2）对儿童相应年龄段生长发育、活动、营养需求量的知识知晓情况，如辅食添加的知识。

3）与年龄段相应的儿童饮食结构和进食习惯等饮食摄入史情况，如写饮食日志，记录包括主食、零食、药物等所有摄入物。

4）儿童特定的进餐时间。

5）儿童对食物的态度和进食时的表现。

6）食物过敏、饮食偏好和饮食限制情况。

7）消化情况：是否存在消化功能障碍的表现。

8）牙齿、身体保健情况。

（二）营养风险筛查工具

采用儿科营养不良评估筛查工具（Screening Tool for the Assessment of Malnutrition in Pediatrics，STAMP），内容包括临床疾病诊断和营养不良相关风险判断、住院期间膳食摄入情况及人体测量 3 个部分评估。每个部分均有评分标准，3 个部分评分累加的总分即为营养风险评分。0~1 分为低风险、2~3 分为营养不良中风险、≥4 分为营养不良高风险，需进行进一步详细的评估和制订营养支持计划。

（三）营养风险筛查目的

1. 发现不利于临床结局的营养风险。

2. 发现发生营养不良的风险，并对其进行分级。

（四）评估结果

根据评估结果定性。任何会影响儿童咀嚼、吞咽、摄入或消化吸收的情况都被视为目前存在或潜在的营养风险。营养风险筛查：高、中、低或无营养风险。

（五）评估结果阳性患儿后续处理

1. 仅存在营养风险的患儿需定期随访评估。

2. 同时存在营养风险和营养风险的患儿需实施二级营养评估，并制订营养计划。

第三节　营养不良评估

一、营养不良评估原则

1. 评估对象　存在营养或代谢问题、需要特殊喂养技术或制订营养支持计划的患儿。

2. 评估内容　营养不良及其严重程度的评估。

3. 评估时机　入院 48 小时内。

4. 实施人员　营养专科护士、营养师。

二、营养不良评估内容及方法

(一) 评估工具

1. 营养相关病史　同营养风险筛查评估内容。

2. 营养相关体格检查　参照 WHO 2006 最新推荐的营养不良评价指标,注意必须做到以下几点:①选择适宜的体格生长指标:最重要和常用的形态指标为身高(长)和体重,<3 岁儿童应常规测量头围,其他常用的形态指标有坐高(顶臀长)、胸围、上臂围、皮褶厚度等;② 采用准确的测量工具及规范的测量方法;③ 选择合适的参考人群值;④定期评估儿童生长状况,即生长监测。

(二) 生长情况评价

生长情况分级标准参考表 31-3-1。

1. 个体生长水平(横断面资料)　建议参照 2006 年世界卫生组织儿童生长标准(WHO 生长曲线 2006),将某一年龄时点所获得的某单项体格生长测量值(如体重)与参照人群值比较,得到该儿童在同年龄、同性别人群中所处的位置,即为此儿童该项体格生长指标在此年龄的生长水平。

(1) 年龄别体重:是反映儿童近、远期营养状况的敏感指标,判断儿童是否存在体重低下(under weight)或超重(over weight)。测得值若低于同年龄、同性别参照人群均数值 2 个标准差($<-2\ SD$)或$<P_3$(中位数百分比)则提示儿童存在能量和营养素供给不足。若测得值$>P_{97}$(即中位数百分比在 110~120 之间)提示儿童超重,若测得值>120 的中位数百分比,则提示儿童为肥胖。

(2) 年龄别身高(长):判断儿童是否存在生长迟缓(stunting)。身高或身长增长缓慢或停滞反映了儿童有较长时间的营养亏空存在。测得值若低于同年龄、同性别参照人群均数值 2 个标准差($<-2\ SD$)或$<P_3$ 则提示儿童存在生长迟缓和慢性营养不良。

(3) 身高别体重:即身高的标准体重,其评价优点是不依赖于年龄,此指标主要反映儿童近期的营养状况,判断儿童是否存在消瘦(wasting)或肥胖(obesity)。测得值若低于同性别、同身高参照人群均数值 2 个标准差($<-2\ SD$)或$<P_3$ 则提示儿童可能是急性饥饿或长期摄入不足造成“消瘦”。若测得值$>P_{97}$(即中位数百分比在 110~120 之间)提示儿童超重,若测得值>120 的中位数百分比,则提示儿童为肥胖。

表 31-3-1　三种评价指标的营养不良分级标准
(中位数百分比)

分级	年龄别体重	年龄别身高	身高别体重
正常	90~110	>95	>90
轻度营养不良	75~89	90~94	80~90
中度营养不良	60~74	85~89	70~79
重度营养不良	<60	<85	<70

2. 个体生长速度(纵向资料)　对儿童某一单项体格生长指标定期连续测量,所获得的该项指标在一定时间内的增长值即为该儿童此项体格生长指标的速率,即个体生长趋势。建议将儿童既往的生长数据与入院后数据进行比较,可确定患儿在入院后生长情况是否改变,可取 5%~95% 作为置信区间。无论是身高还是体重出现变化,都需要对其原因进行检查。

3. 个体匀称度(身体各部比例关系)评价

(1) 身高别体重:提供相对于目前身高的体重信息,间接反映身体的密度与充实度。身高别体重的优点是不依赖于年龄。是判断 2 岁内儿童营养不良和超重肥胖最常用的指标之一。

（2）年龄别体重指数（BMI）：BMI=体重（kg）/身高（m）²，其实际含义是单位面积中所含的体重数，表示一定身高的相应体重增长范围，间接反映体型和身材的匀称度。BMI是另一种利用身高、体重评价营养的方法，与身体脂肪存在高度的相关性，对≥2岁儿童超重肥胖的判断优于身高别体重。儿童的BMI随年龄而变化，需要采用根据不同年龄及性别制定的BMI参照标准。

4. 其他营养评价参数　WHO儿童六项大运动成长里程碑（WHO-six gross motor development milestone），是在2006新标准中用于评估和监测儿童的粗大运动成长情况，以儿童达到相应里程碑的时间作为评估标准。在依据时间实现评估的基础上，采用纵向对比不同的运动能力的方式以帮助更好地了解儿童成长的规律和进度。表31-3-2为WHO儿童运动成长标准工具，包括：坐直、站立（有支撑）、爬行（用手和膝盖）、行走（有支撑）、站立、行走等6个粗大运动成长里程碑。表格中左右边界代表里程碑的标准时间范围，包含了从第1百分位到第99百分位的范围值。时间值中（3.7，3.9）格式部分是指95%置信区间值。

表31-3-2　六个粗大运动成长里程碑的时间窗口

运动成长里程碑项目	左边界/月	右边界/月
坐直（无支撑）	3.8（3.7，3.9）	9.2（8.9，9.4）
站立（有支撑）	4.8（4.7，5.0）	11.4（11.2，11.7）
爬行（用手和膝盖）	5.2（5.0，5.3）	13.5（13.1，13.9）
行走（有支撑）	6.0（5.8，6.1）	13.7（13.4，14.1）
站立	6.9（6.8，7.1）	16.9（16.4，17.4）
行走	8.2（8.0，8.4）	17.6（17.1，18.0）

（1）年龄别头围：头围测量是年龄小于36个月的婴儿的关键监测指标；它反映了大脑的大小，可以识别脑积水或狭颅症，异常时需要进一步的神经学评估。这些人体测量指标的序列数据对于评估特殊病症儿童的生长和发育特别有帮助。

1）<参考人群平均数 –2 SD：怀疑脑发育不良。

2）<参考人群平均数 –3 SD：有智力低下可能。

3）>参考人群平均数 +3 SD：可能有脑积水。

（2）肌肉、脂肪含量评估：除体重外，儿童的中

上臂围和肱三头肌皮褶厚度结合起来可间接反映骨骼肌的容量。近1个月或3个月生长速度是否偏离正常的生长趋势，可判断儿童既往营养状况的稳定性。

（3）年龄别三头肌皮褶厚度：用于估计儿童体内脂肪含量。

（4）年龄别上臂肌围：反映儿童骨骼肌蛋白质含量。

（5）年龄别中臂围：反映儿童肌肉、骨骼、脂肪组织等成分含量。

（三）实验室、生化检查

1. 血清蛋白测定　反映人体内脏蛋白质的亏损情况。①血清蛋白（albumin）：其浓度与病死率相关。②前白蛋白（prealbumin）：反映内脏蛋白储存情况；③转铁蛋白（transferrin）：与慢性疾病有关。

2. 敏锐地反映膳食中蛋白质的摄取情况　①纤维结合蛋白（FN）：饥饿及应激时降低，反映营养状态较灵敏。②氮平衡（nitrogen balance，NB）：是评价机体蛋白质营养状况的最可靠与最常用的指标，能反映所摄入的蛋白质能否满足机体需要，以及体内蛋白质的合成与分解代谢情况，常用于监测ICU患儿的营养状况。NB>0：正氮平衡，常见于处于生长期、康复期的儿童。NB=0：零氮平衡，见于健康儿童。NB<0：负氮平衡，常见于饥饿、疾病、食用蛋白质质量差的膳食等儿童。

3. 肌酐-身高指数（creatinine-height index，CHI）　是衡量机体蛋白质水平，测定肌肉蛋白质消耗的灵敏生化指标。肌酐是肌酸的代谢产物，其排出量与肌肉总量、体表面积和体重密切相关，不受输液与体液潴留的影响。CHI >90% 为正常；80%~90% 为轻度营养不良；60%~80% 为中度营养不良；低于60% 为重度营养不良。

4. 免疫功能测定　通常采用总淋巴细胞计数和皮肤迟发性超敏反应来评价细胞免疫功能。细胞免疫功能是临床上用于评价内脏蛋白质储备的一个指标。

5. 微量营养素测定　①维生素：包括水溶性和脂溶性维生素；②宏量元素：包括 Ca、P、Na、CL、K 等；③微量元素：体内含量少，需通过食物提供并具有一定生理功能的元素，如 Fe、I、Cu、Zn、F、Cr、Se 等。

6. 胆固醇和甘油三酯　超重和肥胖的儿童需要进行血脂异常筛查。升高的血脂水平应与体重状况、心血管疾病或糖尿病家族史,以及膳食因素相结合综合考虑,以尽量减少儿童过早的慢性疾病发生风险。

7. 血糖　与儿童血脂筛选的建议类似,根据儿童的超重状况,对有糖尿病风险的儿童进行血糖筛查。如果发现一个孩子空腹血糖水平>6.1mmol/L,需进一步评估。

8. 骨骼摄片　包括骨龄和骨密度的测试。已经依赖肠外营养的婴儿和儿童已被证明具有较低的骨矿物质含量和骨密度,需长期监测。

(四) 营养不良的临床表现评估

评估患儿是否出现与营养代谢相关因素导致的临床表现,如癌症恶病质。

(五) 儿童饮食状况和膳食评估

近期膳食摄入情况是营养评价过程中非常有价值的数据,不仅可以反映患儿目前的营养状况,还可以预测患儿今后营养状况的发展趋势。常采用 24 小时问卷形式或连续 3 天的膳食回顾方法。这些方法较为复杂且耗时,需富有经验的营养师参与。

(六) 儿童生长环境及家庭评估

评估患儿照顾者能力、经济、文化、宗教信仰及饮食禁忌等信息。

(七) 营养状况评估目的

明确有无营养不良、营养不良的类型以及其严重程度。营养不良的类型如下:

1. 热量 - 蛋白型营养不良(PEM)。

2. 干瘦或单纯饥饿型营养不良。

3. 低蛋白血症型、急性内脏蛋白消耗型营养不良。

4. 混合型营养不良。

5. 微量营养素缺乏型营养不良。

(八) 评估结果

营养状况良好、或营养不良(轻度、中度、重度),包括营养不足和营养过剩、营养不良的类型。

(九) 评估结果阳性患者后续处理

所有营养不良的患儿均需制订并实施营养治疗及护理干预计划,并进行患儿营养状况的持续跟踪反馈。

三、评估注意事项

1. 喂养方式　母乳喂养婴儿在初期生长可能会略低于配方奶喂养婴儿,因此评价纯母乳喂养婴儿的生长时应考虑喂养方式的影响,避免不必要的检查、过度使用配方奶补充、过早引进固体食物等。

2. 回归均值趋势　约 2/3 的儿童出生体重和身长在 2~3 岁前可出现百分位值趋向 P_{50};但需首先复核确定测量无误。

3. 生长波动　系列测量过程中出现生长曲线偏离原稳定的生长轨道超过 1 条主百分位线者为生长波动,需要适当增加生长监测频率,并查明原因,必要时给予营养喂养指导。

4. 生长异常　当儿童生长水平或体型匀称度 $<P_3$ 或 $>P_{97}$,或系列测量过程中出现生长曲线偏离原稳定的生长轨道超过 2 条主百分位线者称为生长异常,应及时寻找可能的原因,及时转诊至上一级相关专科进一步诊治。

四、特殊儿童营养状况评估要点

目前国际上对早产儿体格生长的评价按照胎龄 40 周前和 40 周后采用不同的方法。

1. 胎龄 40 周前　按照 2013 年修订后的 Fenton 早产儿生长曲线图进行评价。

2. 胎龄 40 周后　与群体的横向比较采用 2006 年世界卫生组织儿童生长标准。

3. 校正胎龄至 40 周后,按照正常婴幼儿的生长标准评估。一般早产儿身长矫正至 40 月龄,头围至 18 月龄,体重至 24 月龄。

4. 特殊疾病状态下儿童的生长评价　建议转相应专科,重点进行生长速度评价。

五、小结

所有住院患儿都应该在入院 24 小时内由护士进行营养筛查的一级诊断评估;对同时存在营养风险的患儿制订并实施预防计划,并由营养专科护士或营养师进行营养不良的二级诊断评估;对二级诊断评估阳性的患儿制订并实施营养干预计划,并由不同学科的专业人员进行综合情况测定的三级诊断评估;对三级诊断阳性的患儿均需接受综合治疗和护理。

【选择题】

单选题

1. 以下属于营养异常风险筛查对象的是：
 A. 门诊患儿
 B. 急诊患儿
 C. 留观患儿
 D. 住院患儿
 E. 以上均是

2. 对住院患儿进行营养异常风险筛查的内容不包括：
 A. 体格检查
 B. 营养风险筛查
 C. 实验室检查
 D. 儿童保健情况
 E. 饮食习惯

3. 医务人员应在住院患儿入院多少小时内对其进行营养异常风险筛查：
 A. 12
 B. 24
 C. 36
 D. 48
 E. 72

4. 对所有住院患儿进行营养异常风险筛查一级诊断的人员是：
 A. 护士
 B. 医生
 C. 营养师
 D. 营养专科护士
 E. 营养科医生

5. 对儿童进行营养风险筛查时,应关注其成长环境。以下不属于环境评估项目的是：
 A. 父母是否肥胖
 B. 是否缺乏医疗保险
 C. 宗教信仰
 D. 居住环境狭小
 E. 家长失业

多选题

1. 以下哪些项目属于进行儿童营养风险筛查时应包含的内容：
 A. 入院诊断及疾病种类等基本资料
 B. 个人史、用药史等健康管理情况
 C. 有无饮食/喂养障碍
 D. 家长对喂养的认知
 E. 儿童的活动情况

2. 儿科营养不良评估筛查工具 STAMP 内容涉及以下哪几部分：
 A. 临床疾病诊断
 B. 营养摄入情况
 C. 饮食偏好
 D. 人体测量
 E. 体表情况检查

3. 对住院患儿进行营养风险筛查是为了：
 A. 确定患儿营养不良类型
 B. 对患儿进行饮食指导
 C. 发现不利于临床结局的风险
 D. 发现发生营养不良的风险
 E. 对营养不良进行分级

4. 对存在营养代谢问题的患儿进行营养异常评估是为了：
 A. 明确有无营养不良
 B. 预测儿童营养状况的发展趋势
 C. 制订营养干预计划
 D. 确定营养不良的严重程度
 E. 监测儿童成长状况

5. 关于营养异常评估的注意事项,以下说法正确的是：

A. 评估人乳喂养婴儿初期生长低于配方奶喂养婴儿时,应尽早引进固体食物

B. 评估人乳喂养婴儿初期生长低于配方奶喂养婴儿时,应及时补充配方奶

C. 评估发现生长波动时,只需要增加生长检测频率,不必给予营养喂养指导

D. 评估发现生长异常时,应及时转诊至上一级相关专科诊治

E. 评估纯人乳喂养婴儿的生长时应考虑喂养方式的影响,避免不必要的检查

参考答案:单选题 1. E;2. C;3. B;4. B;5. A。多选题 1. ABCDE;2. ABD;3. CDE;4. AD;5. DE。

【参考文献】

［1］王莹, 陆丽娜. 住院患儿营养筛查与评估工具应用现状 [J]. 临床儿科杂志, 2022, 40 (11): 801-806.

［2］钱素云, 张崇凡. 危重症儿童营养评估及支持治疗指南 (2018, 中国) 解读 (1)[J]. 中国循证儿科杂志, 2018, 13 (1): 32-34.

［3］朱媛, 洪莉. 人体成分分析在儿童肿瘤患者营养评估中的应用进展 [J]. 国际儿科学杂志, 2021, 48 (6): 397-400.

［4］WILLIAMS AM, SUCHDEV PS. Assessing and Improving Childhood Nutrition and Growth Globally. Pediatr Clin North Am. 2017; 64 (4): 755-768.

［5］SENTONGO, TIMOTHY. "Essential Pediatric Nutrition." Pediatric annals vol. 48, 11 (2019): e423-e424.

［6］WHITE M, LAWSON K, RAMSEY R, et al. Simple Nutrition Screening Tool for Pediatric Inpatients. JPEN J Parenter Enteral Nutr. 2016; 40 (3): 392-398.

（沈南平　张雯澜　王世平　张 玲）

第三十二章　肠内营养支持管理规范

✎【学习目标】

　　掌握：肠内营养支持的适应证、禁忌证和途径；掌握不同肠内营养支持途径护理规范的目的、执行者和步骤。

　　熟悉：不同肠内营养支持途径护理规范的要点。

第一节　定义与概述

　　肠内营养是指经口服或管饲途径摄入能量和营养素，以满足机体生理需要的治疗方法。

　　1. 适应证　因为疾病或治疗原因导致营养风险或营养不良的患儿；追赶生长。

　　2. 禁忌证

　　(1)严重消化道出血。

　　(2)严重腹胀或腹泻。

　　(3)肠梗阻。

　　(4)重度血流动力学不稳定。

　　(5)胃肠道缺血及消化道瘘。

　　3. 肠内营养配方　详见第三十四章。

　　4. 肠内营养途径　首先经口喂养，其次根据患儿实际情况选择鼻胃管、鼻空肠管、胃造口、肠造口等途径进行喂养。

第二节　鼻胃管护理规范

一、目的

　　为了安全置入及维护鼻胃管，为无法经口进食或经口喂养不足的患儿提供肠内营养支持。

二、执行者

　　由注册护士执行。进修护士在其操作能力得到带教者认可后，方可执行。非注册护士及实习护士在注册护士督导下执行。根据感染控制手册、洗手和标准预防政策，洗手，穿戴防护性装备。

三、用物准备

　　肠内营养管、听诊器、不可修改标记的记号笔、手套、20~50ml 注射器、pH 试纸、冷开水或灭菌水、生理盐水、胶带、润滑油、3M 敷贴、水胶体辅料。

四、步骤

　　鼻胃管护理规范步骤详见表 32-2-1。

表 32-2-1   鼻胃管护理规范步骤

步骤	要点
核对患儿基本信息 评估患儿的年龄、营养、意识、病情、合作程度等 根据患者年龄和体重选择鼻胃管（NGT）型号和长度	——指导建议是： 体重 ≤5kg 的患儿：使用 6Fr 胃管（约 50cm 或更短）； 体重>5kg，年龄 ≤12 岁的患儿：使用 8~10Fr 胃管（约 80cm 或更短）； 年龄>12 岁的患儿：使用 12Fr 胃管（约 100cm 或更短） 对于制造商的导管和特征的列表，参阅鼻胃管产品说明书 ——进行所有消化道相关操作时均需要无菌操作： 戴无菌手套； 建议给免疫功能低下或抑制的患者用无菌水冲管或冲洗袋。除此之外可使用凉开水
患者准备 向患者和 / 或家属讲解操作过程，以提高他们的配合 置入之前检查导管通畅性，如果使用管芯，确保管芯牢固地在导管内	——患者需要禁食的情况：在导管置入前、更换留置导管前或导管意外滑出后，保持患者禁食 30 分钟，从而降低误吸的可能
测量导管置入患者体内的长度	——鼻胃管置入长度： 将导管尖端置于鼻尖； 测量鼻尖到耳垂的距离，然后测量到剑突和肚脐两点之间的中点 ——做出一个暂时的标记，或者带有刻度的导管，确认导管在鼻腔出口的位置，并用记号笔标记
对于有管芯的导管，注入 1~3ml 生理盐水至管芯末端，以激活内部润滑剂，有利于拔出管芯 洗手、戴口罩；准备用物 备齐用物、携至患儿床旁 置入导管 患儿体位：仰卧位头抬高 45°~90°	——可能需要使用婴儿椅。该体位降低导管进入气管的可能性。不要过度伸长脖子 ——部分导管尖端上有润滑涂层以及水激活润滑剂，务必检查产品说明书，确认它是不是水激活的。如果是，接着将尖端浸没在生理盐水中 5s，从而激活润滑涂层；如果导管没有润滑涂层，在置入前，用少量水溶性润滑凝胶润滑导管末端
慢慢将导管置入指定的鼻腔。向后插入导管，与鼻中隔平行。在置入导管的过程中，让患儿做吞咽动作，婴儿可以用奶嘴	——如果遇到患者呕吐，暂停插管直到呕吐反射停止
导管插入一部分后出现一定阻力，需要调整方向缓慢进入，直到到达测量的长度 当使用有管芯的鼻胃管，完成置管后拔出管芯，并且在检查埋置的时候暂时用胶带来固定导管	——如果患儿出现以下情况，检查血氧饱和度并告知医生，通过 X 射线确认留置位置： 反复持续地咳嗽； 不明原因的躁动、不安或严重不适； 声音嘶哑或异常声音 ——如果患者在置管过程中出现以下状况，立即拔出导管： 急性呼吸窘迫的迹象； 患儿颜面部及口唇、声音发生任何变化； 如果出现呕吐，将患者置于侧卧位并且清理呼吸道；明显阻力（吞咽或重新定位没有解决）

续表

步骤	要点
使用一支 20~50ml 注射器来抽吸胃内容物,早产儿和新生儿可以使用一支 10ml 注射器,慢慢拉出注射器活塞 检测胃容物 pH	——如果不能抽出,可尝试: 使用更大容量的注射器; 　使患儿左侧卧位并且等待几分钟,左侧卧位能让导管尖端位于胃和胃容物的液面下,对于吸液提供辅助 　——注意:如果仍无法抽出,进行 X 线定 　——将一滴样本滴在 pH 试纸上,立即确定 pH
确认导管在位之后,在鼻腔出口处导管用不可修改标记的记号笔进行标记,在脸颊上用 3M 敷贴固定导管	——注意: 使用敷贴之前,使用一小块安普贴贴在皮肤上,避免导管压伤皮肤; 对于较长的导管,可将导管固定在衣服上,防止意外脱落; 尽可能更换导管安插的鼻孔; 　对于特别的鼻胃管信息或关于制造厂商的操作手册,请参阅鼻胃管制造信息 　——胃管给药需谨慎,在给药或喂养后需冲洗导管。
冲洗导管 使用一支 30~60ml 的注射器,用冷开水或灭菌水冲洗导管。	如果导管旷置,一天至少冲洗导管 2 次。在患者护理表/评估表上记录冲洗量
排除故障 向患儿和/或家长交代留置胃管后的注意事项及使用方法	——移位: 如果出口的标记消失或移位,可以通过 pH 试纸或 X 线确认胃管的位置; 如果确认导管在胃内,可重新用胶带固定,确保出口的标记清晰可见。 ——脱出: 依照规范重新置管。 ——堵塞: 发生堵塞时,先冲洗导管,如果不能冲洗则予以拔出,重新置管。
脱手套,整理患儿床单及处理用物 洗手	
记录 根据患者护理手册描述,完成填写患者护理记录。此外,具体记录留置鼻胃管肠内喂养的管理和置入信息:	——具体记录内容: 厂家,型号及置入长度; 置入日期; 当导管不是每天使用时的冲洗计划(时间,量); 确认 NG 导管的留置位置(置入时); 冲洗导管(量); 重新确认导管的留置位置的时机(例如,导管移位,患者呕吐或当患者带入已于外院留置的导管; 鼻翼皮肤状况/特殊皮肤护理(异常); 患者对于置入操作过程的耐受; 患者/家属教育。 ——建议冲洗量 请参阅肠内导管冲洗手册,见下表:

年龄	冲洗量
出生~10 岁	3ml 或 1ml/年龄
>10 岁	10~30ml

注意:对于心血管疾病患儿或早产儿对冲洗量可进行减半量调整。

第三节　鼻空肠管护理规范

一、目的

为了安全置入及维护鼻空肠管,同时降低返流和/或误吸的风险。

二、执行者

由注册护士执行。进修护士在其操作能力得到带教者认可后,方可执行。非注册护士及实习护士在注册护士督导下执行。根据感染控制手册:

洗手和标准预防政策,洗手,穿戴防护性装备。

三、用物准备

空肠营养管、听诊器、无菌水、润滑剂(消毒级别及以上)、无菌手套、50ml 注射器、20mL 注射器、胶带、3M 敷贴、水胶体辅料、记号笔、纱布。

四、步骤

鼻空肠管护理规范步骤详见表 32-3-1。

表 32-3-1　鼻空肠管护理规范步骤

步骤	要点
核对患儿基本信息 评估患儿的年龄、营养、意识、病情、合作程度等 根据患者年龄和体重决定经鼻幽门后喂养管(NJT)型号和长度	——指导建议是: 体重≤5kg 的患儿:使用 6Fr 空肠管(约 50cm 长或更少); 体重>5kg,年龄≤12 岁的患儿:使用 8~10Fr 空肠管(约 80cm 长或更少); 年龄>12 岁的患儿:使用 12Fr 空肠管(约 100cm 长或更少) ——对于制造商的导管和特征的列表,参阅空肠管产品说明书 ——处理所有喂养系统时需使用无菌技术
患者准备: 确认医嘱和患者身份核对,将步骤解释给患者和/或家属,使得他们理解以及配合 如果给予相关药物,确认药物标签上的药名,剂量(mg/ml)和有效期 洗手,戴口罩;准备用物 备齐用物,携至患儿床旁	——考虑是否需要使用镇静药物,与主治医生进行讨论。采取合适的舒适性措施,以及适合与患者年龄的分散注意力的技巧,优化患者的舒适和安全程序 ——患者需要禁食的情况:在导管置前、更换留置管后或导管不经意划出需重新留置时,保持患者禁食 30 分钟,从而降低误吸的可能
置管: 检查管芯/导管确保导管安全,用 6ml 无菌水冲洗导管,确保埋置后能轻松去除管芯。使患者处于仰卧位,并且从颈部开始弯曲,与床头和中线呈 15°~30° 使用永久性标记,测量导管上的三处距离,并且使用一系列斜线标记导管	——使用测量胶带,通过测量鼻尖到耳垂,接下来到剑突的距离,来确认胃标记 I 的大致距离;通过测量剑突到脐中线的距离来确认十二指肠标记 II;十二指肠标记处增加相应的长度并标记为空肠标记III,标记III处需增加的相应长度如下:新生儿~1 岁,5cm;1~4 岁,7cm;>4 岁,10cm。

续表

步骤	要点
通过鼻孔慢慢置入导管,将导管以鼻中隔后方平行的方向置入 置入导管到第一标记点	——如果插入部分后出现阻力或以下情况,暂停并且评估呼吸状况后调整方向再继续进行,检查患者血氧饱和度并告知医生。 咳嗽(长期或持续); 躁动(长期或持续); 不明原因的烦躁不安或严重不适; 声音嘶哑或异常声音 ——如果患者在置管过程中病情恶化或出现以下临床状况,立即拔出导管: 急性呼吸窘迫的迹象; 患者肤色、声音发生任何变化; ——如果出现呕吐,将患者移至侧卧位并且清除呼吸道;
确认导管位置	——使用 20ml 的注射器抽吸胃容物 ——检查内容物的 pH:将一滴样本滴在 pH 试纸上,立即确认 pH 值。如果分泌物不能获得或在接受质子泵抑制剂的患者 pH>5,评估患者是否有任何呼吸窘迫的症状和体征,如果患者正发生呼吸窘迫,立即停止,拔出导管,重新评估患者
置入导管到第二、三标记点	——验证导管置入胃之后,患者翻身至右侧卧位,方便导管通过胃进入十二指肠 ——导管内注射入空气(一次注射入 20~50ml 的空气),使导管进入直到十二指肠标记 Ⅱ 靠近鼻孔,继续推进导管,当导管通过幽门后接着向前推进相应的长度从而确保导管埋置在空肠或十二指肠远端。
确认导管末端位置	——向导管内注射入 2~5ml 空气,并在右上腹腹部空肠区域听诊,听诊出现气过水声;并在食管远端胃区域听诊没有出现气过水声。 ——通过 X 线确认导管位置:待 X 线检查确认导管经过幽门的位置后,遵医嘱进行喂养; 如果出口处标记被移除,或怀疑导管可能滑出,需要通过 X 线重新确认导管的埋置位置,确认前勿直接调整导管位置
固定导管 用一只手在鼻腔处握住导管,另一只手慢慢地将管芯从导管中取出,确保体外的导管已经用敷料和胶带固定。用"空肠管"标记导管 评估: 评估操作有效性和患者的结果 脱手套,整理患儿床单位及处理用物 洗手	
记录 记录具体的经幽门喂养导管的信息。	——具体记录内容: 使用规定的镇静药物; 喂养管在鼻腔或门齿(如果经口腔置管)处标记的数字; 导管型号及置入深度; 患者对操作的耐受

第四节　胃造口管护理规范

一、目的

为了安全使用及维护胃造口管，同时缓解胃扩张和/或降低误吸的风险。

二、执行者

由注册护士执行。进修护士在其操作能力得到带教者认可后，方可执行。非注册护士及实习护士在注册护士督导下执行。根据感染控制手册、洗手和标准预防政策，洗手、穿戴防护性装备。

三、用物准备

听诊器、记号笔、手套、20~50ml 注射器、pH 试纸、灭菌水、生理盐水、胶带、3M 敷贴。

四、步骤

胃造口管护理规范步骤详见表 32-4-1。

表 32-4-1　胃造口管护理规范步骤

步骤	要点
核对患儿基本信息 评估患儿的年龄、营养、意识、病情、合作程度等	
放置后的即时护理	——监测生命体征： 在放置后的 6 小时内监测生命体征：意识，脉搏和血压。这些参数能提示有无出血特别是内出血 ——固定胃造口管的位置： 在护理记录中记下体外造口管的长度和管径。从导管内抽吸出胃内容物并用 pH 试纸测定其 pH 胃液的 pH 必须小于 7。在护理记录中记下测得的 pH。测得值将在后续用作比较。当对导管的位置有任何怀疑时，应用对照 pH 或 X 线检查或内窥镜检查以确定导管在正确位置
每天监测造口情况 造口周围皮肤发红或肿胀都可能提示早期感染	——移开腹壁上的固定盘片并对造口及周围皮肤进行彻底的消毒 ——不要移走蓝色的安全夹：它表明了腹壁固定盘片的正确位置，以保证在造口护理完成后管道能在原先的位置 ——造口完全愈合后，造口周围皮肤用含有氯己定的清洁剂清洗，并需彻底冲净及干燥
防止被"包埋" 胃壁内层细胞能将胃内留置的内固定盘片"包埋"，这种现象称为"包埋"综合征。可通过每天顺着管道的轴旋转 180°来防止此现象的发生： 松开造口管上的腹壁固定盘片，蓝色安全夹应保持原位 向上滑动腹壁固定盘片并用肥皂水和无菌生理盐水或灭菌水清洁局部皮肤 用无菌生理盐水或灭菌水彻底冲净皮肤 将管道向造口内推进约 1.5cm 以防止胃壁内面的损伤	

续表

步骤	要点
将管道转动 180° 并轻柔地从造口拉出 让皮肤和造口管彻底干燥 将腹壁固定盘片滑行回原来的位置,即 刚好在蓝色安全夹前面,并以 90° 角固 定胃造口管	——参照肠内营养管使用指南所述的 pH 的测定。当上述二个检查结果有任 何一个提示管道已经移动,应立即停止一切营养液输注或给药并通知医生
监测胃造管口位置	——在护理 / 医疗记录中记下置入体内的胃造口管的品牌名,管径和长度 ——在放置胃造口管 6~8 小时后,最好 24 小时后再开始输注营养液
在下列情况时,应监测胃内容物的 pH, 并核对胃造口管插入的长度: 每次更换新的一袋或一瓶肠内营养液时 给予一次性喂养 给予药物 每次护士换班时都应至少检查一次	——每当连接一袋 / 瓶新的肠内营养液或对管道是否位于正确位置有任何怀 疑时,应用 pH 试纸来确定管道的位置,且每天至少检查 3 次。当有疑问时, 可以通过 X 线检查了解管道是否位于正确位置 ——在管饲喂养及给药前后都应用至少 25ml 无菌生理盐水或灭菌注射用水 冲洗管道,且至少每 8 小时冲洗 1 次以防止管道阻塞
置管准则	——在置入胃造口 24 小时,可以松开腹壁固位盘片和安全夹。在腹壁固位 盘片和皮肤之间允许有大约 2mm 距离。每天检查造口处有无红肿并消毒皮 肤。一旦造口完全形成,应充分清洗干燥皮肤 ——在造口护理期间保持安全夹的位置,安全夹表明了腹壁固位盘片的正确 位置,保证了在造口护理后固位盘片固定在其原来位置 ——每天检查造口部位皮肤有无发红或肿胀。每天要消毒局部皮肤。造口 完全愈合后,造瘘口周围皮肤即可清洗、冲净及干燥 ——每天将胃造口管旋转 180°,防止发生"包埋"综合征。如果管道发生意 外移位,立即通知医生 ——不应在置管后 10 天内将胃造口管去除,应在胃瘘道形成后,方可去除导管 ——置管后 8~10 个月后用内窥镜检查胃内固定盘片的情况及胃造口管的位置 ——重置或拔出胃造口管应视造口管的状况而定和 / 或按医师的医嘱进行 ——取出导管时,在腹壁皮肤处将导管剪断。用胃镜将胃内剩余部分导管及 固定片取出。PEG 管可以由球囊型胃造口管或胃造口气囊管(Button)代替

第五节 空肠造口护理规范

一、目的

为了安全使用及维护空肠造口管,同时缓解胃扩张和 / 或降低误吸的风险。

二、执行者

由注册护士执行。进修护士在其操作能力得到带教者认可后,方可执行。非注册护士及实习护士在注册护士督导下执行。根据感染控制手册、洗手和标准预防政策,洗手、穿戴防护性装备。

三、用物准备

听诊器、一次性手套、弯盘、治疗盘、50ml 针筒或 20ml 针筒、肠内营养输注装置、棉签、酒精棉片、生理盐水、灭菌水。

四、步骤

空肠造口护理规范步骤详见表 32-5-1。

表 32-5-1　空肠造口护理规范步骤

步骤	要点
核对患儿基本信息评估患儿的年龄、营养、意识、病情、合作程度等	
放置后的即时护理	——监测生命体征: 空肠管放置后,在患者意识清醒后的 4~6 小时内监测生命体征:意识,脉搏和血压。这些参数能提示有无出血特别是内出血 ——固定空肠造口管的位置: 在护理记录中记下体外造口管的长度和管径。当对导管的位置有任何怀疑时,应用对照 pH 或 X 线检查或内窥镜检查以确定导管在正确位置
每天常规护理每天监测造口情况每天检查造口状况。造口周围皮肤的发红或肿胀都可能提示早期感染	——对造口进行彻底的消毒是十分重要的。造口处用 0.9% 的生理盐水消毒,造口周围皮肤用 75% 的酒精消毒。造口完全愈合后,造口周围皮肤保持清洁与干燥,并用纱布或敷料覆盖,每隔 2 天进行敷料的更换。造口管末端每次使用前用 75% 酒精消毒,每天输注完成后再次消毒,并用无菌纱布包好防止污染 ——在护理 / 医疗记录中记下置入体内的空肠造口管的品牌名,管径和长度
置管准则	——在放置胃造口管 6~8 小时后,无不适则可遵医嘱进行营养液的输注。输注时应先输注 5% 的葡萄糖溶液,无不适则可进行肠内营养液输注 ——请使用肠内营养输液泵,起始输液速度应缓慢,控制输液速度来进行肠内营养。输入营养液的温度应控制在生理温度。 ——每 24 小时更换肠内营养输液装置,当怀疑造口管位置移位时,需检查造口管的位置,每天至少 3 次。当有疑问时,通知医生,请通过 X 线了解导管是否置于正确位置 ——避免从空肠造口管给药,如需通过空肠造口管给药时,须经过药剂师或医师同意 ——在管饲喂养及给药前后都应用使用无菌生理盐水或灭菌水冲洗管道(参照以下),且至少每 8 小时冲洗 1 次以防止管道阻塞。 导管冲洗量 {冲洗量表见下} ——每次输注完成后,观察患儿的腹部体征,有无腹痛、腹胀、腹泻等 ——每天检查造口部位皮肤有无发红或肿胀。每天要消毒局部皮肤。造口完全愈合后,造瘘口周围皮肤保持清洗、干燥。如果管道发生意外移位,立即通知医师 ——重置或拔出空肠造口管应视造口管的状况而定和 / 或按医师的医嘱进行 ——禁止用注射针或钢丝疏通喂养管,以免损坏导管

年龄	冲洗量
出生 ~10 岁	3ml 或 1ml/ 年龄
>10 岁	10~30ml

五、小结

　　肠内营养支持有其适应证和禁忌证,根据不同目的及持续时间,肠内营养支持又可选择不同的途径。经过培训有资质的护理人员在建立和维护不同途径肠内营养支持通道的时候,要充分知晓操作前、中、后的不同风险,遵循相关操作规范的步骤和要点,促进营养支持的目标达成,减少操作相关不良反应,从而为儿童和青少年患儿提供与年龄及疾病相适应的安全和高效的肠内营养支持。

? 【思考题】

1. 肠内营养途径首选：
A. 鼻胃管　　　B. 经口喂养
C. 空肠管　　　D. 胃造口管
E. 空肠造口管

2. 在鼻空肠管置管时，首选通过测量哪里的距离，来确认胃标记 I 的大致距离：
A. 额头到胸骨柄
B. 鼻尖到耳垂，接下来到剑突和肚脐两点之间的中点
C. 鼻尖到耳垂，接下来到剑突
D. 鼻尖到肚脐
E. 额头到剑突

3. 安全使用及维护胃造口管可促进多长时间的长期肠内营养，同时限制胃扩张和/或误吸的风险：
A. 1 个月以上
B. 3 个月以上
C. 早期

D. 8~10 个月
E. 大于 4~6 周

4. 以下哪些情况可以不核对胃造口管插入的长度：
A. 每次更换新的肠内营养液时
B. 患者翻身后
C. 给予一次性喂养前
D. 给药前
E. 交接班时

5. 以下关于空肠造口管喂养说法错误的是：
A. 在放置胃造口管 6~8 小时后，遵医嘱进行营养液的输注
B. 输注时应先输注 5% 的葡萄糖溶液，无不适则可进行肠内营养液输注
C. 对于高代谢患儿，可采用快速推注喂养
D. 避免从空肠造口管给药，如需通过空肠造口管给药时，须经过药剂师或医师同意
E. 输入营养液的温度应控制在生理温度

参考答案：1. B；2. C；3. E；4. B；5. C。

【参考文献】

［1］邵小平. 实用急危重症症护理技术规范. 上海：上海世纪出版社，2019.
［2］胡静. 儿科急重症关键护理技术. 上海：兴界图书出版公司，2019.
［3］IRVING SY, REMPEL G, LYMAN B, et al. Pediatric nasogastric tube placement and verification: best practice recommendations from the NOVEL project. Nutr Clin Pract, 2018, 33 (6): 921-927.
［4］CLIFFORD P, ELY E, HEIMALL L. Bedside placement of the postpyloric tube in infants. Adv Neonatal Care, 2017, 17 (1): 19-26.
［5］LIN T, SHEN Y, GIFFORD W, et al. Methods of gastric tube placement verification in neonates, infants, and children: a systematic review and meta-analysis. Am J Gastroenterol, 2020, 115 (5): 653-661.
［6］米元元, 黄海燕, 尚游, 等. 中国危重症患者肠内营养治疗常见并发症预防管理专家共识 (2021 版). 中华危重病急救医学, 2021, 33 (08): 903-918.
［7］TRIPATHI R, HINIC K. Best practices to verify ongoing placement of NG or OG tube after initial x-ray confirmation. Worldviews Evid Based Nurs, 2021, 18 (4): 311-313.
［8］HAWK, HEATHER, HECTOR V. Bedside Methods for Transpyloric Feeding Tube Insertion in Hospitalized Children: A Systematic Review of Randomized and non-Randomized Trials. Journal of pediatric nursing, 2021, vol. 60: 238-246.

（沈南平　张雯澜　吴怡蓓　王世平　张 玲）

第三十三章 肠外营养支持管理规范

✏️ 【学习目标】

掌握:肠外营养支持的适应证、禁忌证和途径;掌握不同肠外营养支持途径护理规范的目的、执行者和步骤。

熟悉:不同肠外营养支持途径护理规范的要点。

第一节 概 述

一、肠外营养适应证

1. 肠内喂养无法提供充足营养的患儿。

2. 预计在一段时间内(3~5 天)无法通过肠内喂养达到目标热量的患儿。

3. 胃肠道功能障碍的患儿。

4. 由于手术或解剖问题存在胃肠道喂养禁忌证的重症患者。

5. 腹部存在尚未控制病情的患儿,如腹腔感染、肠梗阻、肠瘘等。

二、肠外营养禁忌证

1. 早期复苏阶段、血流动力学尚未稳定。

2. 严重水电解质紊乱和酸碱平衡失调者。

3. 重度肝功能衰竭。

4. 急性肾功能衰竭存在严重氮质血症。

5. DIC。

6. 休克。

7. 严重高血糖尚未控制。

三、肠外营养配方

参考详见第三十四章。

四、肠外营养途径

短期(小于 2 周)或满足部分能量需求的渗透压<900mOsmol/L 营养液可选用外周静脉途径;预计 2 周以上或满足全部能量需求的渗透压>900mOsmol/L "全合一"营养液应该采用中心静脉导管(central venous catheter,CVC)、经外周静脉置入中心静脉(peripherally inserted central catheter,PICC)、静脉输液港(venous access port,VAP)等短期或长期中心静脉通道。

第二节　三向瓣膜式导管 PICC 置管护理规范

一、目的

1. 可以长时间(大约数月至 1 年)放置在体内,提供长时间静脉给药的通路。

2. 避免重复穿刺静脉。

3. 减少药物或高渗性营养液对外周静脉的刺激。

二、执行者

PICC 置管操作由经培训合格的医生或护士执行。

三、用物准备

PICC 穿刺包(内含纸尺 1 根、无菌隔离衣 1 件、无菌无粉手套 2 副、静脉注射盘、无菌敷料 6 块、无菌棉垫 1 张、无菌止血带 1 根、无菌药碗 1 只、无菌纱布若干、无菌剪刀 1 把、无菌无齿镊子 1 把、无菌棉球若干、免缝胶带 3 根、10cm×12cm 透明敷料贴膜 1 张)、20ml、10ml、1ml 注射针筒各 1 支;止血带、藻酸盐 1 包、0.1% 利多卡因注射液 1 支、0.9% 生理盐水 250ml 1 袋、75% 酒精 1 瓶、2% 葡萄糖酸氯己定醇皮肤消毒液 1 瓶、PICC 导管及血管鞘各 1 套、帽子及口罩。

四、步骤

向瓣膜式导管 PICC 置管护理规范步骤详见表 33-2-1。

表 33-2-1　三向瓣膜式导管 PICC 置管护理规范步骤

步骤	要点
操作前准备 1. 核对患儿基本信息 2. 洗手,戴口罩、帽子 3. 备齐用物,摆放体位	——核对患者姓名、性别、年龄、门诊号(住院号)和医嘱 ——皂液及流动水。范围手肘以下 ——患儿置于治疗床上,仰卧位,手臂外展与身体成 90°,注意保暖
4. 选择合适的静脉	——静脉选择为: 首选:贵要静脉。 第二选:肘正中静脉。 第三选:头静脉
5. 测量定位 (1)测量臂围以备参考,儿童应测量双臂围 (2)测量方法:臂围测量处为穿刺点上四横指(以患儿手指为准),如穿刺部位在肘上需测量肩峰下 10cm 或 15cm 处,以后每次测量应于同一位置 (3)测量时患儿平卧手臂外展与身体成 90° (4)测量方法:从预穿刺点沿静脉走向到右胸锁关节	——注意要点是: 应当注意外部的测量不能准确地显示体内静脉的解剖 可以在此测量基础上根据衣物阻挡、患者胖瘦等情况增减 1~2cm 导管尖端进入右心房可以引起心律失常、心肌损伤、心包填塞等
6. 洗手,戴无菌手套,打开 PICC 穿刺包外包装 操作中 1. 皮肤消毒 (1)助手握住患儿手部并抬高 (2)操作者铺第一块无菌棉垫 (3)操作者按无菌原则消毒穿刺点	——免洗液洗手。 ——准备消毒液消毒皮肤 ——注意要点是: 先用 75% 酒精棉球 ×3 次消毒,脱脂待干 再用 2% 葡萄糖酸氯己定醇棉球 ×3 次消毒,范围全臂(腋部 - 手腕) 如对氯己定过敏,使用 1% 优碘消毒 <2 月龄婴儿,慎用氯己定

步骤	要点
2. 建立无菌区 应用无菌技术,按外科手术铺巾法将敷料铺满患儿身体	——最大无菌屏障,患儿只需暴露头和穿刺部位最佳
3. 预冲导管 操作者脱手套、洗手、穿隔离衣、戴无菌无粉手套打开 PICC 导管包 应用无菌操作,抽吸生理盐水、用生理盐水冲洗 PICC 导管、连接器和肝素帽或无针接头	——免洗液洗手 ——生理盐水浸润导管、导丝 ——避免利器触碰 PICC 导管,以免损伤导管
4. 施行静脉穿刺 扎止血带 静脉穿刺 5. 送导丝 6. 局麻 7. 切皮 8. 插入血管鞘,扩血管	——指导建议是: 在穿刺点上方 5cm 扎止血带 针与皮肤成 15~20℃,穿刺点(肘横线下 2cm)进针 一旦有回血,立即降低穿刺角度,推进 1~2mm,保持针芯的位置 取出穿刺针芯,松开止血带,沿静脉走向轻柔送入导丝(送入导丝的 2/3,约 15~20cm),撤出穿刺针软管 穿刺点旁侧 1mm 处皮下注射 0.1% 利多卡因注射液 0.4ml 刀片顺针眼沿静脉走向 5° 角切皮 0.2cm
9. 送管　固定血管鞘,将血管鞘内芯撤离,然后再将导管自血管鞘内缓慢、匀速地推进	——指导建议是: 血管鞘套入导丝,顺针眼沿静脉走向螺旋式送入血管鞘,手法轻柔,切忌暴力 左手四指压住血管鞘前端静脉的位置,减少出血,右手一边撤出导丝和血管鞘内芯,左手拇指一边对血管鞘扩血管口进行封堵,以减少出血 用无齿镊子夹住导管尖端,开始将导管逐渐送入静脉。注意:不要用镊子过紧夹持导管,钳子和镊子易损害导管 因为导管内有导丝,取出导管时注意防止导管弹出 送管每次 1~2cm,遇到阻力,先回撤导管,再边推生理盐水边送管,切忌强力 导管送至 15cm 时,助手协助患儿将头转向穿刺侧,下颌靠近肩部,继续送管。以防导管误入颈静脉 导管送到位后协助患儿转回头,保持患儿舒适 接生理盐水针筒抽回血,见血推注生理盐水 5ml
10. 撤出血管鞘,撤除导丝	——指导建议是: 当导管置入预测长度时,在鞘的前端静脉上加压止血并固定导管,然后撤出血管鞘 轻压穿刺点以保持导管位置,缓慢平行撤除导丝 注意:禁止暴力撤去导丝,阻力能损害导管及导丝的完整。如遇阻力或发生隆起,应立即停止撤去导丝,并使导管恢复原状,然后连同导管、导丝一起退出约 2cm 后,再试着撤出导丝。重复这样的过程直到导丝能顺利地撤出 取导丝前最后调整导管的置入长度,注意保护,勿污染无菌区 将血管鞘自导管近端修剪

续表

步骤	要点
11. 修剪导管长度,安装连接器	——指导建议是: 保留体外导管 5cm 以便于安装连接器,用无菌剪刀垂直修剪导管,注意不要剪出斜面或毛边 先将减压套管套在导管上,再将导管连接到连接器翼形部分的金属柄上,注意一定要将导管推进到底,导管不能起褶,将翼形部分的倒钩和减压套筒上的沟槽对齐,锁定两部分
12. 抽回血,冲管	——连接 20ml 生理盐水注射器,抽吸有回血然后脉冲式冲管,接肝素帽,正压封管 ——注意儿童 6~10ml 生理盐水即可
13. 清理穿刺点,压迫止血,固定 用无菌生理盐水纱布将穿刺点及周围皮肤的血迹轻轻擦拭干净	——指导建议是: 注意导管的体外部分必须有效地固定,任何的移动都意味着导管尖端位置的改变 体外导管放置呈 "C" 状弯曲,在连接器贴第一条无菌免缝胶带 穿刺点处垫藻酸盐吸收渗血,再加压一小块纱布压迫止血。置管 48 小时内去除 透明薄膜覆盖在导管及连接器的翼形部分的一半。 第二条无菌免缝胶带蝶形交叉固定连接器 第三条无菌免缝胶带固定住第一、第二条 固定外露的延长管使患者感觉舒适 在透明敷料上注明时间、日期、操作者 注意:禁止在导管上贴胶带,此举将危及导管强度和导管完整
操作后 1. 脱手套、隔离衣,洗手 2. 定位　X 线检查 3. 记录	——免洗液洗手 ——X 线拍片确定导管尖端位置 ——判断计算公式准确性并记录 ——记录内容有: 导管和血管鞘的名称、型号、编号 穿刺的静脉名称、部位 置入长度、臂围、外露长度 穿刺时是否顺利、固定情况 记录 X 线拍摄的导管尖端位置

第三节　B 超引导下三向瓣膜式导管 PICC 置管护理规范

一、目的

1. 可以长时间(大约数月至 1 年)放置在体内,提供长时间静脉给药的管道。

2. 避免重复穿刺静脉。

3. 减少药物或高渗性营养液对外周静脉的刺激。

二、执行者

PICC 置管操作由经培训合格的医生或护士执行。

三、用物准备

PICC 穿刺包(内含纸尺 1 根、无菌隔离衣 1 件、无菌无粉手套 2 副、静脉注射盘、无菌敷料 6 块、无菌棉垫 1 张、无菌止血带 1 根、无菌药碗 1 只、无菌纱布若干、无菌剪刀 1 把、无菌无齿镊子 1 把、无菌棉球若干、免缝胶带 3 根、10cm×12cm 透明敷料贴膜 1 张)、20ml、10ml、1ml 注射针筒各 1 支；止血带、藻酸盐 1 包、0.1% 利多卡因注射液 1 支、0.9% 生理盐水 250ml 1 袋、75% 酒精 1 瓶、2% 葡萄糖酸氯己定醇皮肤消毒液 1 瓶、PICC 导管及血管鞘各 1 套、帽子、口罩、血管超声仪。

四、步骤

B 超引导下三向瓣膜式导管 PICC 置管护理规范步骤详见表 33-3-1。

表 33-3-1　B 超引导下三向瓣膜式导管 PICC 置管护理规范步骤

步骤	要点
操作前准备 1. 核对患儿信息和治疗信息、解释 2. 洗手,戴口罩、帽子 3. 患儿不配合,遵医嘱镇静,并做好家长宣教 4. 备齐用物,放置体位	——核对患儿姓名、门诊号和医嘱 ——皂液及流动水。范围手肘以下 ——根据医院镇静治疗制度予以评估、观察、记录。 ——患儿安置在治疗床上,仰卧位,手臂外展成 90°,注意保暖
5. 选择合适的静脉	——静脉选择为: 首选:贵要静脉。 第二选:肘正中静脉。 第三选:头静脉。
6. B 超探头探查双上臂静脉走向,并确定预穿刺点 操作中	——B 超探头探查上臂静脉的走向和直径,选择合适的静脉段(避开动脉),确定预穿刺点
1. 测量 (1)测量臂围以备参考,儿童应测量双臂围 (2)测量方法:臂围测量处为穿刺点上四横指(以患儿手指为准),如穿刺部位在肘上需测量肩峰下 10cm 或 15cm 处,以后每次测量应于同一位置 (3)测量时患儿平卧手臂外展与身体成 90° (4)测量方法:从预穿刺点沿静脉走向到右胸锁关节	——注意要点是: 应当注意外部的测量不能准确地显示体内静脉的解剖 可以在此测量基础上根据病情、患者胖瘦等情况增减 1~2cm 导管尖端进入右心房可以引起心律失常、心肌损伤、心包填塞
2. 洗手,戴无菌手套,打开 PICC 穿刺包外包装	——免洗液洗手
3. 皮肤消毒 (1)助手握住患儿手部并抬高 (2)操作者铺第一块无菌棉垫 (3)操作者按无菌原则消毒穿刺点	——准备消毒液消毒皮肤 ——注意要点是: 先用 75% 酒精棉球,共 3 次消毒,脱脂待干。范围为全臂(腋部 - 手腕) 再用 2% 葡萄糖酸氯己定醇棉球,共 3 次消毒。范围同上。 如对氯己定过敏,使用 1% 优碘消毒 <2 月龄婴儿,慎用氯己定
4. 建立无菌区 应用无菌技术,按外科手术铺巾法将敷料铺满患儿身体	——最大无菌屏障,患儿只需暴露头和穿刺部位最佳
5. 预冲导管 (1)操作者脱手套,洗手,穿隔离衣戴无菌无粉手套。打开 PICC 导管包和 MST 套件 (2)应用无菌技术,抽吸生理盐水,用生理盐水冲洗导管、连接器和肝素帽或无针接头	——免洗液洗手 ——生理盐水浸润导管、导丝 ——避免利器触碰导管,以免损伤导管 ——检查导管的完整性
6. 施行静脉穿刺 (1)扎止血带 (2)再次识别静脉,确定穿刺点	——指导建议是: 在预穿刺点上方 5cm 扎止血带 根据血管的深度选择合适的导针器,将导针器固定于超声探头上,穿刺针放入导针器针槽,穿刺针斜面朝上 穿刺针放入导针器针槽的三分之二,以免划伤患儿皮肤 穿刺前下压静脉,判断是否有波动,以免误穿动脉

续表

步骤	要点
准备探头,安装导针器。打开超声辅助套件包,在探头上涂抹超声耦合剂,用无菌保护套包裹整个套头及连线,再次用 B 超探头探查静脉的走向,确定穿刺点,并安装导针器	
(3)静脉穿刺	顺着导针器针槽角度进针 一旦有回血,立即降低穿刺角度,保持针芯的位置
(4)送导丝	松开止血带,沿静脉走向轻柔送入导丝(送入导丝的 2/3,约 15~20cm)。
(5)局麻	穿刺点旁侧 1mm 处皮下注射 0.1% 利多卡因注射液 0.4ml
(6)切皮	刀片顺针眼沿静脉走向 5° 角切皮 0.2cm
(7)插入血管鞘,扩血管	血管鞘套入导丝,顺针眼沿静脉走向螺旋式送入血管鞘,手法轻柔,切忌暴力 左手四指压住血管鞘前端静脉的位置,减少出血,右手一边撤出导丝和血管鞘内芯,左手拇指一边对血管鞘扩血管口进行封堵,以减少出血
7. 送管　固定血管鞘,将血管鞘内芯撤离,然后再将导管自血管鞘内缓慢、匀速地推进	——指导建议是: 用无齿镊子夹住导管尖端,开始将导管逐渐送入静脉。注意:不要用镊子过紧夹持导管,钳子和镊子易损害导管 因为导管内有导丝,取出导管时注意防止导管弹出 送管每次 1~2cm,遇到阻力时,先回撤导管,再边推生理盐水边送管,切忌强力 导管送至 15cm 时,助手协助患儿将头转向穿刺侧,下颌靠近肩部,继续送管。以防导管误入颈静脉 导管送到位后协助患儿转回头,保持患儿舒适 接生理盐水针筒抽回血,见血推注生理盐水 5ml
8. 撤出血管鞘,撤除导丝	——指导建议是: 当导管置入预测长度时,在鞘的前端静脉上加压止血并固定导管,然后撤出血管鞘 轻压穿刺点以保持导管位置,缓慢平行撤除导丝 注意:禁止暴力撤去导丝,阻力能损害导管及导丝的完整。如遇阻力或发生隆起,应立即停止撤出导丝,并使导管恢复原状,然后连同导管、导丝一起退出约 2cm 后,再试着撤出导丝重复这样的过程直到导丝能顺利地撤出 取导丝前最后调整导管的置入长度,注意保护,勿污染无菌区 将血管鞘自导管近端撕裂
9. 修剪导管长度,安装连接器	指导建议是: 保留体外导管 5cm 以便于安装连接器,用无菌剪刀垂直修剪导管,注意不要剪出斜面或毛边 先将减压套管套在导管上,再将导管连接到连接器翼形部分的金属柄上,注意一定要将导管推进到底,导管不能起褶,将翼形部分的倒钩和减压套筒上的沟槽对齐,锁定两部分
10. 抽回血,冲管	——连接 20ml 生理盐水的注射器,抽吸有回血然后脉冲式冲管,接肝素帽或正压接头,正压封管 ——注意儿童 6~10ml 生理盐水即可
11. 清理穿刺点,压迫止血,固定	——指导建议是: 注意导管的体外部分必须有效地固定,任何的移动都意味着导管尖端位置的改变 体外导管放置呈"C"状弯曲,在连接器第一条无菌免缝胶带

续表

步骤	要点
用无菌生理盐水纱布将穿刺点及周围皮肤的血迹轻轻擦拭干净	穿刺点处垫藻酸盐吸收渗血,再加压一小块纱布压迫止血。 置管 48 小时内去除 透明薄膜覆盖在导管及连接器的翼形部分的一半 第二条无菌免缝胶带蝶形交叉固定连接器 第三条无菌免缝胶带固定住第一、第二条 固定外露的延长管使患者感觉舒适 在透明敷料上注明时间、日期、操作者 注意:禁止在导管上贴胶带,此举将危及导管强度和导管完整
操作后 1. 脱手套、隔离衣,洗手 2. 定位　X 线检查	——免洗液洗手 ——X 线拍片确定导管尖端位置
3. 记录	——记录内容有: 导管和血管鞘的名称、型号、编号 穿刺的静脉名称、部位 置入长度、臂围、外露长度 穿刺时是否顺利、出血情况、固定情况 记录 X 线拍摄的导管尖端位置

第四节　静脉输液港插针护理规范

一、目的

1. 提供长时间静脉给药管道。

2. 减少患儿频繁穿刺的痛苦。

3. 减少药物对外周静脉的刺激,可经静脉输液港输注药物,接受化疗、输血、营养治疗等。

二、执行者

注册护士经静脉输液港培训并经资格认证后执行。进修护士、非注册护士需在有资格认可的注册护士督导下执行。

三、用物准备

静脉输液港特配针头(根据患者胖瘦和皮下脂肪厚度选择型号)、10cm×12cm 无菌透明薄膜 1 个、免缝胶带 1 个、无针接头 1 个、无菌手套 2 个、10ml 一次性注射器若干、无菌敷料包:无菌大棉签 6 个、无菌纱布若干、洞巾 1 块;弯盘 1 个、含 2% 葡萄糖酸氯己定醇消毒湿巾、2% 葡萄糖酸氯己定醇消毒液、75% 酒精、0.9% 氯化钠注射液(10ml)若干支、肝素液(浓度 10~100U/ml)。

四、步骤

静脉输液港插针护理规范步骤详见表 33-4-1。

表 33-4-1　静脉输液港插针护理规范步骤

步骤	要点
操作前准备 1. 核对患儿信息和治疗信息	——核对姓名、门诊号和医嘱

步骤	要点
2. 清洁穿刺部位皮肤	——指导建议是: 鼓励患儿洗澡 使用含 2% 葡萄糖酸氯己定醇消毒湿巾或皂液清洁皮肤
3. 向患儿 / 家长解释操作过程	——根据不同的年龄和发育程度
4. 洗手,戴口罩 5. 备齐用物	——使用皂液流动水洗手,洗手后彻底干手
6. 暴露穿刺部位,评估局部皮肤	——评估局部皮肤有无红肿、皮疹、疼痛、渗液等现象,如有异常暂停插针,请导管组专业人员会诊处理 ——有污染敷料先去除后再洗手
操作中 1. 洗手 2. 打开无菌敷料包,并以无菌方式打开静脉输液港针头、一次性注射器、无针接头、无菌透明薄膜、免缝胶带等包装,掷放于敷料包内;准备 2% 葡萄糖酸氯己定醇消毒液。	——七步法洗手,洗手后彻底干手 ——无菌方式操作,避免污染
3. 洗手,戴第 1 副无菌手套	——七步法洗手,洗手后彻底干手
4. 取 10ml 一次性注射器抽吸生理盐水 5~7ml,并接静脉输液港针头延长管,排去空气;再取 10ml 一次性注射器抽吸生理盐水 10ml;必要时可另用 10ml 一次性注射器抽吸淡肝素;放置 2 块纱布于弯盘中	——指导建议是: 必须使用 10ml 或以上一次性注射器,避免压力过大,损坏导管 延长管内必须先排出空气,预防空气栓塞 无菌方式操作,避免污染
5. 以静脉输液港为中心由里向外,使用 2% 葡萄糖酸氯己定醇棉签螺旋状消毒皮肤 3 次	——指导建议是: 2% 葡萄糖酸氯己定醇棉签需在静脉输液港中心停留 3s 消毒后,需皮肤完全干燥 从近端(静脉输液港中心)擦至远端 消毒范围需大于敷料大小 如对氯己定过敏,使用 1% 优碘消毒 <2 月龄婴儿,慎用氯己定
6. 脱去第 1 副无菌手套,洗手 7. 将 75% 酒精倒置于弯盘内浸润纱布 8. 戴第 2 副无菌手套	——七步法洗手,洗手后彻底干手
9. 针刺方法:触诊后,次手以拇指、示指、中指固定静脉输液港(勿过度绷紧皮肤),主手持静脉输液港专用针头,穿过静脉输液港的中心部位,直到针头触及隔膜腔	——指导建议是: 必须使用静脉输液港专用针头(直角针头,T 形延长管),忌用一般针头作穿刺 插针前再次检查是否已排尽空气 右手插针头时,避免暴力插入 穿刺后不要移动针头,以免损伤泵体
10. 回抽见有鲜血时,丢弃旧血 1~3ml,夹管	——年龄〈1 岁,丢弃 1ml,年龄〉1 岁,丢弃 2~3ml。
11. 酒精纱布用力擦拭消毒接口 15s	——酒精纱布避免过湿
12. 换接一次性注射器用脉冲法缓慢冲洗 5~10ml 生理盐水,夹管	——指导建议是: 脉冲式冲洗法,确保冲洗干净导管内残留的血液 确保正压夹管 冲洗的整个过程中,密切观察患儿有无胸闷、胸痛、药物外渗等现象

续表

步骤	要点
13. 先用第 1 张免缝胶布固定蝶翼,再贴无菌透明薄膜固定,第 2 张免缝胶布折成机翼形交叉固定,贴第 3 张免缝胶布于交叉翼上	——使用无菌薄膜覆盖住针头及部分延长管,保持局部封闭状态 ——薄膜不要过于紧绷,由中心导管体向两侧覆盖 ——无针接头需预冲
14. 移去接口处一次性注射器,酒精纱布用力擦拭消毒接口 15s	——Ω 形固定 ——常规每周 2 次更换无针接头、每周 1 次更换敷料和静脉输液港针头
15. 如需静脉用药,先接无针接头	
16. 妥善固定延长管,患者感到舒适	
17. 注明敷料更换的日期、时间、签名	——给药前、每班交接时均需评估敷料及无针接头,如敷料有潮湿、污染或敷料一旦被揭开,及时更换;如无针接头有积血、断裂或渗液,及时更换
操作后 1. 按废弃物分类处理相关用物 2. 洗手,记录	——七步法洗手,洗手后彻底干手 ——记录插针经过、静脉通路回血、周围皮肤及敷料有无渗血渗液等情况

第五节　中心静脉导管给药护理规范

一、目的

1. 可经中心静脉导管输注全肠外营养(total parental nutrition,TPN)等渗透压大于 900mosmol/L 的刺激性药物,减少药物对外周静脉的刺激,减少患儿频繁穿刺的痛苦。

2. 安全有效地通过短期中心静脉导管给药。

二、执行者

由注册护士执行。进修护士能力得到带教者认可后,方可独立执行。非注册护士需在注册护士督导下执行。

三、用物准备

治疗盘、75% 酒精棉片 / 棉签、10ml 一次性注射器、0.9% 氯化钠注射液(10ml)、1 IU/ml 淡肝素溶液、胶带。

四、步骤

中心静脉导管给药护理步骤详见表 33-5-1。

表 33-5-1　中心静脉导管给药护理步骤

步骤	要点
1. 核对患儿基本信息	——核对姓名、门诊号和医嘱
2. 评估患儿年龄、病情、合作情况等	
3. 告知患儿及家长,取得配合	
4. 洗手,戴口罩	
5. 备齐用物至床边	
6. 让患儿在床上躺平,暴露导管	
7. 检查静脉敷贴是否清洁、干燥,置管时间和更换日期	
8. 用 75% 酒精棉片用力擦拭消毒无针接头 15s	
9. 用无菌生理盐水注射器检查回血,再冲管 5~10ml	——如果管道是用肝素封管,回抽含肝素血液 3ml 并弃去再冲管 ——使用脉冲式冲管 ——若回血不畅,可适当调整患者体位 ——若发现导管堵塞,不可暴力推注,以免造成导管破裂或血栓推入体内,立即汇报静脉组专业人员跟踪处理

续表

步骤	要点
10. 移去接口处一次性注射器,酒精棉片用力擦拭接口消毒 15s	
11. 静脉给药	——给两种不同药物之间应用 10ml 生理盐水冲洗,避免药物相互作用产生沉淀
12. 给药结束后冲洗导管	——24 小时连续使用静脉导管需 q.8h. 使用生理盐水冲管 1 次,连续输注 TPN 每 4 小时,应用生理盐水冲管 1 次 ——使用 5~10ml 无菌生理盐水脉冲式冲管 ——冲管液量应为导管及其附加装置容量的 2 倍(附加装置包括延长管、输液接头)
13. 正压封管　当注射到最后 0.5~1ml 的生理盐水时,边推注边分离注射器或边推注边夹闭接头上的夹子,保证注射器乳头为出水状态,然后换接无针接头	——确保正压封管 ——封管液浓度和量: 末端三向瓣膜的导管使用生理盐水封管; 末端开口的导管换接浓度为 1~10IU/ml 肝素液 2ml 封管 患儿年龄 ≥ 2 岁,换接浓度为 10~100IU/ml 的肝素液 5ml 封管;患儿年龄 <2 岁,换接浓度为 10~100IU/ml 的肝素液 3ml 封管(24 小时内肝素封管 1 次,肝素浓度为 100IU/ml;24 小时内肝素封管超过 1 次,肝素浓度为 10IU/ml) ——无针接头需预冲
14. 用物处理	——按废弃物分类处理
15. 洗手,记录	

五、小结

肠外营养支持有其适应证和禁忌证,根据患儿的血管条件、营养需求量以及预期的持续时间不同,肠外营养支持又可选择不同的静脉输注途径。经过培训有资质的护理人员在建立和维护不同途径肠外营养支持通道并通过其提供营养液的时候,要充分知晓操作前、中、后的不同风险,遵循相关操作规范的步骤和要点,促进营养支持的目标达成,减少操作相关不良反应,从而为儿童和青少年患儿提供与年龄和疾病相适应的安全和高效的肠外营养支持。

【思考题】

单选题

1. 以下情况可以使用肠外营养的是:

A. 重度肝肾功能衰竭

B. DIC

C. 休克

D. 严重水电解质酸碱平衡紊乱

E. 坏死性小肠结肠炎

2. 以下不属于肠外营养途径的有:

A. 外周静脉

B. 空肠造口管

C. 经外周中心静脉导管

D. 输液港

E. 中心静脉导管

3. 以下哪种情况建议使用肠外营养:

A. 支气管异物术后

B. 癌症患儿

C. 肥胖症患儿减肥期间

D. 肠内喂养不耐受的早产儿

E. 血流动力学不稳定患儿

4. 以下关于中心静脉导管护理规范内容正确的是：
A. 中心静脉导管冲管液量应为导管及其附加装置容量
B. 药物输注后的冲管，只是为了将导管内存留药物冲净，不需要脉冲式冲管
C. 无针接头擦拭消毒至少需要 30s

D. 中心静脉导管冲管溶液为无菌注射用水
E. 对于中心静脉导管封管需采用正压式封管

5. 以下不属于肠外营养不良反应的是：
A. 高甘油三酯血症
B. 导管感染
C. 高血糖
D. 肥胖
E. 低血糖

参考答案：1. E；2. B；3. D；4. E；5. D。

【参考文献】

［1］中华医学会肠外肠内营养学分会儿科协作组, 中华医学会儿科学分会新生儿学组, 中华医学会小儿外科学分会新生儿学组. 中国新生儿营养支持临床应用指南. 中国当代儿科杂志, 2006, 8 (5): 352-356.

［2］中华医学会肠外肠内营养学分会儿科协作组. 中国儿科肠内肠外营养支持临床应用指南. 中华儿科杂志, 2010, 48 (6): 436-441.

［3］BEATTIE TK, ANDERTON A. Decanting versus sterile pre-filled nutrient containers—the microbiological risks in enteral feeding. International Journal of Environmental Health Research, 2001, 11 (1): 81-93.

［4］CURLEY MAQ, SMITH JB, MOLONEY-HARMON PA. Critical care nursing of infants and children. Philadelphia: W. B. Saunders, 1996.

［5］LEE CH, HODGKISS IJ. The effect of poor handling procedures on enteral feeding systems in Hong Kong. Journal of Hospital Infection, 1999, 42 (2): 119-123.

［6］MATHUS-VLIEGEN EMH, MARJAN WJ, BREDIUS M, et al. Analysis of sites of bacterial contamination in an enteral feeding system. Journal of Parenteral and Enteral Nutrition, 2006, 30 (6): 519-525.

［7］METHENY N, TITLER M. Assessing placement of feeding tubes. American Journal of Nursing, 2001, 101 (5): 36-45.

［8］METHENY N, WEHRLE MA, WIERSEMA L, et al. Testing feeding tube placement: Auscultation vs. pH method. American Journal of Nursing, 1998, 98 (5): 37-42.

［9］METHENY N. Minimizing respiratory complications of nasoenteric tube feedings: State of the science. Heart and Lung, 1993, 22 (3): 213-223.

［10］PADULA CA, KENNY A, PLANCHON C, et al. Enteral feedings: What the evidence says. American Journal of Nursing, 2004, 104 (7): 60-69

［11］TAKETOMO CK, HODDING JH, KRAUS DM. Pediatric dosage handbook. 6th ed. Hudson Ohio: Lexi-Comp. Inc, 1999.

［12］WONG DL, HOCKENBERRY-EATON M, WILSON D, et al. Wong's nursing care of infants and children. 7th ed. St. Louis: Mosby, 2003.

［13］BOOTH CM., HEYLAND DK., PATERSON WG. Gastrointestinal promotility drugs in the critical care setting: a systematic review of the evidence. Critical Care Medicine, 2002, 30 (7): 1429-1435.

［14］CHELLIS MJ, SANDERS SV, WEBSTER H, et al. Early enteral feeding in the pediatric intensive care unit. Journal of Parenteral and Enteral Nutrition, 1996, 20 (1): 71-73.

［15］CHELLIS MJ, SANDERS SV, WEBSTER H, et al. Beside transpyloric pediatric intensive care unit. Journal of Parenteral and Enteral Nutrition, 1996, 20 (1): 88-90.

［16］CURLEY MAQ, BLOEDEL-SMITH J, MOLONEY-HARMON PA. Critical care nursing of infants and children. Philadelphia: W. B. Sanders Co, 2001.

［17］DIMAND RJ, VEEREMAN-WATERS G, BRANA DA. Beside placement of ph-guided transpyloric small bowel feeding tubes in critically ill infants and small children. Journal of Parenteral and Enteral Nutrition, 1997, 21 (2): 112-114.

［18］KRAFTE-JACOBS B, PERSINGER M, CARVER J, et al. Rapid placement of transpyloric feeding tubes: a comparison of ph-assisted and standard insertion techniques in children. Pediatrics, 1996, 98 (2): 242-248.

[19] PANADERO E, LOPEZ-HERCE J, CARO L, et al. Transpyloric enteral feeding in critically ill children. Journal of Pediatric Gastroenterology and Nutrition, 1998, 26 (1): 43-48.

[20] POWERS J, CHANCE R, BORTENSCHLAGER L, et al. Bedside placement of small-bowel feeding tubes in the intensive care unit. Critical Care Nurse, 2003, 23 (1), 16-24.

（沈南平　张雯澜　管 萍　王世平　张 玲）

第三十四章 营养支持相关药物使用规范

【学习目标】

> 【学习目标】
>
> 1. 掌握营养支持相关药物的适应证、用法和不良反应；掌握给药的护理措施及原理。
> 2. 熟悉营养支持相关药物的性状和用量。
> 3. 了解营养支持相关药物的药理作用和药代动力学。

第一节 复方氨基酸注射液

一、性状

无色至微黄色的澄明液体。

二、药理作用

可提供完全、平衡的 18 种必需和非必需氨基酸，包括酪氨酸和胱氨酸，用以满足机体合成蛋白质的需要，改善氮平衡。

三、药代动力学

未进行该项实验且无可靠参考文献。

四、适应证

适用于能口服或经肠道补给营养，以及营养不能满足需要的患者，可静脉输注该药物以满足机体合成蛋白质的需要。

五、用法用量

（一）用法

1. 该药物浓度为 5% 与 8.5% 可经中心静脉或周围静脉输注，11.4% 单独使用须经中心静脉输注，但与其他营养制剂混合使用也可经周围静脉。使用本品时输注速度应缓慢。一般本品 5% 1 000ml 的适宜输注时间为 5~7 小时，约每分钟 35~50 滴；本品 8.5% 或 11.4% 1 000ml 的适宜输注时间为至少 8 小时，约每分钟 30~40 滴。

2. 本品和脂肪乳注射液（如英脱利匹特）可通过 Y 形管混合后输入体内。两种输液通过同一输液管输入静脉时，可降低本品的渗透压，从而减少经周围静脉输注而可能发生的血栓性静脉炎，同时应根据需要调整各溶液的滴速。

3. 为使氨基酸在体内被充分利用并合成蛋白质，应同时给予足够的能量（如脂肪乳注射液和葡萄糖注射液），适量的电解质和微量元素以及维生素。一般情况下推荐的非蛋白热量和氮之比为 150∶1。

（二）用量

1. 成人 根据患者的需要，每 24 小时可输入本品 500~2 000ml。每天最大剂量：按体重，8.5% 为 1 天 29ml/kg，约合 1 天输入 0.4g 氮 /kg。一般剂量为 1 天输入 0.15~0.2g 氮 /kg；

2. 新生儿 早产儿生后第 1 天就应该给予氨

基酸,补充量至少 1.5g/(kg·d)以达到合成代谢需求。早产儿生后 2 天起肠外营养中氨基酸供给量应达到 2.5~3.5g/(kg·d)。早产儿肠外营养氨基酸的供给量不应高于 3.5g/(kg·d)。

3. 足月儿　氨基酸供给量不低于 1.5g/(kg·d),以避免出现负氮平衡,而氨基酸最大供给量不应超过 3g/(kg·d)。

4. 婴儿和儿童的氨基酸最小供给量应为 1.0g/(kg·d),以避免出现负氮平衡。

(三) 护理注意事项

临床使用复方氨基酸注射液的护理注意事项详见表 34-1-1。

表 34-1-1　临床使用复方氨基酸注射液的护理注意事项

护理措施	原理
每天维护静脉导管,用药前检查导管在静脉内	该药物为高渗性药物,易引起静脉外渗和血栓性静脉炎
遵医嘱控制输液速度	输液过快会引起恶心、呕吐、心悸、胸闷等不良反应
先输注其他低渗或者等渗性药物再使用该药物	使该药物不只要作为热量消耗,同时在体内合成蛋白质,增加药物利用率

(四) 不良反应

1. 常见　寒战、发冷、发热、恶心、呕吐、胸闷、呼吸困难。

2. 偶见　心悸、面部潮红、多汗。

3. 少见　肝肾功能损害。

第二节　小儿复方氨基酸注射液

一、性状

无色或几乎无色的澄明液体。

二、药理作用

1. 含有较高浓度的小儿必需氨基酸,其中有组氨酸、酪氨酸、半胱氨酸。

2. 苯丙氨酸可代谢成酪氨酸,但由于小儿肝酶系统不健全,代谢不能有效地进行。因此,通过增加酪氨酸的量,并减少苯丙氨酸来维持血浆中的浓度的平衡。

3. 甲硫氨酸是半胱氨酸和牛磺酸的前体,也是由于小儿肝酶系统不健全,故加入牛磺酸并在应用时酌小儿身体情况再增补适量半胱氨酸,所以该药物甲硫氨酸的含量较低。

4. 甘氨酸含量较低,预防血氨过高。

5. 含有适量的谷氨酸和门冬氨酸,因人乳中含量较高。

6. 牛磺酸是甲硫氨酸、半胱氨酸的代谢产物,人乳中含量丰富,有保护细胞膜、促进脑发育、维持视网膜正常功能和防止胆汁淤积及增强心肌细胞功能等作用。

三、药代动力学

1. 氨基酸为人体合成蛋白质和其他组织提供了氮源,是维持人类生命的基本物质。氨基酸除为合成蛋白质提供氮源外,部分经氧化分解可作为供能物质,另少量氨基酸还能转化变成一些生理活性物质,从而维持一些组织及器官的功能,各种氨基酸可通过血液在各组织之间转运。以保证组织中的氨基酸代谢。

2. 正常人血浆氨基酸浓度不高,总浓度约为 2mg/L,绝大部分在细胞内,小儿更低,可能与儿童生长快,氨基酸摄入组织较多有关。因此,小儿对氨基酸摄取量应高于成人。

四、适应证

小儿复方氨基酸注射液(19AA-I)为静脉用肠外营养输液,用于:

1. 早产儿、低体重儿及各种病因所致不能经口摄入蛋白质或摄入量不足的新生儿。

2. 各种创伤,如烧伤、外伤及手术后等高代谢状态的小儿。

3. 各种不能经口摄食或摄食不足的急、慢性营养不良的小儿,如坏死性小肠结肠炎、急性坏死性胰腺炎、化疗药物反应等。

五、用法用量

（一）用法

需经中心静脉插管或周围静脉给药,缓慢滴注。

（二）用量

1. 给药剂量按指南推荐

(1)0~1 岁婴儿 2.0~3.0g/(kg·d)。

(2)>1~3 岁幼儿 1.5~2.5g/(kg·d)。

(3)>3 岁的儿童和青少年可选用成人配方。

2. 体重<20kg 的婴幼儿,滴速不超过 20 滴/min,同时密切监护患儿用药反应。滴注时每克氮应同时供给 150~200kcal 非蛋白质热量(葡萄糖、脂肪乳),另加维生素、微量元素等。

（三）护理注意事项

临床使用小儿复方氨基酸注射液的护理注意事项详见表 34-2-1。

表 34-2-1　临床使用小儿复方氨基酸注射液的护理注意事项

护理措施	原理
每天维护静脉导管,用药前检查导管在静脉内	该药物为高渗性药物,易引起静脉外渗和血栓性静脉炎
按时监测代谢、电解质及酸碱平衡是否有异常值,及时报告医生	易引起电解质紊乱

（四）不良反应

1. 常见　在滴注过快时,可引起寒战、恶心、呕吐。

2. 少见　过敏性皮疹。

第三节　丙氨酰谷氨酰胺注射液

一、性状

无色澄明液体。

二、药理作用

丙氨酰谷氨酰胺注射液为肠道外营养的一个组成部分,N(2)-L-丙氨酰-L-谷氨酰胺可在体内分解为谷氨酰胺和丙氨酸,其特性可经由肠外营养输液补充谷氨酰胺。本双肽分解释放出的氨基酸作为营养物质各自储存在身体的相应部位并随机体的需要进行代谢。对可能出现体内谷氨酰胺耗减的病症,可应用该药物进行肠外营养支持。

三、药代动力学

N(2)-L-丙氨酰-L-谷氨酰胺输注后在体内迅速分解为谷氨酰胺和丙氨酸,其人体半衰期为 2.4~3.8 分钟(晚期肾功能不全患者为 4.2 分钟),血浆清除率为 1.6~2.7L/min。这一双肽的消失伴随等克分子数的游离氨基酸的增加。它的水解过程可能仅在细胞外发生。当输液量恒定不变时,通过尿液排泄的 N(2)-L-丙氨酰-L-谷氨酰胺低于 5%,与其他输注的氨基酸相同。

四、适应证

适用于需要补充谷氨酰胺患者的肠外营养,包括处于分解代谢和高代谢状况的患者。

五、用法用量

（一）用法

丙氨酰谷氨酰胺注射液是一种高浓度溶液,不可直接输注。在输注前,必须与可配伍的氨基酸溶液或含有氨基酸的输液相混合,然后与载体溶液一起输注。

（二）用量

1. 1 体积的该药物应与至少 5 体积的载体溶液混合(例如,100ml 该药物应加入至少 500ml 载体溶液),混合液中该药物的最大浓度不应超过 3.5%。剂量根据分解代谢的程度和氨基酸的需要量而定。胃肠外营养每天供给氨基酸的最大剂量为 2g/kg,通过该药物供给的丙氨酸和谷氨酰胺量应计算在内。通过该药物供给的氨基酸量不应超过全部氨基酸供给量的 20%。

2. 每日剂量　1.5~2.0ml/(kg·d)，相当于 0.3~0.4g/kg。

3. 每日最大剂量　2.0ml/kg。

4. 加入载体溶液时，用量的调整：

(1) 当氨基酸需要量为 1.5g/(kg·d) 时，其中 1.2g 氨基酸由载体溶液提供，0.3g 氨基酸由该药物提供。

(2) 当氨基酸需要量为 2g/(kg·d) 时，其中 1.6g 氨基酸由载体溶液提供，0.4g 氨基酸由该药物提供。

(3) 输注速度依载体溶液而定，但不应超过 0.1g/(kg·h)。该药物连续使用时间不应超过 3 周。

(三) 护理注意事项

临床使用丙氨酰谷氨酰胺注射液的护理注意事项详见表 34-3-1。

表 34-3-1　临床使用丙氨酰谷氨酰胺注射液的护理注意事项

护理措施	原理
每日维护静脉导管，用药前检查导管在静脉内	该药物为高渗性药物，易引起静脉外渗
监测肝肾功能是否出现异常值，及时报告医生	肝肾功能损害

(四) 不良反应

1. 常见　在滴注过快时易出现寒战、恶心、呕吐。

2. 偶见　肝、肾功能损伤。

3. 少见。

第四节　长链脂肪乳注射液

一、性状

乳白色均匀乳状液体。

二、药理作用

橄榄油及大豆油混合物可提供的脂肪酸大约比例如下：

1. 15% 的饱和脂肪酸(SFA)。

2. 65% 的单不饱和脂肪酸(MUFA)。

3. 20% 的多不饱和必需脂肪酸(EPUFA)。

4. 适量的必需脂肪酸(EFA) 有助于机体吸收。能形成适当的必需脂肪酸前期衍生物并纠正必需脂肪酸的不足。

三、药代动力学

1. 脂肪乳的清除率依赖与其乳粒大小。

2. 体积较小的乳滴可能延缓清除，同时可提高脂肪蛋白酶的脂溶作用。

3. 该药物乳滴的体积与乳糜微粒接近，而与其具有相似消除率。

四、适应证

适用于口服或肠内营养摄取不能、不足或禁忌的患者，进行肠外营养补充脂肪。

五、用法用量

(一) 用法

1. 当作为全营养混合物(与葡萄糖和氨基酸) 的一部分时，根据最终混合物的渗透压选择中央或外周静脉给药。

2. 在极少情况下，当单独作为口服或肠内营养的补充支持治疗，该药物可通过外周静脉给药，且不易加入电解质溶液。

(二) 用量

1. 应连续静脉输注给药。

2. 建议对于无法实施肠内营养的患儿，在肠外营养开始时即可使用脂肪乳剂儿童患者的肠外脂肪乳剂摄入量应在 3g/(kg·d) 以内，足月儿的肠外脂肪乳剂摄入量不应超过 4g/(kg·d)。且输注速率为不超过 0.15g/(kg·h)。在治疗第一周内逐渐增加每日剂量。

3. 早产儿和低体重的新生儿 该药物禁用于妊娠不足 28 周的早产儿。该药物应连续 24h/d 输注给药。起始每日剂量为 0.5~1.0g/kg。该剂量可每 24 小时增加 0.5~1.0g/kg,最高至每日剂量为 2g/kg。

六、护理注意事项

临床使用长链脂肪乳注射液的护理注意事项具体见表 34-4-1。

七、不良反应

1. 常见 胃肠道反应,恶心、呕吐,血糖升高。

表 34-4-1   临床使用长链脂肪乳注射液的护理注意事项

护理措施	原理
每日维护静脉导管,用药前检查导管在静脉内	患者可出现血栓性静脉炎,特别是在外周静脉输注情况下
监测生命体征	易出现发热,呼吸困难等过敏反应
检查血糖、酸碱平衡、电解质平衡是否出现异常值,及时报告医生	未纠正电解质紊乱前应用易引起代谢性酸中毒

2. 偶见 白细胞减少、血小板减少、甘油三酯升高。

3. 少见 体温升高、寒战、呼吸困难等过敏反应。

第五节 中／长链脂肪乳注射液

一、性状

白色,乳状水包油乳液。

二、药理作用

脂肪乳是肠外营养的重要组成成分,除提供代谢所需的能量外,还为机体提供生物膜和生物活性物质代谢所需的多不饱和脂肪酸,同时可以防止或纠正机体必需脂肪的缺乏。中链甘油三酯不含必须脂肪酸,一般不单独应用。中／长链脂肪乳注射液为中链甘油三酯和长链甘油三酯(大豆油)按相等的重量比混合,经均质、灌装、最终灭菌制成的无菌注射用乳剂。

三、药代动力学

未进行该项实验,且无可靠参考文献。

四、适应证

中／长链脂肪乳注射液为需要进行肠外营养的患者提供能源。

五、用法用量

(一)用法

该药物是肠外营养的组成之一,可通过外周静脉或中央静脉输入,通过注射点附近一个 Y 形接头,本品可以与葡萄糖和氨基酸溶液经外周或中央静脉输入,这样三种溶液在进入静脉前迅速混合,每种溶液的流量可以用注射泵分别控制,输入前脂肪乳剂的温度应加热至室温。

(二)用量

1. 最大日输注量必须按照递增方式并在密切监测耐受量情况下逐渐达到。

2. 根据热量需要

(1)儿童: 1~2g/(kg·d),相当于 5~10ml/(kg·d)。

(2)新生儿: 2~3g(最多 4g)/(kg·d),相当于 10~15ml(最多 20ml)(kg·d)。

(3)早产儿和营养不足的新生儿: 完全不具备成熟的排出甘油三酯和脂类的能力,因此建议必须在严密监测血清甘油三酯情况下遵守用量规定。应避免出现高脂血症。

六、护理注意事项

临床使用中／长链脂肪乳注射液的护理注意事项具体见表 34-5-1。

表 34-5-1　临床使用中 / 长链脂肪乳注射液的护理注意事项

护理措施	原理
每日维护静脉导管,用药前检查导管在静脉内	患者可出现血栓性静脉炎,特别是在外周静脉输注情况下
监测血清中甘油三酯浓度是否出现异常值	可偶发高甘油三酯血症
监测患儿胆红素是否出现异常值,及时报告医生	游离脂肪酸与胆红素竞争白蛋白结合点。尤其对于极度早产儿,由于从甘油三酯释放的高浓度游离脂肪酸会导致较高的游离脂肪酸 / 白蛋白比率,因此高胆红素血症的风险可能升高

七、不良反应

1. 常见　恶心、呕吐、食欲缺乏和高血糖症。

2. 偶见　呼吸困难、高脂血症、高血压。

3. 少见　过敏反应(如皮疹以及喉、口腔和面部水肿)。

第六节　多种油脂肪乳注射液

一、性状

本药品为白色乳状液体。

二、药理作用

本品为多种油脂肪乳注射液(C6~24),主要成份为大豆油、中链甘油三酸酯、橄榄油和鱼油。大豆油含有必需脂肪酸,包括 ω-6 脂肪酸(亚油酸)和 ω-3 脂肪酸(亚麻酸)等。中链脂肪酸能够被快速氧化,可以直接向人体提供能量。橄榄油主要以单不饱和脂肪酸的形式提供能量。鱼油含有二十碳五烯酸(EPA)和二十二碳六烯酸(DHA)。DHA 是细胞膜结构的重要组成成分,EPA 则是二十烷类酸(如前列腺素、血栓烷、白三烯类化合物)合成的前体物质。

三、药代动力学

本品中各甘油三酯具有不同的清除率,其中,橄榄油中甘油三酯的清除率最慢,大豆油中甘油三酯(LCT)次之,中链甘油三酸酯(MCT)则清除最快。鱼油与 LCT 混合后的清除率与 LCT 相同。

四、适应证

用于肠外营养,为经口 / 肠道摄取营养不能、不足或有禁忌时的患者提供能量、必需脂肪酸和 ω-3 脂肪酸。

五、用法用量

(一)用法

本品可用于中心静脉或外周静脉输注。

(二)用量

1. 新生儿和婴儿　起始剂量为 0.5~1.0g/(kg·d),在此剂量基础上持续增加 0.5~1.0g/(kg·d),最高至 3.0g/(kg·d)。推荐剂量不超过 3g/(kg·d)[相当于本品 15ml/(kg·d)]。最大输注速率不超过 0.125g/(kg·h)。在早产和出生体重较低的新生儿中,应持续 24 小时输注本品。

2. 儿童　推荐剂量为不超过 3g/(kg·d)[相当于本品 15ml/(kg·d)]。在第一周给药期间,每日用量应持续增加。最大输注速率不超过 0.15g/(kg·h)。

六、护理注意事项

临床使用多种油脂肪乳注射液的护理注意事项具体见表 34-6-1。

表 34-6-1　临床使用多种油脂肪乳注射液的护理注意事项

护理措施	原理
每日维护静脉导管,用药前检查导管在静脉内	患者可出现静脉炎,特别是在外周静脉输注情况下
监测血清中甘油三酯浓度时出现异常值	可偶发高脂血症
监测患儿血糖是否出现异常值,及时报告医生	可能引起高血糖

七、不良反应

1. 常见　恶心、呕吐、高血糖症。

2. 少见　脂肪超载综合征:症状包括高血脂、发热、脂肪浸润、有或没有黄疸的肝脾大、脾肿大、贫血、白细胞减少、血小板减少、凝血机制障碍、溶血、网织红细胞过多、肝功能检查异常和昏迷。

第七节　小儿多种维生素注射液

一、性状

本药品 A 瓶为黄色至橙黄色的澄明液体;B瓶为无色至微黄色的澄明液体。

二、药理作用

本药品为小儿多种维生素注射液(13),由 13 种维生素组成的复方制剂,用于维生素补充。

三、药代动力学

本药品尚无药代动力学研究资料。

四、适应证

适用于接受肠外营养的 11 周岁以下患者维生素缺乏的预防。

五、用法用量

(一) 用法

将药品加入不少于 100ml 的葡萄糖注射液或氯化钠注射液中静脉滴注。

(二) 用量

若患儿存在多种维生素缺乏或维生素需求的增加可补充多个本药品日剂量或补充额外的个别维生素,对于低出生体重儿可能需要额外补充维生素 A,对于婴幼儿不推荐另外剂量的维生素 E,或遵医嘱。具体见表 34-7-1。

表 34-7-1　基于体重的本品推荐日用量表

	体重<1kg	体重 1~<3kg	体重 ≥ 3kg
A 瓶日用量	1.2ml	2.6ml	4ml
维生素 C	24mg	62mg	80mg
维生素 A 棕榈酸酯(以维生素 A 计)	690IU(相当于 0.2mg)	1 495IU(相当于 0.5mg)	2 300IU(相当于 0.7mg)
维生素 D_3	120IU(相当于 3μg)	260IU(相当于 7μg)	400IU(相当于 10μg)
维生素 B(以硫胺素计)	0.4mg	0.8mg	1.2mg
核黄素磷酸钠(以核黄素计)	0.4mg	0.9mg	1.4mg
维生素 B_6	0.3mg	0.7mg	1mg
烟酰胺	5.1mg	11.1mg	17mg
右泛醇	1.5mg	3.3mg	5mg
维生素 E	2.1IU(相当于 2.1mg)	4.6IU(相当于 4.6mg)	7IU(相当于 7mg)

	体重<1kg	体重 1~<3kg	体重 ≥ 3kg
维生素 K_1	60μg	130μg	200μg
B 瓶日用量	0.3ml	0.65ml	1ml
叶酸	42μg	91μg	140μg
生物素	6μg	13μg	20μg
维生素 B_{12}	0.3μg	0.7μg	1μg

六、护理注意事项

临床使用多种油脂肪乳注射液的护理注意事项具体见表 34-7-2。

七、不良反应

1. 少见　铝中毒、维生素 A 增多症。
2. 偶见　过敏反应。

表 34-7-2　临床使用多种油脂肪乳注射液的护理注意事项

护理措施	原理
监测铝水平是否出现异常值,及时报告医生	本品含微量铝,可能对早产儿有毒性
监测维生素 A 浓度是否出现异常值,及时报告医生	在接受 1.5mg 每日补充维生素 A 的肾功能衰竭和肝功能不全的患者可能导致维生素 A 过多症

第八节　注射用水溶性维生素

一、性状

淡黄色的疏松块状物或粉末。

二、药理作用

该药物是肠外营养的一部分,可提供人体每日生理需要的水溶性维生素,使机体各有关生化反应能正常进行。

三、药代动力学

未进行该项实验且无可靠参考文献。

四、适应证

该药物系肠外营养不可缺少的组成部分之一,用以满足儿童每日对水溶性维生素的生理需要。

五、用法用量

(一) 用法

在无菌条件下,在可配伍性得到保证时该药物可用下列溶液 10ml 加以溶解。

1. 脂溶性维生素注射液(Ⅱ)(供成人和 11 岁以上儿童使用)。
2. 脂溶性维生素注射液(Ⅰ)(供 11 岁以下儿童使用)。
3. 脂肪乳注射剂。
4. 无电解质的葡萄糖注射液。
5. 灭菌注射用水。

用上述方法 1、2 或 3 配制的混合液须加入脂肪乳注射液后再经静脉输注,而用方法 4 或 5 配制的混合液可加入脂肪乳注射液中,也可加入葡萄糖注射液中,再经静脉输注。该药物溶解后,应在无菌条件下立即加入输液中,并在 24 小时内用完。

(二) 用量

体重在 10kg 以上的儿童每日需要 1 瓶,体重不满 10kg 的儿童,每日每 kg 需要 1/10 瓶。

六、护理注意事项

该药物若单独加入葡萄糖注射液中进行输注,应注意避光输注。

七、不良反应

1. 常见　寒战、发热。

2. 偶见　恶心、呕吐。

3. 少见　胸闷、心慌。

第九节　脂溶性维生素注射液

一、性状

白色乳状液。

二、药理作用

本品为脂溶性维生素注射液（Ⅱ），该药物可提供人体每日生理需要的脂溶性维生素，包括维生素A、维生素 D_2、维生素 E、维生素 K_1。

三、药代动力学

未进行该项实验且无可靠参考文献。

四、适应证

该药物为肠外营养不可缺少的组成部分之一，用以满足 11 岁以上儿童每日对脂溶性维生素A、维生素 D_2、维生素 E、维生素 K_1 的生理需要。

五、用法用量

（一）用法

1. 在可配伍性得到保证的前提下，使用前在无菌条件下，将该药物加入 500ml 脂肪乳注射液或 5% 葡萄糖注射液内，轻轻摇匀后即可输注，并在 24 小时内用完。

2. 该药物可用于溶解注射用水溶性维生素。使用前在无菌条件下，将该药物 10ml 加入一瓶注射用水溶性维生素内，溶解后再加入脂肪乳注射液中。

（二）用量

11 岁以上儿童 1 日 10ml（1 安瓿）。

六、护理注意事项

具体见表 34-9-1。

表 34-9-1　临床使用多种油脂肪乳注射液的护理注意事项

护理措施	原理
每日维护静脉导管，用药前检查导管在静脉内	该药物为高渗性药物，易引起静脉外渗
严格控制药物浓度	高浓度高渗性药物容易引起静脉炎

七、不良反应

1. 常见　寒战、发热。

2. 偶见　恶心、呕吐。

3. 少见　胸闷、心慌。

第十节　多种微量元素注射液（Ⅰ）

一、性状

本品为几乎无色或微黄色的澄明液体。

二、药理作用

本品为多种微量元素注射液（Ⅰ），含多种人体必需微量元素，含量与患者正常饮食时的摄取量相当，用于维持正常生理功能、满足人体对微量元素的需要。

三、药代动力学

未进行该项实验且无可靠参考文献。

四、适应证

用于治疗或支持婴幼儿、小儿对微量元素的基本需要。

五、用法用量

(一) 用法

静脉注射。必须稀释后使用。用氨基酸注射液或5%或10%葡萄糖注射液稀释,在可配伍性得到保证的前提下,每100ml氨基酸注射液或葡萄糖注射液中最多可加入本品6ml。混合液必须缓慢输注,输注时间不得少于8小时,12小时内用完。

(二) 用量

婴幼儿、小儿的推荐剂量为1ml/(kg·d),每日最大剂量为15ml。对于微量元素损失严重或是长期进行静脉营养的患者应进行生化指标的监控以确定所提供的微量元素能够满足需要。

六、护理注意事项

具体见表34-10-1。

表 34-10-1　临床使用多种油脂肪乳注射液的护理注意事项

护理措施	原理
监测消化道症状	过量使用可能导致锌中毒,表现为急性胃肠炎、恶心、呕吐、腹泻、腹痛
稀释使用	本品未经稀释不能直接输注

七、不良反应

偶见胃肠道反应,如轻度恶心、呕吐、便秘。

第十一节　多种微量元素注射液(Ⅱ)

一、性状

无色或微黄色的澄明液体。

二、药理作用

本品为多种微量元素注射液(Ⅱ),该药物为微量元素的复方制剂,可供应铬、铜、铁、锰、钼、硒、锌、氟和碘的每日需要量,用作复方氨基酸注射液和葡萄糖注射液的添加剂,可发挥各种电解质和微量元素的特有作用以便机体内有关生化反应能正常进行。

三、药代动力学

无相关实验且无可靠参考文献。

四、适应证

该药物为肠外营养的添加剂。10ml能满足成人每天对铬、铜、铁、锰、钼、硒、锌、氟和碘的基本和中等需要。

五、用法用量

(一) 用法

在无菌条件下,配制好的输液必须在24小时内输注完毕,以免被污染。

(二) 用量

1. 青少年推荐剂量为1日10ml。在配伍得到保证的前提下用该药物10ml加入500ml复方氨基酸注射液或葡萄糖注射液中,静脉滴注时间6~8小时。

2. 儿童在医嘱下严格执行。

六、护理注意事项

该药物为高渗性药物,易引起静脉外渗,应注意每日维护静脉导管,用药前检查导管在静脉内。

七、不良反应

用药后可能出现寒战、胸闷、发热、潮红、恶心、呕吐、腹痛、皮疹、瘙痒等副作用。

第十二节 甘油磷酸钠注射液

一、性状

无色或几乎无色的澄明液体。

二、药理作用

该药物作为肠外营养的磷补充剂,用以满足人体每天对磷的需要。磷参与骨质的形成,以磷脂形式参与细胞膜的组成,同时磷与许多代谢中的酶活性有关,在能量代谢中的作用至关重要。

三、药代动力学

磷约 90% 由肾排泄,10% 经粪便排泄。

四、适应证

适用于肠外营养的磷补充剂、磷缺乏患者。

五、用法用量

(一) 用法

1. 静脉滴注。

2. 通过周围静脉给药时,在可配伍性得到保证的前提下,该药物 10ml 可加入复方氨基酸注射液或 5%、10% 葡萄糖注射液 500ml 中,4~6 小时内缓慢滴注。稀释应在无菌条件下进行,稀释后应在 24 小时内用完,以免发生污染。

(二) 用量

该药物每天用量通常为 10ml(含无水甘油磷酸钠 2.16g,相当于磷 10mmol、钠 20mmol)。对接受肠外营养治疗的患者则应根据患者的实际需要酌情增减。主要用于成人患者,儿童应用的临床经验较少,可根据患儿对磷的需求量制订处方。

六、护理注意事项

临床使用多种油脂肪乳注射液的护理注意事项具体见表 34-12-1。

表 34-12-1 临床使用多种油脂肪乳注射液的护理注意事项

护理措施	原理
每日维护静脉导管,用药前检查导管在静脉内	该药物为高渗性药物,易引起静脉外渗
监测血磷、血钙是否出现异常值,及时报告医生	评估患儿钙磷代谢水平

七、不良反应

1. 常见 未发现明显不良反应。
2. 偶见 未发现明显不良反应。
3. 少见 未发现明显不良反应。

第十三节 硫酸镁注射液

一、性状

无色澄明液体。

二、药理作用

镁离子可抑制中枢神经的活动,抑制运动神经-肌肉接头乙酰胆碱的释放,阻断神经肌肉连接处的传导,降低或解除肌肉收缩作用,同时对血管平滑肌有舒张作用,使痉挛的外周血管扩张,降低血压,因而对低镁抽搐有预防和治疗作用。

三、药代动力学

肌内注射后 20 分钟起效,静脉注射几乎立即起作用。作用持续 30 分钟,治疗低镁抽搐的有效血镁浓度为 2~3.5mmol/L,个体差异较大。肌内注射和静脉注射药物,均由肾脏排泄,排泄的速度与血镁浓度和肾小球滤过率有关。

四、适应证

作为抗惊厥药,用于血清镁浓度下降引起的抽搐;用于肠外营养。

五、用法用量

(一)用法

可经静脉注射、静脉滴注给药。

(二)用量

(1)儿童一般肌内或静脉用药:每次 0.1~0.15g/kg,用于抗惊厥。用时以 5%~10% 葡萄糖注射液将药物稀释成 1% 溶液静脉滴注,或稀释成 5% 溶液缓慢静脉注射。25% 溶液可做深层肌内注射。

(2)控制抽搐理想的血清镁浓度为 6mg/100ml。

(3)根据膝腱反射、呼吸频率和尿量监测调整用量。

六、护理注意事项

临床使用多种油脂肪乳注射液的护理注意事项具体见表 34-13-1。

表 34-13-1　临床使用多种油脂肪乳注射液的护理注意事项

护理措施	原理
每日维护静脉导管,用药前检查导管在静脉内	该药物为高渗性药物,易引起静脉外渗
监测肾功能是否异常,出现异常及时报告医生	肾功能不全,用药剂量大,可发生血镁积聚,血镁浓度达 5mmol/L 时,可出现肌肉兴奋性被抑制,感觉反应迟钝,膝腱反射消失,呼吸开始受抑制,血镁浓度达 6mmol/L 时可发生呼吸停止和心律失常,心脏传导阻滞,浓度进一步升高,可使心搏停止

七、不良反应

1. 常见　出汗、口干、恶心、呕吐、心慌、头晕,个别出现眼球震颤,减慢注射速度症状可消失。

2. 偶见　呼吸抑制、心律失常,与镁离子聚集过多有关。

3. 少见　低钙血症。

第十四节　葡萄糖酸钙注射液

一、性状

无色澄明液体。

二、药理作用

该药物为钙补充剂。钙可以维持神经肌肉的正常兴奋性,促进神经末梢分泌乙酰胆碱。血清钙降低时可出现神经肌肉兴奋性升高,发生抽搐,血钙过高则兴奋性降低,出现软弱无力等。钙离子能改善细胞膜的通透性,增加毛细管的致密性,使渗出减少,起抗过敏作用。钙离子能促进骨骼与牙齿的钙化形成,高浓度钙离子与镁离子之间存在竞争性拮抗作用,可用于镁中毒的解救;钙离子可与氟化物生成不溶性氟化钙,用于氟中毒的解救。

三、药代动力学

血浆中约 45% 钙与血浆蛋白结合,正常人血清钙浓度 2.25~2.50mmol/L(9~11mg/100ml),甲状旁腺素,降钙素、维生素 D 的活性代谢物维持血钙含量的稳定性。钙主要自粪便排出(约 80%),部分(约 20%~30%)自尿排出。维生素 D 可促进钙的吸收,钙可分泌入汗液、胆汁、唾液、乳汁、尿、粪等。

四、适应证

1. 治疗钙缺乏,急性血钙过低、碱中毒及甲状旁腺功能低下所致的手足搐搦症。

2. 过敏性疾病。

3. 镁中毒时的解救。

4. 氟中毒的解救。

5. 心脏复苏时应用(如高血钾或低血钙,或钙通道阻滞引起的心功能异常的解救)。

五、用法用量

(一)用法

1. 用 10% 葡萄糖注射液稀释后缓慢注射,每分钟不超过 5ml。

2. 刺激性较大,应严格遵照医嘱,密切观察下使用;建议使用中央静脉。

(二)用量

小儿用于低钙血症,按体重 25mg/kg(6.8mg 钙)缓慢静脉滴注。

六、护理注意事项

临床使用多种油脂肪乳注射液的护理注意事项具体见表 34-14-1。

七、不良反应

1. 常见   心律失常甚至心搏停止、呕吐、恶心,与静脉注射速度过快有关,应严格控制注射速度。

表 34-14-1   临床使用多种油脂肪乳注射液的护理注意事项

护理措施	原理
每日维护静脉导管,用药前检查导管在静脉内	该药物为高渗性药物,易引起静脉外渗
监测患儿体温	静脉注射后会有体温升高的现象
监测患儿血钙是否出现异常值,及时报告医生	补充钙剂时,及时预防及发现高钙血症

2. 偶见   便秘、嗜睡、持续头痛、食欲缺乏、口中有金属味、异常口干等,与高钙血症有关。

3. 少见   长期使用,降低血清磷盐浓度。

八、小结

肠外营养的静脉制剂各有其不同的药效、用法和不良反应,经过培训且有资质的护理人员通过不同类型静脉通道给药时,要充分知晓药物特性、药效学、药动学、用量和用法及不良反应,从而提供合适的护理措施,促进营养支持的目标达成,减少药物相关不良反应,从而为儿童和青少年患儿提供年龄相适应的安全和高效的肠外营养支持。

❓【思考题】

1. 对于不能口服或经肠道补给营养,以及营养不能满足需要的早产儿,可静脉输注哪种药物以满足机体合成蛋白质的需要:

A. 复方氨基酸注射液(18AA-Ⅱ)

B. 丙氨酰谷氨酰胺注射液

C. 小儿复方氨基酸注射液(19AA-Ⅰ)

D. 长链脂肪乳

E. 多种微量元素

2. 以下哪种营养支持药物可直接输注:

A. 脂肪乳注射液

B. 丙氨酰谷氨酰胺注射液

C. 注射用水溶性维生素

D. 复方氨基酸注射液(18AA-Ⅱ)

E. 硫酸镁注射液

3. 以下连续使用可能会引起便秘或肠麻痹的药物是:

A. 复方氨基酸注射液(18AA-Ⅱ)

B. 硫酸镁注射液

C. 小儿复方氨基酸注射液(19AA-Ⅰ)

D. 长链脂肪乳

E. 多种微量元素

4. 以下输注过快可能导致心律失常的药物是:

A. 甘油磷酸钠注射液

B. 丙氨酰谷氨酰胺注射液

C. 注射用水溶性维生素

D. 长链脂肪乳

E. 葡萄糖酸钙注射液

5. 脂溶性维生素注射液（Ⅱ）不能满足 11 岁以上儿童每日对以下哪种维生素的生理需要：

A. 维生素 A

B. 维生素 E

C. 维生素 C

D. 维生素 K_1

E. 维生素 D_2

参考答案：1. C；2. D；3. B；4. E；5. C。

【参考文献】

［1］中华医学会肠外肠内营养学分会护理学组. 肠外营养安全输注专家共识 [J]. 中华护理杂志, 2022, 57 (12): 1421-1426.

［2］梁恩琳, 何洋, 张萌, 等.《儿童微量营养素肠外给药: 国际专家共识》解读 [J]. 中华实用儿科临床杂志, 2021, 36 (20): 1529-1533.

［3］中华医学会肠外肠内营养学分会. 多种微量元素注射液临床应用中国专家共识 (2021)[J]. 肿瘤代谢与营养电子杂志, 2021, 8 (4): 366-373.

［4］Mihatsch WA, Braegger C, Bronsky J, et al. ESPGHAN/ESPEN/ESPR/CSPEN guidelines on pediatric parenteral nutrition. Clin Nutr, 2018, 37 (6 Pt B): 2303-2305.

（沈南平　张雯澜　王世平　张 玲）